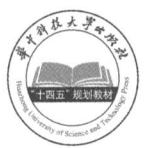

高等职业学校"十四五"规划新形态一体化特色教材

供护理、临床医学、药学、医学影像技术、康复治疗技术、医学检验技术
等专业使用

药 理 学

主　编　王志亮　宋红霞　邱丽丽

副主编　蒋宝安　吴　虹　田守琴

编　委　（以姓氏笔画为序）

王　丹　马鞍山十七冶医院

王志亮　枣庄科技职业学院

王宝春　滨州职业学院

王晓晨　枣庄科技职业学院

王瑞昙　海南卫生健康职业学院

田守琴　亳州职业技术学院

冯祝婷　贵州健康职业学院

李玉婷　永州职业技术学院

李海华　广东创新科技职业学院

吴　虹　皖西卫生职业学院

邱丽丽　滨州职业学院

宋红霞　重庆三峡医药高等专科学校

蒋宝安　枣庄科技职业学院

潘延成　滕州市中心人民医院

华中科技大学出版社

中国·武汉

内 容 简 介

本书是高等职业学校"十四五"规划新形态一体化特色教材。

在内容编排上,采用项目导向、任务驱动的模式进行编写,突出职业教育的特色,在内容的选取上,对代表性药物的临床应用、不良反应及用药注意事项进行了较为详尽的叙述。书中增加了知识链接,以开阔学生的视野;为便于教师授课,每个项目附有 ppt 课件;为调动学生的学习兴趣,创设了情境导入及分析,学生扫描二维码就能看到情境导入及分析答案;为巩固学习成果,编写了能力检测,有利于学生对所学知识的巩固、理解和培养学生的综合分析能力;书后增加了执考真题及解析,供学生实战练习,以提高考证通过率。

本书可供护理、临床医学、药学、医学影像技术、康复治疗技术、医学检验技术等专业使用。

图书在版编目(CIP)数据

药理学/王志亮,宋红霞,邱丽丽主编.—武汉:华中科技大学出版社,2023.8
ISBN 978-7-5680-9741-3

Ⅰ.①药… Ⅱ.①王… ②宋… ③邱… Ⅲ.①药理学-高等学校-教材 Ⅳ.①R96

中国国家版本馆 CIP 数据核字(2023)第 152657 号

药理学 王志亮 宋红霞 邱丽丽 主编
Yaolixue

策划编辑:史燕丽
责任编辑:史燕丽
封面设计:原色设计
责任校对:朱 霞
责任监印:周治超
出版发行:华中科技大学出版社(中国·武汉) 电话:(027)81321913
      武汉市东湖新技术开发区华工科技园 邮编:430223
录 排:华中科技大学惠友文印中心
印 刷:武汉市籍缘印刷厂
开 本:889mm×1194mm 1/16
印 张:22.5
字 数:693 千字
版 次:2023 年 8 月第 1 版第 1 次印刷
定 价:59.90 元

高等职业学校"十四五"规划
新形态一体化特色教材编委会

网络增值服务

使用说明

欢迎使用华中科技大学出版社医学资源网 yixue.hustp.com

1 教师使用流程

（1）登录网址：**http://yixue.hustp.com**（注册时请选择教师用户）

注册 ＞ 登录 ＞ 完善个人信息 ＞ 等待审核

（2）审核通过后，您可以在网站使用以下功能：

下载教学资源　　建立课程　　管理学生　　布置作业　查询学生学习记录等

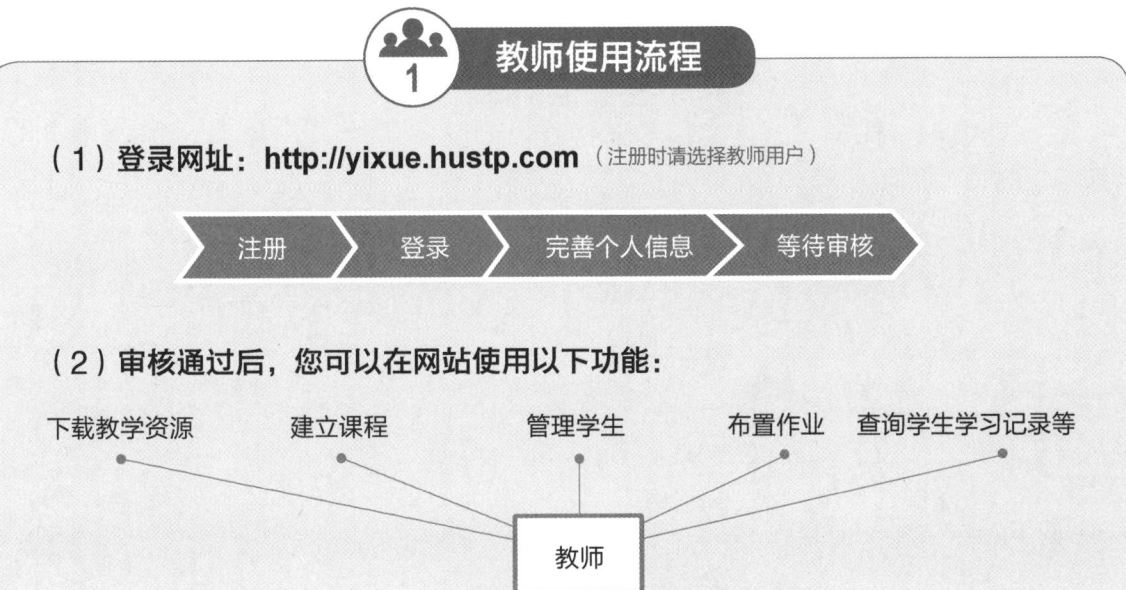

教师

2 学员使用流程

（建议学员在PC端完成注册、登录、完善个人信息的操作）

（1）PC 端操作步骤

① 登录网址：http://yixue.hustp.com（注册时请选择普通用户）

注册 ＞ 登录 ＞ 完善个人信息

② 查看课程资源：（如有学习码，请在个人中心－学习码验证中先验证，再进行操作）

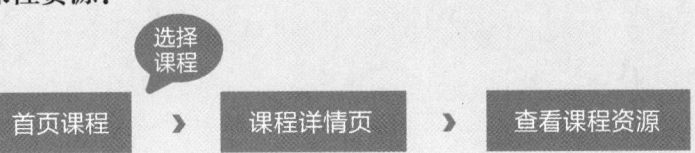

选择课程

首页课程 ＞ 课程详情页 ＞ 查看课程资源

（2）手机端扫码操作步骤

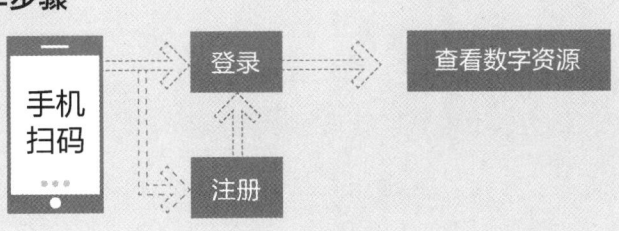

手机扫码　登录　查看数字资源　注册

前言

　　本教材是根据华中科技大学出版社在武汉组织召开的"高等职业学校'十四五'规划新形态一体化特色教材"编写会暨主编人会议的精神组织编写的,供全国高职高专护理、临床医学、药学、医学影像技术、康复治疗技术、医学检验技术等专业使用。本教材注重体现以下特点:①紧扣执业药师、执业医师、临床检验技师、临床检验师、护士执业资格考试大纲,全面覆盖知识点与考点,有效提高考试通过率。②创新模式,理念先进,体现工学结合特色,做到"岗课赛证"融通,为从事护理、临床医学、药学等专业工作奠定基础。③突出技能,引导就业,充分体现理论与实践的结合,知识传授与能力、素质培养的结合。④紧跟"三教"改革,接轨"1+X"证书制度,注重学业证书和职业资格证书相结合,提升学生的就业竞争力。

　　药理学是护理、临床医学、药学等专业的一门重要的专业基础课,既要在基本理论和基础知识方面做到"必需、够用",为后续课程的学习奠定理论基础,为将来的正确合理安全应用药物提供理论指导;又要体现高职高专教育特色,做到"工学结合","岗课赛证"融通,提高学生的动手能力和岗位胜任力。在内容编排上,采用项目导向、任务驱动的模式进行编写,突出职业教育的特色,在内容的选取上,对代表性药物的临床应用、不良反应及用药注意事项进行了较为详尽的叙述。增设知识链接,以拓展学生的视野;为便于教师授课,每个项目增设了ppt课件;为调动学生的学习兴趣,创设了情境导入及分析,学生扫描二维码就能看到情境导入及分析答案;为巩固学习成果,编写了能力检测,有利于学生对所学知识的巩固、理解和综合分析能力的培养;书后增加了执考真题及答案,供学生实战练习,以提高考证通过率。此外,本书还适当增加了临床已广泛应用且安全、有效的新药,删除了药物的构效关系、部分药物的药物代谢动力学知识及维生素类药物等内容,使教材更加精简,便于学生使用。

　　在本教材编写过程中,得到了各编者所在单位领导、老师的大力支持,王晓晨老师为教材制作了PPT,华中科技大学出版社对本书的编写和出版做了大量的工作,在此一并表示感谢。

　　由于编者的水平和能力所限,书中难免有疏漏和不当之处,恳请广大师生批评指正。

编　者

目录

模块一　药理学知识

模块二　外周神经系统药

模块三　中枢神经系统药

模块四　影响自体活性物质的药

模块五　内脏系统药

模块六　内分泌系统药

模块七　化学治疗药

模块八 影响免疫功能的药与其他药

模块一　药理学知识

药理学概述

学习目标

1. 掌握药物、药理学、药效学、药动学的概念。
2. 熟悉药理学的研究方法。
3. 了解药物与药理学发展简史。
4. 运用唯物辩证法,指导临床合理用药,研究和开发新药,推动生命科学发展。

情境导入及分析

　　药物是防治疾病的重要武器,在我们的日常生活中,特别是当人类遇到重大疫情时,都离不开药物。既然药物这么重要,它是个什么样的物质? 是怎样被发现的? 怎样流传下来的? 药物在防治疾病的过程中,是通过什么方式发挥作用的? 会对机体带来什么影响? 对于以上问题,作为一名医学生,我们都应该弄明白。今天,我们开始学习"药理学"课程,一步一步地解答以上问题;走向工作岗位后,我们还要为临床合理用药,为寻找和发现新的药物,研制新的药物,推动生命科学的发展,做出自己应有的贡献。

　　试分析:

　　药理学的研究方法有哪些?

任务一　药理学性质及任务

一、药理学性质

　　药物(drug)是指能对机体原有生理功能及生化过程产生影响,用于预防、治疗、诊断疾病或计划生育的化学物质。

　　药理学(pharmacology)是研究药物与机体(包括病原体)相互作用的规律及其机制的科学,包括药效学和药动学。研究药物对机体的作用规律和作用机制的科学称为药物效应动力学(pharmacodynamics),简称药效学。研究机体对药物的影响,即研究药物在体内的过程,如吸收、分布、生物转化和排泄等,称为药物代谢动力学(pharmacokinetics),简称药动学。药效学和药动学在体内是同时进行并相互联系的。药理学是在生理学、病理学、生物化学等基础医学知识和药物化学等药学知识的基础上研究药物的作用,并为临床合理用药提供理论依据。药理学既是基础医学与临床医学之间的桥梁学科,又是医学与药学之间的桥梁学科。

二、药理学任务

药理学的任务：①阐明药物与机体相互作用的基本规律和原理，作为药物治疗学的基础，指导临床合理用药；②药效学和药动学是新药研究、开发工作中的重要组成部分；③药理学的理论和研究进展为阐明生物机体的生物化学及生物物理学现象提供重要的科学资料，是推动生命科学发展的重要学科之一。

学习药理学的目的在于全面掌握或熟悉药物的药理作用、临床应用、不良反应及注意事项等，以便在防治疾病过程中能够做到药物选择得当，给药方案设计合理，并尽可能避免或减少不良反应的发生，使预防或治疗用药安全有效。

任务二 药物与药理学发展简史

一、古代药物学发展史

远古时代，人们治病均采用天然的植物、动物和矿物。公元 1 世纪前后问世的《神农本草经》是我国最早的一部药物学著作，收载药物 365 种，其中大黄导泻、麻黄治喘等药物及其理论沿用至今。此后历代对本草有所增补、修订，唐代的《新修本草》收载药物 884 种，于公元 659 年由政府正式颁布，这是我国最早的一部药典，也是世界上第一部由政府颁布的药典。明代杰出的医药学家李时珍于 1590 年完成《本草纲目》，全书共 52 卷，收载药物 1892 种，药方 11000 余条，插图 1160 幅，内容丰富，在药物发展史上有巨大贡献，是现今研究中医药的必读书目。已被译成英、日、法、俄、德、朝等 6 种文本流传，成为世界重要的药物学文献。

二、近代药理学发展史

药理学作为一门现代科学始于 19 世纪初，随着化学和实验生理学的发展，1804 年，德国人 F. W. serturner 首先从鸦片中提取吗啡，并通过对狗的实验证明了其镇痛作用，1819 年，法国人 F. magendie 用青蛙实验证明了士的宁的作用部位在脊髓，18 世纪后期，有机化学的发展为药理学提供了物质基础，从植物药中不断提取其活性成分，得到纯度较高的药物如奎宁、依米丁等。

三、现代药理学发展史

20 世纪初，德国 Ehrlich(1909)发明的胂凡纳明(606)能治疗锥虫病和梅毒，从而开始用合成药物治疗传染病。以后，德国 Domagk(1935)发现磺胺类药物可治疗细菌感染。英国 Florey(1940)在 Fleming(1928)研究的基础上，从青霉素培养液中分离出青霉素，并开始将抗生素应用于临床，开辟了抗寄生虫和细菌感染的药物治疗，促进了化学治疗学(chemotherapy)的发展。

随着自然科学，特别是现代医学迅速发展，许多新理论的出现、新技术的应用、新药物的相继问世，药理学的发展从横向出现了许多分支，如神经药理学、免疫药理学、分子药理学、遗传药理学和临床药理学等，从纵向由宏观向微观发展，如从整体→器官→细胞→亚细胞→分子水平，现在又到基因组学、蛋白质组学水平。其中分子药理学是现代药理学的前沿，药理学与其他学科的紧密结合，尤其是与生化、分子生物学的结合，大大提高了药理学基础理论水平，而且也促进了其他基础医学和药学理论的发展。

我国于 20 世纪初开设了实验药理学课程，并着重在中药方面进行了研究。近年来，我国在新药开发和新理论研究方面均取得了长足的发展，如抗高血压药、抗心绞痛药、抗恶性肿瘤药等方面的研究均卓有建树，使药物品种增多、产量提高、质量优化。有的药物不仅满足了国内需求，还可供应出口，为我国和世界医药事业的发展做出了贡献。

任务三　药理学研究方法

一、基础药理学方法

药理学是一门实验性科学,其研究可在整体、器官、组织、细胞、亚细胞和分子水平上进行。随着各学科之间的相互渗透,形态学、电生理学、生物化学、分子生物学、数学和计算机等多学科的研究方法越来越多地应用于药理学研究,药理学的实验方法、种类繁多,并各具特色。根据实验对象的性质,大致可归纳为以下两个方面。

1. 实验药理学方法　以健康动物为研究对象,研究药物与动物之间相互作用的规律。包括:①以清醒动物为研究对象进行整体实验,研究药物的药效学和药动学,如观察催眠药的中枢抑制作用;②以麻醉动物为研究对象进行活体解剖,研究药物对于某些器官或系统的影响,如观察药物对动脉血压的影响;③进行离体实验或试管实验,研究药物对离体动物器官、组织、细胞、亚细胞和受体分子的影响。

2. 实验治疗学方法　预先采用实验病理学方法在动物身上获得疾病病理模型,以观察药物的治疗作用。实验治疗学方法既可在体内进行,也可用培养细菌、肿瘤细胞等各种方法在体外进行。许多药物都可以利用病理模型进行研究。

二、临床药理学方法

许多药物的动物实验研究资料须采用临床药理学方法在人体进行观察,阐明药物的临床疗效、不良反应、体内过程等,才能对药物做出最后的临床评价。除了整体实验研究以外,还可以采用正常人和患者的血液、骨髓等样本,以及手术切除的人体组织或器官,进行体外实验研究。新药的临床研究一般分为四期。

Ⅰ期临床试验:对已通过临床前安全性和有效性评价的新药,在正常成年志愿者身上进行初步的临床药理学及人体安全性评价试验,是新药人体试验的起始阶段,将为后续研究提供依据。病例数为20～30例。

Ⅱ期临床试验:随机双盲对照临床试验,是在选定有适应证的患者身上开展,目的是选定最佳临床应用方案。病例数不少于300例。

Ⅲ期临床试验:新药批准上市前,试生产期间,扩大的多中心临床试验,目的在于对新药的有效性、安全性进行社会性考察。新药通过该期后,方能被批准生产、上市。病例数大于300例。

Ⅳ期临床试验:上市后在社会人群大范围内继续进行受试新药安全性和有效性的评价,在广泛长期使用的条件下考察疗效和不良反应,也叫售后调研。病例数不少于2000例。该期对最终确立新药的临床价值有重要意义。

▣ 小结

药理学是研究药物与机体(病原体)相互作用及其规律的科学,它包括药物对机体的作用规律和原理(药物效应动力学)以及机体对药物的代谢规律(药物代谢动力学)。通过学习,能说出药物、药理学的概念,熟悉药理学的研究方法,为今后的学习奠定基础。

情境导入及
分析答案

▣ 能力检测

一、A 型题

1. 作用于机体,用于预防、治疗、诊断疾病和用于计划生育的化学物质称为(　　)。

能力检测答案

A. 药物   B. 制剂   C. 剂型

D. 生物制品   E. 生药

2. 研究药物与机体之间相互作用及其规律的科学称为（   ）。

A. 药物学   B. 药理学   C. 药剂学

D. 药效学   E. 药动学

二、B 型题

（3～4 题共用答案）

A. 药物学   B. 药效学   C. 药物化学

D. 药动学   E. 配伍禁忌

3. 研究机体对药物作用的科学称为（   ）。

4. 研究药物对机体作用的科学称为（   ）。

执考真题   执考真题答案

（王志亮）

药物对机体的作用——药效学

学习目标

1. 掌握药物的防治作用、不良反应、受体激动药、受体拮抗药的概念。
2. 熟悉药物的基本作用和药物作用的主要类型。
3. 了解受体学说和药物的作用机制。
4. 具有观察药物疗效及不良反应的能力。

药效学是药物效应动力学的简称,研究药物对机体的作用及其规律。不管从什么途径给药,药物将会对机体产生各种各样的作用。药效学可为临床合理用药和新药研发奠定基础。

情境导入及分析

药物可以治病,药物也可以致病;例如,长期服用肾上腺皮质激素类药物,会导致肾上腺皮质功能减退,长期服用广谱抗菌药,会导致肠道菌群失调。因此,我们既要重视药物的防治作用,也不能忽视药物的不良反应。下面,和大家一起讨论一个临床案例;患者,男,45 岁,近期头晕、头痛,血压 165/105 mmHg,有高血压家族史,诊断为原发性高血压。医生给予卡托普利进行治疗。

试分析:

1. 卡托普利的临床应用有哪些?
2. 用药时的不良反应及注意事项有哪些?

任务一 药 物 作 用

一、药物基本作用

药物引起的初始反应称为药物作用。药理效应是药物作用引起的机体功能或形态变化。药物作用是动因,药理效应是结果。但由于二者意义接近,习惯上可以互相通用。

药物的基本作用是指药物对机体原有功能活动的调节作用。药物使原有功能活动增强的作用称为兴奋作用,如使腺体分泌增多、脉搏加快、酶活性增强等。药物使原有功能活动减弱的作用称为抑制作用,如肌肉松弛、腺体分泌减少、酶活性降低等。在一定条件下,药物的兴奋作用和抑制作用可相互转化,如中枢神经兴奋过度时,可出现惊厥,长时间的惊厥又会转为衰竭性抑制,甚至死亡。有些药物的兴奋作用和抑制作用并不是单一出现的,在同一机体内药物对不同的器官可以产生不同的作用,如肾上腺素对心脏呈现兴奋作用,而对支气管平滑肌则呈现舒张作用。

二、药物作用的主要类型

为了加深对药物作用的认识和理解,人们从不同的角度对药物的作用进行了分析,从而分出如下类型。

1. 局部作用和吸收作用 局部作用是指药物被吸收入血之前,在用药局部所产生的作用,如:碘酊、酒精的皮肤消毒作用;口服抗酸药的中和胃酸作用;局麻药的局部麻醉作用。吸收作用是指药物进入血液循环后所呈现的作用,如:卡托普利的降血压作用;阿司匹林的解热镇痛作用。

2. 选择作用和普遍细胞作用 多数药物在一定剂量(治疗量)下,对某组织或器官产生明显的作用,而对其他组织或器官的作用不明显或无作用,此称为药物的选择作用。其产生的原因主要有:①药物与不同组织的亲和力不同;②药物在机体内的分布不均匀;③机体不同组织结构的差异;④机体不同组织生化机能不同;⑤受体在不同组织上分布的种类和数量的不同。药物选择作用的特点:随着剂量的增加,影响范围扩大,选择性逐渐降低,如尼可刹米治疗剂量时,可选择性地兴奋延髓呼吸中枢,应用过量可广泛兴奋中枢神经系统,甚至惊厥。所以,临床用药时应注意掌握药物的剂量。由于大多数药物都具有各自的选择作用,所以各有其适应证和不良反应。选择作用的意义:①在理论上可作为药物分类的基础;②在应用上可作为临床选药和拟定治疗剂量的依据;③在制药上可作为研究的方向。

与选择作用相反,有的药物对机体的各种组织细胞均产生类似的作用,如影响组织细胞的代谢,甚至引起细胞原生质变性,这种作用称为普遍细胞作用,又称为原生质毒。如酚、甲醛等可使蛋白质变性,因而不能用于体内,仅作为消毒防腐药用于体外杀菌。

3. 防治作用和不良反应 药物的作用具有两重性,既可呈现对机体有利的防治作用,又可产生对机体不利的不良反应。

(1) 防治作用 凡符合用药目的或能达到防治疾病效果的作用,称为防治作用,包括预防作用和治疗作用。①预防作用,是指在疾病或症状发生之前用药所产生的作用,如接种疫苗预防疾病的发生,使用维生素 D 预防佝偻病等。预防重于治疗,在社区医药卫生保健服务中,预防用药显得尤为重要。②治疗作用,是指药物针对疾病治疗的需要所呈现的作用。根据用药目的的不同,治疗作用又分为对因治疗和对症治疗。针对致病原因的治疗称为对因治疗,如肺结核患者应用异烟肼和利福平以杀灭致病菌——结核分枝杆菌。用以缓解疾病症状的治疗称为对症治疗,如给予发热患者阿司匹林退热等。对症治疗虽不能消除病因,但有时其重要性不亚于对因治疗,如休克、惊厥等情况下,需立即给予对症治疗,以防病情恶化,为对因治疗争得时间,故此时的对症治疗更为重要。

(2) 不良反应 凡不符合用药目的并对机体不利的反应称为不良反应。根据性质、程度的不同,常见的不良反应有以下几个方面。

①副作用 药物在治疗量时所出现的与用药目的无关的作用。副作用一般危害不大。当药物的选择性低,某一作用为治疗作用时,其他作用常以副作用的形式表现出来。其特点是,副作用与治疗作用可随用药目的的不同而相互转化,如阿托品用于麻醉前给药时,其抑制腺体分泌的作用为治疗作用,而松弛胃肠平滑肌引起腹气胀则为副作用;而治疗腹痛时松弛胃肠平滑肌为治疗作用,抑制腺体的分泌则为副作用。另外,副作用是药物固有的作用,是可以预知的,临床给药时应将可能发生的副作用预先告诉患者,以免患者惊恐。

②毒性反应 由于用药剂量过大或用药时间过长或机体敏感性过高引起的对机体有明显损害的反应,有时也可由于患者的遗传缺陷、病理状态等而在治疗量时发生。毒性反应一般比较严重,危害较大,如长期注射链霉素引起耳鸣、眩晕等。若毒性反应在用药后立即发生,称为急性毒性;由于长期用药,药物在体内逐渐蓄积后产生,称为亚急性或慢性毒性。常见的毒性反应有胃肠道反应、中枢神经系统反应、心血管系统反应、造血系统反应及肝、肾损害等。此外,有的药物可致癌(导致恶性肿瘤)、致畸胎(导致胎儿畸形)、致突变(导致基因突变),称为三致反应,也属于慢性毒性反应。

③变态反应 药物作为抗原或半抗原,刺激机体后所产生的病理性免疫反应。其特点:变态反应的发生与剂量无关,不可预知,但过敏体质者易发生;过敏原可以是药物本身、药物的代谢产物、药物

制剂中的杂质或辅剂等;首次用药很少发生,常在第二次用药后出现;结构相似的药物可发生交叉过敏。变态反应常见的表现有药物热、皮疹、血管神经性水肿、哮喘等,严重者可发生过敏性休克,如不及时抢救,可导致死亡。对易致变态反应的药物或过敏体质者,用药前应详细询问患者有无用药过敏史,并须做皮肤过敏试验,对该药有过敏史或皮肤过敏试验阳性者应禁用。

④后遗效应　停药后血药浓度降至最低有效浓度以下时残存的药理效应。此效应持续时间可长可短,如睡前服用某些催眠药,次晨表现为嗜睡、萎靡不振等短暂的宿醉现象;长期应用糖皮质激素后,突然停药可出现肾上腺皮质功能不全的症状,常常数月内难以恢复。

⑤继发反应　药物发挥治疗作用所产生的不良后果。如长期应用广谱抗生素后,体内敏感菌被抑制或杀灭,不敏感菌则大量繁殖生长,导致菌群失调引起新的感染,被称为二重感染,属于继发反应。

⑥特异质反应　少数特异体质患者对某些药物反应特别敏感,是由于遗传异常并在药物的影响下所产生的反应。反应的性质与药物固有药理作用基本一致,反应严重度与剂量相关。如葡萄糖-6-磷酸脱氢酶缺乏患者,在应用伯氨喹等药物治疗时所发生的溶血现象。

⑦药物依赖性　长期使用某些药物后,患者对药物产生的主观和客观上需要连续用药的现象。可分为精神依赖性和躯体依赖性。精神依赖性(psychic dependence)又称为心理依赖性,是指用药后使人产生一种心满意足的愉快感觉,并且在精神上驱使用药者产生定期、连续的用药欲望,产生强烈的心理渴求和强迫性用药行为,以保持那种舒适感或者为了避免不舒服。易产生精神依赖性的药物称为"精神药品",如镇静催眠药等。躯体依赖性(physical dependence),又称为生理依赖性,是指反复用药后,用药者对药物产生适应状态,一旦停药就会出现戒断症状,表现为烦躁不安、流泪、出汗、疼痛、恶心、呕吐、惊厥等,甚至危及生命。易产生躯体依赖性的药物称为"麻醉药品",如吗啡、哌替啶等。产生躯体依赖性的患者为求得继续用药,可不择手段,甚至丧失道德人格,对此我国于1978年颁布实施了《麻醉药品管理条例》,该条例对麻醉药品的保管和使用等均有严格的规定,凡接触"麻醉药品"的医、护、药工作者,均需严格遵守。药物依赖性产生后,不但影响用药者的身体健康,还可带来社会危害,临床上应用时需特别慎重,以防滥用造成严重后果。

⑧停药反应　突然停药后原有疾病加剧,又称反跳现象。例如长期服用可乐定降血压,停药次日血压将快速回升。

任务二　药物作用机制

药物与机体生物大分子之间相互作用常称为药物作用机制(即药物作用原理)。明确药物作用机制,有助于理解药物的作用和不良反应的本质,从而为提高药物疗效和避免或减少不良反应、合理用药、安全用药提供理论依据。由于药物种类繁多、机体的生理生化功能又十分复杂,所以药物作用机制也具有多样性,但基本上可以归纳为如下几个方面。

一、药物作用受体机制

1. 受体　存在于细胞膜或细胞内,能选择性地与某些化学物质相结合,产生生理或药理效应的蛋白质。依据受体存在的部位,可分为如下两种。①细胞膜受体,如乙酰胆碱、肾上腺素、多巴胺等物质的受体。②细胞质受体,如肾上腺皮质激素、性激素等物质的受体。各种受体在体内有特定的分布部位和功能,有些组织细胞可同时存在多种受体,如心肌细胞同时存在胆碱受体、肾上腺素受体和组胺受体等。

2. 配体　能与受体特异性结合的物质称为配体。配体可分为内源性、外源性两类,前者如神经递质、激素、自体活性物质,后者为一些外源性药物、毒物等。配体与受体结合形成复合物后,可引起细胞内生理生化代谢的改变,从而引起生物效应。

3. 受点　受体可由一个和数个亚基组成,其分子上只有某些立体构型或活性基团能识别、结合其配体,这些结合点称为受点,即配体的结合点。

4. 受体的特性 ①特异性,受体对其配体具有相对特异性识别能力,能与其结构相适应的配体特异性结合。②敏感性,受体只需与很低浓度的配体结合就能产生显著的效应。③饱和性,因受体的数量是一定的,当配体达到一定浓度时,其最大结合值不再随配体浓度增加而增大。因此,受体与配体的结合具有饱和性,作用于同一受体的配体之间存在竞争结合现象。④可逆性,受体与配体的结合是可逆的,配体-受体复合物可以解离,且配体与受体的结合可被其他配体置换。⑤多样性,同一类型受体可广泛分布在不同的组织、细胞而产生不同的效应。受体的多样性是受体亚型分类的基础。

5. 药物通过受体发挥作用的条件 药物与受体结合引起生物效应,需具备两个条件,即亲和力(药物与受体结合的能力)和内在活性(药物兴奋受体的能力)。据此,可将与受体结合呈现作用的药物分为以下三类。

(1)受体激动药 对受体既有亲和力,又有内在活性的药物。如肾上腺素,可激动 β 受体,呈现兴奋心脏和扩张支气管的作用。

(2)受体拮抗药 对受体只有亲和力,而没有内在活性的药物。与受体结合后,阻碍激动药(或内源性配体)与受体的结合。如普萘洛尔为 β 受体拮抗药,可与肾上腺素竞争 β 受体,呈现对抗肾上腺素的作用。

(3)受体部分激动药 与受体虽具有亲和力,但仅有较弱内在活性的药物。该类药单独应用时可产生较弱激动受体的效应,与激动药合用时,则呈现对抗激动药的作用。所以部分激动药具有激动药与拮抗药的双重特性。如喷他佐辛(镇痛新)属此类。

6. 受体类型 根据受体的结构、信号转导过程、效应性质及位置等特点,可分为下列四种类型。

(1)离子通道耦联受体 该类受体直接操纵离子通道的开关,调控细胞内外离子的流动。药物与之结合可激动受体,影响膜离子通道,改变离子的跨膜转运,导致膜电位或细胞内离子浓度的变化而产生效应。如 N 胆碱受体、谷氨酸受体等。

(2)G-蛋白受体耦联受体 该类受体胞内部分结合鸟苷酸结合调节蛋白(G-蛋白),G-蛋白有多种亚型,形成 G-蛋白家族,具有信号转导功能。激动药与受体结合通过激活 G-蛋白,可将信息传递至细胞内。如肾上腺素、多巴胺及阿片受体等。

(3)与酶耦联受体 该类受体具有酪氨酸激酶活性,能促使其本身的酪氨酸残基自我磷酸化而增强此酶活性,再催化细胞内各种底物蛋白磷酸化,从而将细胞外信息传递到细胞内。如胰岛素受体等。

(4)细胞内受体 该类受体被激动后可通过转录而促进一些活性蛋白的合成。如细胞质内的甾体激素受体、细胞核内的甲状腺素受体等。

7. 受体激动后信号的转导 受体在识别相应配体并与之结合后,细胞内第二信使如环磷酸腺苷(cAMP)、环磷酸鸟苷(cGMP)、钙离子(Ca^{2+})、肌醇磷脂等物质增加,参与细胞的各种生物调控过程,将获得的信息增强、分化、整合并传递给效应器细胞,才能发挥特定的生理功能或药理效应。

8. 受体的调节 受体的数量、亲和力、内在活性等,可受生理、病理、药理等因素的影响而发生改变。若长期应用受体激动药,可使相应受体数目减少,称为向下调节,从而使药物作用减弱,成为某些药物产生耐受性的原因。若长期应用受体拮抗药,可使相应受体数目增多,称为向上调节,这是造成某些药物突然停药后出现反跳现象的原因,临床用药时应予注意。

二、药物作用非受体机制

药物还可通过以下机制呈现作用:①改变某些酶的活性,如阿司匹林抑制前列腺素合成酶的活性;②参与或干扰机体的代谢过程,如铁制剂、激素类药物;③影响生物膜的通透性或离子通道,如硝苯地平阻滞 Ca^{2+} 通道;④改变理化环境,如甘露醇提高血浆渗透压、碳酸氢钠中和胃酸等;⑤影响递质释放或激素分泌,如麻黄碱促进去甲肾上腺素递质的释放等。

知识链接

受体学说

Clark(1937)首先提出受体占领学说,认为药理效应的大小与药物占领的受体数量成正比;药物与受体相互作用是可逆性的;药物的浓度与效应服从质量作用定律。药物占领受体的数量取决于受体周围的药物浓度,以及单位面积或单位容积内受体的总数。被占领的受体数量增多时,药物效应会相应增加,当全部受体被占领时,药物效应达到最大值。

此外,受体学说还包括备用受体学说和速率学说、变构学说和能动受体学说。

小结

药物的基本作用是指药物对机体原有功能活动的调节作用,表现为兴奋作用和抑制作用。药物作用的主要类型主要有局部作用和吸收作用、选择作用和普遍细胞作用、防治作用和不良反应。常见的不良反应有副作用、毒性反应、变态反应、后遗效应、继发反应、特异质反应、药物依赖性和停药反应等。药物与机体生物大分子之间相互作用常称为药物作用机制(即药物作用原理)。多数药物与受体结合而发挥作用。此外,药物还可以通过其他作用机制而发挥作用。

情境导入及
分析答案

能力检测

能力检测答案

一、A型题

1. 药物被吸收入血之前在用药局部呈现的作用称为(   )。

A. 局部作用　　　　　　　　B. 吸收作用　　　　　　　　C. 防治作用

D. 选择作用　　　　　　　　E. 不良反应

2. 药物从给药部位随血流分布到各组织器官所呈现的作用称为(   )。

A. 局部作用　　　　　　　　B. 吸收作用　　　　　　　　C. 首过消除

D. 防治作用　　　　　　　　E. 不良反应

3. 下列对选择作用的叙述错误的是(   )。

A. 选择性是相对的　　　　　B. 与药物剂量大小无关　　　C. 是药物分类的依据

D. 是临床选药的基础　　　　E. 大多数药物均有各自的选择作用

4. 下列对药物副作用的叙述,错误的是(   )。

A. 危害多不严重　　　　　　B. 多因剂量过大引起

C. 与防治作用同时出现　　　D. 可预知

E. 与防治作用可相互转化

5. 下列有关毒性反应的叙述,错误的是(   )。

A. 危害多不严重　　　　　　B. 多因剂量过大引起

C. 危害多较严重　　　　　　D. 多因用药时间过长

E. 三致反应也属于毒性反应

6. 下列有关过敏反应的叙述,错误的是(   )。

A. 严重时可致过敏性休克　　B. 为一种病理性免疫反应　　C. 与剂量无关

D. 不易预知　　　　　　　　E. 过敏体质者易发生

7. 停药后血药浓度已降至最低有效浓度以下时仍残存的药理效应称为(   )。

A. 耐药性　　　　　　　　　B. 毒性反应　　　　　　　　C. 后遗效应

D. 继发反应　　　　　　　　　E. 副作用

8. 下列有关药物依赖性的叙述,错误的是(　　)。

A. 精神依赖性又称习惯性　　　　　　B. 分为躯体依赖性和精神依赖性

C. 躯体依赖性又称成瘾性　　　　　　D. 躯体依赖性又称心理依赖性

E. 一旦产生躯体依赖性,停药后就会出现戒断症状

9. 受体激动药与受体的关系是(　　)。

A. 只具有内在活性　　　　　　　　　B. 只具有亲和力

C. 既有亲和力又有内在活性　　　　　D. 既无亲和力也无内在活性

E. 二者没有关系

10. 受体拮抗药与受体的关系是(　　)。

A. 有亲和力,无内在活性　　　　　　B. 既有亲和力又有内在活性

C. 无亲和力,有内在活性　　　　　　D. 既无亲和力也无内在活性

E. 具有较强亲和力,仅有较弱内在活性

11. 长期应用受体拮抗药,可使体内相应的受体数目增多,称为(　　)。

A. 受体的向上调节　　　　B. 受体的向下调节　　　　C. 低敏性

D. 耐受性　　　　　　　　E. 受体部分激动药

二、B 型题

(12~14 题共用答案)

A. 局部作用　　　　　　　B. 吸收作用　　　　　　　C. 兴奋作用

D. 预防作用　　　　　　　E. 间接作用

12. 口服抗酸药中和胃酸的作用属于(　　)。

13. 尼可刹米引起呼吸加快的作用属于(　　)。

14. 强心苷加强心肌收缩力,改善心力衰竭症状的同时可引起心率减慢,这是(　　)。

(15~17 题共用答案)

A. 副作用　　　　　　　　B. 毒性反应　　　　　　　C. 过敏反应

D. 成瘾性　　　　　　　　E. 后遗效应

15. 阿托品治疗胃肠绞痛时引起的口干属于(　　)。

16. 服用巴比妥类药物催眠时,次日出现乏力、困倦等反应属于(　　)。

17. 长期应用链霉素造成耳聋属于(　　)。

(18~19 题共用答案)

A. 麻醉药品　　　　　　　B. 精神药品　　　　　　　C. 毒性药品

D. 非处方药　　　　　　　E. 解毒药

18. 地西泮属于(　　)。

19. 吗啡属于(　　)。

三、C 型题

20. 某患者因伤寒高热,医生给予阿司匹林退热,此药物作用为(　　)。

A. 对症治疗　　　　　　　B. 对因治疗　　　　　　　C. 局部作用

D. 预防作用　　　　　　　E. 选择作用

21. 患者,女,27 岁。妊娠 7 个月,近来常感乏力、倦怠等,血液化验显示血红蛋白含量为 80 g/L(低于正常)。医生给予铁剂治疗,治疗目的是(　　)。

A. 对症治疗　　　　　　　B. 预防作用　　　　　　　C. 对因治疗

D. 避免发生特异质反应　　E. 减轻妊娠反应

22. 患者,男,38 岁。因破伤风入院,意识清醒,全身肌肉阵发性痉挛、抽搐。医生给予青霉素＋

抗毒素治疗,使用青霉素前必须要(　　)。

A. 测血压 　　　　　　　　B. 做皮肤过敏试验 　　　　　　C. 记录尿量

D. 安慰患者 　　　　　　　　E. 查血常规

23. 患者,女,20岁。因患大叶性肺炎医生给予青霉素治疗,护士注入皮试液 5 min 后,患者出现呼吸困难、胸闷、面色苍白、皮肤瘙痒、发绀、脉搏细微、血压下降、烦躁不安等反应,此反应属于(　　)。

A. 毒性反应 　　　　　　　　B. 血清病型反应 　　　　　　　C. 呼吸道过敏反应

D. 过敏性休克 　　　　　　　E. 皮肤组织过敏反应

四、X 型题

24. 按照药物作用的双重性,可将药物的作用分为(　　)。

A. 选择作用 　　　　　　　　B. 防治作用 　　　　　　　　　C. 局部作用

D. 对因治疗 　　　　　　　　E. 不良反应

25. 药物产生毒性反应的原因有(　　)。

A. 用药剂量过大 　　　　　　B. 用药时间过长

C. 机体对药物敏感性高 　　　D. 特异质

E. 药物的继发反应

26. 下列有关变态反应的叙述,正确的是(　　)。

A. 严重时可导致过敏性休克 　B. 为一种病理性免疫反应 　　C. 与剂量无关

D. 不易预知 　　　　　　　　E. 与用药时间有关

27. 药物的作用机制有(　　)

A. 改变细胞周围的理化环境 　B. 改变酶的活性

C. 参与机体的代谢过程 　　　D. 影响生物膜的通透性

E. 药物与受体结合

执考真题　　　　执考真题答案

(王志亮)

机体对药物的作用——药动学

扫码看
PPT

学习目标

1. 掌握首关消除、药酶诱导剂、药酶抑制剂、生物利用度、血浆半衰期的概念。
2. 熟悉药物的跨膜转运及药物的体内过程(吸收、分布、代谢、排泄)。
3. 了解血浆药物浓度的动态变化及规律。
4. 学会比较恒比消除和恒量消除药物半衰期的特点。

药物代谢动力学简称药代动力学或药动学,是研究药物的体内过程及体内药物浓度随时间变化规律的科学,即研究体内药物浓度的变化过程,从而阐明药物吸收、分布、代谢和排泄的特点,为临床制订合理的用药方案提供依据。

情境导入及分析

患者,女,56岁。稳定型心绞痛病史,今与邻居争吵时突然发生心前区压榨样疼痛,自行舌下含服硝酸甘油后,症状很快得到缓解。

试分析:

1. 何谓首关消除?
2. 硝酸甘油舌下给药是否正确?为什么?

任务一　药物体内过程

一、药物的跨膜转运

药物通过生物膜的过程称为药物的跨膜转运。药物在体内的转运如吸收、分布、排泄均需通过细胞的生物膜,药物的跨膜转运,主要有被动转运和主动转运两种方式。

1. 被动转运　药物由高浓度一侧向低浓度一侧转运,为不消耗化学能的顺浓度差转运,这种转运的速度与膜两侧浓度差成正比,浓度梯度越大,药物转运的速度越快。被动转运有以下几种类型。

(1)简单扩散　又称脂溶扩散。药物因其脂溶性溶解于细胞膜脂质层,在膜两侧的药物浓度差透过细胞膜,扩散至低浓度一侧。其特点为,不需要载体、不消耗化学能、转运无饱和现象、不同药物之间无竞争抑制现象、当膜两侧浓度达平衡时净转运停止。影响简单扩散的因素主要有药物的溶解度、解离度、极性大小和脂溶性高低等。因大多数药物呈弱酸性或弱碱性,在酸性溶液环境下可发生解离,故药物在体液中常以解离型和非解离型两种形式存在。非解离型药物极性小,脂溶性较高,易于跨膜转运;而解离型药物极性高,脂溶性较低,不易跨膜转运。因此,当溶液酸碱性发生改变时可影响药物的跨膜转运。多数药物以此种方式转运。

(2)膜孔扩散 又称滤过、水溶扩散。小分子水溶性药物可通过细胞膜的膜孔扩散。这种扩散受流体静压和渗透压的影响。毛细血管壁的膜孔较大,有些药物易通过;细胞膜的膜孔较小,只有小分子药物可以通过。

(3)易化扩散 包括不耗能的载体转运和离子通道转运。前者的转运受膜两侧浓度差影响,如不溶于脂质的药物、葡萄糖、氨基酸、核苷酸等,依赖细胞膜上的特定载体进行不耗能的顺浓度差转运,其特点如下:①载体具有高度特异性;②有饱和现象和竞争性抑制现象。后者的转运受膜两侧电位差的影响,如 Na^+、K^+、Ca^{2+} 等,可经细胞膜上特定通道,由高浓度侧向低浓度侧转运,也属于易化扩散。

2. 主动转运 为耗能的逆浓度差转运。其特点如下:①需要载体协助,药物与载体结合后,将药物由低浓度侧转向高浓度侧;②消耗能量;③载体对药物有高度特异性;④有饱和现象和竞争性抑制现象。如:甲状腺细胞膜上的碘泵,可将碘主动转运至细胞内;肾小管上皮细胞主动转运系统可将青霉素转运至肾小管管腔由尿排出。

二、药物吸收

药物从给药部位进入血液循环的过程称为吸收。药物只有经吸收后才能发挥全身作用。吸收的快慢、多少,直接影响血药浓度的高低,作用呈现的快慢、强弱。吸收快而完全的药物显效快、作用强,反之则显效慢,作用弱。

1. 吸收部位及特点

(1)消化道的吸收 ①口服给药,这是最常用的给药方法。由于胃的吸收面积较小,排空较快,所以药物在胃的吸收较少,除少部分弱酸性药物如阿司匹林等可在胃内部分吸收外,绝大多数弱酸和弱碱性药物主要在肠道吸收,小肠具有吸收面积大、血流丰富、小肠液是弱碱性的液体(pH 值约 7.6)等特点,适合于大多数药物的溶解和吸收。由胃肠道吸收的药物,经门静脉进入肝脏,有些药物在首次通过肠黏膜及肝脏时部分被代谢,使进入体循环的药量减少、药效降低,这种现象称为首关消除(first pass elimination)。首关消除较多的药物不宜口服给药,如硝酸甘油口服后约 90% 被首关消除。②舌下给药,舌下黏膜血流丰富,但吸收面积较小,适用于脂溶性较高、用量较小的药物。此法吸收迅速,给药方便,且可避免首关消除。③直肠给药,药物经肛门灌肠或使用栓剂置入直肠,由直肠黏膜吸收,起效快,也可避开首关消除。

(2)皮下或肌肉组织的吸收 皮下或肌内注射后,药物通过毛细血管进入血液循环,其吸收速度主要与局部组织血流量及药物制剂有关。由于肌肉组织血流量较皮下组织丰富,故肌内注射比皮下注射吸收快。当休克时,因周围循环不良,皮下和肌内注射吸收速度均明显减慢,需静脉注射才能达到急救的目的。

(3)皮肤、黏膜和肺泡的吸收 完整的皮肤吸收能力很差,外用药物时因皮脂腺的分泌物覆盖在皮肤表面,可阻止水溶性药物的吸收,外用药物主要发挥局部作用,皮肤角质层可使部分脂溶性高的药物通过。黏膜给药除舌下和直肠给药外,尚有鼻腔黏膜给药,如安乃近滴鼻用于小儿高热等。肺泡表面积较大且血流丰富,气体、挥发性液体和气雾剂等均可通过肺泡壁而被迅速吸收。

2. 影响药物吸收的因素 影响药物吸收的因素较多,除上述给药途径外,还与以下因素有关。

(1)药物的理化性质 一般来说,药物分子小、脂溶性高、溶解度大,易被吸收;反之则难以吸收。

(2)药物的剂型 不同剂型的吸收速度是不同的。口服给药时,液体制剂较片剂或胶囊剂等固体制剂吸收快。皮下或肌内注射时,药物的水溶液吸收迅速,而混悬剂和油制剂在注射部位吸收较慢,故显效慢,作用维持时间长。同一种药物的不同剂型、不同赋形剂,不同批号、不同厂家生产的药物,其生物利用度不同,吸收率不同。因此在使用药物时应考虑药物的生物利用度。

(3)吸收环境 口服给药时,胃的排空速度、肠蠕动的快慢、肠内容物的多少和性质均可影响药物的吸收。如胃排空延缓、肠蠕动过快或肠内容物过多等均不利于药物的吸收。

三、药物分布

药物被吸收后,随血液到达各组织器官的过程称为分布。药物在体内的分布是不均匀的,有些组织器官分布浓度较高,有些组织器官分布浓度较低,所以药物的分布与药物的作用是相关的。因此,影响药物分布的因素可影响药物的作用。影响药物分布的因素主要有以下几个方面。

1. 体液的 pH 值与药物的理化性质 生理情况下细胞内液 pH 值为 7.0,细胞外液 pH 值为 7.4。弱碱性药物在细胞外解离少,易扩散进入细胞内;弱酸性药物则相反,在细胞外液浓度高。如果改变体液 pH 值,则可影响药物的分布。如用碳酸氢钠碱化血液及尿液,可促使苯巴比妥等酸性药物从组织向血浆转移、减少在肾小管的吸收,从而加速酸性药物从尿中排出,用于解救药物中毒。此外,脂溶性或水溶性小分子药物易通过毛细血管壁,由血液分布到组织;水溶性大分子药物难以透出血管壁进入组织,如甘露醇由于分子较大,不易透出血管壁,故静脉滴注后,可提高血浆渗透压,使组织脱水。

2. 药物与血浆蛋白结合 在治疗量时药物与血浆蛋白结合的百分率,表示该药与血浆蛋白结合的程度。多数药物进入血液循环后,可不同程度地与血浆蛋白结合,药物与血浆蛋白结合率是决定药物在体内分布的重要因素,药物与血浆蛋白结合具有以下特点:①结合是可逆的;②暂时失去药理活性;③由于分子体积增大,不易透出血管壁,限制了其转运;④药物之间具有竞争蛋白结合的置换现象。血浆蛋白结合率高的药物显效慢,作用持续时间长,反之显效快,维持时间短。血浆蛋白结合率高的药物可影响血浆蛋白结合率低的药物,使后者游离浓度增高,毒性增加。

3. 药物与组织的亲和力 有些药物对某些组织有特殊的亲和力,因而在该组织的浓度较高,如抗疟药氯喹在肝中浓度比血浆浓度高约 700 倍,碘在甲状腺中的浓度比血浆中浓度高约 25 倍。

4. 血脑屏障与胎盘屏障 血脑屏障是指血液与脑细胞、血液与脑脊液、脑脊液与脑细胞之间三种屏障的总称。脑毛细血管内皮细胞结构紧密,基底膜外还有一层星状细胞包围,使许多分子较大、极性高的药物不能穿过血脑屏障,所以不易进入脑组织。故脑脊液中药物浓度总是低于血浆浓度,这是大脑的自我保护机制。但当脑膜发生炎症时,血脑屏障的通透性增加,可使某些药物进入脑脊液中的量增多,如青霉素在脑膜炎患者的脑脊液中可达有效浓度。胎盘屏障是胎盘绒毛与子宫血窦之间的屏障,由于母亲与胎儿间交换营养成分与代谢废物的需要,其通透性与一般毛细血管无显著差别,几乎所有药物都能通过胎盘进入胎儿体内。胎儿血液和组织内的药物浓度通常和母亲的血浆药物浓度相同。某些药物对胎儿发育有损害,故妊娠期间禁用或慎用。

四、药物代谢

药物在体内发生的化学变化称为代谢或生物转化。大多数药物经代谢后失去药理活性,故称为灭活。但有的药物如地西泮、水合氯醛等,其代谢产物仍具有药理活性;少数药物如环磷酰胺等,只有经过代谢才具有药理活性;也有的药物如青霉素等,不经代谢,而是以原形由肾排泄。肝脏是药物代谢的主要器官,其次是肠、肾、肺和血浆等。药物在肝脏代谢时受肝功能影响,肝功能不全时,经肝代谢的药物在体内蓄积。代谢与排泄统称为药物的消除过程。

1. 药物代谢方式 药物在体内代谢可分为两个时相。Ⅰ相反应包括氧化、还原、水解,可使多数药物被灭活,但可使少数药物被活化。Ⅱ相反应为结合反应,"结合"是指药物或Ⅰ相反应后的产物与体内的葡萄糖醛酸、硫酸、甘氨酸、乙酰基、甲基等结合,使药物的药理活性减弱或消失、水溶性和极性增加,易于排出。

2. 药酶 药物进行代谢有赖于酶的催化。促进药物代谢的酶,可分为两大类:一类为特异性酶,它能催化特定的底物,如胆碱酯酶选择性代谢乙酰胆碱;另一类为非特异性酶,一般是指肝脏微粒体混合功能酶系统,此酶系统可代谢数百种化合物,由于存在于肝细胞的内质网,故又称为肝药酶或药酶。药酶的活性和数量个体差异性较大,受遗传因素、年龄、营养、病理状态及药物作用的影响。

3. 药酶的诱导剂与抑制剂 能使药酶活性增强或合成增多的药物称为药酶诱导剂,如苯妥英钠、利福平等,能使在肝脏代谢的药物消除加快,药效减弱;能使药酶活性减弱或合成减少的药物称为药酶抑制剂,如异烟肼、氯霉素等,能使在肝脏代谢的药物消除减慢,药效增强。

五、药物排泄

药物从体内以原形或代谢产物被排出体外的过程,称为药物的排泄。排泄是药物自机体消除的重要方式,肾是主要的排泄器官,胆道、肠道、肺、乳腺、唾液腺、汗腺、泪腺及胃等也可排泄某些药物。

1. 肾排泄　药物及其代谢产物经肾排泄的方式主要是肾小球滤过,其次是肾小管的分泌。当肾功能不全时,药物排泄速度减慢。有些药物经肾小球滤过后,又有部分被肾小管重吸收,重吸收量的多少,与药物的脂溶性、尿量和尿液 pH 值有关。脂溶性高的药物重吸收较多,水溶性药物重吸收较少;尿量增多,尿液中药物浓度降低,重吸收减少;尿液 pH 值影响药物的解离度,因而也影响药物在远曲小管的重吸收,弱酸性药物在碱性尿液中解离增多,重吸收减少;在酸性尿液中解离减少,重吸收增多。弱碱性药物与之相反。利用这一规律可改变药物的排泄速度,如弱酸性药物巴比妥类中毒时,静滴碳酸氢钠可碱化尿液,促进巴比妥类药物的解离,以加快排泄,达到解救中毒的目的。

药物在肾小管内随尿液的浓缩,其浓度逐渐升高:有的药物如链霉素,在肾小管内浓度可比血中浓度高几十倍,有利于泌尿道感染的治疗,但也增加了对肾的毒性作用;有的药物可在肾小管内析出结晶,引起肾损害。故肾功能不全时,应禁用或慎用对肾脏有损害的药物。

有些药物由肾小管主动分泌排泄,相互间有竞争性抑制现象,如青霉素和丙磺舒。

2. 胆汁排泄　有的药物及其代谢产物可经胆汁排泄进入肠道,随粪便排出。药物经胆汁排泄时在肠道内再次被吸收经肝进入血液循环,这种肝、胆汁、小肠间的循环称为肝肠循环。进入肝肠循环药物的量越多,其排泄愈慢,作用维持时间愈长。不同的药物肝肠循环的比例不同,当阻断肝肠循环时可加速药物的排泄。如消胆胺可阻断洋地黄毒苷的肝肠循环,是后者中毒解救的措施之一。当经胆汁排泄的药物浓度较高时,可用于胆道疾病的治疗。如多西环素、红霉素、四环素等,因在胆汁中的浓度较高,有利于胆道感染的治疗。

3. 其他排泄途径　有的药物经乳汁排泄,可对乳儿产生影响,故哺乳期妇女用药应予注意,少数药物也可经唾液腺和汗腺排泄。

任务二　药物代谢动力学(即药动学)基本参数及概念

一、时量曲线

药物效应的强度与作用部位的药物浓度成比例,作用部位的药物浓度虽然不易测定,但大多数药物在血浆中的浓度常可反映作用部位的药物浓度变化,为了观察给药后血药浓度的改变,常以血药浓度为纵坐标,时间为横坐标作图,即为时量曲线(图 3-1),从单次非静脉给药后时量曲线,可以看出药物的体内过程对血浆浓度变化的影响。曲线升段反映药物吸收与分布过程,其坡度反映该过程的速度。坡度越陡,则药物吸收快、分布慢。曲线的峰值反映给药后所达到的最高血药浓度。曲线降段反映药物的消除速度,坡度陡跌,消除快;坡度平,则消除慢。当然,药物吸收时消除过程已经开始,同样,血药浓度达高峰时吸收也未完全停止,只是在曲线升段时,吸收超过消除;在曲线降段时,消除快于吸收;峰浓度时表示药物的吸收与消除速度相等。若将时量曲线纵坐标的血药浓度改为药物效应,可得到“时效曲线”。由于血药浓度与药物效应呈正相关,时效曲线的形态和意义也与时量曲线相似。曲线下面积(area under curve,AUC)是坐标轴与时量曲线围成的面积(图 3-2)。AUC 反映进入体循环药物的相对量,与吸收进入血液循环的药物相对累积量成比例。

二、药动学基本参数

1. 生物利用度(bioavailability)　非血管给药时,药物实际被吸收进入血液循环的药量占所给总药量的百分率,常用 F 表示。

$$F = A/D \times 100\%$$

式中:A 为进入血液循环的药量;D 为实际给药总量,通常用血管内给药所得时量曲线下面积表示。药物静脉注射全部进入血液循环,F 为 100%。以口服药物为例,其绝对和相对生物利用度计算公式如下。

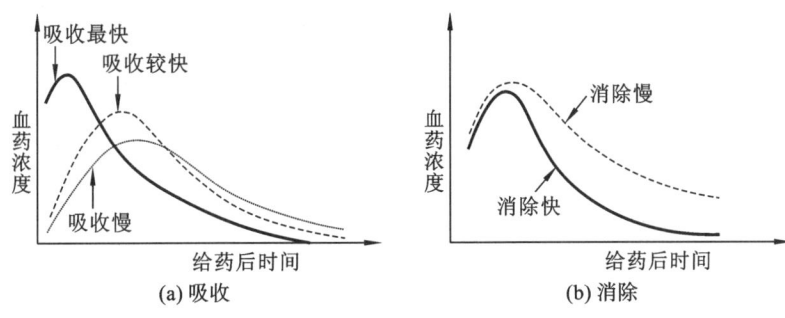

图 3-1 单次非静脉给药的时量曲线

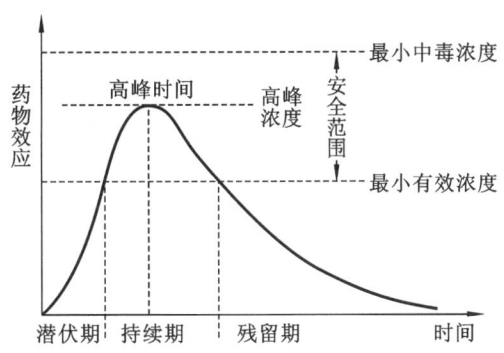

图 3-2 单次非静脉给药的时效曲线

$$绝对生物利用度 = \frac{口服等量药物后曲线下面积}{静脉注射定量药物后曲线下面积} \times 100\%$$

$$相对生物利用度 = \frac{待测制剂曲线下面积}{标准制剂曲线下面积} \times 100\%$$

　　生物利用度是评价药物吸收率、药物制剂质量或生物等效性的一个重要指标;绝对生物利用度可用于评价同一药物不同途径给药的吸收程度;相对生物利用度可用于评价药物剂型对吸收率的影响,可以反映不同厂家同一种制剂或同一厂家的不同批号药品的吸收情况。

　　2. 表观分布容积(apparent volume of distribution, V_d) 假设药物在血浆和组织内分布达平衡时,体内药物总量与血药浓度的比值是理论上药物均匀分布所占的体液容积,不是指药物在体内所占的真实体液容积,所以称为表观分布容积。通过它可以了解药物在体内分布情况,如分布的范围大小、与组织的结合程度的高低等。V_d 取决于药物脂溶性、药物与组织的亲和力。如一个 70 kg 体重的正常人,V_d 在 5 L 左右时表示药物大部分分布于血浆;V_d 为 10~20 L 时则表示药物分布于全身体液中;V_d 大于 40 L 时表示药物分布到组织器官中;V_d 大于 100 L 时表示药物集中分布到某器官内和组织内。一般来说,V_d 越小,药物排泄越快,在体内存留时间越短;V_d 越大,药物排泄越慢,在体内存留时间越长。

　　3. 药物半衰期(half life, $t_{1/2}$) 血浆药物浓度下降一半所需要的时间,反映了药物在体内的消除速度。由于多数药物按恒比方式消除,所以其半衰期是固定的。一次给药后,经过 5 个半衰期,血中药物浓度消除约 97%,可以认为药物已基本消除。临床上采用口服或肌注多次给药时,常以半衰期为给药间隔时间,以维持体内相对稳定的有效浓度,如每隔一个半衰期重复恒量给药一次,体内药量将逐渐累积,给药 5 次(即经 5 个半衰期)后,基本上可达到稳态血药浓度。此时药物的吸收量与消除量几乎相等。由于达到稳态血药浓度越早,药物的疗效出现越快,所以,当病情需要药物迅速显效时,可首次剂量加倍,在第一个半衰期内达到稳态血药浓度之后,每次给予常用量进行维持。首次加倍的剂量称为负荷剂量,如磺胺甲噁唑的半衰期为 12 h,每日 2 次给药,首次加倍。

　　肝、肾功能不全时,药物半衰期可明显延长,易发生蓄积中毒,应予注意。

　　4. 药物的消除 药物经代谢和排泄,使药理活性逐渐消失的过程称为消除。药物在体内的消除主要有两种类型。

（1）恒比消除　又称一级动力学消除，是指药物在单位时间内按恒定比例进行消除，使血药浓度逐渐降低，大多数药物的消除属于这一类型。血中药物消除速率与血药浓度成正比，即血药浓度越高，单位时间内消除的药量就越多；当血药浓度降低时，药物消除速率也成比例下降。这说明机体消除功能正常，体内药量没有超过机体的最大消除能力，大多数药物在治疗量时的消除属于恒比消除，其特点是 $t_{1/2}$ 不变。

（2）恒量消除　又称零级动力学消除，是指药物在单位时间内按恒定数量进行消除，即每单位时间内消除的药量相等。当用药量过大时，血液中药物浓度超过机体消除能力的极限时，机体只能以恒定的最大速率使药物自体内消除，待血药浓度下降到低于机体的最大消除能力时，又可转化为恒比消除。其特点是半衰期可随血药浓度的不同而不同。

→ 小结

药动学是研究药物体内过程及体内药物浓度随时间变化规律的科学，换一种说法，药动学研究体内药物浓度的变化过程，从而阐明药物吸收、分布、代谢和排泄的特点，为临床制订合理的用药方案提供依据。药物通过生物膜的过程称为药物的跨膜转运。药物在体内的转运如吸收、分布、排泄均需通过生物膜，药物通过生物膜的过程，主要有被动转运和主动转运两种方式。

情境导入及
分析答案

→ 能力检测

能力检测答案

一、A 型题

1. 影响药物脂溶扩散的因素不包括（　　　）。

A. 药物的解离度　　　　　　　B. 药物分子极性大小　　　　C. 药物的脂溶性大小

D. 载体的数量　　　　　　　　E. 药物在生物膜两侧的浓度差

2. 下列有关主动转运的叙述，错误的是（　　　）。

A. 耗能　　　　　　　　　　　B. 需要载体　　　　　　　　C. 有竞争性抑制现象

D. 逆浓度差转运　　　　　　　E. 顺浓度差转运

3. 舌下给药的目的在于（　　　）。

A. 避免胃肠道刺激　　　　　　　　　　B. 避免首关消除

C. 避免药物被胃肠道破坏　　　　　　　D. 减慢药物代谢

E. 增加吸收

4. 气体、易挥发的药物或气雾剂适宜（　　　）。

A. 直肠给药　　　　　　　　　B. 舌下给药　　　　　　　　C. 吸入给药

D. 鼻腔给药　　　　　　　　　E. 口服给药

5. 药物被机体吸收利用的程度称为（　　　）。

A. 半数有效量　　　　　　　　B. 治疗指数　　　　　　　　C. 半衰期

D. 生物利用度　　　　　　　　E. 安全范围

6. 药物与血浆蛋白结合后，不具有下列哪项特点？（　　　）

A. 药物之间具有竞争蛋白结合的置换现象　　　B. 暂时失去药理活性

C. 不易透过生物膜转运　　　　　　　　　　　D. 结合是可逆的

E. 使药物毒性增加

7. 药物代谢的主要器官是（　　　）。

A. 肝脏　　　　B. 肾脏　　　　C. 肠道　　　　D. 腺体　　　　E. 呼吸道

8. 关于药酶诱导剂的叙述，错误的是（　　　）。

A. 能增强药酶活性　　　　　　　　　　B. 加速其他经肝代谢药物的代谢

C. 使其他药物血药浓度升高　　　　　　D. 使其他药物血药浓度降低

E. 苯妥英钠是药酶诱导剂之一

9. 下列有关药酶抑制剂的叙述,错误的是(　　)。

A. 可使药物在体内消除减慢　　　　　　B. 可使血药浓度上升

C. 可使药物药理活性减弱　　　　　　　D. 可使药物毒性增加

E. 可使药物药理活性增强

10. 药物排泄的主要器官是(　　)。

A. 肝脏　　　　　B. 肾脏　　　　　C. 肠道　　　　　D. 腺体　　　　　E. 呼吸道

11. 酸化尿液,可使弱碱性药物经肾排泄时(　　)。

A. 解离↑、再吸收↑、排出↓　　　　　　B. 解离↓、再吸收↑、排出↓

C. 解离↓、再吸收↓、排出↑　　　　　　D. 解离↑、再吸收↓、排出↑

E. 解离↑、再吸收↓、排出↓

12. 丙磺舒与青霉素合用,可增加后者的疗效,原因是(　　)。

A. 在杀菌作用上有协同作用　　　　　　B. 两者竞争肾小管的分泌通道

C. 对细菌代谢有双重阻断作用　　　　　D. 延缓耐药性产生

E. 促进青霉素的吸收

13. 药物的肝肠循环可影响(　　)。

A. 药物作用发生的快慢　　　B. 药物的药理活性　　　C. 药物作用持续时间

D. 药物的分布　　　　　　　E. 药物的代谢

14. 药物的治疗量(　　)。

A. 等于最小有效量　　　　　B. 大于极量　　　　　　C. 等于极量

D. 在最小有效量和极量之间　E. 在最小有效量和最小中毒量之间

15. 药物的安全范围(　　)。

A. 等于最小有效量　　　　　B. 大于极量　　　　　　C. 等于极量

D. 在最小有效量和极量之间　E. 在最小有效量和最小中毒量之间

16. 药物的半衰期长,说明该药(　　)。

A. 作用快　　　B. 作用强　　　C. 吸收少　　　D. 消除慢　　　E. 消除快

17. 某药半衰期为 9.5 h,一次给药后,药物在体内基本消除的时间约为(　　)。

A. 9 h　　　　　B. 1 天　　　　　C. 1.5 天　　　　　D. 2 天　　　　　E. 5 天

18. 当以一个半衰期为给药间隔恒量给药时,经给药几次血中浓度可达均值?(　　)

A. 1 次　　　　　B. 2 次　　　　　C. 3 次　　　　　D. 4 次　　　　　E. 5 次

19. 如何能使血药浓度迅速达到稳态浓度?(　　)

A. 每隔一个半衰期给一次剂量　B. 每隔半个半衰期给一次剂量　C. 首剂加倍

D. 每隔两个半衰期给一次剂量　E. 增加给药剂量

二、B 型题

(20～23 题共用答案)

A. 药物作用发生快慢　　　　　B. 药物的药理活性　　　C. 药物作用持续时间

D. 药物的分布　　　　　　　　E. 药物的代谢

20. 药物与血浆蛋白结合率影响(　　)。

21. 药物在肾脏的排泄速度影响(　　)。

22. 药物在胃肠道吸收的速度影响(　　)。

23. 药物在体内的生物转化过程影响(　　)。

(24～25 题共用答案)

A. 立即   B. 1 个   C. 2 个   D. 5 个   E. 10 个

24. 一次给药后经过(　　)个 $t_{1/2}$ 可以认为药物基本消除。

25. 首剂加倍，经过(　　)个 $t_{1/2}$ 达稳态血药浓度。

三、C 型题

26. 患者，男，43 岁，患冠心病，近期心绞痛频发，医生给予硝酸甘油，并特别嘱其要舌下含服，而不采用口服，这是因为(　　)。

A. 可使毒性反应降低   B. 防止耐药性产生   C. 可使副作用减小

D. 避开首关消除   E. 防止产生耐受性

27. 患者，男，18 岁，患急性扁桃体炎就医，医生处方中的抗菌药为复方磺胺甲基异噁唑，并嘱其首次剂量加倍服用，这是因为(　　)。

A. 可在一个半衰期内达到有效稳态血药浓度而发挥治疗作用   B. 可使毒性反应降低

C. 可使副作用减小   D. 可使半衰期延长   E. 可使半衰期缩短

28. 患者，男，40 岁，误服大量苯巴比妥后，出现昏迷、呼吸抑制、反射减弱等症状，家属送来急诊就医，抢救此患者时应用何种药物以促进苯巴比妥排泄?(　　)

A. 碱性药   B. 酸性药   C. 大分子药物

D. 血浆蛋白结合率高的药物   E. 以上均不是

29. 患者，男，6 岁。晚餐后不久感胸闷、大汗、心前区压迫性疼痛，紧急就诊，为"急性心肌梗死"，接诊护士给患者使用硝酸甘油起效最快的给药方法是(　　)。

A. 舌下含化   B. 吞服   C. 嚼碎后含一段时间

D. 掰碎后吞服   E. 用水送服

四、X 型题

30. 药物的体内过程包括(　　)。

A. 吸收   B. 分布   C. 代谢

D. 排泄   E. 跨膜转运

31. 下列哪些给药途径可避开首关消除?(　　)

A. 口服给药   B. 舌下给药   C. 直肠给药

D. 静脉注射   E. 肌内注射

32. 药物与血浆蛋白结合的特点是(　　)。

A. 暂时失去药理活性   B. 可逆的   C. 不易透过血管壁

D. 两药可与同一蛋白质竞争结合   E. 加速药物分布速度

33. 用药时，半衰期的重要意义是(　　)。

A. 可以确定给药间隔的时间   B. 作为药物分类的依据

C. 可以预测药物基本消除的时间   D. 可以预测药物达稳态血药浓度的时间

E. 可以增强药物的作用

执考真题　　　执考真题答案

(王志亮)

影响药物作用的因素

学习目标

1. 掌握药物的耐受性、安全范围、治疗指数的概念。
2. 熟悉影响药物作用的主要因素、药物的配伍变化。
3. 了解心理因素、病理状态对药物作用的影响。
4. 能够比较药物的量效关系,严谨科学地使用药物。

药物作用的性质和强弱受多种因素的影响,除药效学和药动学的影响因素外,还与以下几个方面的因素相关。

情境导入及分析

患者,男,22岁。消化性溃疡患者,给予:奥美拉唑＋胶体次枸橼酸铋＋克拉霉素＋阿莫西林四联治疗。

试分析:

对于消化性溃疡患者,以上联合用药是否合理,为什么?

任务一 机体方面因素

一、年龄与体重

一般所说的剂量是指18～60岁成年人用药的平均剂量。老年人由于各器官功能逐渐减退,特别是肝、肾功能逐渐减退,对药物的生物转化和排泄能力降低,对药物的耐受性较差,用药剂量一般为成人的3/4。在敏感性方面,老年人与成年人也有不同。小儿用药首先要考虑体重的差异,通常可按体重比例折算剂量,除体重差异外,小儿正处在生长发育时期,各器官的功能发育尚未完善,对药物的代谢及排泄能力差,对药物的反应性与成人也不完全相同。

二、性别

性别对药物反应的影响无明显差别,但妇女有月经、妊娠、哺乳等生理特点,用药时应予注意。月经期应避免使用作用强烈的泻药和抗凝血药,以免月经过多。妊娠期,特别是妊娠早期,避免使用可能引起胎儿畸形或流产的药物。哺乳期妇女应注意药物可否进入乳汁,对乳儿产生影响。

三、个体差异

大多数人对药物的反应是相似的。但少部分人,在年龄、性别、体重相同的情况下,使用相同剂量的同一种药物,在两个以上的个体中所产生的反应不同,称为个体差异。个体差异既有量的差异,也有质的差异,前者如高敏性和耐受性,后者如变态反应和特异质反应。患者对某些药物特别敏感,应用较小剂量即可产生较强的作用,称为高敏性。与此相反,对药物的敏感性较低,必须应用较大剂量方可呈现应有的治疗作用,称为耐受性(耐受性又可分为先天耐受性和后天耐受性)。对于量的差异,通过调整剂量可以继续使用该药物,但若是质的差异,则人不能再使用该药物。个体差异产生的原因除后天耐受性外,其他多与遗传因素有关。

四、病理状态

机体不同的病理状态对药物的反应性是不同的,如:阿司匹林的解热作用,只能使发热患者体温降低,而对正常体温无影响;有机磷农药中毒患者对阿托品的耐受性增强,用量可大于极量规定的范围;在肝肾功能不全者体内,药物的作用和半衰期将发生改变。

五、心理精神因素

患者的精神因素和思想情绪往往影响药物的疗效,如:情绪激动可使血压升高,亦可引起失眠;暗示对癔症和心理障碍性疾病有较明显的治疗作用;由于心理作用,患者服用无药理活性的安慰剂对许多病症均可产生一定的效果。医护人员在接诊患者时应态度和蔼,关爱、尊重患者,与患者建立起良好的互信关系。应鼓励患者正确对待疾病,树立战胜疾病的信心,这有利于疾病的痊愈和康复,并可减轻患者的痛苦以便药物更好地发挥疗效。

任务二 药物因素

一、化学结构

化学结构与效应之间的关系称为构效关系。构效关系有四个特点:①化学结构相似的药物其作用相似,如苯二氮䓬类药物均具有镇静催眠作用。②化学结构相似其作用相反,如维生素 K 与华法林化学结构相似,分别具有促凝血和抗凝血作用。③旋光性不同,作用不同,如左旋体奎宁为抗疟药,右旋体奎尼丁则为抗心律失常药。④结构中含有卤族元素时,作用、毒性都增加,如氟氢可的松的抗炎作用及对水、盐代谢的影响比氢化可的松强。

二、量效关系

剂量与效应之间的关系称为量效关系。其特点:在一定范围内,剂量越大,血药浓度越高,作用也越强;但超过一定范围,则会引起中毒,甚至死亡(图 4-1)。

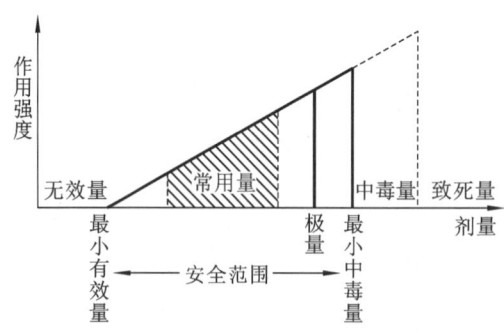

图 4-1 剂量与效应的关系示意图

因此,临床用药时应严格掌握用药的剂量。在学习药物剂量对药物作用的影响时,了解有关的几个量的概念是必要的。①无效量:由于用药剂量过小,不出现防治作用的量。②最小有效量:开始出现疗效的最小剂量。③最大治疗量(极量):出现最大治疗作用,但尚未引起毒性反应的量。极量由国家药典规定,是安全用药的极限。④最小中毒量:超过剂量,血药浓度继续升高,引起毒性反应的最小剂量。⑤治疗量和常用量：前者是指最小有效量与极量之间的量。临床为使药物疗效可靠而安全，常采用比最小有效量大，比极量小的量，即常用量。⑥安全范围：最小有效量和最小中毒量之间的范围，此范围越大，药物毒性越小。⑦治疗指数：在评价药物毒性、疗效及安全性的动物实验中，常需测定半数致死量（LD_{50}）和半数有效量（ED_{50}），半数致死量与半数有效量的比值（LD_{50}/ED_{50}）称为治疗指数。治疗指数越大，安全性越大；治疗指数越小，说明治疗量与中毒量接近，毒性大。

任务三　给药方法

一、给药途径

给药途径不同，药物出现作用的快慢和强弱不同，有时甚至作用性质也不同，如硫酸镁口服呈现导泻和利胆作用，肌内注射则呈现抗惊厥、降血压作用，外用则可消肿止痛。不同给药途径出现作用的快慢顺序依次为静脉注射＞吸入给药＞舌下给药＞肌内注射＞皮下给药＞直肠给药＞口服＞皮肤给药。常用的给药途径如下。

1. 口服　最常用的给药途径，简便安全，适用于大多数药物和患者。口服给药的缺点是药物吸收较慢且不规则，易受胃肠功能、消化酶和胃肠内容物的影响，不适用于急救、昏迷和呕吐等患者。

2. 注射给药　此法用量准确，显效较快，适用于危急和不能口服的患者或药物，但技术性操作要求较高。常用的注射方法有皮下注射、肌内注射（肌注）、静脉注射（静注）、静脉滴注（静滴）。此外还有皮内注射、穴位注射、动脉注射、胸膜腔注射和鞘内注射等。注射用的药物制剂质量要求较高，且必须严格灭菌，用药前需仔细进行外观检查等。由于药物作用或制剂等原因，有的药物如链霉素等，只能肌注而不能静注或静滴。相反，有的药物如去甲肾上腺素等，只能静注或静滴而不能肌注，临床注射给药时应予注意。

3. 吸入给药　气体或易挥发的药物可经呼吸道吸入，药物吸入后迅速产生作用。不易挥发的药物可制成气雾剂吸入或制成细粉吸入。

4. 舌下给药　脂溶性较高、用量较小的药物，可用舌下给药的方法，由口腔黏膜吸收。此法具有吸收迅速和可避开首关消除的特点，但吸收面积小。

5. 直肠给药　药物经肛门灌肠或使用栓剂进入直肠或结肠，虽然吸收面积不大，吸收量较口服少，但可避开首关消除。

6. 皮肤和黏膜给药　外用药物时由于皮肤角质层，仅可使脂溶性高的药物通过，皮脂腺的分泌物覆盖在皮肤表面，可阻止水溶性药物通过，所以完整皮肤的吸收能力很差。但脂溶性很高的药物可经皮肤吸收，如硝酸甘油。黏膜吸收能力虽比皮肤强，但除口腔黏膜外，经其他部位的黏膜给药其吸收作用的治疗意义不大。

二、给药时间和次数

给药时间可影响药物疗效，临床用药时，需视具体药物和病情而定，如催眠药应在睡前服；助消化药需在饭前或饭时服用；驱肠虫药宜空腹或半空腹服用；有的药物如利福平等，因食物影响其吸收，需空腹服用；对胃肠道有刺激性的药物宜饭后服用等。

人体的生理功能活动表现为昼夜节律性变化，机体在昼夜 24 h 内的不同时间，对某些药物的敏感性不同。按照生物周期节律性变化，设计临床给药方案以顺应人体生物节律变化，能更好地发挥药物疗效，减少不良反应，如肾上腺糖皮质激素的分泌高峰在上午八时左右，然后逐渐降低，零时达低谷，临床需长期应用糖皮质激素类药物治疗时，可依据此节律在上午八时一次顿服，既能达到治疗效果，又可减轻对肾上腺皮质的负反馈抑制作用。

每日用药的次数：除根据病情需要外，药物半衰期是给药间隔的基本参考依据。一般来说半衰期为 6～8 h 的药物，每日可给药 3～4 次，半衰期为 12～24 h 的药物，每日给药 1～2 次，这样可较好地维持有效血药浓度,且不会导致蓄积中毒。

三、联合用药

两种或两种以上的药物同时或先后应用称为联合用药或配伍用药。临床联合用药的目的是呈现协同作用,从而提高疗效;减少不良反应或延缓病原体耐药性的产生,如治疗结核病时,将利福平、异烟肼联合应用。但联合用药不当时,可发生拮抗作用(对抗作用),使疗效降低或不良反应增多,如硫酸亚铁与碱性药物复方氢氧化铝同服,可减少铁的吸收。因此,临床联合用药时,应根据药物的理化性质、体内过程、作用、不良反应及药物之间的相互作用,结合病情需要综合考虑,以确保联合用药安全、有效。

→ 小结

药物作用的快慢、强弱及性质受多种因素的影响:机体因素包括年龄、体重、性别、个体差异、病理状态、心理精神因素等;药物因素包括药物的化学结构、量效关系、药物剂量等;给药方法因素包括给药途径、给药时间和次数、联合用药等。

情境导入及
分析答案

→ 能力检测

能力检测答案

一、A 型题

1. 老年人由于各器官功能衰竭,用药剂量应为成人的(　　)。

A. 1/2　　　　　B. 1/3　　　　　C. 2/3

D. 3/4　　　　　E. 4/5

2. 对同一药物叙述错误的是(　　)。

A. 在一定范围内,剂量越大,作用越强　　　B. 对不同个体来说,用量相同,作用不一定相同

C. 用于妇女时效应可能与男性有别　　　D. 成人应用时,年龄越大,用量应越大

E. 小儿应用时,体重越重,用量应越大

3. 对胃有刺激性的药物应(　　)。

A. 空腹服用　　　　　B. 饭前服　　　　　C. 饭后服

D. 睡前服　　　　　E. 定时服

4. 肝功能不全者,用药时需要减少剂量的是(　　)。

A. 所有的药物　　　　　B. 主要从肾排泄的药物

C. 主要在肝代谢的药物　　　D. 自胃肠吸收的药物

E. 皮肤黏膜吸收的药物

5. 肾功能不全者,用药时需要减少剂量的是(　　)。

A. 所有的药物　　　　　B. 主要从肾排泄的药物

C. 主要在肝代谢的药物　　　D. 自胃肠吸收的药物

E. 皮肤黏膜吸收的药物

二、B 型题

(6～7 题共用答案)

A. 习惯性　　　　　B. 耐受性　　　　　C. 耐药性

D. 成瘾性　　　　　E. 反跳现象

6. 连续用药后机体对药物敏感性下降的现象称为(　　)。

7. 在化学治疗中,病原体对药物敏感性下降的现象称为(　　)。

三、C 型题

8. 患者,女,58 岁。患慢性心功能不全,医生处方中选用地高辛,每日 0.25 mg,口服,并嘱其连

续用药期间选择同一药厂、同一剂型,最好为同一批号的产品,这是因为(　　)。

A.生物利用度相对稳定,可确保疗效,又不致中毒　　B.更换其他厂的产品无效

C.为厂家推销产品　　D.与利益驱动有关

E.医生用药习惯

9. 郑某,男,56岁,患顽固失眠症伴焦虑,长期服用地西泮,开始每晚服 5 mg 即可入睡,半年后每晚服 10 mg 仍不能入睡,这是因为机体对药物产生了(　　)。

A.耐受性　　B.成瘾性　　C.继发反应

D.个体差异　　E.副作用

四、X 型题

10. 联合用药的目的是(　　)。

A.提高疗效　　B.减少不良反应

C.延缓耐药性或耐受性的产生　　D.减少过敏反应

E.同时达到多种治疗目的

执考真题　　执考真题答案

(王志亮)

药物一般知识

学习目标

1. 掌握药品生产日期、批准文号及特殊药品的管理知识
2. 熟悉药物名称的种类,常用药物的剂型及处方相关知识。
3. 了解药典及一般药品的管理知识。
4. 具有正确应用《中华人民共和国药典》、药品说明书、药物剂型的能力。

 情境导入及分析

患者,女,58 岁。患慢性心功能不全,医生处方中选用地高辛每日 0.25 mg 口服,并嘱其连续用药期间选择同一药厂、同剂型,最好为同一批号的产品。

试分析:

1. 常见的药物剂型有哪些? 说出片剂、注射剂各自的优点。
2. 药物的批号由几位数字组成? 如何判断药物的生产日期?

任务一　药典及药品管理知识

一、药典

药典是一个国家记载药品标准、规格的法典,由国家卫生行政部门主持编纂、颁布实施,是国家监督管理药品质量的法定技术标准,也是我国药品生产、经营、使用和监督管理所必须遵循的法定依据。

1949 年后,已编订了《中华人民共和国药典》(简称《中国药典》)1953、1963、1977、1985、1990、1995、2000、2005、2010、2015、2020 年版,共 11 个版次。

2020 年版《中国药典》分为四部,一部为中药,二部为化学药,三部为生物制品,四部为通用技术要求和药用辅料。本部药典共收载药物品种 5911 种,新增 319 种。

二、药品管理知识

1. 处方药和非处方药管理　为保障公众用药安全有效,使用方便,我国于 1999 年制定了处方药与非处方药分类管理办法,自 2000 年 1 月 1 日起执行。

处方药必须凭执业医师或执业助理医师处方才可调配、购买和使用;非处方药不需要凭执业医师或执业助理医师处方即可自行判断、购买和使用。非处方药的包装必须印有国家指定的非处方药专有标识(OTC),必须符合质量要求,方便储存、运输和使用。

根据药品的安全性,非处方药又分为甲、乙两类。

甲类非处方药(标有红色OTC):只能在具有《药品经营许可证》、配备执业药师或药师以上职称技术人员的社会药店或医疗机构药房零售的非处方药。甲类非处方药应在药店由执业药师或药师指导下购买和使用。

乙类非处方药(标有绿色OTC):除社会药店和医疗机构药房外,可以在经过批准的零售商业企业零售的非处方药。乙类非处方药安全性较高,不需医师或药师的指导就可以购买和使用。

2. 国家基本药物 国家基本药物是指由国家政府制定的《国家基本药物目录》中的药品。我国国家基本药物的遴选原则为,临床必需、安全有效、价格合理、使用方便、中西药并重。随着药物的发展和防病治病的需要,每两年调整一次。实施国家基本药物制度,是国家为维护人民健康、保障公众基本用药权益实施的一项惠民工程,它能有效地杜绝药品滥用和浪费,指导临床合理用药,为我国早日实现全民医疗保障制度奠定基础。

3. 特殊药品管理 根据《药品管理法》第三十五条的规定,国家对麻醉药品、精神药品、毒性药品、放射性药品实行特殊管理。所以,麻醉药品、精神药品、毒性药品、放射性药品为法律规定的特殊药品,国家分别制定了相应的管理法规。

(1)麻醉药品 连续使用后容易产生躯体依赖性、一旦停药会出现戒断症状、易成瘾的药品,包括阿片类、可卡因类、大麻类、合成麻醉品类(如哌替啶、美沙酮、芬太尼等)。

(2)精神药品 作用于中枢神经系统,使之兴奋或抑制,连续使用可以产生依赖性的药品。根据产生依赖性的强弱及对人体的危害程度,又分为一类精神药品和二类精神药品。一类精神药品的管理与麻醉药品相同。

(3)毒性药品 毒性剧烈、治疗剂量与中毒剂量接近,使用不当易导致人中毒或死亡的药品。分为毒性中药(如砒霜、水银、蟾酥、洋金花等)和毒性西药(如阿托品、洋地黄毒苷、毛果芸香碱、士的宁等)。

(4)放射性药品 用于临床诊断或者治疗的放射性核素制剂或者其标记化合物。从事放射性药品使用工作的人员必须是经过医学培训的专业技术人员。使用细则参照说明书及国家相关规定。

4. 药物批号、有效期、失效期的规定 药物的批号是药厂按照各批药品生产的日期而编排的号码。一般采用6位数字表示,前两位表示年份,中间两位表示月份,后两位表示日期,如某药的生产日期是2010年5月23日,则该药的批号是100523。

有效期是指在一定储存条件下能够保持药品质量的期限。如某药品标明有效期为2010年5月,即表示该药可以使用至2010年5月31日。有的药物只标明有效期为2年,则可根据该药品的批号推算出其有效期限,如某药品的批号为100523,则说明该药品可使用至2012年5月22日。

失效期是指药品在规定的储存条件下其质量开始下降,达不到原质量标准要求的时间期限。如某药品已标明其失效期为2010年5月,即表示该药只能用到2010年4月30日,5月1日起开始失效。

任务二 药品说明书

药品说明书是对药品情况的重要介绍,是保护公众健康,指导医务人员及患者正确合理用药的依据。

我国对药品说明书的规定包括如下内容:药品名称、结构式及分子式、作用与用途、用法与用量、不良反应、禁忌、注意事项、储藏、生产日期、产品批号、有效期、批准文号、注册商标、生产企业等。

一、药品名称

药品名称主要为通用名、商品名、英文名、汉语拼音名、化学名等,通用名是按国家药典或药品标准采用的法定名称;商品名则是不同厂家给自己产品添加的注册商标,具有专有性质,通过注册受到法律保护。在药品标签中药品通用名应当显著、突出,字体、字号、颜色必须一致,对于横版标签,必须在上三分之一范围内标出;竖版标签,必须在右三分之一范围内标出,不得对字体进行修饰,必须用黑色或者白色。商品名与通用名不能同行书写,字体和颜色不能比通用名显著,其单字面积计不得大于通用名称单字的二分之一。

二、药品生产日期及批准文号

生产日期是指某种药品完成所有生产工序的最后日期,用数字表示,如这批产品的生产日期是2010 年 12 月 5 日,记载为 20101205。

批准文号是药品生产企业在生产药品前报请国家药品监督管理局批准后获得的身份证明,是药品投入生产的合法标志。国家规定统一格式为,国药准字加 1 位汉语拼音字母加 8 位阿拉伯数字。拼音字母代表药品类别:"H"代表化学药品,"B"代表保健药品,"Z"代表中药,"S"代表生物制品,"J"代表进口分包装药品等。8 位数字中:1 至 2 位数代表批准文号的来源;3 至 4 位数是各省、自治区、直辖市的数字代码,后 4 位数为顺序号。

三、药品的使用方法及注意事项

药品的使用方法是指给药的途径及次数等,用量是指正常成人的用药剂量。禁忌是指绝对不能使用,慎用是指可以用,但必须谨慎,并密切观察是否有不良反应出现,以便及时采取措施。

任务三 药 物 剂 型

将药物制成适用于临床使用的形式,该形式简称剂型。药物剂型直接影响药物作用的性质、作用的速度以及不良反应等。临床上医生根据临床需要选用不同剂型的药物,以更好地发挥药物疗效。

一、固体及半固体剂型

1. 片剂 将原料药与适宜的辅料均匀混合,通过一定的制剂技术压制成片状的固体制剂。形状多样,可供内服和外用,使用方便,质量稳定,是目前临床应用最广泛的剂型之一。

2. 胶囊剂 将药物或相关辅料填充于空心胶囊或软囊材中制成的制剂,分为硬胶囊剂、软胶囊剂和肠溶胶囊剂。硬胶囊剂是将一定量的药物加辅料制成均匀的粉末或颗粒,充填于空胶囊中制成。胶囊剂可以掩盖药物的异味和减小药物的刺激性。软胶囊剂又称胶丸,是将一定量的药液密封于球形或椭圆形的软质囊材中。肠溶胶囊剂是经高分子材料处理或采用其他适宜方法,使胶囊壳不溶于胃液,但能在肠液中溶化而释放出药物。胶囊剂一般仅口服应用,但也可用于其他部位如直肠、阴道等。

3. 软膏剂 药物与适宜基质混合制成的半固体外用制剂。软膏剂主要起保护、润滑和局部治疗作用,多用于皮肤、黏膜。将药物与基质制成的供眼用的膏状制剂为眼膏剂;用乳剂基质制成的软膏剂又称乳膏剂;药物粉末含量在 25% 以上的软膏剂称为糊剂。

4. 栓剂 药物与适宜基质制成的供腔道给药的制剂。通常用于肛管塞入做全身治疗或局部治疗。亦有用于阴道中,但阴道栓大多数是产生局部抗菌、消炎、灭滴虫等作用,一般不作为全身治疗用药。

5. 散剂 药物与适宜辅料经粉碎、均匀混合而制成的干燥粉末状制剂,分内服散剂和局部用散剂。

6. 颗粒剂 药物或药材提取物与适宜的辅料或药材细粉制成的干燥颗粒状制剂。分为可溶性颗粒剂、混悬性颗粒剂、泡腾颗粒剂,还有近年发展起来的肠溶颗粒剂、控释颗粒剂、无糖颗粒剂等。

7. 膜剂 药物与适宜的成膜材料经加工制成的膜状制剂,供口服或黏膜外用。

二、液体剂型

1. 注射剂 药物制成的供注入体内的灭菌溶液、乳浊液或混悬液,以及供临用前配成溶液或混悬液的无菌粉末或浓溶液。注射剂是临床应用最广泛的剂型之一,作用迅速,适宜于不宜口服的药物及不能口服药物的患者。

2. 溶液剂 将药物溶于适宜的溶剂中制成的澄明的液体,可供内服或外用。

3. 糖浆剂 含有药物、药材提取物或芳香物质的浓蔗糖水溶液,供口服。

4. 混悬剂 难溶性固体药物以微粒状态分散于液体分散介质中形成的非均相液体药剂,用前摇匀。

5. 合剂 主要以水为分散介质,含两种或两种以上药物的内服液体药剂。用前需摇匀。

6. 酊剂 药物用规定浓度的乙醇浸出或溶解而制成的溶液。

此外,还有洗剂、搽剂、滴鼻剂、滴耳剂、滴眼剂、浸剂等。

三、气雾剂

气雾剂是指药物与适宜的抛射剂封装于具有特制阀门系统的耐压密闭容器中制成的剂型,使用时,打开阀门,药物呈雾状喷出。

四、缓释制剂与控释制剂

1. 缓释制剂 用药后能在较长时间内持续释放药物,治疗作用持久,但药物呈非恒速释放的制剂。

2. 控释制剂 药物在设定的时间内能按要求缓慢地恒速或接近恒速释放,使血药浓度长时间恒定地维持在有效浓度范围内的制剂。

此外,临床上还应用一些新型制剂,如微囊剂、长效剂、定向制剂、脂质体、经皮吸收制剂等。

任务四 处方的一般知识

一、处方概念及意义

处方是指医师根据患者病情的需要,写给药师及相关人员有关药物调配和使用方法的书面文件,也是取药的凭证。

处方是重要的医疗文件之一,它具有法律性和技术性。因开具处方或调配处方造成医疗事故,医师和药师将分别负有相应的法律责任。一旦出现医疗差错,它可作为法律凭证。技术性体现在开具或调配处方者都必须经过医药院校系统的专业学习,并取得医师或药师资格。处方直接关系到治疗效果及患者的生命健康,所以医药人员必须具备高度的责任感,严肃认真的工作态度,力求准确,避免差错,以保证患者用药安全有效,使患者早日恢复健康。

二、处方分类

处方按其性质分为三类,分别为法定处方、医疗处方和协定处方。

1. 法定处方 按药典和国家食品药品监督管理总局颁布标准收载的处方,具有法律效力。

2. 医疗处方 医师根据患者的诊断,为患者治疗或预防用药所开具的处方。在临床应用中,多用此类处方。

3. 协定处方 医师和药师人员根据日常用药的需要,共同协商制定的处方。协定处方适用于大量配制或做成预制剂,可提高工作效率。每个医院的协定处方仅限于在本医院内使用。

三、处方结构的学习

1. 前记 记载医院名称、处方编号,患者姓名、性别、年龄,门诊或住院病历号、科别及开写的处方日期等。

2. 正文 以拉丁文缩写词 Rp 或 R(请取)标示,然后分别写药品名称、剂型、规格、数量、用法用量。药品名称必须使用通用名。

3. 后记 有医师签名或加盖专用章、药品金额以及审核、调配、发药的药剂人员签名或加盖专用章。

目前,大部分医疗单位都已经用上了电子处方,但医师使用计算机打印的电子处方的格式应与手写处方的格式一致,并且医疗机构应设置严格的管理程序,处方正式开具后不得随意更改。

四、处方书写规划及基本要求

(1)处方必须在专用的处方笺或病历本上书写。字迹清晰,内容完整,不得任意涂改,若有涂改,医师必须在涂改处盖章并标示日期,以示负责。

(2)每一药品名称各占一行,后面书写规格及数量,用药方法写在药名下一行,若开写两种以上药物,应按主药和辅药的顺序书写。

(3)处方一律用规范的中文或英文书写,医师或药师不得自行编制药品缩写名或使用代号。药品用法可用规范的中文、英文、拉丁语或者缩写词书写。

(4)处方中药品的剂量按说明书中的常用剂量使用,不得超过国家药典规定的极量,若情况特殊,需注明临床诊断,医生在所用剂量旁打"!"并盖章,以示对患者的用药安全负责。

(5)药品剂量与数量一律用阿拉伯数字书写。剂量使用法定剂量单位:重量以克(g)或毫克(mg)等为单位,容量以升(L)或毫升(mL)等为单位。克(g)或毫升(mL)可省略不写,其他的计量单位如毫克(mg)、国际单位(IU)等不能省略。

(6)每张处方开写的药物总量一般不得超过 7 日量;急诊方一般不得超过 3 日量;对于一些慢性病或特殊情况,处方用量可适当延长。

(7)急诊处方应在处方笺左上角注明"急"或"cito!"字样,医生盖章后可优先发药。

(8)对于麻醉药品、精神药品、毒性药品、放射性药品的用量,国家有其相应的规定,医师或药师必须严格执行国家有关规定。

五、处方示例

示例 1

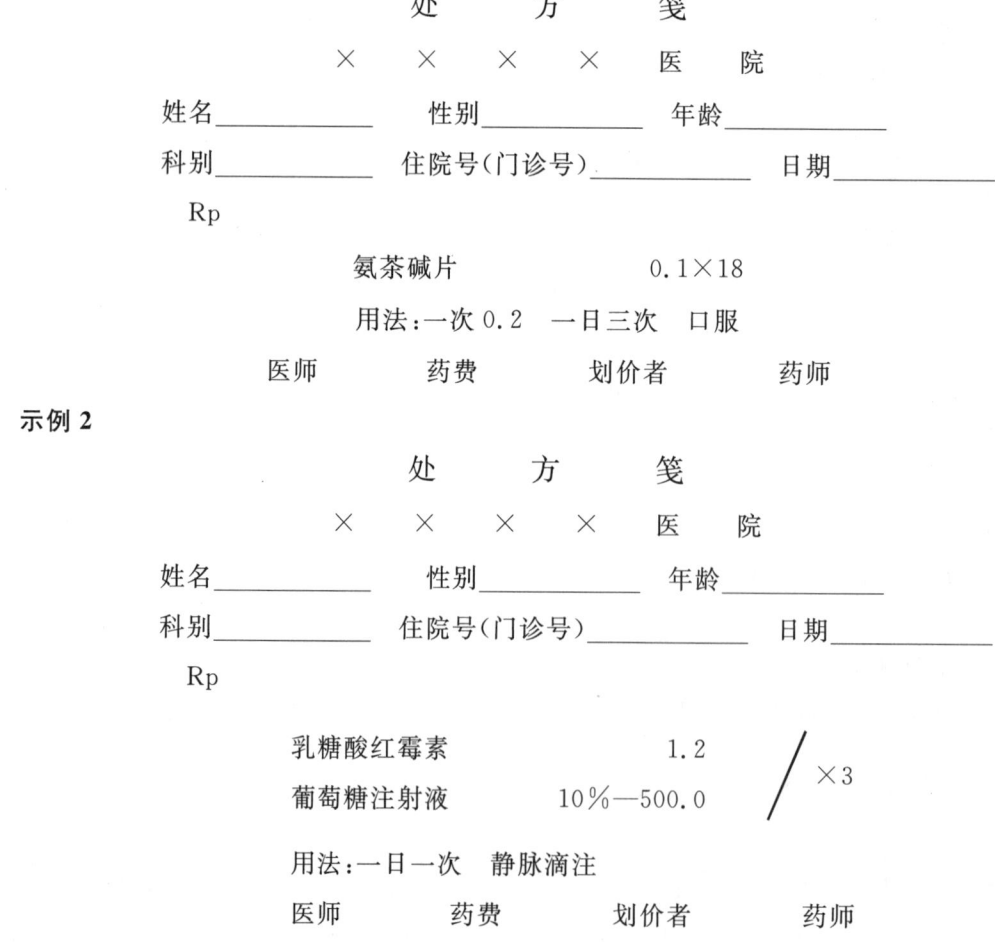

处　方　笺

× × × × 医　院

姓名_____　性别_____　年龄_____

科别_____　住院号(门诊号)_____　日期_____

Rp

氨茶碱片　　　　　　　0.1×18

用法:一次 0.2　一日三次　口服

医师　　　药费　　　划价者　　　药师

示例 2

处　方　笺

× × × × 医　院

姓名_____　性别_____　年龄_____

科别_____　住院号(门诊号)_____　日期_____

Rp

乳糖酸红霉素　　　　　　1.2
　　　　　　　　　　　　　　　　　　／×3
葡萄糖注射液　　　　　10%—500.0

用法:一日一次　静脉滴注

医师　　　药费　　　划价者　　　药师

六、处方中常用外文缩写词

缩 写 词	汉 语	缩 写 词	汉 语
qd	每日	aa	各、各等份
qh	每小时	MDS	混合，给予标记
q6h	每6小时	Rp	取
qm	每晨	Sig 或 S	标记（用法）
qn	每晚	※ ※ ※	※ ※ ※
hs	睡时	g 或 gm	克
sid	每日1次	kg	千克
bid	每日2次	L	升
tid	每日3次	mcg	微克
ac	饭前	mg	毫克
pc	饭后	mL	毫升
am	上午	IU	国际单位
pm	下午	U	单位
prn	必要时		※ ※ ※
sos	需要时	amp	安瓿剂
st!	立即	aq	水,水剂
cito!	急速地	caps	胶囊剂
lent	慢慢地	inj	注射液
	※ ※ ※	liq	溶液剂
ih	皮下注射	mist	合剂
im	肌内注射	ocul	眼剂
iv	静脉注射	pil	丸剂
ivgtt	静脉滴注	pulv	散剂
po	口服	syr	糖浆剂
us, ext.	外用	tab	片剂
pr	灌肠	tinct	酊剂
	※ ※ ※	ung	软膏

知识链接

药品名称的种类

一种药物通常有不同的名称,这些名称有不同的属性。不了解和掌握不同属性药名的含义,就会直接影响药品的经济和社会效益,甚至影响新药的开发、研究及文献的查阅。药品名称的种类有以下三类。

1. 通用名（generic names） 国家药典委员会按照"中国药品通用名称命名原则"制定的药品名称,为中国药品通用名称。药典或药品标准采用的通用名称为法定名称。通用名称不可用作商标注册。

2. 商品名（trade names） 又称商标名,不同厂家生产的同一药物制剂可以起不同的名称,具有专有性质,不得仿用。商品名通过注册即为注册药名。它是药品质量的标志和品牌效应的体现,也是保护专利的一项重要措施。广告宣传需使用商品名时,必须同时使用通用名称。某些厂家为吸引消费者的注意力,精心设计,使商品名色彩鲜艳、视觉清晰、图案奇特,而通用名则不在明显位置,难以引起人们的注意。这也是导致不合理用药的潜在因素。

3. 国际非专有名(international nonproprietary names,INN) 世界卫生组织(WHO)制定的药物(原料药)的国际通用名。该名称可使世界药物名称得到统一,便于交流和协作,从而可促进世界各国对药品名称的管理,实现标准化、规范化、统一化,有利于加强对药品的监督管理。

麻醉药品、精神药品处方管理主要内容

1. 使用专用处方。

2. 麻醉药品注射剂仅限于医疗机构内使用。

3. 麻醉药品和一类精神药品,处方右上角标注"麻""精一",二类精神药品处方右上角标注"精二"。

4. 麻醉药品、一类精神药品注射剂处方为 1 日量,其他剂型为 3 日量,控释剂为 7 日量,二类不得超过 7 日量。

特殊药品符号如图 5-1 所示。

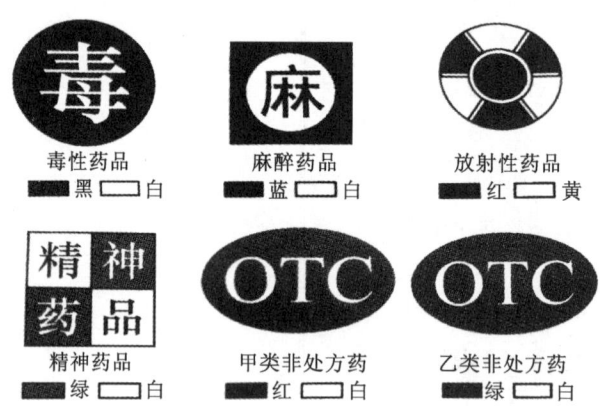

图 5-1 特殊药品符号

→ 小结

《中国药典》是一个国家记载药品标准、规格的法典。药品管理包括处方药和非处方药的管理,国家基本药物管理及麻醉药品、精神药品、毒性药品和放射性药品等特殊药品的管理。药物剂型根据临床需要制成固体、液体、半固体等多种剂型。药学人员应熟悉处方的概念、意义、分类、书写要求及常用缩写词。

情境导入及分析答案

→ 能力检测

一、A 型题

1. 目前,《中国药典》最新版本为( )。

能力检测答案

A. 2000 版   B. 2005 版   C. 2010 版

D. 2015 版   E. 2020 版

2. 国家药品监督管理局公布的非处方药专有标识图案是(　　)。

A. 圆形背景下的"OTC"   B. over the counter 的缩写"OTC"

C. 方形背景下的"OTC"   D. 棱形背景下的"OTC"

E. 椭圆形背景下的"OTC"

3. 非处方药是指不需要凭(　　)处方即可自行判断、购买及使用的药品。

A. 执业医师   B. 执业助理医师   C. 执业药师

D. 执业医师或执业助理医师   E. 执业助理药师

4. 甲类非处方药标识为(　　)。

A. 白底红字   B. 红底白字   C. 白底绿字

D. 绿底白字   E. 白底蓝字

5. 某药品说明书上标有"生产批号 02030801,有效期两年",下列说法正确的是(　　)。

A. 该药是 2002 年 3 月 8 日生产的   B. 该药是 2003 年 8 月 1 日生产的

C. 该药有效期应到 2002 年 9 月 1 日   D. 该药有效期应到 2003 年 8 月 1 日

E. 该药失效时间应是 2004 年 9 月 1 日

6. 开具处方的药品名称不可采用(　　)。

A.《中华人民共和国药典》收载的名称

B. 通用名

C. 自创的代号或缩写

D. 国家药典委员会颁布的《中国药品通用名称》收载的名称

E. 商品名

7. 关于处方用药剂量与剂量单位,下列说法错误的是(　　)。

A. 凡药典收载的品种,使用剂量应以《临床用药须知》剂量为准

B. 药典未收载的,应以法定说明书所示剂量为准

C. 医师超剂量使用应在剂量旁重签字

D. 剂量书写一律用阿拉伯数字,用药剂量采用公制

E. 注射剂一般注明支数、瓶数即可

二、X 型题

8. 特殊药品包括(　　)。

A. 麻醉药品   B. 精神药品   C. 毒性药品

D. 放射性药品   E. 保健品

执考真题　　执考真题答案

(王志亮)

模块二　外周神经系统药

传出神经系统药概论

学习目标

1. 掌握传出神经的分类、受体的分布及效应。
2. 熟悉传出神经递质的体内过程。
3. 了解传出神经系统药物的分类。
4. 具有正确认识传出神经系统药物及作用的能力。

 情境导入及分析

患者,男,75岁,晨起在公园习惯性活动时,突然倒地,呼之不应,意识丧失,颈动脉未触及搏动。现场人员紧急呼叫"120",几分钟后患者被120救护车急速转送至医院。

试分析:

1. 肾上腺素用于心搏骤停的主要药理作用是什么?
2. 心脏复苏"三联针"通常指的是哪三种药物?

任务一　传出神经的分类与递质

传出神经系统药物是指能直接或间接影响传出神经末梢突触部位的递质代谢过程或受体活性,从而拟似或拮抗传出神经功能,改变其效应器官活动的一类药物。

一、传出神经解剖学分类

传出神经系统包括自主神经系统和运动神经系统。传出神经末梢释放化学递质,通过突触间隙作用于次一级神经元或效应器官突触后膜上的受体,产生生理效应,完成神经冲动的传递过程。

1. 自主神经(植物神经)　包括交感神经和副交感神经。它们自中枢神经系统发出后,都要经过神经节中的突触更换神经元,然后才到达所支配的器官(效应器),产生生理效应。因此,自主神经有节前纤维神经和节后纤维神经之分。

2. 运动神经　自中枢神经发出后,中途不更换神经元,直接到达所支配的骨骼肌,产生生理效应,所以运动神经无节前纤维神经和节后纤维神经之分(图6-1)。

二、传出神经递质

在正常情况下,当神经冲动到达传出神经末梢时,从突触前膜释放的传递信息的化学物质,称为递质或介质。通过递质激动突触后膜相应的受体,从而引起各种生理效应。传出神经的主要递质有乙酰胆碱(acetylcholine,Ach)和去甲肾上腺素(noradrenaline,NA)。

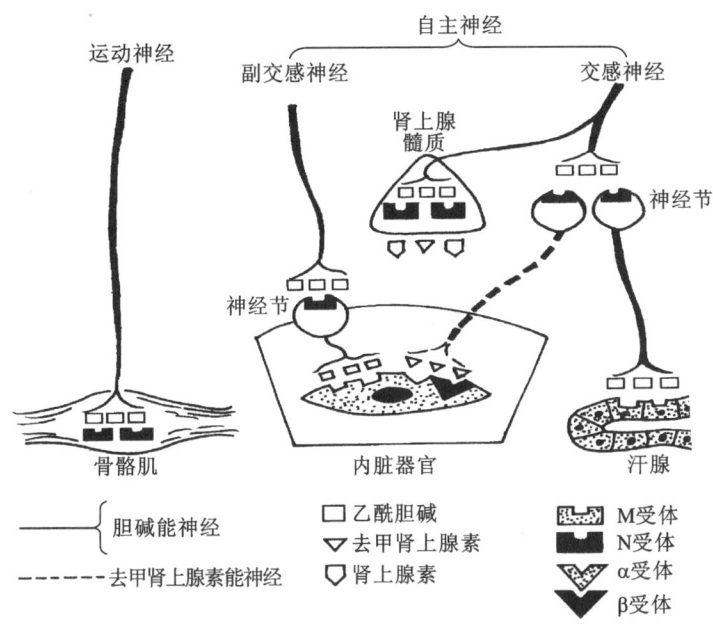

图 6-1 传出神经的递质及分类

三、传出神经按递质分类

1. 胆碱能神经 合成并释放乙酰胆碱的神经,包括:①副交感神经节前纤维;②副交感神经节后纤维;③交感神经节前纤维;④极少数交感神经节后纤维,如支配汗腺的分泌神经和骨骼肌血管舒张神经;⑤运动神经。

2. 去甲肾上腺素能神经 合成并释放去甲肾上腺素的神经,绝大部分交感神经节后纤维属于去甲肾上腺素能神经。

除上述两类神经外,在某些效应器组织中还存在其他传出神经:①多巴胺能神经,兴奋时其末梢释放多巴胺,分布于肾、肠系膜、脑等处的血管和交感神经节;②嘌呤能神经,兴奋时其末梢释放ATP,主要使胃肠道平滑肌松弛;③5-羟色胺能神经,兴奋时其末梢释放 5-羟色胺(5-HT),可使肠壁纵肌收缩;④肽能神经,兴奋时其末梢释放多肽类物质,如 P 物质等,可能在局部发挥递质或调节作用。

任务二 传出神经递质的受体与作用

一、受体

传出神经系统的受体是根据与之选择结合的递质而命名的,主要分为两大类:胆碱受体和肾上腺素受体。

1. 胆碱受体 能与乙酰胆碱结合的受体称为胆碱受体(cholinoceptor)。由于在早期的研究中,研究者发现位于副交感神经节后纤维所支配的效应器细胞膜的胆碱受体对以毒蕈碱为代表的拟胆碱药较为敏感,所以这部分受体称为毒蕈碱(muscarine)型胆碱受体(M 胆碱受体)。

(1)M 胆碱受体 有 M_1 受体、M_2 受体和 M_3 受体之分。M_1 受体主要分布于神经节细胞和腺体细胞,哌仑西平能选择性地进行阻断;M_2 受体主要分布于心脏;M_3 受体主要分布于平滑肌和腺体细胞。哌仑西平对 M_2 和 M_3 受体的亲和力较低,阿托品对三种 M 胆碱受体都能阻断。M 胆碱受体属于 G-蛋白耦联受体。

(2)N 胆碱受体 位于神经节细胞膜和骨骼肌细胞膜的胆碱受体对烟碱比较敏感,故这些部位的受体称为烟碱(nicotine)型胆碱受体(N 胆碱受体),也可将前者称为 N_1 受体,后者称为 N_2 受体。N 胆碱受体属于含离子通道的受体。

2. 肾上腺素受体 能与去甲肾上腺素或肾上腺素结合的受体称为肾上腺素受体（adrenoceptor），属于 G-蛋白耦联受体。肾上腺素受体又可分为 α 肾上腺素受体（α 受体）和 β 肾上腺素受体（β 受体）。

（1）α 肾上腺素受体 分为 α_1 受体和 α_2 受体两种亚型。α_1 受体主要存在于血管、瞳孔开大肌、胃肠及膀胱括约肌等处；α_2 受体主要存在于去甲肾上腺素能神经末梢突触前膜，也存在于血管等处的突触后膜。

（2）β 肾上腺素受体 分为 β_1 受体和 β_2 受体两种亚型，例如心脏的 β 受体主要为 β_1 受体，支气管和血管平滑肌的 β 受体主要为 β_2 受体。

二、受体的分布与作用

1. 胆碱受体的分布与作用

（1）毒蕈碱型受体（M 受体） 毒蕈碱型受体分为 M_1 受体、M_2 受体和 M_3 受体等亚型。主要位于副交感神经节后纤维所支配的效应器细胞上，如心脏、血管、支气管及胃肠道平滑肌、瞳孔括约肌和腺体等。当乙酰胆碱与 M 受体特异性结合而激动 M 受体时产生的效应称为 M 样作用，表现为心脏抑制（心率减慢、收缩力减弱、传导减慢）、血管扩张、支气管及胃肠道平滑肌收缩、瞳孔缩小、腺体（唾液腺、汗腺、泪腺）分泌等。

（2）烟碱型受体（N 受体） 烟碱型受体分为 N_1 受体和 N_2 受体两种亚型。N 受体分布于自主神经节、肾上腺髓质及骨骼肌。当乙酰胆碱与 N 受体特异性结合而激动 N 受体时产生的效应称为 N 样作用，表现为神经节兴奋、肾上腺髓质分泌增加、骨骼肌收缩等。

2. 肾上腺素受体的分布与作用

（1）α 肾上腺素受体（α 受体） 有 α_1 与 α_2 受体两种亚型。α_1 受体分布在血管平滑肌（如皮肤、黏膜血管，以及部分内脏血管），激动时引起血管收缩；α_1 受体也分布于瞳孔开大肌，激动时瞳孔开大肌收缩，瞳孔扩大。α_2 受体主要分布在去甲肾上腺素能神经的突触前膜上，受体激动时可使递质释放减少，对递质释放产生负反馈调节作用。

（2）β 肾上腺素受体（β 受体） 可分为 β_1 受体与 β_2 受体两种亚型。β_1 受体主要分布在心脏和脂肪等组织，激动时表现为心脏兴奋、脂肪分解等；β_2 受体主要分布在支气管和血管平滑肌等处，激动时表现为支气管平滑肌松弛、骨骼肌血管及冠状动脉扩张等。突触前膜上也有 β 受体，激动时对递质释放起正反馈调节作用。

此外，在肾、肠系膜、心、脑等处的血管平滑肌，以及心肌上还有多巴胺受体分布。多巴胺受体主要可分为 D_1 和 D_2 两种亚型。外周组织主要分布 D_1 受体，该受体激动时可引起相应部位的血管扩张，D_2 受体主要分布在中枢神经系统。

传出神经系统受体类型、分布，以及受体激动后产生的生物效应见表 6-1。

表 6-1 传出神经系统受体类型、分布与生物效应

效应器		胆碱能神经元兴奋		去甲肾上腺素能神经元兴奋	
		受体类型	生物效应	受体类型	生物效应
心脏	窦房结	M_2	心率减慢	β_1	心率加快
	传导系统	M_2	传导减慢	β_1	传导加快
	心肌	M_2	收缩力减弱	β_1	收缩力增强
血管平滑肌	皮肤、黏膜	M	舒张	α	收缩
	腹腔内脏	—	—	α、β_2	收缩，舒张
	骨骼肌	M	舒张	α、β_2	收缩，舒张
	冠状动脉	M	舒张	β_2	舒张

续表

效应器		胆碱能神经元兴奋		去甲肾上腺素能神经元兴奋	
		受体类型	生物效应	受体类型	生物效应
内脏平滑肌	支气管	M	收缩	β_2	舒张
	胃肠壁	M	收缩	α、β_2	舒张
	胃肠和膀胱括约肌	M	舒张	α	收缩
	胆囊与胆管	M	收缩	β_2	舒张
	子宫	M_3	收缩	α、β_2	收缩,舒张
眼内肌	瞳孔开大肌	—	—	α	收缩
	瞳孔括约肌	M	收缩(缩瞳)	—	—
	睫状肌	M	收缩(近视)	β_2	舒张(远视)
腺体	汗腺、唾液腺	M	全身分泌	α	局部分泌
骨骼肌	骨骼肌	N_2	收缩		
代谢组织	肝脏	—	—	α、β_2	肝糖原分解及异生
	骨骼肌			β_2	肌糖原分解
	脂肪			α、β_1	脂肪分解
神经节		N_1	兴奋	—	—
肾上腺髓质		N_1	分泌	—	—

大多数器官都接受胆碱能神经和去甲肾上腺素能神经的双重支配,在同一器官上,两类神经的作用大多是相互拮抗的,但在中枢神经系统的调节下,它们的功能既是对立的,又是统一的。只是在中枢神经系统的调节下在不同的效应器其支配优势不同,共同协调机体功能。

任务三 传出神经递质的体内过程

一、乙酰胆碱的体内过程

传出神经末梢的分支上有许多呈串珠状的膨胀部分,称为膨体,其中含有许多囊泡和线粒体。囊泡是合成与储存递质的重要场所,线粒体内含有合成和代谢递质的酶。递质的生物合成、储存、释放、摄取、代谢与药物的作用关系密切,简述如下(图6-2)。

1. 合成 乙酰胆碱为胆碱能神经的递质,主要在胆碱能神经末梢由胆碱和乙酰辅酶A在胆碱乙酰化酶催化下合成。胆碱主要来源于血液,乙酰辅酶A在线粒体内合成。

2. 储存与释放 合成后的乙酰胆碱进入囊泡中储存。当动作电位到达神经末梢时,激发细胞外Ca^{2+}内流,进入神经末梢,促使大量囊泡向突触前膜移动,囊泡膜与突触前膜融合形成裂孔,囊泡内的乙酰胆碱以"胞裂外排"方式从裂孔排出至突触间隙,与突触后膜上的相应受体结合,从而产生效应。

3. 代谢 释放后的乙酰胆碱在极短的时间(数毫秒)内即被突触间隙中的乙酰胆碱酯酶

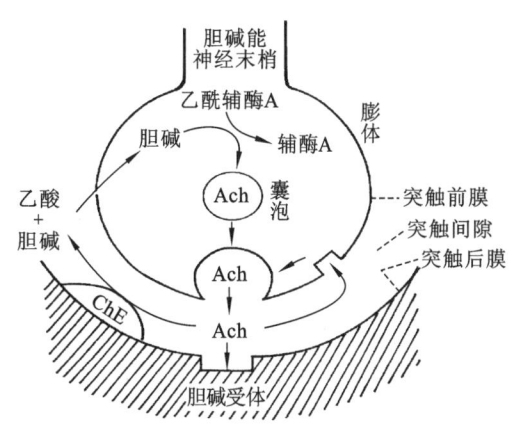

图6-2 乙酰胆碱的代谢过程

ChE:胆碱酯酶 Ach:乙酰胆碱

(acetylcholinesterase,AchE)水解生成胆碱和乙酸,胆碱又被摄入神经末梢,作为合成乙酰胆碱的原料。

二、去甲肾上腺素的体内过程

去甲肾上腺素、肾上腺素(adrenaline,AD)、多巴胺(dopamine,DA)等均属于儿茶酚胺类结构的生物胺,因此统称为儿茶酚胺类递质。它们在释放、代谢等方面都基本相似。在此,主要针对去甲肾上腺素的合成、储存、释放、代谢等方面予以阐述(图6-3)。

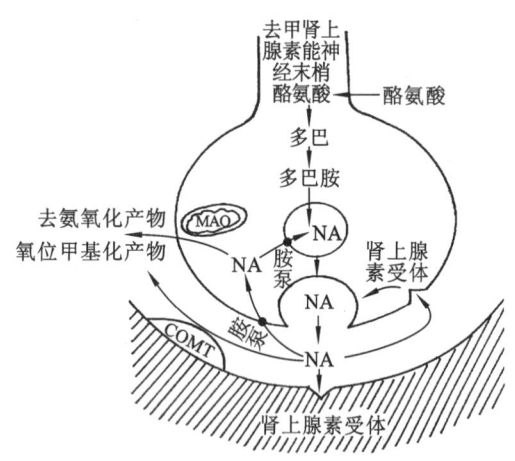

图 6-3　去甲肾上腺素的代谢过程
NA:去甲肾上腺素　MAO:单胺氧化酶
COMT:儿茶酚氧位甲基转移酶

1. 合成　去甲肾上腺素主要在去甲肾上腺素能神经末梢合成,合成的基本原料为酪氨酸。酪氨酸从血液中进入神经元后,在酪氨酸羟化酶的催化下生成多巴(dopa),再经多巴脱羧酶催化脱羧生成多巴胺,然后进入囊泡中,经多巴胺β-羟化酶催化生成去甲肾上腺素。

2. 储存和释放　合成后的去甲肾上腺素储存于囊泡中。在肾上腺髓质中,去甲肾上腺素可在去甲肾上腺素 N-甲基转移酶的催化下转变为肾上腺素。去甲肾上腺素的释放方式与乙酰胆碱较为相似。当神经冲动到达神经末梢时,囊泡中的去甲肾上腺素以"胞裂外排"方式从裂孔释放至突触间隙,与突触后膜上相应受体结合产生效应。

3. 代谢　去甲肾上腺素在神经末梢的代谢方式有两条途径。①在突触间隙中去甲肾上腺素作用的消除方式主要是通过突触前膜将其再摄取到神经末梢(有释放量的 75%～90% 消除),被摄取至神经末梢的去甲肾上腺素还可进入囊泡储存,以供再次释放。②小部分散落在突触间隙和神经末梢内,未进入囊泡的 NA 被儿茶酚氧位甲基移位酶(COMT)和单胺氧化酶(MAO)所破坏。

任务四　传出神经药物的作用机制及其分类

一、传出神经药物的作用机制

1. 与受体结合　大多数传出神经药物与相应受体有亲和力,与受体结合后呈现出药理作用。其中有内在活性的药物与受体结合时能激动受体;而无内在活性或内在活性很小的药物与受体结合后则阻断受体。药物激动或阻断胆碱受体时可分别呈现出拟胆碱样作用或呈现出抗胆碱样作用;药物激动或阻断肾上腺素受体时可分别呈现出拟肾上腺素作用或抗肾上腺素作用。

2. 影响递质的体内过程　有些药物能抑制胆碱酯酶的活性而阻止乙酰胆碱的水解,使乙酰胆碱蓄积,呈现拟胆碱作用,这类药物称为胆碱酯酶抑制药。而能使被抑制的胆碱酯酶恢复活性的药物,则称为胆碱酯酶复活药。

去甲肾上腺素在机体内,虽然可被 COMT 和 MAO 破坏,但这不是使该递质作用消除的主要原因,所以现有的能抑制 COMT 和 MAO 的药物不能呈现出理想的拟肾上腺素作用。

还有些药物可通过影响递质的合成、储存、释放或摄取等过程而呈现出药理作用。

二、传出神经药物的分类

作用于传出神经系统的药物按其拟似神经递质或拮抗神经递质的不同,可分为拟胆碱药、抗胆碱药、拟肾上腺素药和抗肾上腺素药四类。按对受体作用不同,可进一步分为受体激动药和受体阻断药(表6-2)。

表 6-2　传出神经药可按药物的作用和对受体的选择性进行分类

分　类	药　物
胆碱受体激动药	
M、N 受体激动药	氨甲酰胆碱
M 受体激动药	毛果芸香碱
N 受体激动药	烟碱（小量）
胆碱酯酶抑制药	新斯的明、吡斯的明、毒扁豆碱、有机磷
胆碱受体阻断药	
M 受体阻断药	阿托品、东莨菪碱、山莨菪碱、丙胺肽林、哌仑西平
N_1 受体阻断药	美加明、阿方那特
N_2 受体阻断药	琥珀胆碱、简箭毒碱
胆碱酯酶复活药	碘解磷定、氯解磷定
肾上腺素受体激动药	
α、β 受体激动药	肾上腺素、多巴胺、麻黄碱
α 受体激动药	去甲肾上腺素、间羟胺、去氧肾上腺素
β 受体激动药	异丙肾上腺素、多巴酚丁胺、沙丁胺醇、克伦特罗、特布他林
肾上腺素受体阻断药	
α、β 受体阻断药	阿贝洛尔
α 受体阻断药	酚妥拉明、妥拉苏林、酚苄明、哌唑嗪
β 受体阻断药	普萘洛尔、噻吗洛尔、美托洛尔、阿替洛尔、吲哚洛尔

▶ 小结

情境导入及
分析答案

传出神经包括自主神经系统和运动神经系统两大类：前者可分为交感神经和副交感神经，主要支配心脏、平滑肌、腺体和眼等效应器；后者支配骨骼肌。传出神经系统的递质主要有乙酰胆碱和去甲肾上腺素，传出神经按其末梢所释放的递质不同，又可分为胆碱能神经和去甲肾上腺素能神经。传出神经的受体分为胆碱受体和肾上腺素受体，其中胆碱受体又分为 M 胆碱受体和 N 胆碱受体，肾上腺素受体又分为 α 型肾上腺素受体和 β 型肾上腺素受体，M、N、α、β 受体又可以进一步分为相应的受体亚型。传出神经递质与受体结合后，通过受体效应器耦联机制，使靶细胞产生一系列生物化学过程的改变，进而产生生理效应。机体的多数器官都接受胆碱能神经和去甲肾上腺素能神经的双重支配，这两类神经同时兴奋时所产生的效应比较复杂。

传出神经系统药物可直接或间接作用于受体。药物与受体结合后，激动受体产生与递质相似作用的药物，称拟似药；阻断受体产生与递质相反作用的药物，称拮抗药。也有的药物能够影响传出神经递质的生物合成、释放、转运、储存和生物转化等环节来发挥作用。根据传出神经系统药物的作用方式和对受体作用的选择性，将其分为拟胆碱药、抗胆碱药、拟肾上腺素药、抗肾上腺素药四大类。

▶ 能力检测

能力检测答案

一、A 型题

1. M 受体激动的效应不包括（　　　）。

A. 腺体分泌　　　　　　　B. 瞳孔缩小　　　　　　　C. 骨骼肌收缩

D. 心脏抑制　　　　　　　E. 平滑肌收缩

2. N_2 受体激动时可使(　　)。

A. 心率加快 　　　　　B. 内脏平滑肌松弛 　　　　　C. 骨骼肌收缩

D. 瞳孔括约肌收缩 　　E. 支气管平滑肌松弛

3. α 受体激动时的效应是(　　)。

A. 血管收缩 　　　　　B. 支气管松弛 　　　　　C. 瞳孔散大

D. 血压升高 　　　　　E. 括约肌收缩

4. β 受体激动时的效应不包括(　　)。

A. 心肌收缩力增强 　　B. 糖原分解 　　　　　C. 支气管平滑肌松弛

D. 心率加快 　　　　　E. 血管收缩

5. 水解乙酰胆碱的酶是(　　)。

A. 单胺氧化酶 　　　　B. 儿茶酚氧位甲基转移酶 　　C. 胆碱酯酶

D. 胆碱乙酰化酶 　　　E. 酪氨酸羟化酶

6. 外周多巴胺受体主要分布于(　　)。

A. 眼虹膜括约肌 　　　B. 汗腺和唾液腺 　　　　　C. 皮肤和骨骼肌血管

D. 肾脏、肠系膜和冠状血管 　　E. 窦房结、房室结、传导系统和心肌

二、B 型题

(7～8 题共用答案)

A. 谷氨酸 　　　　　　B. 酪氨酸 　　　　　　C. 胆碱

D. 赖氨酸 　　　　　　E. 丝氨酸

7. 合成乙酰胆碱的初始原料是(　　)。

8. 合成去甲肾上腺素的初始原料是(　　)。

(9～10 题共用答案)

A. 被 AchE 破坏 　　　B. 被 COMT 破坏 　　　C. 被 MAO 破坏

D. 被神经末梢再摄取 　E. 被 β-羟化酶破坏

9. 乙酰胆碱消除的主要方式是(　　)。

10. 去甲肾上腺素消除的主要方式是(　　)。

(11～13 题共用答案)

A. 新斯的明 　　　　　B. 哌唑嗪 　　　　　　C. 普萘洛尔

D. 间羟胺 　　　　　　E. 毛果芸香碱

11. M 受体激动药是(　　)。

12. β 受体阻断药是(　　)。

13. 胆碱酯酶抑制药是(　　)。

三、C 型题

14. 患者,因青光眼,医生给予毛果芸香碱,通过缩瞳促进房水循环而降低眼压。此治疗是利用毛果芸香碱的(　　)。

A. M 样作用 　　　　　B. N 样作用 　　　　　C. α 型效应

D. β 型效应 　　　　　E. 多巴胺样作用

四、X 型题

15. 心脏 $β_1$ 受体激动时引起(　　)。

A. 心率加快 　　　　　B. 传导加速 　　　　　C. 心收缩力增强

D. 心率减慢 　　　　　E. 心输出量增加

16. 属于胆碱能神经的是(　　)。

A. 绝大部分交感神经节后纤维

B.副交感神经节前纤维

C.副交感神经节后纤维

D.交感神经节前纤维

E.运动神经

执考真题　　执考真题答案

（宋红霞）

拟胆碱药和胆碱酯酶复活药

学习目标

1. 掌握拟胆碱药和胆碱酯酶复活药的分类和临床用途。
2. 熟悉有机磷酸酯类毒理及碘解磷定的药理作用及机制。
3. 了解拟胆碱药和胆碱酯酶复活药的不良反应及注意事项。
4. 具有正确指导患者合理使用拟胆碱药和胆碱酯酶复活药的能力。

 情境导入及分析

情境导入及分析 1

患者,男,56 岁。因工作繁忙、劳神过度,眼睑水肿,眼结膜充血,伴有头痛,眼胀、视物模糊不清,且眼压明显升高(40 mmng),视野缩小、视神经萎缩。入院诊断为青光眼。医嘱给予:硝酸毛果芸香碱滴眼液滴眼,每天 3 次。

试分析:

1. 毛果芸香碱滴眼液的临床应用有哪些?
2. 使用毛果芸香碱的注意事项有哪些?

情境导入及分析 2

患者,女,22 岁。于昨晚昏迷数小时后被家属送来医院,体检:深度昏迷,瞳孔直径 1 mm,呼吸有大蒜气味,以有机磷农药中毒入院。

试分析:

1. 该患者应主要采取哪些药物进行抢救?
2. 用药期间的注意事项有哪些?

任务一　拟胆碱药

拟胆碱药是一类与胆碱能神经递质相似的药物。按其作用机制可分为胆碱受体激动药和抗胆碱酯酶药两类,前者直接作用于胆碱受体,后者间接作用于胆碱受体(表 7-1)。

表 7-1　拟胆碱药的分类

类　别	药　物
胆碱受体激动药	
M、N 受体激动药	乙酰胆碱、氨甲酰胆碱
M 受体激动药	毛果云香碱
N 受体激动药	烟碱
抗胆碱酯酶药	
易复性胆碱酯酶抑制药	新斯的明、毒扁豆碱等
难复性胆碱酯酶抑制药	有机磷酸酯类(敌敌畏、敌百虫、对硫磷等)、神经毒剂(沙林、梭曼、塔崩等)

一、直接作用于胆碱受体的拟胆碱药

胆碱受体激动药与胆碱受体结合,激动受体,产生与乙酰胆碱相似的作用。按其对胆碱受体亚型选择性的不同,可分为:M、N 胆碱受体激动药;M 胆碱受体激动药;N 胆碱受体激动药。鉴于 M、N 受体激动药和 N 受体激动药临床上很少应用,故本任务只介绍 M 受体激动药。

毛果芸香碱

毛果芸香碱(pilocarpine)又名匹罗卡品,是从毛果芸香属植物中提取的生物碱,其水溶液稳定,现已能人工合成。

【药理作用】　能直接作用于副交感神经(包括支配汗腺交感神经)节后纤维支配的效应器官的 M 胆碱受体,产生 M 样作用。对眼和腺体的作用最明显。

1. 眼的作用　滴眼后可引起以下三方面的作用(图 7-1)。

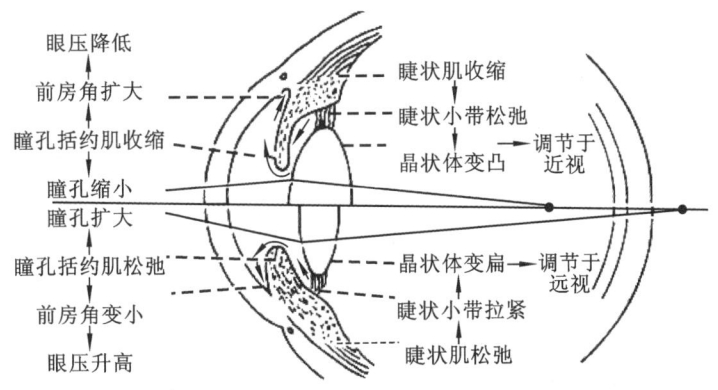

图 7-1　拟胆碱药(上)和抗胆碱药(下)对眼的影响示意图

(1)缩小瞳孔　虹膜有两种平滑肌,一种是瞳孔括约肌,受动眼神经的副交感神经纤维支配,兴奋时瞳孔括约肌向瞳孔中心收缩,瞳孔缩小;另一种是瞳孔开大肌,受去甲肾上腺素能神经支配,兴奋时瞳孔开大肌向瞳孔外周收缩,瞳孔扩大。用毛果芸香碱后,可激动瞳孔括约肌的 M 胆碱受体,表现为瞳孔缩小。

(2)降低眼压　房水是由睫状体上皮细胞分泌及血管渗出而产生的,它经瞳孔流入前房,到达前房角间隙,经滤帘流入巩膜静脉窦而进入血液循环。毛果芸香碱可通过缩瞳作用使虹膜向中心收缩,虹膜根部变薄,从而使前房角间隙扩大,房水易于通过滤帘及巩膜静脉窦而进入循环,使眼内压下降。

(3)调节痉挛　眼睛的调节主要取决于晶状体的曲度变化。晶状体囊富有弹性,使晶状体有略呈球形的倾向,但由于睫状小带(悬韧带)向外缘的牵拉,使得晶状体维持于比较扁平的状态。睫状小带又受睫状肌控制,睫状肌由环状和辐射状两种平滑肌纤维组成,其中以胆碱能神经(动眼神经)支配的环状肌纤维为主。动眼神经兴奋时或用拟胆碱药如毛果芸香碱兴奋其上 M 受体时,使环状肌向瞳孔

中心方向收缩,结果使睫状小带放松,晶状体变凸,屈光度增加,使远距离的物像不能成像在视网膜上,此时看近物清楚,看远物模糊。这种现象称为调节痉挛。

睫状肌的辐射状肌纤维受去甲肾上腺素能神经支配,但这在眼睛调节中不占重要地位,故拟肾上腺素药一般不影响调节。

2. 腺体作用 吸收后能激动腺体的 M 胆碱受体,可使汗腺和唾液腺分泌增加最明显。此外,其他腺体如泪腺、胃腺、胰腺、小肠腺体和呼吸道腺体分泌也增加。

【临床应用】

1. 青光眼 眼内压增高是青光眼的主要特征,可引起头痛、视力减退等症状,严重时可致失明。青光眼可分闭角型与开角型两型,闭角型青光眼(急性或慢性充血性青光眼)患者前房角狭窄,眼内压增高。毛果芸香碱能使瞳孔缩小,前房角间隙扩大,眼内压迅速降低,从而缓解或消除青光眼症状。毛果芸香碱也适用于开角型青光眼(慢性单纯性青光眼)的治疗,其作用可能是通过扩张巩膜静脉窦周围的小血管以及收缩睫状肌后,小梁网结构发生改变而使眼内压下降的。

常用 $1\%\sim2\%$ 溶液滴眼,用后 $30\sim40$ min 缩瞳作用达高峰,降低眼内压作用可维持 $4\sim8$ h,调节痉挛作用在 2 h 左右消失。滴眼时应压迫内眦,避免药液流入鼻腔吸收而产生副作用。

2. 虹膜炎 与扩瞳药交替应用,可防止虹膜与晶状体粘连。

3. M 胆碱受体阻断药中毒 用于阿托品等 M 胆碱受体阻断药中毒的解救。

4. 口腔干燥 可用于颈部放射治疗的口腔干燥,但在增加唾液分泌的同时,汗液分泌也明显增加。

情境导入及
分析 1 答案

【不良反应及注意事项】 滴眼时如浓度过高(2%以上),由于睫状肌痉挛,可引起眉间痛、眼痛、头痛。全身给药或滴眼吸收过多可引起汗腺分泌、流涎、恶心、呕吐、腹泻、支气管痉挛导致呼吸困难等。可用阿托品解救及支持疗法,如维持血压和人工呼吸等。滴眼时应注意浓度勿过高,并且用手指压迫内眦,以防药液经鼻泪管流入鼻腔吸收而中毒。

二、抗胆碱酯酶药

本类药与乙酰胆碱(Ach)一样能和胆碱酯酶(AchE)结合,且较牢固,使该酶失去活性。使乙酰胆碱大量蓄积,激动胆碱受体产生 M 样和 N 样作用。本类药与胆碱酯酶结合后按照水解速度的不同,又分为两类:一类为可逆性抗胆碱酯酶药,如新斯的明、毒扁豆碱等;另一类为不可逆性抗胆碱酯酶药,如有机磷酸酯类。

新 斯 的 明

新斯的明(neostigmine)又名普鲁斯的明,为人工合成药,其溴化物和甲硫酸盐为白色结晶性粉末,能可逆性抑制胆碱酯酶。

【体内过程】 本品为季胺类化合物,脂溶性低,口服吸收少而不规则。一般口服剂量为皮下注射剂量的 10 倍以上。不易通过脑屏障,无明显中枢作用。滴眼时,也不易通过角膜进入前房,故对眼的作用较弱。

【药理作用】 新斯的明对心血管、腺体、眼和支气管平滑肌作用较弱,对胃肠道和膀胱平滑肌有较强的兴奋作用,而对骨骼肌的兴奋作用最强,因为它除通过抑制胆碱酯酶而发挥作用外,还能直接激动骨骼肌运动终板上的 N_2 胆碱受体以及促进运动神经末梢释放乙酰胆碱。

【临床应用】

1. 重症肌无力 其主要特征是肌肉经过短暂重复的活动后,出现肌无力症状。这是一种自身免疫缺陷疾病。多数患者血清中有抗胆碱受体的抗体,其终板电位的胆碱受体数量减少 $70\%\sim90\%$。皮下或肌内注射新斯的明后,经 15 min 即可使症状减轻,可维持 $2\sim4$ h。除严重和紧急情况外,一般采用口服给药,因需经常给药,故要掌握好剂量,以免因过量转入抑制,导致持久去极化,引起"胆碱能危象"使肌无力症状加重。

2. 手术后腹气胀和尿潴留 新斯的明能兴奋胃肠道平滑肌及膀胱逼尿肌,促进排气和排尿,适用于手术后腹气胀和尿潴留。

3. 阵发性室上性心动过速 新斯的明可通过拟胆碱作用使心率减慢。

4. 非去极化型肌松药中毒 新斯的明能对抗骨骼肌松弛药如筒箭毒碱过量时的解救,但禁用于琥珀胆碱过量的解毒。

【不良反应及注意事项】 治疗量时副作用较小,过量可产生 M 样及 N 样症状,如恶心、呕吐、腹痛、流涎、出汗、瞳孔缩小、肌肉颤动等。中毒量可使运动终板出现大量的乙酰胆碱积聚,使肌细胞膜过度去极化而阻断神经肌肉传导,从而使肌无力症状加重,称"胆碱能危象",应给予阿托品和胆碱酯酶复活药解救。房室传导阻滞、机械性肠梗阻、尿路梗阻和支气管哮喘患者禁用或慎用。

毒扁豆碱

毒扁豆碱(physostigmine)又名依色林,是从非洲出产的毒扁豆(phsostigma venenosum)种子中提取的生物碱,现已能人工合成。水溶液不稳定,滴眼剂应以 pH 4～5 的缓冲液配制,否则易氧化成红色,疗效减弱,刺激性增大,应保存在棕色瓶内。为叔胺类化合物。易通过黏膜吸收。口服及注射都易吸收,也易于透过血脑屏障。具有与新斯的明相似的可逆性抑制胆碱酯酶的作用,吸收后在外周可出现拟胆碱作用。对中枢神经系统,小剂量兴奋,大剂量抑制,中毒时可引起呼吸麻痹(表 7-2)。

表 7-2 毛果芸香碱和毒扁豆碱治疗青光眼的作用比较

项 目	毛果芸香碱	毒 扁 豆 碱
作用特点	作用温和而短暂,滴眼后 10～15 min 起效,30～40 min 达高峰,作用维持 4～8 h	作用强而持久,滴眼后 5 min 起效,1～2 h 达高峰,作用维持 12～36 h
作用机制	直接激动瞳孔括约肌上的 M 受体而产生作用	通过抑制胆碱酯酶,间接激动瞳孔括约肌上的 M 受体而产生作用
不良反应	收缩睫状肌,可致视物模糊	睫状肌痉挛,常引起眼痛,头痛和视物模糊等

现主要局部用于以下两种情况。①治疗青光眼:能缩小瞳孔,降低眼内压,收缩睫状肌而引起调节痉挛等。常用 0.005% 溶液滴眼,作用较毛果芸香碱强而持久,但刺激性较大。又由于收缩睫状肌的作用较强,可引起头痛。滴眼后 5 min 即出现缩瞳,眼内压下降作用可维持 1～2 天,调节痉挛现象消失较快。滴眼时应压迫内眦,避免药液流入鼻腔后吸收,引起中毒。②用于麻醉后催醒:本品为叔胺类化合物,可通过血脑屏障,使中枢内乙酰胆碱浓度增高,激活中枢胆碱能神经系统,临床上用于东莨菪碱静脉复合麻醉(中药麻醉)时的催醒药,也可用于氯胺酮麻醉的催醒以及作为东莨菪碱、三环类抗抑郁药过量中毒的解毒药。

吡啶斯的明

吡啶斯的明(pyridostigmine)的作用较新斯的明稍弱。主要用于治疗重症肌无力,因肌力改善作用维持较久,故适于晚上用药。也可用于手术后腹气胀和尿潴留。过量中毒的危险较少。禁忌证同新斯的明。

安贝氯铵

安贝氯铵(ambenonium)又名酶抑宁,抗胆碱酯酶作用和兴奋骨骼肌作用都较新斯的明强,作用持续时间也较长,可口服给药。主要用于重症肌无力,不良反应和注意事项与新斯的明相似。

加兰他敏

加兰他敏(galanthamine)是可逆性抗胆碱酯酶药,体外抗胆碱酯酶效价约为毒扁豆碱的 1/10。可用于重症肌无力,但疗效较差,也用于脊髓灰质炎(小儿麻痹症)后遗症的治疗。

依酚氯胺

依酚氯胺(edrophonium)又名腾喜龙,为超短时抗胆碱酯酶药,作用快而短暂。静脉给药 30 min 即出现作用,持续 2～4 min。①用于重症肌无力的诊断:对未确诊患者,先静脉注射 2 mg,如在 30 s 内未见肌力增强,可再注射 8 mg,如为重症肌无力患者,应出现肌力的改善。②用于鉴别肌无力危象及胆碱能危象：小心静脉注射 $1\sim2$ mg，出现肌力改善者为肌无力危象，肌力进一步减退者为胆碱能危象。③用于非去极化型肌松剂中毒的解救。

任务二　有机磷酸酯类的毒理和胆碱酯酶复活药

有机磷酸酯类(organophosphate)与胆碱酯酶结合后，时间稍久，胆碱酯酶即难以恢复，故称不可逆性抗胆碱酯酶药，毒性很强。主要用作农业杀虫剂，有的可用作环境卫生杀虫剂，如敌百虫(dipterex)、乐果(rogor)、马拉硫磷(malathion)、敌敌畏(DDVP)和内吸磷(E1059)等。用作战争化学毒气的塔崩、沙林、梭曼也属于本类毒物，但其毒性更大。

一、有机磷酸酯类毒理

有机磷酸酯类的作用机制与可逆性抗胆碱酯酶药相似，只是与胆碱酯酶的结合更为牢固。结果使胆碱酯酶失去水解乙酰胆碱的能力，造成乙酰胆碱在体内大量积聚，引起一系列中毒症状。若不及时抢救，酶在几分钟或几小时内就"老化"。"老化"过程可能使磷酰化胆碱酯酶的磷酰化基团上的一个烷氧基断裂，生成更稳定的单烷氧基磷酰化胆碱酯酶。此时即使用胆碱酯酶复活药，也不能恢复酶的活性，必须等待新生的胆碱酯酶出现，才有水解乙酰胆碱的能力，此过程恢复需 $15\sim30$ 天。因此一旦中毒，必须迅速抢救，而且要持续进行。

【体内过程】　有机磷酸酯类在胃肠道、呼吸道、皮肤和黏膜都可吸收。经胃肠道吸收中毒的多由误食农药而引起。许多有机磷酸酯类容易挥发，因此也易吸入中毒。皮肤沾染了一定量的有机磷酸酯类时，也可引起全身性中毒。吸收后可分布全身，以肝浓度最高，大部分经肾排泄，一般不易蓄积。

【急性毒性】　本类药物阻断乙酰胆碱的消除，而乙酰胆碱的作用又极其广泛，故有机磷酸酯类的中毒症状表现多样化。轻度以 M 样症状为主，中度可同时有 M 样症状和 N 样症状，重度除周 M 样和 N 样症状外，还可出现中枢神经系统症状。

1. M 样症状

(1) 眼瞳孔缩小，严重中毒者几乎全部出现，但中毒早期可能并不出现。因此，缩瞳不宜作为早期诊断的依据。此外，可出现视物模糊或因睫状肌痉挛而感觉眼痛者。

(2) 腺体分泌增多，引起流涎和出汗。重者可口吐白沫，大汗淋漓。

(3) 呼吸系统由于支气管平滑肌收缩和腺体分泌增加，可引起呼吸困难甚至肺水肿。

(4) 胃肠道由于胃肠道平滑肌的兴奋和有机磷酸酯类对胃肠道黏膜的刺激作用，可引起恶心、呕吐、腹痛和腹泻等。

(5) 泌尿系统由于膀胱逼尿肌收缩而引起小便失禁。

(6) 心血管系统，M 样作用可引起心率减慢和血压下降，但由于同时有 N 样作用，故有时也可引起血压升高。

2. N 样症状　交感和副交感神经节的 N_1 受体和骨骼肌运动终板的 N_2 受体都被激动，其神经节兴奋症状在胃肠道、腺体、眼等方面，是胆碱能神经占优势，因此其结果和 M 样作用一致。在心血管，去甲肾上腺素能神经占优势，故常表现为心收缩力加强、血压上升。N_2 受体激动则表现为肌束颤动，常先自小肌肉如眼睑、颜面和舌肌开始，逐渐发展至全身；严重者可因呼吸肌麻痹而死亡。

3. 中枢症状　有机磷酸酯类可使脑内乙酰胆碱含量升高，从而影响神经冲动在中枢突触的传递。表现为先兴奋、不安、谵语以及全身肌肉抽搐；进而由过度兴奋转入抑制，出现昏迷，并因血管运动中枢抑制而血压下降及呼吸中枢麻痹而呼吸停止。

【慢性毒性】　多发生在生产农药的工人或长期接触农药的人员中。突出表现为血中胆碱酯酶活性显著而持久地下降，但与临床症状并不平行。主要症状为神经衰弱征候群，以及腹胀、多汗、肌束颤动(偶尔)及瞳孔缩小。

【中毒解救】

1. 清除毒物　一旦发现急性中毒，应立即使患者脱离有毒环境。对于经皮肤吸收中毒者，应用大量温水和肥皂彻底清洗皮肤,必要时洗头。切勿使用热水,以免皮肤血管扩张,加速毒物吸收。经口中毒者,应首先抽出胃内容物,并用2%碳酸氢钠或1%食盐水反复洗胃,然后用硫酸镁导泻。洗胃必须彻底,直到洗出物中无农药味或测不出有机磷化合物为止。敌百虫口服中毒时,不能用碱性溶液洗胃,因敌百虫在碱性溶液中可转化为毒性更强的敌敌畏。对硫磷中毒忌用高锰酸钾洗胃,否则它可被氧化成对氧磷而毒性增强。眼部染毒,可用2%碳酸氢钠溶液或0.9%氯化钠溶液冲洗数分钟。

2. 特殊治疗 积极使用解毒药物是抢救成败的关键。因阿托品是治疗急性有机磷酸酯类中毒的特异性、高效能解毒药物,因此在消除毒物的同时,必须及早、足量、反复注射阿托品,可以缓解症状,挽救生命。阿托品的用量必须足以拮抗乙酰胆碱大量积聚所引起的症状,以达到"阿托品化",即瞳孔较前散大,不再缩小、颜面潮红、皮肤干燥、肺部湿啰音显著减轻或消失、意识障碍减轻或昏迷患者开始苏醒等。然后减量维持,逐渐延长间隔时间,直至临床症状和体征基本消失后,方可停药。

危重中毒患者,阿托品的用量还可酌情增加,如与AChE复活药合用,应减少阿托品用量,以防止过量中毒(表7-3)。

表7-3 阿托品中毒、阿托品化与有机磷中毒的主要区别

区 别	阿托品中毒	阿托品化	有机磷中毒
神经系统	谵妄、幻觉、抽搐、昏迷	意识开始清醒	表情淡漠、昏迷或抽搐
皮肤	颜面绯红、干燥	颜面潮红、干燥	苍白、潮湿
瞳孔	极度放大	由小扩大,不再缩小	缩小直至濒死时扩大
体温	高热39 ℃以上	无高热(37～38 ℃)	无高热
心率	心动过速	每分钟90～100次	心率慢

3. 对症治疗 抢救有机磷酸酯类中毒时,对症治疗也很重要,不可忽视。如缺氧时,给患者吸氧,输液以加速毒物排泄,纠正电解质紊乱,抗休克等。如呼吸停止,应立即施行人工呼吸,此时应用呼吸兴奋药无多大价值。另外,因阿托品不能使胆碱酯酶复活,故必须早期合用胆碱酯酶复活药。

对于有机磷酸酯类慢性中毒,目前尚缺乏有效治疗方法,使用阿托品和胆碱酯酶复活药疗效均不佳。生产工人或长期接触者,发现胆碱酯酶活性下降至50%以下时,不能等到症状出现,而应快速脱离现场,以免中毒加深。

二、胆碱酯酶复活药

胆碱酯酶复活药(cholinesterase resurrection)是一类能使已被有机磷酸酯类抑制的胆碱酯酶恢复活性的药物,其出现使有机磷酸酯类中毒的治疗获得了新的发展,它不但使单用阿托品所不能控制的严重中毒病例得到解救,而且显著地缩短了一般中毒的病程。常用的有碘解磷定和氯磷定,二者均为肟类(oxime)化合物。

碘 解 磷 定

碘解磷定(pyraloxime iodide)为最早应用的胆碱酯酶复活药。水溶性较低,水溶液不稳定,久置可释放出碘。

【体内过程】 静脉注射后在肝、肾、脾、心等器官的含量较多,肺、骨骼肌和血中次之。本药部分在肝代谢,经肾脏排泄。静脉注射碘解磷定后,30 min内即有药物以原形由尿中排出,6 h内排出约80%,故治疗有机磷中毒时需足量和反复给药。

【药理作用】 碘解磷定可与体内的磷酰化胆碱酯酶结合形成磷酰化碘解磷定。同时使胆碱酯酶游离出来,恢复其水解乙酰胆碱的活性。

此外,碘解磷定也能与体内游离的有机磷酸酯类直接接合,成为无毒的磷酰化碘解磷定,由尿排出,从而阻止游离的有机磷酸酯类继续抑制胆碱酯酶。

【解毒疗效】 碘解磷定使酶复活的效果因有机磷酸酯类不同而异,例如对内吸磷、马拉硫磷和对硫磷中毒的疗效较好,对敌百虫、敌敌畏中毒的疗效稍差,而对乐果中毒则无效。因乐果中毒时所形成的磷酰化胆碱酯酶比较稳定,几乎是不可逆的,并且乐果乳剂含有苯,可能同时还有苯中毒。

碘解磷定的作用对骨骼肌最为明显,能迅速制止肌束颤动;对自主神经系统功能的恢复较差。对

中枢神经系统的中毒症状(如昏迷)也有效。

由于碘解磷定不能直接对抗体内积聚的乙酰胆碱,故应与阿托品合用,以便及时控制症状。

【不良反应及注意事项】 治疗量时,毒性不大,如静脉注射过快和剂量超过 2 g 时,可产生轻度乏力、视物模糊、眩晕,甚至出现恶心、呕吐和心动过速等症状。偶有咽痛和其他碘反应,剂量过大,碘解磷定本身也可抑制胆碱酯酶,加重有机磷酸酯类中毒的程度。

氯 磷 定

氯磷定(pyraloxime chloride,PAM-Cl)的药理作用和用途与碘解磷定相似,但水溶性高,溶液较稳定,可肌内注射或静脉给药,特别适用于农村基层使用和初步急救。氯磷定经肾排泄较快,$t_{1/2}$ 约 1.5 h。副作用较碘解磷定小,偶见轻度头痛、头晕、恶心、呕吐等。

由于氯磷定给药方便,不良反应较小,现已逐渐取代了碘解磷定。

知识链接

重症肌无力

重症肌无力是一种慢性自身免疫缺陷疾病,是由于乙酰胆碱受体抗体与乙酰胆碱受体结合,使神经肌肉接头传递阻滞,导致眼肌、吞咽肌、呼吸肌以及四肢骨骼肌无力的疾病,也就是说支配肌肉收缩的神经在多种病因的影响下,不能将"信号指令"正常传递到肌肉,使肌肉丧失了收缩功能,临床上就出现了眼睑下垂、复视、斜视,表情肌和咀嚼肌无力,表现为表情淡漠、不能鼓腮吹气等,延髓型肌无力则出现语言不利、伸舌不灵、进食困难、饮食呛咳、四肢肌无力。本病的病因是全身性的,但影响的肌肉因有所侧重而出现不同的临床表现。大多数患者经过治疗可以达到临床痊愈,即患者的临床症状和体征消失,和正常人一样能正常生活、学习、工作。

青 光 眼

青光眼是老年人常见的一种眼病,也是最易造成失明的眼病之一。正常的眼球,经常保持一定的紧张度,这种紧张度是眼内容物对于眼球壁所加的压力而形成的,医学上称为眼压。正常人的眼压在 1.4~2.8 kPa 之间,眼内房水的产生和循环障碍是造成眼压升高引起青光眼的主要原因。青光眼患者的眼压,常常超过 3 kPa,有的高达 10 kPa。由于眼压过高,视神经和黄斑部受压迫而发生功能失常,于是引起视物减退、头痛、眼痛、视物模糊不清、看灯光时周围有虹圈、眼球坚硬如石等,若不及时治疗,往往导致失明,所以加强预防,非常重要。

有机磷中毒解救常见洗胃溶液

中毒药物	灌洗溶液	禁忌药物
酸性药	镁乳、蛋清水、牛奶	强酸药物
碱性药	5％醋酸、白醋、蛋清水、牛奶	强碱药物
氰化物	饮 3％过氧化氢溶液后引吐,1:(15000~20000)高锰酸钾洗胃	
敌敌畏	2％~4％碳酸氢钠、1％盐水、1:(15000~20000)高锰酸钾洗胃	
1605、1059	2％~4％碳酸氢钠洗胃	高锰酸钾
4049(乐果)	1％盐水或清水洗胃,1:(15000~20000)高锰酸钾洗胃	碱性药物
DDT(灭害灵)666	温开水或 0.9％氯化钠水溶液洗胃,50％硫酸镁导泻	油性药物
巴比妥类(安眠药)	1:(15000~20000)高锰酸钾洗胃	硫酸镁导泻
灭鼠药(磷化锌)	1:(15000~20000)高锰酸钾洗胃,0.5％硫酸铜洗胃,0.5％~1％硫酸铜溶液每次 10 mL 口服,每 5~10 min 口服一次,配合用压舌板等刺激舌根引吐	鸡蛋、牛奶及其他油类食物

→ 小结

情境导入及
分析 2 答案

拟胆碱药主要包括胆碱受体激动药和抗胆碱酯酶药两大类。胆碱受体激动药根据对胆碱受体的选择性不同,又分为 M 胆碱受体激动药和 N 胆碱受体激动药。毛果芸香碱是 M 胆碱受体激动药的代表药,新斯的明是可逆性抗胆碱酯酶药的代表药。

有机磷酸酯类是不可逆性抗胆碱酯酶药,毒性很强,主要用作农业杀虫剂。有机磷酸酯类的作用机制与可逆性抗胆碱酯酶相似,只是与胆碱酯酶的结合更为牢固,它发生作用时生成难以水解的磷酰化胆碱酯酶,使胆碱酯酶失去水解乙酰胆碱的能力,造成乙酰胆碱在体内大量积聚,引起一系列中毒症状。若抢救不及时,酶在几分钟或几小时内"老化"。常联合应用 M 受体阻断药物和胆碱酯酶复活药物进行解救。

→ 能力检测

能力检测答案

一、A 型题

1. 毛果芸香碱对眼的作用是(   )。

A.缩瞳、升高眼内压、调节痉挛　　　　　　　　B.缩瞳、降低眼内压、调节麻痹

C.扩瞳、升高眼内压、调节麻痹　　　　　　　　D.扩瞳、降低眼内压、调节麻痹

E.缩瞳、降低眼内压、调节痉挛

2. 毛果芸香碱的缩瞳作用是因为(   )。

A.激动虹膜 α 受体　　　　　B.阻断虹膜 α 受体　　　　　C.激动虹膜 M 受体

D.阻断虹膜 M 受体　　　　　E.抑制胆碱酯酶活性

3. 新斯的明最强的作用是(   )。

A.增加腺体分泌　　　　　　B.缩瞳　　　　　　　　　　C.兴奋骨骼肌

D.兴奋胃肠道平滑肌　　　　E.减慢心率

4. 治疗重症肌无力应选用(   )。

A.新斯的明　　　　　　　　B.毒扁豆碱　　　　　　　　C.毛果芸香碱

D.烟碱　　　　　　　　　　E.阿托品

5. 新斯的明的禁忌证是(   )。

A.青光眼　　　　　　　　　B.重症肌无力　　　　　　　C.尿潴留

D.机械性肠梗阻　　　　　　E.阵发性室上性心动过速

6. 毛果芸香碱主要用于治疗(   )。

A.重症肌无力　　　　　　　B.阿托品中毒　　　　　　　C.术后尿潴留

D.阵发性室上性心动过速　　E.青光眼

7. 最适宜治疗手术后尿潴留的药物是(   )。

A.乙酰胆碱　　　　　　　　B.琥珀胆碱　　　　　　　　C.毛果芸香碱

D.新斯的明　　　　　　　　E.毒扁豆碱

8. 禁用胆碱酯酶抑制药的情况是(   )。

A.青光眼　　　　　　　　　B.心动过速　　　　　　　　C.手术后腹气胀

D.支气管哮喘　　　　　　　E.非去极化型肌松药过量中毒

二、B 型题

(9～10 题共用答案)

A.卡巴胆碱　　　　　　　　B.乙酰胆碱　　　　　　　　C.毛果芸香碱

D. 毒扁豆碱　　　　　　　　　　　E. 新斯的明

9. 腹气胀和尿潴留可选用(　　)。

10. 虹膜炎可选用(　　)。

三、C型题

11. 患者,男,59岁,因青光眼入院,应选用的药物是(　　)。

A. 乙酰胆碱　　　　　　B. 毛果芸香碱　　　　　　C. 新斯的明

D. 安贝氯铵　　　　　　E. 吡斯的明

12. 患者,女,25岁,因胃溃疡进行手术,术后出现肠胀气,应选用的药物是(　　)。

A. 新斯的明　　　　　　B. 氨甲酰胆碱　　　　　　C. 毛果芸香碱

D. 烟碱　　　　　　　　E. 毒扁豆碱

13. 患者,女,48岁,因眼睑下垂、斜视、复视、肌无力入院,诊断为重症肌无力,应选用的药物是(　　)。

A. 卡巴胆碱　　　　　　B. 乙酰胆碱　　　　　　C. 毛果芸香碱

D. 毒扁豆碱　　　　　　E. 新斯的明

四、X型题

14. 新斯的明可用于治疗(　　)。

A. 重症肌无力　　　　　　　　　　B. 术后肠胀气

C. 非去极化型肌松药过量中毒　　　　D. 有机磷中毒

E. 阵发性室上性心动过速

15. 新斯的明禁用于(　　)。

A. 非去极化型肌松药过量中毒　　B. 青光眼　　　　　　C. 支气管哮喘

D. 机械性肠梗阻　　　　　　　　E. 尿路梗阻

执考真题　　执考真题答案

(宋红霞)

抗胆碱药

学习目标

1. 掌握拟胆碱药和抗胆碱药的分类和临床用途。
2. 熟悉阿托品、解磷定用于有机磷酸酯类中毒解救的药理作用及机制。
3. 了解拟胆碱药和抗胆碱药的不良反应及用药护理。
4. 具有正确指导患者合理使用拟胆碱药和抗胆碱药的能力。

情境导入及分析

患者,男,15岁。主诉:腹痛伴恶心、呕吐1 h。1 h前出现腹痛,以脐周痛为主,伴恶心、呕吐,呕吐物为胃内容物,腹泻1次,大便为稀便。诊断:急性肠炎,医生给予阿托品治疗。

试分析:

阿托品的临床应用、不良反应及注意事项。

胆碱受体阻断药(cholinoceptor blocking drugs)能与胆碱受体结合而不产生或极少产生拟胆碱作用,却能妨碍乙酰胆碱或胆碱受体激动药与胆碱受体的结合,从而表现为抗胆碱作用。按其对M和N受体选择性的不同,可分为M_1、M_2、M_3胆碱受体阻断药和N_1、N_2胆碱受体阻断药。按用途的不同,可分为平滑肌解痉药、神经节阻断药、骨骼肌松弛药和中枢性抗胆碱药。

任务一 M胆碱受体阻断药

一、阿托品类生物碱类药

这类生物碱包括阿托品、东莨菪碱、山莨菪碱和樟柳碱等,后二者是我国学者分别于1965年及1970年首先从植物中提取并人工合成的。

阿 托 品

阿托品(atropine)是从茄科植物颠茄、曼陀罗等提取的生物碱。天然存在的是不稳定的左旋莨菪碱,经处理得到稳定的消旋体,即阿托品。

【体内过程】 口服吸收迅速,1 h后血药浓度即达峰值,生物处用度为50%,半衰期为4 h,作用可维持3~4 h。吸收后很快离开血液而分布于全身组织,可透过血脑屏障,也能通过胎盘进入胎儿循环。阿托品从其他黏膜也可吸收。肌内注射后12 h内有85%~88%经尿排出,其中阿托品原形约占1/3,其余为水解和与葡萄糖醛酸结合的代谢物,在粪便及其他分泌物包括乳汁中仅发现少量阿托品。

【药理作用】 阿托品的作用机制为竞争性拮抗乙酰胆碱或胆碱受体激动药对M胆碱受体的激

动作用。阿托品与 M 胆碱受体结合,因内在活性很小,一般不产生激动作用,却能阻断乙酰胆碱或胆碱受体激动药与受体结合,结果拮抗了它们的作用。阿托品对 M 受体有相当高的选择性,但很大剂量或中毒剂量也有阻断神经节 N_1 受体的作用。阿托品对各种 M 受体亚型的选择性较低,对 M_1、M_2、M_3 受体都有阻断作用(表8-1)。

表 8-1　阿托品剂量与药理作用的关系

剂　　量	药 理 作 用
0.5 mg	轻度心率减慢、轻度口干、汗腺分泌减少
1.0 mg	口干、口渴感、心率加快(有时心率可先减慢)、轻度扩瞳
2.0 mg	心率明显加快、心悸、明显口干、扩瞳、调节麻痹
5.0 mg	上述所有症状加重,说话与吞咽困难、疲劳、头痛、皮肤干燥、发热、排尿困难、肠蠕动减少
10.0 mg	上述所有症状加重,脉搏细弱、瞳孔极度扩大、极度视物模糊、皮肤潮红、身热、皮肤干燥、运动失调、不安、激动、幻觉、谵妄和昏迷

阿托品的作用非常广泛,各器官对阿托品敏感性不同。随剂量的增加可依次出现下列现象:腺体分泌减少;瞳孔扩大和调节麻痹;膀胱和胃肠道平滑肌的兴奋性下降;心率加快;中毒剂量出现中枢作用。

1. 抑制腺体分泌　阿托品因阻断 M 胆碱受体而抑制腺体分泌;唾液腺和汗腺最敏感,在用 0.5 mg 阿托品时,就显著受抑制,引起口干和皮肤干燥,同时泪腺和呼吸道分泌也大为减少。较大剂量可减少胃液分泌,但对胃酸浓度影响较小,因胃酸分泌还受体液因素如胃泌素的调节,同时又因胃中 HCO_3^- 的分泌而受到抑制。

2. 对眼睛的作用　阿托品阻断 M 胆碱受体,因而使瞳孔括约肌和睫状肌松弛,出现扩瞳、眼内压升高和调节麻痹,导致畏光。这些作用在局部滴眼和全身给药时,都可出现,需要注意。

(1) 扩瞳　阿托品松弛瞳孔括约肌,故使去甲肾上腺素能神经支配的瞳孔扩大肌的功能占优势,从而扩瞳。

(2) 升高眼压　由于瞳孔扩大,使虹膜退向四周边缘,因而前房角间隙变窄,阻碍房水回流入巩膜静脉窦,造成眼内压升高。因此阿托品禁用于青光眼或有眼内压升高倾向者。

(3) 调节麻痹　阿托品能使睫状肌松弛而退向外缘,从而使悬韧带拉紧,使晶状体变为扁平,屈光度降低,只适于看远物,而不能将近物清晰地成像于视网膜上,故看近物模糊不清,这一作用称为调节麻痹。

3. 松弛内脏平滑肌　阿托品通过阻断 M 受体,可松弛许多内脏平滑肌,但对正常活动的平滑肌影响较小,而对过度活动或痉挛的内脏平滑肌,松弛作用较显著。其特点:①抑制胃肠道平滑肌的强烈痉挛,降低蠕动的幅度和频率,缓解胃肠绞痛;②对膀胱逼尿肌也有解痉作用;③对胆管、输尿管和支气管的解痉作用较弱;④对子宫平滑肌影响小。阿托品对胃肠道括约肌的反应主要取决于括约肌的机能状态。例如,胃幽门括约肌痉挛时,阿托品具有松弛作用,但作用不显著,不恒定。阿托品对子宫平滑肌影响较小。

4. 影响心脏功能

(1) 加快心率　治疗剂量阿托品(0.5 mg)在一部分患者可使心率轻度短暂地减慢,一般每分钟减少4~8次,这可能是阿托品阻断突触前膜 M_1 受体,从而减少突触中 Ach 对递质释放的抑制作用所致。较大剂量(1~2 mg)则阻断窦房结起搏点的 M_2 受体,解除迷走神经对心脏的抑制作用,使心率加速,加速程度取决于迷走神经张力;在迷走神经张力高的青壮年,心率加速作用显著,如肌内注射 2 mg 阿托品,心率可增加 35~40 次/分。

(2) 加快房室传导　阿托品能拮抗迷走神经过度兴奋所致的传导阻滞和心律失常。但在心肌梗死时,要慎用阿托品,由于它可使心率加速,从而加重心肌缺血缺氧,可能会激发室颤。

5. 扩张血管　治疗量阿托品对血管与血压无显著影响,这可能因许多血管缺少胆碱能神经支配。

大量阿托品有解除小血管痉挛的作用,尤其以皮肤血管扩张为显著,可产生潮红温热。扩血管作用的机制未明,但与抗 M 胆碱作用无关。

6. 兴奋中枢神经 治疗量阿托品的中枢作用不明显;较大剂量 1～2 mg 可轻度兴奋延髓和大脑,2～5 mg 时兴奋加强,出现焦虑不安、多言、谵妄;中毒剂量(如 10 mg 以上)常致幻觉、定向障碍、运动失调和惊厥等,也可由兴奋转入抑制,出现昏迷及呼吸麻痹。

【临床应用】 阿托品在临床上有广泛的用途。

1. 解除平滑肌痉挛 适用于各种内脏绞痛,如胃肠绞痛及膀胱刺激症状如尿频、尿急等,疗效较好。对胆绞痛及肾绞痛的疗效较差。在治疗这两种绞痛时,常和吗啡类镇痛药(如哌替啶)合用增强疗效。用阿托品治疗遗尿症,是利用其松弛膀胱逼尿肌的作用。

2. 制止腺体分泌 用于全身麻醉前给药,以减少呼吸道腺体分泌,防止分泌物阻塞呼吸道及吸入性肺炎的发生,也可用于严重的盗汗和流涎症。

3. 眼科应用

(1) 虹膜睫状体炎 0.5%～1%阿托品溶液滴眼,松弛虹膜括约肌和睫状肌,使之充分休息,有利于炎症的消退;同时还可预防虹膜与晶状体的粘连。

(2) 检查眼底 可用阿托品溶液滴眼扩瞳,但因其扩瞳作用可维持 1～2 周,调节麻痹也可维持 2～3 天,视力恢复较慢,目前常以作用较短的后马托品溶液取代之。

(3) 验光配眼镜 滴用阿托品类可使睫状肌的调节功能充分麻痹,晶状体固定,以便正确地检验出晶状体的屈光度,但阿托品作用持续时间过长,现已少用。只用于儿童验光时,因儿童的睫状肌调节功能较强,需阿托品发挥充分的调节麻痹作用。

4. 缓慢型心律失常 临床上常用阿托品治疗迷走神经过度兴奋所致的窦房阻滞、房室阻滞等缓慢型心律失常,还可用于治疗继发于窦房结功能低下而出现的室性异位节律。

5. 抗感染性休克 对暴发型流行性脑脊髓膜炎、中毒性菌痢、中毒性肺炎等所致的感染性休克,可用大剂量阿托品治疗。对于休克伴有心率过速或高热者,不用阿托品。

6. 解救有机磷酸酯类中毒

【不良反应及注意事项】

(1) 治疗量时常见口干、皮肤干燥、便秘、视物模糊、心悸、眩晕等副反应,一般于停药后可逐渐消失,无须特殊处理。

(2) 使用过量时上述症状加重,还可出现呼吸加深加快、高热、谵妄、幻觉、惊厥等中毒反应。

(3) 严重中毒时中枢兴奋转变为中枢抑制,出现昏迷和呼吸麻痹等。

阿托品中毒可用 M 受体激动药毛果芸香碱或胆碱酯酶抑制药毒扁豆碱、新斯的明对抗(当解救有机磷酸酯类中毒而用阿托品过量时,不能用胆碱酯酶抑制药)。中枢兴奋症状明显时可用地西泮或短效巴比妥类,但不可过量,以避免与阿托品的中枢抑制作用产生协同作用。

【禁忌证】 青光眼、幽门梗阻及前列腺肥大者禁用,后者因其可能加重排尿困难。老年人慎用。

山莨菪碱

山莨菪碱(anisodamine)是我国从茄科植物唐古特莨菪中提出的生物碱,对抗乙酰胆碱所致的平滑肌痉挛和抑制心血管的作用,与阿托品相似而稍弱,同时也能解除血管痉挛,改善微循环。但它的抑制唾液分泌和扩瞳作用则仅为阿托品的 1/20～1/10。还因不易穿透血脑屏障,中枢兴奋作用很小。和阿托品相比,其毒性较低,解痉作用的选择性相对较高,副作用与阿托品相似。适用于感染性休克、内脏平滑肌绞痛。青光眼患者禁用。

东莨菪碱

东莨菪碱(scopolamine)的外周作用与阿托品相似,但抑制腺体分泌、扩瞳和调节麻痹作用较强,对心血管作用则较弱。中枢作用与阿托品不同,以抑制为主,表现为镇静和催眠作用。此外,东莨菪碱还有防晕止吐作用,这可能与抑制前庭神经内耳功能或大脑皮层以及抑制胃肠蠕动有关。

临床主要用于以下几种情况。①麻醉前给药:东莨菪碱不仅具有较强的抑制腺体分泌作用,还具有镇静作用。②晕动病:可与苯海拉明(diphenhydramine)合用以增强疗效,用于晕动病时,预防性给药要比病情发作后给药有效得多。③震颤麻痹:与其中枢抗胆碱作用有关,可改善其震颤、流涎和肌肉强直等症状。④麻醉:本品为中药麻醉药物洋金花的主要成分,可代替洋金花用于麻醉;可阻断短期记忆,该遗忘效应也常被用于麻醉过程中。⑤有机磷酸酯类中毒。禁忌证同阿托品。

二、阿托品合成代用品类药

由于阿托品用于眼科作用太持久,影响了正常视力的恢复,用于解痉选择性不高,副作用又较多。针对这些缺点,通过改变其化学结构,合成了不少代用品,主要有两类,即扩瞳药和解痉药。

近年出现一类以哌仑西平(pirenzepine)为代表的 M_1 受体阻断药,选择性地抑制胃酸分泌,用于消化性溃疡,成为一种新类型。

1. 扩瞳药 目前用于临床的合成扩瞳(mydriasis)药有后马托品(homatropine)、托吡卡胺(tropicamide)、环喷托酯(cyclopentolate)和尤卡托品(eucatropine)等,这些药物与 atropine 比较,其扩瞳时间短暂,故适合于一般的眼科检查。

后马托品(homatropine)为短效 M 受体阻断药,其扩瞳和调节麻痹作用都较阿托品明显短暂,适用于一般眼科检查和验光。由于其调节麻痹作用较阿托品弱,在儿童尤为明显,故儿童验光仍需用阿托品。

托品酰胺(tropicamide),作用与后马托品相似,特点是扩张瞳孔和调节麻痹作用起效快而持续时间更短。

2. 解痉药

(1) 季胺类 口服吸收较差,对胃肠道平滑肌解痉作用较强,神经节阻断作用也较明显。中毒量可致神经肌肉传递阻滞,引起呼吸麻痹。

丙胺太林(propantheline,普鲁本辛) 本品为季铵类药物,口服吸收差,不易透过血脑屏障,故很少产生中枢作用。对胃肠道 M 受体选择性较高,治疗量时抑制胃肠道平滑肌的作用较强而持久,同时可明显减少胃液分泌。可用于胃及十二指肠溃疡、胃肠痉挛和泌尿道痉挛,也可用于遗尿症及妊娠呕吐。不良反应类似于阿托品。

此外尚有奥芬溴铵(oxyphenonium bromide)、格隆溴铵(glycopyrronium)、戊沙溴铵(valethamate bromide)、地泊溴铵(diponium bromide)和喷噻溴铵(penthienate bromide)等药,均可用于缓解内脏平滑肌痉挛,可作为消化性溃疡的辅助药物。

(2) 叔胺类 解痉作用较明显,对氯化钡性痉挛效果显著,也能抑制胃液分泌,且有中枢安定作用。

贝那替秦(benactyzine,胃复康),口服较易吸收,具有阿托品样解痉作用和抑制分泌作用,此外尚有安定作用,适用于兼有焦虑症的溃疡患者,亦可用于肠蠕动亢进及膀胱刺激症状者。不良反应有口干、头晕和嗜睡等。

此外,叔胺类解痉药尚有双环维林(dicyclomine)、羟苄利明(oxyphencyclimine)、黄酮哌酯(flavoxate)和奥昔布宁(oxybutynin)等,这些药物均有非特异性内脏平滑肌解痉作用。

3. 选择性 M 受体亚型阻断药

哌仑西平(pirenzepine)为选择性 M_1 胆碱受体阻断药,能选择性地抑制胃酸分泌,用于消化性溃疡的治疗。

替仑西平(telenzepine),为哌仑西平同类物,对 M_1 受体的选择性阻断作用更强。哌仑西平和替仑西平均可在治疗剂量条件下不拮抗其他系统,却减少胃酸和胃蛋白酶的分泌,可用于消化性溃疡的治疗,且在治疗剂量时较少出现口干和视物模糊等反应。由于不易进入 CNS,故无阿托品样 CNS 兴奋作用。

任务二 N 受体阻断药

一、N₁受体阻断药

N₁受体阻断药能竞争性阻断神经节的 N₁ 受体,故又称神经节阻断药。本类药物对交感神经节和副交感神经节都有阻断作用,其具体效应视两类神经对该器官的支配以何者占优势而定,例如交感神经对血管的支配占优势,用药后使血管扩张,血压下降,而胃肠、膀胱则以副交感神经的支配占优势,用药后常出现便秘和尿潴留等。

N₁受体阻断药过去曾用于治疗高血压,但由于不良反应多而严重,现已少用。只有樟磺咪芬在外科手术中用作控制性降压。

樟 磺 咪 芬

樟磺咪芬(trimetaphancamsilate,阿方那特)是一种速效、短效的神经节阻断药。静脉滴注 1~2 min 即开始降压,停药后 10~15 min 血压恢复至原有水平,可根据血压随时调整剂量。反复用药可产生耐受性。临床用于外科手术时的控制性降压,以减少术中出血;也可用于高血压急症的治疗。

二、N₂受体阻断药

N₂受体阻断药又称骨骼肌松弛药(简称肌松药),能选择性地与神经肌肉接头运动终板膜上的 N₂ 受体结合,阻碍神经肌肉接头处神经冲动的正常传递,使骨骼肌松弛。肌松药主要用作较大手术的辅助用药,它能使肌肉松弛,减少麻醉药用量。根据作用方式和特点的不同,可分为去极化型肌松药和非去极化型肌松药两类。

(一)去极化型肌松药

去极化型肌松药(depolarizing muscular relaxants),又称为非竞争型肌松药(noncompetitive muscular relaxants),能与运动终板膜上的 N₂ 胆碱受体结合,产生与乙酰胆碱相似的效应,使得神经肌肉接头去极化。但与乙酰胆碱不同,后者被胆碱酯酶快速分解,去极化型肌松药在突触间隙保持高浓度,可与受体持续结合,从而对受体产生持续激动效应。去极化型肌松药首先引起与 N₂ 受体有关的 Na⁺ 通道开放,后者导致肌肉的去极化,这将引起短暂的肌肉颤动(肌束震颤)。去极化型肌松药与其受体的持续结合使得受体不能传递更多的神经冲动。随着时间的进展,由于 Na⁺ 通道关闭或被阻断,持续去极化转变为稳定复极化,从而产生去极化反转,导致不再对其后到达的动作电位发生反应,神经肌肉的传递受阻,表现为骨骼肌松弛。

去极化型肌松药与运动终板膜上的 N₂ 受体结合,由于不能像乙酰胆碱那样迅速被胆碱酯酶水解,故持续激动 N₂ 受体,产生持久性去极化,使终板膜失去对乙酰胆碱的反应而出现骨骼肌松弛。肌松作用可分为两个时相:第 1 相是持久去极化阻断,第 2 相是脱敏感阻断,运动终板膜上的 N₂ 受体变得对乙酰胆碱不敏感。两相作用的结果,可有效阻断神经肌肉的化学传递,使骨骼肌松弛。

去极化型肌松药的特点:①用药后常先出现短暂的肌束颤动,这是由于不同部位的骨骼肌在药物作用下去极化出现的时间先后不同所致;②连续用药可产生快速耐受性;③胆碱酯酶抑制药可增强此类药物的肌松作用,因此过量时不能用新斯的明解救;④治疗量无神经节阻断作用。

琥 珀 胆 碱

琥珀胆碱(succinylcholine)又称司可林(scoline)。

【体内过程】 静脉注射琥珀胆碱,90% 迅速被血浆假性胆碱酯酶水解,8% 在肝被水解。首先水解成琥珀单胆碱,肌松作用明显减弱;然后再缓慢水解成琥珀酸和胆碱,肌松作用消失。仅有约 2% 的琥珀胆碱以原形从肾排泄。新斯的明直接或间接兴奋 N₂ 受体琥珀胆碱产生协同作用,也能抑制血浆假性胆碱酯酶的活性,从而可加强和延长琥珀胆碱的作用,增加其毒性。

【药理作用】 琥珀胆碱的肌松作用快而短暂,一次静脉注射后,先出现短时间的肌束颤动,1 min 即转为肌肉松弛,2 min 作用最明显,5 min 肌松作用消失。肌肉松弛的顺序从头颈部肌肉开始,逐渐涉及肩胛、腹部和四肢,最后累及呼吸肌。但对喉头和气管肌作用强。

【临床应用】

1. 气管内插管术及气管镜检查 静脉注射作用快而短暂,对喉肌麻痹力强,可使插管操作顺利进行,故用于气管内插管及气管镜检查。

2. 辅助麻醉 静脉滴注可达到长时间的肌松作用,便于在较浅的麻醉下进行外科手术,以减少麻醉药用量,保证手术安全。

【不良反应及注意事项】

1. 术后肌痛 这可能是琥珀胆碱引起的肌束颤动损伤了肌梭所致,一般 3～5 天自愈。

2. 眼内压升高 药物使眼外肌短暂收缩,引起眼内压升高,故禁用于青光眼、白内障晶状体摘除术。

3. 血钾升高 琥珀胆碱使肌肉持久去极化,大量 K^+ 从细胞内释放出来,导致血钾升高,故禁用于烧伤、广泛软组织伤、偏瘫及脑血管意外患者,以免产生高血钾性心搏骤停。

4. 呼吸肌麻痹 给药过快、过量即可发生,遗传性血浆假性胆碱酯酶缺乏者对本品水解缓慢,易发生呼吸肌麻痹,且恢复缓慢,故患此病者禁用。

本品与毒扁豆碱、氨基糖苷类抗生素、多肽类抗生素配伍用药易发生呼吸肌麻痹,应避免合用。

(二)非去极化型肌松药

非去极化型肌松药又称竞争性肌松药,能与运动终板膜上的 N_2 受体结合,但不激动受体,仅竞争性阻断乙酰胆碱对 N_2 受体的作用,使骨骼肌松弛。

本类药物的特点:①肌松前无肌束颤动;②吸入性全麻药(如乙醚)能增强此类药物的肌松作用,合用时应减少肌松药的用量;③胆碱酯酶抑制药可对抗其肌松作用,故过量可用适量的新斯的明解救;④同类肌松药之间有相加作用。

筒箭毒碱

筒箭毒碱(d-tubocurarine)是从南美洲生产的马钱子科及防己科植物中提取的生物碱,右旋体具有生物活性,是临床应用最早的典型非去极化型肌松药。但因来源有限,且有一定缺点,现已少用。

【体内过程】 本品为季铵类化合物,口服难吸收,一般采用静脉注射法给药。筒箭毒碱作用的快速消失主要是由于药物在体内的再分布,故重复用药量应比初量小,以免蓄积中毒。大部分药物以原形随尿及胆汁排出。

【药理作用和临床应用】 一次静脉注射筒箭毒碱后,3～4 min 即产生肌松作用,5 min 作用达高峰,维持 20～40 min。肌肉松弛作用首先从头颈部小肌肉开始,然后波及四肢和躯干,继而因肋间肌松弛出现腹式呼吸,如剂量过大,可累及膈肌。肌肉松弛恢复时,其顺序与肌松时相反,膈肌麻痹恢复较快。临床用作外科麻醉的辅助用药。

【不良反应及注意事项】 本品具有神经节阻断和释放组胺作用,可引起血压下降、心率减慢、支气管痉挛和唾液分泌增多等。大剂量引起呼吸肌麻痹时,可进行人工呼吸,并可使用新斯的明对抗。

【禁忌证】 重症肌无力、支气管哮喘和严重休克。

近年研制出几种较安全的新的非去极化型肌松药。

(1)泮库溴铵(pancuronium) 长效非去极化型肌松药,肌松作用较筒箭毒碱强 5 倍,作用维持时间较短或近似,治疗量无神经节阻断和促进组胺释放作用。因有轻度抗胆碱作用和促进儿茶酚胺释放,故可兴奋心血管。

(2)维库溴铵(vecuronium) 肌松作用比泮库溴铵快而强,持续时间为泮库溴铵的 1/3～1/2,对心血管系统几乎无影响。

(3)阿曲库铵(atracurium) 作用同筒箭毒碱,但起效快,持续时间较短。药物在体内消除不依赖肝肾功能,主要通过血浆中酯酶分解和自行降解。临床用量对循环功能影响轻微,释放组胺作用比筒箭毒碱弱。

(4)哌库溴铵(pipecuronium) 长效非去极化型肌松药,其强度为泮库溴铵的1～1.5倍,治疗量无心血管系统不良反应,也不释放组胺。尤适用于心肌缺血性疾病和长时间手术。

(5)米库氯铵(mivacurium,美维松) 短效非去极化型肌松药,进入体内后迅速被血浆胆碱酯酶水解而失效。静脉注射后2 min起效,作用维持15 min。治疗量对心血管系统无影响,促进组胺释放作用较弱。适用于停药后需迅速恢复肌张力患者的气管插管。

小结

情境导入及
分析答案

胆碱受体阻断药能与胆碱受体结合而不产生或极少产生拟胆碱作用,却能妨碍乙酰胆碱或胆碱受体激动药与胆碱受体的结合,从而拮抗拟胆碱作用。按其对 M 和 N 受体选择性的不同,可分为 M_1、M_2、M_3 胆碱受体阻断药和 N_1、N_2 胆碱受体阻断药。按用途的不同,可分为平滑肌解痉药、神经节阻断药、骨骼肌松弛药和中枢性抗胆碱药。

N 胆碱受体阻断药可分为如下两种。①N_1受体阻断药,即全部自主神经被阻断,故称神经节阻断药。②N_2受体阻断药,又称骨骼肌松弛药(简称肌松药),根据作用方式和特点的不同,可分为去极化型肌松药和非去极化型肌松药两类。

能力检测

能力检测答案

一、A 型题

1. 阿托品滴眼可引起(　　)。

A. 缩瞳、降低眼压、调节痉挛　　　　　　　B. 缩瞳、升高眼压、调节麻痹

C. 扩瞳、降低眼压、调节麻痹　　　　　　　D. 扩瞳、降低眼压、调节痉挛

E. 扩瞳、升高眼压、调节麻痹

2. 阿托品的作用不包括(　　)。

A. 扩大瞳孔、升高眼压　　　B. 减慢心率　　　C. 抑制腺体分泌

D. 松弛平滑肌　　　E. 大剂量可解除血管痉挛、改善微循环

3. 阿托品对平滑肌解痉效果最好的是(　　)。

A. 支气管平滑肌　　　B. 胃肠道平滑肌　　　C. 胆道平滑肌

D. 输尿管平滑肌　　　E. 子宫平滑肌

4. 麻醉前常注射阿托品,其目的是(　　)。

A. 增强麻醉效果　　　　　　　B. 兴奋呼吸中枢

C. 预防麻醉引起的低血压　　　　　　　D. 使骨骼肌完全松弛

E. 减少呼吸道腺体分泌

5. 阿托品抗休克机制是(　　)。

A. 扩张小血管、改善微循环　　　B. 解除迷走神经对心脏的抑制　　　C. 升高血压

D. 兴奋中枢神经　　　E. 解除胃肠绞痛

6. 阿托品的作用中与阻断 M 受体无关的是(　　)。

A. 散瞳　　　B. 抑制腺体分泌　　　C. 解除平滑肌痉挛

D. 加快心率　　　E. 扩张血管

7. 眼科用阿托品治疗(　　)。

A. 沙眼　　　B. 虹膜睫状体炎　　　C. 视神经炎

D. 青光眼　　　E. 结膜炎

8. 碘解磷定解救有机磷酸酯类(农药)中毒是因为( )。

A. 能使失去活性的胆碱酯酶复活　　　　　B. 能直接对抗乙酰胆碱的作用

C. 有阻断 M 胆碱受体的作用　　　　　　　D. 有阻断 N 胆碱受体的作用

E. 能对抗有机磷酸酯分子中磷的毒性

9. 抢救有机磷酸酯类中度以上中毒,最好应当使用( )。

A. 阿托品　　　　　　　　　B. 解磷定　　　　　　　　　C. 解磷定和筒箭毒碱

D. 解磷定和阿托品　　　　　E. 阿托品和筒箭毒碱

10. 属于胆碱酯酶复活药的药物是( )。

A. 新斯的明　　　　　　　　B. 氯解磷定　　　　　　　　C. 阿托品

D. 安贝氯铵　　　　　　　　E. 毒扁豆碱

二、B 型题

(11～13 题共用答案)

A. 阿托品　　　　　　　　　B. 东莨菪碱　　　　　　　　C. 溴丙胺太林

D. 后马托品　　　　　　　　E. 琥珀胆碱

11. 治疗窦性心动过缓( )。

12. 用于成年人验光( )。

13. 用于儿童验光( )。

(14～16 题共用答案)

A. 碘解磷定　　　　　　　　B. 有机磷酸酯类　　　　　　C. 新斯的明

D. 氨甲酰胆碱　　　　　　　E. 乙酰胆碱

14. 可逆性抗胆碱酯酶药是( )。

15. 不可逆性抗胆碱酯酶药是( )。

16. 胆碱酯酶复活药是( )。

三、C 型题

17. 男性,35 岁。因手术需要进行蛛网膜下腔阻滞麻醉,麻醉过程中出现心动过缓,最好应选用( )。

A. 阿托品　　　　　　　　　B. 毛果芸香碱　　　　　　　C. 新斯的明

D. 异丙肾上腺素　　　　　　E. 肾上腺素

18. 患者,女,44 岁。因腹痛入院,诊断为急性胆绞痛,最好应选用( )。

A. 阿托品　　　　　　　　　B. 阿托品＋筒箭毒碱　　　　C. 阿托品＋泮库溴铵

D. 阿托品＋哌替啶　　　　　E. 阿托品＋溴丙胺太林

四、X 型题

19. 阿托品禁用于( )。

A. 前列腺肥大　　　　　　　B. 胃肠痉挛　　　　　　　　C. 支气管哮喘

D. 青光眼　　　　　　　　　E. 心动过缓

执考真题　　　执考真题答案

(宋红霞)

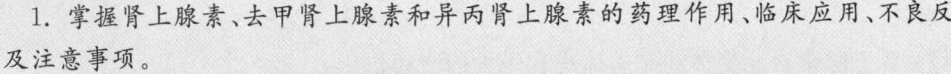

拟肾上腺素药

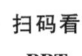

扫码看
PPT

学习目标

1. 掌握肾上腺素、去甲肾上腺素和异丙肾上腺素的药理作用、临床应用、不良反应及注意事项。

2. 熟悉多巴胺、麻黄碱的药理作用、临床应用、不良反应及注意事项。

3. 了解间羟胺、去氧肾上腺素、多巴酚丁胺的药理作用和临床应用。

4. 具有正确指导患者合理使用拟肾上腺素药的能力。

拟肾上腺素药是一类化学结构和药理作用与肾上腺素相似的胺类药物,这些药物作用相似,但在作用强度、体内过程、受体亲和力及激动受体的能力上有差别。根据药物对不同肾上腺素受体亚型的选择性不同分为三大类:α受体激动药;α、β受体激动药;β受体激动药(表 9-1)。

表 9-1　拟肾上腺素药物分类及基本作用比较

分　类	药　物	肾上腺素受体			作 用 方 式	
		α受体	β₁受体	β₂受体	直接作用于受体	释放递质
α、β受体激动药	肾上腺素	++++	+++	+++	+	
	多巴胺	+	++	±	+	+
	麻黄碱	++	++	++	+	+
α受体激动药	去甲肾上腺素	+++	++	±	+	
	间羟胺	++	+	+	+	+
	去氧肾上腺素	++	±	±	+	+
β受体激动药	异丙肾上腺素	−	+++	+++	+	
	多巴酚丁胺	+	++	+	+	±

情境导入及分析

患者,女,10 岁,因支原体肺炎入院,静脉输注头孢类抗生素时,突然出现恶心、呕吐、发绀、大汗淋漓。考虑为过敏性休克,立即停药,给以吸氧,皮下注射肾上腺素。

试分析:

1. 肾上腺素为什么是治疗过敏性休克的首选药?

2. 肾上腺素有哪些不良反应及禁忌证?

任务一　α、β受体激动药

肾　上　腺　素

肾上腺素(adrenaline,AD)是由肾上腺髓质分泌的主要激素。药用肾上腺素是从家畜肾上腺中提取的或人工合成的,化学性质不稳定,见光、遇热易分解,在碱性溶液中迅速氧化变色而失效。

【体内过程】　口服后易被胃肠道破坏而失效,不能达到有效血药浓度,故口服无效。皮下注射因能收缩血管,吸收缓慢,作用维持时间长,为 1 h 左右。肌内注射吸收快,作用维持 10～30 min。肾上腺素一部分被儿茶酚胺氧位甲基转移酶(COMT)和单胺氧化酶(MAO)转化,另一部分被非神经组织再摄取,故作用短暂。

【药理作用】　肾上腺素对α受体和β受体均有强大的激动作用。

1. 心脏　可兴奋心肌、传导系统和窦房结的β_1受体,加强心肌收缩性,加速传导,加快心率,提高心肌的兴奋性,增加心排出量。因为心脏做功和心肌代谢增加,使心肌耗氧量增加,易引起心肌缺氧。剂量过大或静脉注射过快,易引起心律失常,如期前收缩、心动过速甚至心室纤颤。

2. 血管　对血管的作用因血管上受体的种类和密度的不同而有差异。激动α受体,血管收缩,皮肤、黏膜、肾和胃肠道等器官的血管平滑肌上α受体密度高,故皮肤、黏膜、部分内脏血管收缩最为强烈。激动β_2受体,血管舒张。在骨骼肌血管平滑肌和冠状血管平滑肌上β_2受体占优势,故小剂量的肾上腺素往往使这些血管舒张。对脑和肺血管收缩作用十分微弱,有时由于血压升高而被动地舒张。

3. 血压　肾上腺素对血压的影响与剂量有关。在皮下注射治疗量肾上腺素(0.5～1.0 mg)或低浓度静脉滴注(每分钟滴入 10 μg)时,由于心脏兴奋,心排出量增加,故收缩压升高;而骨骼肌血管的舒张作用抵消或超过了皮肤、黏膜血管的收缩作用,故舒张压不变或稍低;脉压加大(图 9-1)。较大剂量静脉注射时,则收缩压和舒张压均升高。肾上腺素的典型血压改变多为双相反应,即给药后迅速出现明显的升压作用,而后出现微弱的降压反应,降压反应持续时间较长。如预先给予α受体阻断药,则表现为肾上腺素对血管β_2受体的激动作用,其升压作用可被反转,呈现明显的降压反应。

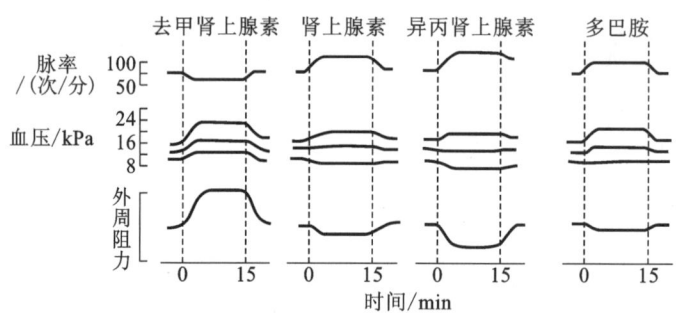

图 9-1　静脉滴注去甲肾上腺素、肾上腺素、异丙肾上腺素及多巴胺对心血管作用的比较

4. 支气管　肾上腺素激动支气管平滑肌的β_2受体,发挥强大的舒张支气管作用。激动支气管黏膜血管的α_1受体,使血管收缩,降低毛细血管的通透性,有利于消除支气管黏膜水肿。肾上腺素还能抑制肥大细胞释放组胺等过敏性物质。

5. 代谢　肾上腺素能提高机体代谢,促进肌糖原和肝糖原分解,使血糖升高,激活甘油三酯酶加速脂肪分解,使血液中游离脂肪酸升高。

6. 中枢神经系统　肾上腺素不易透过血脑屏障,故中枢作用较弱。

【临床应用】

1. 心脏骤停　肾上腺素具有强大的强心作用,是心搏骤停复苏的首选药。用于溺水、药物中毒、手术意外、传染病等所致的心脏骤停。可用本品 0.5～1 mg 稀释后心室内注射,同时配合人工呼吸、心脏按压和纠正酸中毒等。对电击所致的心脏骤停还应配合心脏除颤器或利多卡因等药物除颤。

2. 过敏性休克 休克时因为组胺等过敏性介质的释放,所以可引起小血管舒张,毛细血管通透性增加,血压下降,喉头水肿,支气管痉挛,呼吸困难等。由于肾上腺素能激动 α 受体,所以它可产生如下作用:收缩小动脉和毛细血管前括约肌,降低毛细血管的通透性;激动 β 受体可兴奋心脏,缓解支气管痉挛,扩张冠状动脉;减少过敏介质释放,能迅速缓解过敏性休克症状,是抢救过敏性休克的首选药。一般采用肌内或皮下注射。危急时亦可用生理盐水稀释后缓慢静脉注射,静注必须缓慢,以免发生血压剧升和心律失常的危险。

3. 支气管哮喘 作用迅速,作用力强,常用于控制支气管哮喘的急性发作,皮下或肌内注射,起效快,作用维持时间短。仅用于急性发作者。

4. 与局麻药合用 在局部麻醉药中加入微量肾上腺素(一般肾上腺素浓度为 1∶200000),可使局部血管收缩,延缓局麻药的吸收而减轻中毒反应,延长局麻药的作用时间。局麻药中的肾上腺素一次用量不得超过 0.3 mg。

5. 局部止血 当黏膜出血时,可将浸有 0.1% 肾上腺素溶液的纱布或棉球填塞出血处,使局部血管收缩而止血。

【不良反应及注意事项】 主要为心悸、烦躁、头痛和血压升高等。剂量过大可使血压骤升,可导致脑出血;因心肌耗氧量增加,可引起心肌缺血和心律失常,甚至心室纤颤,故应严格掌握剂量。

【禁忌证】 高血压、脑动脉硬化、器质性心脏病、糖尿病和甲状腺功能亢进患者禁用。老年人慎用。

麻 黄 碱

麻黄碱(ephedrine)又名麻黄素,是从中药麻黄中提取的生物碱,药用麻黄碱为人工合成品。

【体内过程】 口服易吸收,在胃肠道中不易被破坏,可通过血脑屏障,小部分在体内经脱胺氧化而被代谢,大部分以原形经尿排出,由于代谢和排泄都较缓慢,故作用时间较肾上腺素持久。

【药理作用】 能直接激动肾上腺素 α 和 β 受体,还可促进去甲肾上腺素能神经末梢释放去甲肾上腺素,间接产生拟肾上腺素作用。与肾上腺素比较,其化学性质稳定,可以口服,作用弱而持久,中枢兴奋作用明显,易产生快速耐受性。

1. 心血管 增强心肌收缩力,增加心排出量,有直接加快心率的作用,但在整体情况下由于血压升高,反射性减慢心率,此作用可抵消其直接加快心率的作用,故心率变化不大。麻黄碱对皮肤、黏膜和内脏血管收缩作用强,对骨骼肌血管和冠状血管舒张作用弱。由于增强心肌收缩力和收缩血管,可使收缩压和舒张压都升高,其升压作用出现缓慢,但维持时间较长。

2. 支气管平滑肌 松弛支气管平滑肌作用较肾上腺素弱,起效慢,作用持久。

3. 中枢神经系统 具有较显著的中枢兴奋作用,引起精神兴奋、不安和失眠等。

【临床应用】

1. 防治哮喘 用于预防支气管哮喘发作和轻症的治疗,对严重哮喘发作疗效较差,一般不用。

2. 鼻塞 常用 0.5%~1.0% 溶液滴鼻,通过其收缩血管作用,可减轻鼻腔黏膜充血水肿所致的鼻塞。

3. 低血压 防治硬膜外和蛛网膜下腔麻醉等情况所引起的低血压。

【不良反应及注意事项】

1. 快速耐受性 麻黄碱短期内反复给药,作用逐渐减弱,疗效降低,称为快速耐受性。停药后可以恢复敏感性。

2. 中枢兴奋 剂量较大可出现中枢兴奋所致的不安、失眠等,晚间服用宜加镇静催眠药以减轻中枢兴奋症状。

【禁忌证】 高血压、动脉硬化、甲亢、心绞痛患者禁用。

多 巴 胺

多巴胺(dopamine,DA)是去甲肾上腺素生物合成的前体,也是中枢神经系统的重要递质,药用的多巴胺为人工合成品。

【体内过程】 口服无效,易被胃肠道破坏,常采用静脉滴注给药,在体内迅速经 MAO 和 COMT 代谢灭活,故维持时间短暂。因为多巴胺不易透过血脑屏障,所以外源性多巴胺无中枢作用。

【药理作用】 主要激动 α、β 受体和外周多巴胺受体。

1. 心脏 通过激动心脏上的 $β_1$ 受体,使心肌收缩力增强,心排出量增加,对心率影响不无明显,很少引起心律失常。

2. 血管和血压 对血管的作用与浓度有关,低浓度(每分钟 10 μg/kg)时激动肾脏、肠系膜和冠状血管上的多巴胺受体,使这些部位的血管舒张;高浓度(每分钟 20 μg/kg)时因激动心脏上的 $β_1$ 受体,心肌收缩力增强,心排出量增加,收缩压升高,对舒张压无明显影响或轻微增加,总外周阻力变化不大。继续增大给药浓度,多巴胺可激动血管的 α 受体,导致血管收缩,总外周阻力增加,血压升高。

3. 肾脏 低浓度时激动肾脏上的多巴胺受体,肾血管舒张,肾血流量增加,肾小球滤过率增加而利尿,同时多巴胺还能抑制肾小管的重吸收而排钠利尿。大剂量时激动肾血管的 α 受体,使肾血管明显收缩。

【临床应用】

1. 抗休克 适用于感染中毒性休克、心源性休克及出血性休克等,尤为适宜伴有心收缩力减弱及尿量减少的休克患者。

2. 急性肾功能衰竭 本品可改善肾功能,增加尿量,可与利尿药联合应用于急性肾功能衰竭。

【不良反应及注意事项】 较轻,偶见恶心、呕吐。如剂量过大或滴注太快可出现心动过速、心律失常等,一旦发生,应减慢滴注速度或停药。嗜铬细胞瘤患者禁用。室性心律失常、闭塞性血管病、心肌梗死、动脉硬化症和高血压患者慎用。

任务二　α 受体激动药

去甲肾上腺素

去甲肾上腺素(noradrenaline,NA)是交感神经末梢释放的主要递质,肾上腺髓质亦有少量分泌。药用品为人工合成品,常用其重酒石酸盐,化学性质不稳定,见光易分解失效,禁与碱性药物配伍。

【体内过程】 口服后易在消化道内被破坏,故不宜口服;皮下注射时,因血管剧烈收缩吸收很少,且易发生局部组织坏死,故一般采用静脉滴注给药。外源性去甲肾上腺素不易透过血脑屏障,很少到达脑组织。外源性去甲肾上腺素在肝内由 COMT 转化。由于去甲肾上腺素进入机体后迅速被摄取和代谢,故作用短暂。

【药理作用】 对 $α_1$ 和 $α_2$ 受体有强大的激动作用。对心脏 $β_1$ 受体激动作用较弱,对 $β_2$ 受体几乎无作用。

1. 血管 激动血管上的 $α_1$ 受体,使血管收缩。以收缩皮肤黏膜血管作用最为明显,其次是收缩肾脏、脑、肝、肠系膜和骨骼肌的血管。冠状血管呈现扩张作用,这是由于心脏兴奋,心肌的代谢产物(腺苷等)增加,而使血管舒张,同时因血压升高,提高了冠状血管的灌注压,引起冠脉流量增加。

2. 心脏 在离体情况下,由于直接兴奋心脏的 $β_1$ 受体,使心肌收缩性加强,传导加速,心率加快,心排出量增加。在整体情况下,由于血压升高,反射性兴奋迷走神经而使心率减慢,另外,由于药物的强烈收缩血管作用,总外周阻力增高,增加了心脏的射血阻力,使心排出量不变或下降。剂量过大时,心脏自动节律性增加,可能引起心律失常,但较肾上腺素少见。

3. 血压 小剂量静脉滴注去甲肾上腺素时,由于心脏兴奋,收缩压明显增加,而舒张压升高不明显,故脉压加大。较大剂量时,因血管强烈收缩,外周阻力明显增高,故收缩压升高的同时舒张压也明显升高,脉压变小。

【临床应用】

1. 抗休克 去甲肾上腺素在休克的治疗中已不占重要地位,仅限于神经源性休克早期血压骤降时小剂量静脉滴注,以及嗜铬细胞瘤切除后或药物中毒时的低血压。

2. 上消化道出血 本药稀释后口服,可使食管或胃黏膜血管收缩而止血。

【不良反应及注意事项】

1. 局部组织缺血坏死 静脉滴注时间过长、浓度过高或药液漏出血管,可因局部血管剧烈收缩而引起组织缺血坏死。如发现药液外漏或滴注部位皮肤苍白,应立即停止注射或更换注射部位,进行热敷,并用普鲁卡因或酚妥拉明作局部浸润注射,以扩张血管。

2. 急性肾功能衰竭 滴注时间过长或剂量过大,可使肾脏血管剧烈收缩,导致尿少、尿闭和肾实质损伤,故用药期间尿量应保持在每小时 25 mL 以上。

【禁忌证】 高血压、动脉硬化症、器质性心脏病患者禁用。

间 羟 胺

间羟胺(metaraminol,阿拉明)为人工合成品,性质较稳定,不易被 COMT 和 MAO 转化,故作用较持久。可直接激动 α 受体,对 β_1 受体作用较弱,也可被去甲肾上腺素能神经末梢摄取进入囊泡,通过置换作用促使囊泡中的去甲肾上腺素释放,间接地发挥拟肾上腺素作用。

间羟胺的收缩血管、升高血压作用较去甲肾上腺素弱而持久。对肾脏血管的收缩作用弱,很少发生尿少,尿闭等不良反应。可增加心肌收缩力,使休克患者的心排出量增加,对心率的影响不明显,有时因血压升高可反射性减慢心率,但很少引起心律失常。间羟胺可静滴也可肌内注射,故临床上取代去甲肾上腺素,用于各种低血压和休克早期。

短时间内连续应用可产生快速耐受性。在产生耐受性时,适当加用小剂量去甲肾上腺素可恢复或增强其升压作用。

去氧肾上腺素

去氧肾上腺素(neo-synephrine)又称苯肾上腺素(phenylephrine)、新福林,为 α_1 受体激动药,是人工合成品。作用与去甲肾上腺素相似但较弱,作用维持时间较久,除静脉滴注外也可肌内注射。去氧肾上腺素因能使血管收缩,外周阻力增加,血压升高,所以可用于抗休克及防治脊椎麻醉或全身麻醉的低血压;由于血压升高,使迷走神经反射性兴奋而减慢心率,临床上也用于阵发性室上性心动过速;因能兴奋瞳孔开大肌,使瞳孔扩大,作用较阿托品弱,持续时间较短,不引起眼内压升高和调节麻痹,所以可作为眼底检查时的快速短效扩瞳药。

任务三 β受体激动药

一、β_1、β_2受体激动药

异丙肾上腺素

异丙肾上腺素(isoprenaline)是人工合成品,药用其盐酸盐,是经典的 β_1、β_2 受体激动剂。

【体内过程】 口服无效,因易在消化道内被破坏,舌下和气雾给药均吸收迅速,吸收后主要在肝脏和其他组织中被儿茶酚邻位甲基转移酶(COMT)所代谢,单胺氧化酶(MAO)对其代谢作用较弱,作用维持时间略长于肾上腺素。

【药理作用】 对 β_1 和 β_2 受体有强大的激动作用,对 α 受体几乎无作用。

1. 心脏 因激动心脏 β_1 受体,可使心肌收缩力增强,心率增加,传导加速,心排出量和心肌耗氧量增加,虽也可引起心律失常,但较肾上腺素少见,较少引起心室颤动。

2. 血管 激动 β_2 受体使骨骼肌血管舒张,对肾血管和肠系膜血管舒张作用较弱,对冠状血管也有舒张作用,可增加组织血流量。

3. 血压 因心脏兴奋可使心排出量增加,而同时血管扩张使外周阻力降低,故使收缩压升高,舒张压降低,脉压明显增大。

4. 支气管平滑肌 可激动支气管平滑肌的 β_2 受体,舒张支气管平滑肌,特别是当支气管平滑肌处于痉挛状态时,其松弛作用更明显,此作用较肾上腺素略强,并具有抑制组胺等过敏性物质释放的作用,但对支气管黏膜的血管无收缩作用,故消除黏膜水肿的作用不如肾上腺素。

5. 其他 通过激动 β 受体,促进糖原和脂肪的分解,使血糖升高,血中游离脂肪酸含量增加,也增加组织耗氧量。不易透过血脑屏障,中枢兴奋作用不明显。

【临床应用】

1. 支气管哮喘 舌下或气雾给药能迅速控制支气管哮喘急性发作,疗效快而强,但常伴有心悸,长期反复应用易产生耐受性,使疗效降低。

2. 房室传导阻滞 本药能兴奋窦房结及房室结,加速房室传导,可用于治疗Ⅱ度、Ⅲ度房室传导阻滞。

3. 心脏骤停 当高度房室传导阻滞或窦房结功能衰竭而引发心脏骤停时,常与肾上腺素合用做心室内注射,可产生强大的起搏作用。

4. 感染性休克 因能兴奋心脏,增加心排出量,且舒张血管,改善微循环,故可治疗感染性休克。但异丙肾上腺素易使心肌耗氧量增加,诱发心律失常,现已较少用于抗休克。

【不良反应及注意事项】 常见心悸、头晕,用药过程中应注意控制心率。在支气管哮喘患者,因已有明显缺氧症状,加之气雾剂剂量不易掌握,如剂量过大,可致心肌耗氧量增加,引起心律失常,甚至导致心室颤动而死亡,因此在用药过程中应严格控制心率。

【禁忌证】 冠心病、心肌炎和甲状腺功能亢进患者禁用。

二、β_1 受体激动药

多巴酚丁胺

多巴酚丁胺(dobutamine)为人工合成品,其化学结构和体内过程与多巴胺相似,口服无效,仅供静脉注射给药。

【药理作用】 主要激动 β_1 受体,治疗量可使心肌收缩力增强,心排出量增加,很少增加心肌耗氧量,也较少引起心动过速;静滴速度过快或浓度过高时(超过每分钟 $20\ \mu g/kg$),则引起心率加快,这可能与外周阻力变化不大而心脏 β_1 受体激动时增加心肌收缩力有关。对低排出量者可剂量依赖性地增加心排出量。

【临床应用】 主要用于治疗心肌梗死并发心力衰竭。多巴酚丁胺可增加心肌收缩力,增加心排出量,并使左心室充盈压明显降低,使心功能改善,而且能促进排钠、排水,增加尿量,有利于消除水肿。

【不良反应及注意事项】 用药期间可引起血压升高、心悸、头痛、气短等不良反应。偶致室性心律失常,由于该药可使心肌耗氧量增多,亦可引起心肌梗死患者梗死面积增加,应引起重视,梗阻型肥厚性心肌病患者禁用,因其可促进房室传导,心房纤颤患者禁用。

三、β_2 受体激动药

β 受体激动药还包括选择性 β_2 受体激动药,常用的药物有沙丁胺醇(salbutamol,舒喘灵)、特布他林(terbutaline,间羟舒喘灵)、克伦特罗(clenbuterol,氨哮素,克喘素)、沙美特罗(salmeterol)等,临床上主要用于哮喘的治疗。

→ 小结

拟肾上腺素药根据对肾上腺素受体的选择性不同,分为:以肾上腺素为代表药物的 α、β 受体激动药;以去甲肾上腺素为代表药物的 α 受体激动药;以异丙肾上腺素为

情境导入及
分析答案

代表药物的 β 受体激动药。各类药物根据其药理作用的差异而用于不同的临床疾病。用药过程中应密切注意病情变化,以避免发生严重不良反应。

能力检测

能力检测答案

一、A 型题

1. 肾上腺素对血管作用的结果是(   )。

A.皮肤黏膜血管收缩,内脏、骨骼肌血管扩张　　B.皮肤黏膜血管扩张,内脏、骨骼肌血管收缩

C.皮肤黏膜、内脏血管收缩,骨骼肌血管扩张　　D.皮肤黏膜及骨骼肌血管均收缩

E.仅骨骼肌血管扩张

2. 肾上腺素对心脏的作用是(   )。

A.激动 α 受体,使心率加快,传导加快,收缩力加强

B.阻断 α 受体,使心率减慢,传导减慢,收缩力减弱

C.激动 β 受体,使心率加快,传导加快,收缩力加强

D.阻断 β 受体,使心率加快,传导减慢,收缩力减弱

E.激动 α 受体和 β 受体,使心率加快,传导加快,收缩力减弱

3. 心脏复苏"三联针"的组成,正确的是(   )。

A.肾上腺素 1 mg、阿托品 2 mg、利多卡因 10 mg

B.去甲肾上腺素 1 mg、阿托品 2 mg、利多卡因 10 mg

C.肾上腺素 1 mg、阿托品 1 mg、利多卡因 100 mg

D.异丙肾上腺素 1 mg、阿托品 1 mg、利多卡因 10 mg

E.去甲肾上腺素 1 mg、阿托品 1 mg、利多卡因 10 mg

4. 肾上腺素的禁忌证不包括(   )。

A.高血压　　　　　　B.脑动脉硬化　　　　　　C.甲状腺功能亢进症

D.支气管哮喘　　　　E.器质性心脏病

5. 常用于治疗鼻黏膜充血肿胀的药物是(   )。

A.肾上腺素　　　　　B.麻黄碱　　　　　　　　C.间羟胺

D.酚妥拉明　　　　　E.异丙肾上腺素

6. 静滴漏出血管外可导致局部组织缺血、坏死的药物是(   )。

A.多巴胺　　　　　　B.麻黄碱　　　　　　　　C.异丙肾上腺素

D.去甲肾上腺素　　　E.酚妥拉明

二、B 型题

(7~8 题共用答案)

A.肾上腺素　　　　　B.异丙肾上腺素　　　　　C.去甲肾上腺素

D.多巴胺　　　　　　E.麻黄碱

7. 治疗过敏性休克的首选药是(   )。

8. 抢救心跳骤停的主要药物是(   )。

三、C 型题

9. 患者,女,55 岁,因肝硬化门静脉高压、呕血、黑便入院,该患者宜选用的止血药是(   )。

A.去甲肾上腺素　　　B.间羟胺　　　　　　　　C.肾上腺素

D.多巴胺　　　　　　E.异丙肾上腺素

10. 患者,男,上肢外伤,拟在局部麻醉下施行手术,为防止局麻药吸收后的毒性反应方法是(   )。

A. 在局麻药中加 0.1‰肾上腺素　　　　　B. 宜用高浓度的局麻药,以减少药液体积

C. 限制局麻药的用量　　　　　　　　　　D. 手术后吸氧

E. 手术前给予东莨菪碱

11. 患者,术前做青霉素皮试,出现冷汗、面色苍白,脉搏 120 次/分,血压 69/45 mmHg。应立即给患者注射(　　　)。

A. 麻黄碱　　　　　　　　B. 多巴胺　　　　　　　　C. 去甲肾上腺素

D. 异丙肾上腺素　　　　　E. 肾上腺素

四、X 型题

12. 肾上腺素可用于治疗(　　　)。

A. 心脏骤停　　　　　　　B. 过敏性休克　　　　　　C. 心律失常

D. 支气管哮喘　　　　　　E. 与局麻药配伍

执考真题　　　　执考真题答案

（宋红霞）

抗肾上腺素药

学习目标

1. 掌握酚妥拉明的药理作用、临床应用、不良反应及注意事项。
2. 熟悉 β 受体阻断药的药理作用和临床应用
3. 了解其他 α 受体阻断药的药理作用和临床应用。
4. 具有正确指导患者合理使用抗肾上腺素药的能力。

情境导入及分析

患者,男,54 岁,左足曾受外伤,2 年来常感左足五趾麻木、疼痛,夜重昼轻,行走困难,休息后症状减轻。近来发现左脚拇指皮色逐渐紫暗,局部溃烂、疼痛难忍。诊断为左足血栓闭塞性脉管炎。

试分析:

1. 应选用何药治疗?
2. 该药有哪些不良反应及注意事项?

任务一　α 受体阻断药

α 受体阻断药能选择性地与 α 肾上腺素受体结合,阻断神经递质或拟肾上腺素药与 α 受体结合,从而产生抗肾上腺素的作用。它们能阻断肾上腺素和去甲肾上腺素的升压作用,并使肾上腺素的升压作用转为降压作用,此现象称为"肾上腺素升压作用的反转",这是因为 α 受体阻断药能选择性地阻断了与血管收缩有关的 α 受体,但不影响与血管舒张有关的 β 受体,致使肾上腺素激动 β 受体的作用充分表现出来,而引起血压下降。对于主要作用于血管 α 受体的去甲肾上腺素,它们只取消或减弱其升压效应而无"反转作用"。对于主要作用于 β 受体的异丙肾上腺素的降压作用则无显著影响(图 10-1)。α 受体阻断药作用范围较广,根据这类药物对 α_1、α_2 受体的选择性不同,可分为非选择性 α 受体阻断药和选择性 α 受体阻断药两类。

一、非选择性 α 受体阻断药

(一) 短效类 α 受体阻断药

本类药物以氢键、离子键与 α 受体结合,结合力弱,易于解离,维持时间短,作用温和,能竞争性地阻断 α 受体,对 α_1、α_2 受体具有相似的亲和力,可拮抗肾上腺素的 α 型作用,使激动药的量效曲线平行右移,但增加激动药的剂量仍可达到最大效应,故也称为竞争性 α 受体阻断药。

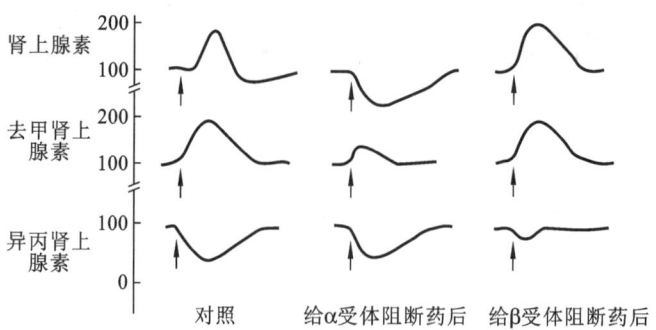

图 10-1　给肾上腺素受体阻断药后,儿茶酚胺对犬血压的影响

酚 妥 拉 明

【体内过程】　酚妥拉明(phentolamine)生物利用度低,口服效果仅为注射给药的 20%。口服后 30 min 血药浓度达峰值,作用维持 3~6 h;肌内注射作用维持 30~45 min。大多以无活性的代谢物从尿中排泄。

【药理作用】

1. 血管　酚妥拉明具有阻断血管平滑肌 α_1 受体和直接松弛血管平滑肌双重作用。给药后能使血管舒张,血压下降,外周血管阻力降低,组织血流灌注量增加,改善微循环。

2. 心脏　酚妥拉明可使血管舒张、血压下降,反射性兴奋交感神经,同时可阻断神经末梢突触前膜 α_2 受体,促进去甲肾上腺素释放,激动心脏 β_1 受体,可引起心脏兴奋,心肌收缩力增强,心率加快,心排出量增加,偶致心律失常。

3. 拟胆碱作用　使胃肠平滑肌兴奋,增强胃肠蠕动,可增加唾液腺、汗腺等分泌,同时还有组胺样作用,使胃酸分泌增加,皮肤潮红等。

【临床应用】

1. 外周血管痉挛性疾病　利用其舒张血管作用,可治疗肢端动脉痉挛症(雷诺综合征)、血栓闭塞性脉管炎及冻伤后遗症。

2. 抗休克　在补足血容量的基础上,通过舒张血管,降低外周阻力,增加心排出量,同时降低肺循环阻力,防止肺水肿的发生,从而改善休克状态时的内脏血液灌注,改善微循环障碍,用于各种休克,特别适用于感染性、心源性和神经源性休克。

3. 肾上腺嗜铬细胞瘤的诊断和治疗　肾上腺嗜铬细胞瘤分泌大量的肾上腺素而引起高血压,酚妥拉明能降低嗜铬细胞瘤所致的高血压,用于肾上腺嗜铬细胞瘤的鉴别诊断、骤发高血压危象的治疗以及手术前的准备。但给予酚妥拉明后可能引起严重低血压,甚至有致死的报告,应特别慎重。

4. 去甲肾上腺素滴注外漏　长期过量静脉滴注去甲肾上腺素或静脉滴注去甲肾上腺素外漏时,可致皮肤缺血、苍白和剧烈疼痛,甚至坏死,此时可用酚妥拉明 10 mg 溶于 10~20 mL 生理盐水中做皮下浸润注射,以对抗去甲肾上腺素的缩血管作用,防治组织缺血坏死。

5. 急性心肌梗死和顽固性充血性心力衰竭　应用酚妥拉明可扩张血管、降低外周阻力,降低心脏前、后负荷,增加冠状动脉供血,增加心排出量,缩小心肌梗死范围。

【不良反应及注意事项】　常见体位性低血压,静脉给药过快可能引起严重的心率加快、心律失常和心绞痛,因此需缓慢注射或静脉滴注。还可引起恶心、腹痛、腹泻、呕吐和诱发溃疡病(可能与其激动胆碱受体作用有关)。胃、十二指肠溃疡及冠心病患者慎用。

(二) 长效类 α 受体阻断药

本类药物以共价键与 α 受体牢固结合,不易解离,在离体实验时,即使应用大剂量去甲肾上腺素也难以完全对抗其作用,需待药物从体内清除后,α 受体阻断作用才能消失,属于长效非竞争性 α 受体阻断药。

酚苄明

【药理作用】 酚苄明(phenoxybenzamine)又称苯苄胺,能舒张血管,降低外周阻力,降低血压,作用强大、缓慢、持久。对于静卧的正常人,酚苄明的降压作用不明显,但当伴有代偿性交感性血管收缩,如血容量减少或直立时,就会引起显著的血压下降。血压下降所引起的反射作用,以及阻断突触前膜 α_2 受体的作用,可使心率加快。此外,酚苄明还有较弱的抗组胺作用。

【临床应用】

1. 治疗外周血管痉挛性疾病和血栓闭塞性脉管炎

2. 抗休克 治疗感染性休克。

3. 治疗嗜铬细胞瘤 不宜手术或恶性嗜铬细胞瘤的患者,可持续应用。也用于嗜铬细胞瘤术前准备。

4. 治疗良性前列腺增生 用于前列腺增生引起的尿潴留。

【不良反应及注意事项】 常见体位性低血压、反射性心动过速、心律失常,因有局部刺激性,不宜做肌内及皮下注射,口服可致恶心、呕吐等胃肠道反应。

二、α_1 受体阻断药

本类药物能选择性阻断动脉和静脉上的 α_1 受体,对去甲肾上腺素能神经末梢突触前膜上的 α_2 受体无明显作用,因此在发挥降压效应的同时,无促进神经末梢释放去甲肾上腺素及明显加快心率的作用。临床常用药物有哌唑嗪、特拉唑嗪、坦洛新及多沙唑嗪等。主要用于良性前列腺增生及原发性高血压的治疗。

三、α_2 受体阻断药

育亨宾(yohimbine)能选择性阻断中枢和外周突触前膜上的 α_2 受体,可促进去甲肾上腺素能神经末梢释放去甲肾上腺素,增加交感神经张力,导致血压升高,心率加快。该药主要用作实验研究中的工具药,造成高血压模型,观察降压药的降压效果和分析降压机制,该药还可用于治疗男性性功能障碍及糖尿病患者的神经病变。

任务二 β受体阻断药

β肾上腺素受体阻断药是一类能选择性地与β受体结合,竞争性地阻断去甲肾上腺素能神经递质或肾上腺素受体激动药与β受体结合的药物。它们与激动药呈典型的竞争性拮抗。根据其选择性不同,可将β肾上腺素受体阻断药分为 β_1、β_2 受体阻断药,β_1 受体阻断药和 α、β受体阻断药三类。本类药物中有些除具有β受体阻断作用外,还具有一定的内在拟交感活性,因此上述三类药物又可分为有内在拟交感活性药及无内在拟交感活性药两类。

【药理作用】

1. 阻断β受体作用

(1)心血管系统 阻断心脏 β_1 受体,使心率减慢,心肌收缩力减弱,延缓心房和房室结的传导,心排出量减少,心肌耗氧量下降,血压略降。由于心脏功能受到抑制,反射性兴奋交感神经,使血管收缩、外周阻力增加,同时阻断血管 β_2 受体,可引起肝、肾和骨骼肌等血流量减少,冠状血管血流量降低。

(2)支气管平滑肌 阻断支气管平滑肌上的 β_2 受体,收缩支气管平滑肌,增加呼吸道阻力。可诱发或加重支气管哮喘。

(3)肾素 通过阻断肾小球旁器细胞的 β_1 受体,抑制肾素释放,而使血压降低。

2. 内在拟交感活性 部分β受体阻断药如醋丁洛尔、吲哚洛尔等与β受体结合后除能阻断受体外,尚有微弱的激动β受体作用,这种作用称为内在拟交感活性,由于这种作用较弱,通常被其β受体阻断作用所掩盖而不易表现出来。

71

3. 膜稳定作用　实验证明,有些β受体阻断药能降低神经或心肌细胞膜对离子的通透性,从而稳定神经细胞膜和心肌细胞膜,产生局部麻醉作用和奎尼丁样作用,称为膜稳定作用。临床使用的剂量达不到膜稳定作用,因此认为这一作用在常用量时与其治疗作用无明显相关性。

4. 代谢　脂肪的分解主要与激动β受体有关,β受体阻断药能抑制交感神经兴奋所引起的脂肪分解,降低游离脂肪酸含量。肝糖原的分解与激动α和β受体有关,当β受体阻断药与α受体阻断药合用时可拮抗肾上腺素的升高血糖作用。β受体阻断药并不影响正常人的血糖水平,也不影响胰岛素的降低血糖作用,但能延缓用胰岛素后血糖水平的恢复。因此,在用胰岛素治疗糖尿病患者时,使用β受体阻断药往往会掩盖低血糖症状如心悸等,从而会延误低血糖的及时诊断。

5. 降低眼内压　局部应用噻吗洛尔等可以减少房水的形成,降低眼内压。

【临床应用】

1. 心律失常　对多种原因引起的快速型心律失常有效,如窦性心动过速和室上性心动过速,与强心苷合用治疗心房纤颤和心房扑动。

2. 心绞痛和心肌梗死　本品能降低心肌耗氧量,对防治心绞痛有良好的疗效。对心肌梗死患者,早期应用普萘洛尔、美托洛尔和噻吗洛尔等均可降低心肌梗死患者的复发和猝死率。

3. 高血压　β受体阻断药是治疗高血压的基础药物。能降低血压,并减慢心率,较少发生体位性低血压。

4. 充血性心力衰竭　β受体阻断药对扩张型心肌病的心力衰竭治疗作用明显,现认为与以下几方面因素有关:①改善心脏舒张功能;②缓解由儿茶酚胺引起的心脏损害;③使β受体上调,恢复心肌对内源性儿茶酚胺的敏感性;④抑制前列腺素或肾素所致的缩血管作用。

5. 甲状腺功能亢进　甲状腺功能亢进患者体内β受体上调,对儿茶酚胺类敏感,本类药物可通过阻断β受体作用,控制甲状腺功能亢进患者的交感神经兴奋症状,如焦虑,心率加快等,可辅助治疗甲状腺功能亢进及甲状腺中毒危象,并能降低基础代谢率。

6. 青光眼　噻吗洛尔、左布洛尔、美替洛尔能降低眼内压,局部用于治疗青光眼。

【不良反应及注意事项】

1. 一般反应　头晕、疲倦、嗜睡、恶心、呕吐、轻度腹泻,继续使用可在一周内消失。

2. 心脏反应　对心脏β₁受体的阻断作用,可出现心脏功能抑制,特别是出现心功能不全、窦性心动过缓和房室传导阻滞,本类药物甚至可引起重度心功能不全、肺水肿、完全房室传导阻滞导致心脏骤停等严重后果。

3. 诱发或加重支气管哮喘　非选择性β受体阻断药可阻断支气管平滑肌β₂受体,使呼吸道阻力增加,诱发或加剧哮喘,慢性支气管炎患者和有支气管哮喘史者禁用。

4. 反跳现象　长期应用β受体阻断药时如突然停药,可引起原有病情加重,如血压上升、严重心律失常或心绞痛发作次数增加,甚至可产生急性心肌梗死或猝死,此种现象称为反跳现象,其机制与受体向上调节有关,因此在病情控制后应逐渐减量直至停药。

5. 其他反应　偶可引起过敏反应,如皮疹及血小板减少性紫癜,也能加剧降糖药的降糖作用,应引起注意。

【禁忌证】　严重左心室心功能不全、窦性心动过缓、重度房室传导阻滞和支气管哮喘患者禁用。心肌梗死患者及肝功能不良者慎用。

一、β₁、β₂受体阻断药

普 萘 洛 尔

【体内过程】　普萘洛尔(propranolol,心得安)口服吸收快而完全,主要在肝脏代谢,有明显的首关消除,生物利用度仅为30%,其代谢产物为4-羟普萘洛尔,仍具有β受体阻断作用。口服后血浆药物达峰时间为1~3 h。血浆蛋白结合率大于90%,易于通过血脑屏障和胎盘屏障,也可分泌于乳汁中。主要在肝脏内代谢,$t_{1/2}$为2~5 h,老年人肝功能减退,$t_{1/2}$可延长,其代谢产物90%以上经肾排泄。因肝脏代谢功能有差异,不同个体口服相同剂量的普萘洛尔,血浆药物浓度相差可达 25 倍,因此临床上用药需从小剂量开始,逐渐增加到适当剂量。

【药理作用和临床应用】 同时阻断 β_1 和 β_2 受体,无内在拟交感活性,用药后心率减慢,心肌收缩力减弱,心排出量降低,冠脉血流量减少,心肌耗氧量明显减少,可使血压下降,支气管平滑肌收缩。用于治疗心律失常、心绞痛、高血压、甲状腺功能亢进等。

【不良反应及注意事项】 诱发和加重支气管哮喘。由于阻断血管上的 β_2 受体,使血管上的 α_1 受体相对占优势而导致外周血管收缩和痉挛,引起四肢发冷,皮肤苍白。

噻 吗 洛 尔

噻吗洛尔(timolol,噻吗心安)β 受体的阻断作用最强,既无内在拟交感活性,也无膜稳定作用,有中等程度的首关消除。能减少房水的生成,降低眼内压,常用其滴眼剂治疗青光眼,每天滴眼两次即可,疗效与毛果芸香碱相似或较优,且无缩瞳和调节痉挛等不良反应。局部应用对心率及血压无明显影响。

吲 哚 洛 尔

吲哚洛尔(pindolol,心得静)作用类似普萘洛尔,其强度为普萘洛尔的 6～15 倍,具有较强的内在拟交感活性,主要表现为激动血管平滑肌 β_2 受体引起血管舒张,有利于高血压的治疗,临床上用于治疗高血压和心绞痛,对中度高血压患者,其降压效果与普萘洛尔一致,对心绞痛患者,其运动耐量明显提高。

二、β_1 受体阻断药

阿替洛尔和美托洛尔

阿替洛尔(atenolol,氨酰心安)和美托洛尔(metoprolol)对 β_1 受体有选择性阻断作用,缺乏内在拟交感活性,对 β_2 受体作用较弱,故增加呼吸道阻力作用较轻,但对哮喘病患者仍需慎用。临床试验证明,阿替洛尔每天 75～600 mg 的降压效果比普萘洛尔每天 60～480 mg 为佳。阿替洛尔的半衰期和作用维持时间均较普萘洛尔和美托洛尔长,临床应用时每天口服一次即可,而普萘洛尔和美托洛尔则需每天 2～3 次。

三、α、β 受体阻断药

本类药物对 α、β 受体的阻断作用选择性不强,临床上主要用于高血压的治疗,以拉贝洛尔(labetalol)为代表,其他药物还有布新洛尔(bucindolol)、阿罗洛尔(aronixil)和氨磺洛尔(amosulalol)等。

拉 贝 洛 尔

【体内过程】 拉贝洛尔(labetalol,柳胺苄心定)口服可吸收,个体差异大,易受胃肠道内容物的影响,部分可被首关消除,生物利用度为 20%～40%,血浆蛋白结合率为 50%,半衰期为 4～6 h,约 99% 在肝脏迅速代谢,少量以原形经肾脏排出。

【药理作用和临床应用】 拉贝洛尔是相对较新的 α、β 受体阻断药的代表,本药的药理学特性较复杂,对 α 受体的阻断作用为酚妥拉明的 1/10～1/6,对 β 受体的阻断作用约为普萘洛尔的 1/2.5,对 β 受体的阻断作用强于对 α 受体阻断作用的 5～10 倍。本品多用于中度和重度的高血压、心绞痛,静注可用于高血压危象,它与单纯 β 受体阻断药相比能降低卧位血压和外周阻力,一般不降低心排出量,可降低立位血压,引起体位性低血压。本品对支气管平滑肌收缩作用不强,但支气管哮喘患者还需慎用。

【不良反应及注意事项】 常见不良反应有眩晕、乏力、恶心等。哮喘及心功能不全者禁用。

知识链接

雷诺综合征

雷诺综合征(Raynaud syndrome)属于动脉痉挛性疾病,是肢端小动脉痉挛引起手或足部一系列皮肤颜色改变的综合征。于1862年由雷诺首先提出,多见于20~40岁女性,好发于双手和手指,但也可涉及双足和足趾。常由寒冷刺激或情绪激动等因素诱发,表现为发作时手足冷、麻木、偶有疼痛。典型发作时,以掌指关节为界,手指发凉、苍白、发紫、继而潮红。疾病晚期,逐渐出现手指背面汗毛消失,指甲生长变慢、粗糙、变形,皮肤萎缩变薄而且发紧,指尖或甲床周围形成溃疡,并可引起感染。

嗜铬细胞瘤

嗜铬细胞瘤又名肾上腺髓质瘤,起源于肾上腺髓质及交感神经节或其他部位的嗜铬组织。源于肾上腺髓质的嗜铬细胞瘤约占90%。肿瘤细胞可持续性或阵发性向血液及组织释放肾上腺素和去甲肾上腺素,导致患者出现持续性或阵发性高血压、头痛、出汗、心悸及代谢紊乱等一系列临床症状。手术切除肿瘤为本病的根治措施。但术中患者可能骤发高血压危象(血压急剧升高,剧烈头痛、头昏、视力模糊、气促、心动过速,甚至出现心绞痛、肺水肿、高血压脑病等表现),应立即使用药物抢救。可用酚妥拉明5 mg加入5%葡萄糖溶液20 ml缓慢静脉推注,同时密切观察血压,当血压降至160/100 mmHg左右时即停止推注,继之以10~50 mg酚妥拉明溶于5%葡萄糖生理盐水500 ml中缓慢静脉滴注。

→ 小结

抗肾上腺素药又称肾上腺素受体拮抗剂,本类药物与肾上腺素受体有较强的亲和力,而内在活性无或非常小,不产生或很少产生拟肾上腺素的作用,却能阻断去甲肾上腺素能神经递质或外源性拟肾上腺素药与受体的结合,从而产生拮抗作用。根据药物对 α 和 β 肾上腺素受体选择性的不同,将其分为 α 受体阻断药、β 受体阻断药及 α、β 受体阻断药三大类。

情境导入及
分析答案

→ 能力检测

一、A 型题

1. 治疗外周血管痉挛病可选用( )。

A.α 受体阻断药　　　　　　B.α 受体激动药　　　　　C.β 受体阻断药
D.β 受体激动药　　　　　　E.M 受体阻断药

2. 可诱发或加重支气管哮喘的药物是( )。

A.肾上腺素　　　　　　　　B.酚苄明　　　　　　　　C.普萘洛尔
D.酚妥拉明　　　　　　　　E.间羟胺

3. 普萘洛尔没有的作用是( )。

A.抑制心脏　　　　　　　　B.降低心肌耗氧量　　　　C.减慢心率
D.直接扩张血管产生降压作用　　E.收缩支气管

二、B 型题

(4~5 题共用答案)

A.普萘洛尔　　　　　　　　B.酚妥拉明　　　　　　　C.多巴胺
D.间羟胺　　　　　　　　　E.麻黄碱

能力检测答案

4. 对肾上腺嗜铬细胞瘤的诊断性治疗可选用(　　)。

5. 能反转肾上腺素升压作用的药物是(　　)。

三、C 型题

6. 患者,女性,67 岁。因右下肺炎、感染性休克急诊住院。当即给予青霉素和去甲肾上腺素静脉点滴。治疗中发现点滴局部皮肤苍白、发凉,患者述疼痛。此时应给予治疗的药物是(　　)。

A.酚妥拉明　　　　　　　　B.普鲁卡因胺　　　　　　　　C.普萘洛尔
D.阿托品　　　　　　　　　E.肾上腺素

四、X 型题

7. 普萘洛尔的适应证是(　　)。

A.高血压　　　　　　　　　B.窦性心动过速　　　　　　　C.心绞痛
D.窦性心动过缓　　　　　　E.甲状腺功能亢进

8. 应用 β 受体阻断药的禁忌证及注意事项包括(　　)。

A.重度房室传导阻滞禁用　　　　　　　B.长期用药不能突然停药
C.支气管哮喘慎用或禁用　　　　　　　D.外周血管痉挛性疾病禁用
E.窦性心动过缓禁用

执考真题　　　执考真题答案

(宋红霞)

局部麻醉药

扫码看 PPT

学习目标

1. 掌握普鲁卡因和利多卡因的药理作用、临床用途、不良反应及注意事项。
2. 熟悉局麻药的给药方法。
3. 了解丁卡因、布比卡因的作用特点。
4. 具有合理使用局部麻醉药的能力。

情境导入及分析

患者,男,18 岁。因运动时踝关节扭伤严重、肿痛就诊,给予 2% 普鲁卡因注射液局部封闭治疗。1.5 h 后,出现胸闷、气促,继而呼吸困难、全身大汗淋漓、血压下降、晕倒。

试分析:
1. 患者出现上述症状的原因。
2. 简述普鲁卡因的临床应用及注意事项。

任务一　局部麻醉药概述

局部麻醉药(local anaesthetics)简称局麻药,是局部应用于神经末梢或神经干周围,暂时、完全和可逆性地阻断神经冲动的产生和传导,在不影响患者意识的情况下引起局部痛觉等感觉暂时消失的药物。局麻作用消失后,神经功能可完全恢复,且常用剂量对各类组织无损伤。

【构效关系】　常用局麻药在化学结构上由三部分组成,即芳香族环、中间链和胺基团。常用局麻药可根据中间链的结构分为两类:中间链是酯链者为酯类,属于这一类的药物有普鲁卡因、丁卡因等;中间链是酰胺链者为酰胺类,属于这一类的药物有利多卡因、布比卡因等。酯类局麻药毒性相对较大,治疗指数低,变态反应的发生率多于酰胺类(表 11-1)。

表 11-1　常用局麻药特点的比较

药物	强度(比值)	毒性(比值)	穿透力	作用持续时间/h	一次极量/mg	主 要 用 途
普鲁卡因	1	1	弱	1	1000	浸润、传导、腰麻、硬膜外麻醉、局部封闭
丁卡因	10	10	最强	2~3	100	表面、传导、腰麻、硬膜外麻醉
利多卡因	2	2	较强	1~1.5	500	浸润、表面、传导、硬膜外麻醉、抗心律失常
布比卡因	6.5	>4	较弱	5~10	150	浸润、传导、腰麻、硬膜外麻醉

一、局麻药药理作用

局麻药的作用与神经细胞或神经纤维的直径大小及神经组织的解剖特点有关。一般规律是神经纤维末梢、神经节及中枢神经系统的突触部位对局麻药最为敏感,细神经纤维比粗神经纤维更易被阻断。对无髓鞘的交感、副交感神经节后纤维在低浓度时可产生作用,对有髓鞘的感觉和运动神经纤维则需高浓度才能产生作用。对混合神经产生作用时,首先消失的是持续性钝痛,其次是短暂性锐痛,继之依次为冷觉、温觉、触觉、压觉消失,甚至发生运动麻痹,神经冲动传导的恢复则按相反的顺序进行。

二、局麻药作用机制

局麻药可作用于神经,提高产生神经冲动所需的阈电位,抑制动作电位去极化上升的速度,延长动作电位的不应期,甚至使神经细胞丧失兴奋性及传导性。神经动作电位的产生是由于神经受刺激时引起膜通透性的改变,产生 Na^+ 内流和 K^+ 外流。局麻药作用机制的学说较多,目前公认的是局麻药阻断神经细胞膜上的电压门控性 Na^+ 通道,阻止其通透性的改变,使 Na^+ 在其作用期间内不能进入细胞,从而传导阻滞,产生局麻作用。

三、局麻药的麻醉方法(图 11-1)

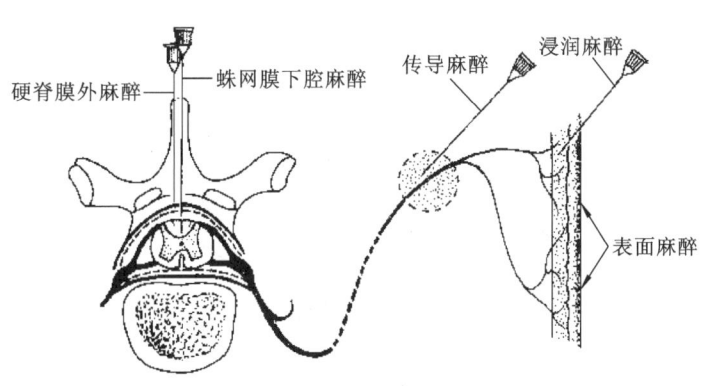

图 11-1　局麻药麻醉方法示意图

1. 表面麻醉　将穿透性强的局麻药根据需要涂、喷、滴于黏膜表面,麻醉黏膜下神经末梢。用于眼、鼻、口腔、咽喉、气管、食管和泌尿生殖道黏膜的浅表手术。常选用丁卡因。

2. 浸润麻醉　将局麻药溶液注入皮下或手术视野附近的组织,麻醉局部神经末梢。浸润麻醉的优点是给药简便,手术医生可独立操作,对机体的正常功能无影响。缺点是用量较大,麻醉效果欠佳,且麻醉区域较小,在做较大的手术时,因所需药量较大而易产生全身毒性反应。适用于躯体浅表小手术。可选用毒性较小的利多卡因、普鲁卡因。

3. 传导麻醉　将局麻药注射到外周神经干附近,阻断神经冲动的传导,使该神经干所分布的区域麻醉。阻断神经干所需的局麻药浓度较麻醉神经末梢所需的浓度高,但用量较小,麻醉区域较大,需麻醉医生操作,手法正确则麻醉效果较好,适用于口腔、上肢等手术。可选用利多卡因、普鲁卡因和布比卡因。

4. 蛛网膜下腔麻醉　又称脊髓麻醉或腰麻,是将麻醉药注入腰椎蛛网膜下腔,麻醉该部位的脊神经根。首先被阻断的是交感神经纤维,其次是感觉纤维,最后是运动纤维。常用于下腹部和下肢手术。药物的扩散受注入部位、患者体位、药量、溶液比重的影响。为了控制药物扩散,通常将其配成高比重或低比重溶液。脊髓麻醉的主要危险是呼吸麻痹和血压下降,可取轻度的头低位(10°～15°)或预先应用麻黄碱预防。常用药物为丁卡因和普鲁卡因。

5. 硬膜外麻醉　将药液注入硬膜外腔,麻醉药沿着神经鞘扩散,穿过椎间孔阻断神经根。硬膜外麻醉也可引起外周血管扩张、血压下降及心脏抑制,可应用麻黄碱防治。常用药物为利多卡因、布比卡因及罗哌卡因等。

四、局麻药不良反应

1. 毒性反应　局麻药的剂量或浓度过高或误将药物注入血管时引起的全身作用,主要表现为中枢神经系统和心血管系统的毒性。

（1）中枢神经系统　局麻药对中枢神经系统的作用是先兴奋后抑制。初期表现为眩晕、惊恐不安、多言、震颤和焦虑,甚至发生神志错乱和阵挛性惊厥。中枢过度兴奋可转为抑制,之后患者可进入昏迷和呼吸衰竭状态。中枢抑制性神经元对局麻药比较敏感,由于中枢神经系统的兴奋、抑制的不平衡,中枢神经系统抑制过后可出现兴奋症状。局麻药引起的惊厥是边缘系统兴奋灶向外周扩散所致,静脉注射地西泮可加强边缘系统 GABA 能神经元的抑制作用,可防止惊厥发作,同时注意维持呼吸平稳。

（2）心血管系统　局麻药对心肌细胞膜具有膜稳定作用,吸收后可降低心肌兴奋性,使心肌收缩力减弱,传导减慢,不应期延长。多数局麻药可使小动脉扩张,血压下降,因此在血药浓度过高时可引起血压下降,甚至休克等心血管反应,特别是药物误入血管内更易发生,可使用升压药物对症处理。高浓度局麻药对心血管的作用常发生在对中枢神经系统的作用之后,偶有少数人应用小剂量即可突发心室纤颤导致死亡。布比卡因较易发生室性心动过速和心室纤颤,而利多卡因则具有抗室性心律失常作用。

防治:应以预防为主,严防药物误入血管,掌握药物浓度和一次允许的药物极量,采用分次小剂量注射的方法。在局麻药中加入 1:200000 的肾上腺素能收缩血管,减少局麻药的吸收,预防中枢和心血管作用的发生,并能延长局麻药的作用时间,但高血压、心脏病、指或趾端及阴茎手术禁用肾上腺素,以免造成局部组织缺血坏死。

2. 变态反应　较为少见,在少量用药后立即发生变态反应的症状,出现荨麻疹、支气管痉挛及喉头水肿等症状。一般认为酯类局麻药比酰胺类局麻药发生变态反应为多,如普鲁卡因可引起过敏反应。

防治:询问变态反应史和家族史,麻醉前做皮肤过敏试验,用药时可先给予小剂量,若患者无特殊主诉和异常再给予适当剂量。一旦发生变态反应,应立即停药并抢救。

任务二　局部麻醉药种类

普鲁卡因

普鲁卡因(procaine,又名奴佛卡因)毒性较小,是常用的局麻药之一。本药常局部注射用于浸润麻醉、传导麻醉、蛛网膜下腔麻醉和硬膜外麻醉。注射给药后 1~3 min 起效,可维持 30~45 min,加用肾上腺素后维持时间可延长 20%。因属于短效酯类局麻药,亲脂性低,对黏膜的穿透力弱,一般不用于表面麻醉。普鲁卡因在血浆中能被血浆假性胆碱酯酶水解,转变为对氨苯甲酸(PABA)和二乙氨基乙醇,前者能对抗磺胺类药物的抗菌作用,故应避免与磺胺类药物同时应用。普鲁卡因也可用于损伤部位的局部封闭。过量应用可引起中枢神经系统和心血管毒性反应。有时可引起过敏反应,故用药前应做皮肤过敏试验,但皮试阴性者仍可发生过敏反应。对本药过敏者可用利多卡因代替。

丁卡因

丁卡因(tetracaine,又名地卡因)化学结构与普鲁卡因相似,属于酯类局麻药。其麻醉强度比普鲁卡因强 10 倍,毒性大 10~12 倍。本药对黏膜的穿透力强,常用于表面麻醉。以 0.5%~1% 溶液滴眼,无角膜损伤等不良反应。作用迅速,1~3 min 显效,作用持续时间为 2~3 h。本药也可用于传导麻醉、腰麻和硬膜外麻醉,因毒性大,一般不用于浸润麻醉。丁卡因主要在肝脏代谢,但转化、降解速度缓慢,加之吸收迅速,易发生毒性反应。

利多卡因

利多卡因(lidocaine,又名赛罗卡因)是目前应用最多的局麻药。相同浓度下与普鲁卡因相比,利多卡因具有起效快、作用强、穿透力强及安全范围较大等优点，对组织几乎没有刺激性。可用于多种形式的局部麻醉，有全能麻醉药之称。主要用于传导麻醉和硬膜外麻醉。利多卡因属酰胺类，在肝脏被肝微粒体酶水解失活，但代谢较慢，半衰期为 90 min，作用持续时间为 1～2 h。此药反复应用后可产生快速耐受性。利多卡因的毒性大小与所用药液的浓度有关，增加浓度可相应增加毒性反应，应注意合理用药及掌握一次用药极量。本药也可用于心律失常的治疗，对普鲁卡因过敏者可选用此药。

布 比 卡 因

布比卡因（bupivacaine，又名麻卡因）属酰胺类局麻药，化学结构与利多卡因相似，局麻作用较利多卡因强 4～5 倍，作用持续时间长，可达 5～10 h。本药主要用于浸润麻醉、传导麻醉和硬膜外麻醉。与等效剂量利多卡因相比，可产生严重的心脏毒性，并难以复苏。

罗 哌 卡 因

罗哌卡因（ropivacaine）化学结构类似布比卡因，其阻断痛觉的作用较强而对运动的作用较弱、作用时间短，使患者能够尽早离床活动并缩短住院时间，对心肌的毒性比布比卡因小，有明显的收缩血管作用，使用时无须加入肾上腺素。适用于硬膜外、臂丛阻滞和局部浸润麻醉。它对子宫和胎盘血流几乎无影响，故适用于产科手术麻醉。

➡ 小结

局麻药作用于神经干或神经纤维末梢，通过阻止细胞膜上 Na^+ 内流，阻断神经冲动的产生和传导，可使机体的自主神经、感觉神经甚至运动神经被麻醉，而对机体意识无影响。在临床局部麻醉过程中，常根据不同局麻药的作用特点进行选择用药。用药过程中应严格掌握药物浓度和一次使用药物的极量，密切观察，防止药物吸收入血所产生的神经系统和心血管的毒性反应及变态反应。

情境导入及
分析答案

➡ 能力检测

能力检测答案

一、A 型题

1. 普鲁卡因产生局麻作用的机制是（   ）。

A. 阻断 Na^+ 内流   B. 阻断 Ca^{2+} 内流   C. 阻断 K^+ 外流

D. 阻断 Cl^- 内流   E. 阻断 K^+ 内流

2. 注射用局麻药液中加入少量肾上腺素的目的是（   ）。

A. 防止手术中出血   B. 预防局麻药过敏

C. 减少吸收，延长局麻时间   D. 预防支气管痉挛

E. 防止手术中低血压

3. 局麻药中毒时的中枢症状是（   ）。

A. 兴奋   B. 抑制

C. 先出现兴奋，后出现抑制   D. 先兴奋，后抑制，两者交替重叠

E. 先抑制，后兴奋

4. 局麻药液中禁止加入少量肾上腺素的情况是（   ）。

A. 面部手术   B. 胸部手术   C. 下腹部手术

D. 指、趾末端手术   E. 颈部手术

5. 蛛网膜下腔及硬膜外麻醉时常合用麻黄碱，其目的是防止局麻药（   ）。

A. 抑制呼吸   B. 降低血压   C. 抑制中枢

D. 引起心律失常   E. 引起支气管痉挛

二、B 型题

（6～7 题共用答案）

A. 丁卡因   B. 利多卡因   C. 普鲁卡因

D. 布比卡因   E. 罗哌卡因

6. 应做皮试的局麻药是(　　)。

7. 除局麻作用外,还有抗心律失常作用的药物是(　　)。

三、C 型题

8. 女性,成人,拟行阑尾切除术,在蛛网膜下腔麻醉开始后不久,收缩压从麻醉前 14.7 kPa 下降至 11.7 kPa。应从静脉输液中加入的药物是(　　)。

A. 间羟胺   B. 麻黄碱   C. 肾上腺素

D. 多巴胺   E. 去甲肾上腺素

9. 患者,女性,43 岁。"局麻下乳房良性肿瘤切除术"。行局麻药局部浸润麻醉后 5 min,患者突然烦躁不安,寒战,呼吸急促,胸闷,继之四肢抽搐,惊厥,导致的原因是(　　)。

A. 全脊髓麻醉   B. 局麻药毒性反应   C. 脑血管意外

D. 急性心肌梗死   E. 局麻药产生作用

四、X 型题

10. 普鲁卡因能用作(　　)。

A. 表面麻醉   B. 浸润麻醉   C. 蛛网膜下隙麻醉

D. 传导麻醉   E. 硬膜外麻醉

执考真题   执考真题答案

(李玉婷)

模块三　中枢神经系统药

镇静催眠药

学习目标

1. 掌握苯二氮䓬类的药理作用、临床应用、不良反应及注意事项。
2. 熟悉巴比妥类的药理作用、临床应用、不良反应及中毒解救。
3. 了解其他镇静催眠药的作用特点。
4. 具有正确指导患者合理使用镇静催眠药的能力。

扫码看
PPT

镇静催眠药是通过抑制中枢神经系统而产生镇静和近似生理性睡眠的药物。因所用剂量的不同而出现不同的药理作用,随着剂量加大,依次表现为镇静、催眠、抗惊厥,有些药物大剂量时还可产生麻醉作用。

镇静催眠药包括苯二氮䓬类、巴比妥类及其他类药物。其中苯二氮䓬类最为常用,目前几乎取代了巴比妥类等传统镇静催眠药。

情境导入及分析

患者,男,42 岁。近两个月由于入睡困难,伴夜间觉醒次数明显增多和早醒而就诊,体检未发现其他异常,临床诊断为失眠。给予苯二氮䓬类药物地西泮,患者服药后入睡加快,且夜间觉醒次数减少。但晨起后仍有头晕、嗜睡、乏力及淡漠等现象。

试分析:

1. 治疗失眠为何首选苯二氮䓬类药物?

2. 晨起后患者仍有头晕、嗜睡、乏力及淡漠等现象,这是什么原因引起的?

任务一　苯二氮䓬类药

苯二氮䓬类(benzodiazepines)有 20 多种,多为 1,4 苯二氮䓬的衍生物。不同衍生物的抗焦虑、镇静、催眠、肌肉松弛作用各有侧重。本项目主要讨论苯二氮䓬类衍生物,包括地西泮(diazepam,安定)、氟西泮(氟安定)、阿普唑仑(alprazolam)、氯氮䓬(chlordiazepoxide)、硝西泮(nitrazepam)、氯硝西泮(clonazepam)和艾司唑仑(estazolam)和三唑仑(triazolam)等。

苯二氮䓬类口服吸收完全,经 0.5～1.5 h 达峰浓度。肌内注射吸收慢而不规则。血浆蛋白结合率较高,其中地西泮的血浆蛋白结合率高达 99% 以上。脂溶性高,能迅速向组织中分布,脑脊液中浓度约与血浆游离药物浓度相等。分布容积较大,故作用持续时间长。有肝肠循环,连续用药易引起蓄积。苯二氮䓬类及其代谢物最终均与葡萄糖醛酸结合,经肾排出。

【药理作用和临床应用】

1. 抗焦虑 焦虑是多种精神失常的常见症状。苯二氮䓬类小于镇静剂量时即有良好的抗焦虑作用,改善患者的紧张、忧虑、恐惧和失眠等症状,这可能是选择性作用于边缘系统的结果。对各种原因导致的焦虑症均有效。

2. 镇静和催眠 随着剂量的增大,可引起镇静、催眠作用。用药后,可缩短睡眠诱导时间,延长睡眠持续时间,对快波睡眠时相影响小,产生近似生理性睡眠,长期用药后反跳较轻,安全范围大。可引起短暂性记忆缺失。临床上用于失眠,也用作麻醉前给药和心脏电击复律或内镜检查前给药。

3. 抗惊厥和抗癫痫 苯二氮䓬类药物有抗惊厥作用,其中地西泮和三唑仑的作用尤为明显,临床上用于辅助治疗破伤风、子痫、小儿高热惊厥和药物中毒性惊厥。地西泮静脉注射,是目前控制癫痫持续状态的首选药。其他类型的癫痫发作,硝西泮和氯硝西泮的疗效较好。

4. 中枢性肌肉松弛 本类药物对去大脑僵直有明显的肌肉松弛作用,对人类大脑损伤所致的肌肉僵直也有缓解作用。临床用于缓解中枢性疾病所致的肌强直,也可用于腰肌劳损引起的肌肉痉挛。

目前认为,在大脑皮层、边缘系统和脑干等部位,具有苯二氮䓬受体。苯二氮䓬类药物能增强 γ-氨基丁酸(GABA)能神经传递功能和突触抑制效应,也可促进 GABA 与受体的结合。GABA 受体是氯离子通道的门控受体,当 GABA 与其结合时,Cl^- 通道开放,Cl^- 内流,使神经细胞超极化,产生中枢抑制效应。苯二氮䓬类药物与苯二氮䓬受体结合后,可促进 GABA 与其受体的结合,从而使 Cl^- 通道开放频率增加,使 Cl^- 内流增多,呈现中枢抑制作用。

【不良反应及注意事项】

1. 中枢神经反应 为最常见的不良反应。表现为治疗量连续用药而出现头昏、嗜睡、乏力等。大剂量偶见共济失调,故驾驶、仪器操作和高空作业时避免使用。

2. 呼吸及循环抑制 静脉注射过快会抑制呼吸和循环系统功能,故静脉注射时速度宜慢,并检测呼吸和血压,不宜和其他药物或输液混合注射。因可透过胎盘屏障和随乳汁分泌,所以孕妇及哺乳期妇女忌用。

3. 耐受性和依赖性 久服可产生依赖性,突然停药可出现戒断症状,如失眠、焦虑、激动、震颤等。与巴比妥类相比,程度比巴比妥类轻。

4. 急性中毒 苯二氮䓬类药过量使用可引起急性中毒致昏迷及呼吸循环抑制,故不可超量用药,老年患者减量。过量使用可引起急性中毒,表现为运动功能失调、谵语、昏迷和呼吸抑制,一般不会危及生命。但老年人或过量饮酒者,中毒症状可加重,甚至导致死亡。急性中毒可用苯二氮䓬受体拮抗药氟马西尼(flumazenil)抢救,以对抗其深度中枢抑制作用。

苯二氮䓬类药目前在临床应用的有 20 多种,不同衍生物之间,其抗焦虑、催眠镇静、抗惊厥、肌肉松弛作用各有侧重,各药的药理作用、临床应用和不良反应见表 12-1。

表 12-1 苯二氮䓬类药的比较

药 物	药理作用、临床应用	不 良 反 应
长效类		
地西泮	抗焦虑、镇静催眠、抗惊厥、抗癫痫	头昏、嗜睡等,偶致共济失调,久服可产生依赖和成瘾
氟西泮	用于各种失眠	同地西泮
中效类		
氯氮䓬	治疗焦虑症和失眠	同地西泮
硝西泮	治疗失眠,抗惊厥、抗癫痫	嗜睡、反跳性失眠,轻度成瘾性
艾司唑仑	用于失眠,也可用于抗焦虑、抗惊厥、抗癫痫	适量无不良反应,量大时可出现乏力、嗜睡
短效类		
三唑仑	镇静、催眠	头晕、嗜睡多见
阿普唑仑	主要抗焦虑,也可催眠	嗜睡、头痛、乏力等

任务二　巴比妥类药

巴比妥类(barbiturates)是巴比妥酸的衍生物,根据作用发生的快慢和作用持续时间的长短,分为如下四类(表 12-2)。①长效:如苯巴比妥等。②中效:如异戊巴比妥等。③短效:如司可巴比妥等。④超短效:如硫喷妥钠等。

表 12-2　巴比妥类药物的分类、作用时间和临床应用

分　类	药　物	显效时间/h	作用维持时间/h	临床应用
长效	巴比妥	0.5～1	6～8	催眠
	苯巴比妥	0.5～1	6～8	抗惊厥
中效	戊巴比妥	0.25～0.5	3～6	抗惊厥
	异戊巴比妥	0.25～0.5	3～6	镇静催眠
短效	司可巴比妥	0.25	2～3	抗惊厥、镇静催眠
超短效	硫喷妥钠	立即	0.25	静脉麻醉

【药理作用和临床应用】　巴比妥类对中枢神经系统具有普遍性抑制作用,并随着剂量增加,其中枢抑制作用也由弱到强,出现镇静、催眠、抗惊厥、抗癫痫和麻醉等作用。大剂量可抑制心血管系统,中毒量可致呼吸中枢麻痹而致死。因安全性差,临床应用已日渐减少。

1. 镇静催眠　小剂量时起镇静作用,中等剂量可缩短入睡时间,延长睡眠时间,但可缩短快波睡眠时相,久用停药后可出现反跳,现已少用。

2. 抗惊厥、抗癫痫　苯巴比妥有强大的抗惊厥及抗癫痫作用,临床上用于小儿高热、破伤风、子痫、脑炎及中枢兴奋药中毒引起的惊厥,也可用于治疗癫痫大发作。

3. 麻醉　硫喷妥钠可作静脉麻醉。

【不良反应及注意事项】　催眠剂量的苯巴比妥可出现眩晕、困倦、精神不振等后遗效应。较易产生耐受性和依赖性,停药后有"反跳"现象,使用不当易产生急性中毒,可致严重呼吸及心血管抑制,甚至死亡。

任务三　其 他 类 药

水 合 氯 醛

水合氯醛(chloral hydrate)具有镇静、催眠和抗惊厥作用。催眠作用出现快,引起近似生理性睡眠。临床上主要用于催眠,但因对胃有刺激性,需稀释后口服,现已少用;也可用于破伤风、子痫及小儿高热所致惊厥,灌肠给药用于抗惊厥。久用也可引起耐受性、依赖性和成瘾性。

此外,甲丙氯酯(meprobamate,眠尔通)、格鲁米特(glutethimide,导眠能)和甲喹酮(methaqulone)也都有镇静催眠作用,久服均可产生依赖性。

知识链接

睡 眠 时 相

生理性睡眠过程分为两种时相,即慢波睡眠和快波睡眠时相。慢波睡眠时脑电波呈现同步化慢波,对促进机体的生长及体力的恢复有利;快波睡眠时脑电波呈现同步化快波,梦境多发生在此时相中,对促进记忆与智力的恢复有利。两种睡眠时相在同一睡眠过程中循环交替4～6次,到睡眠后期,快波睡眠时间逐渐延长。

→ 小结

镇静催眠药是一类能选择性抑制中枢神经系统的药物。可缓和激动,消除紧张、烦躁,恢复安静情绪的药物称镇静药;能促进和维持近似生理性睡眠的药物称为催眠药。但二者之间无明显的界线,只是剂量不同。多数药物小剂量时产生镇静作用,大剂量可产生催眠作用,因此统称为镇静催眠药。本类药物包括苯二氮䓬类、巴比妥类及其他类。苯二氮䓬类是临床常用的治疗失眠症的药物,也可用于癫痫的治疗。镇静催眠药长期应用均可产生依赖性,突然停药可产生戒断综合征,应按精神药品进行管理。

情境导入及
分析答案

→ 能力检测

能力检测答案

一、A 型题

1. 有关地西泮的叙述,错误的是(   )。

A. 口服吸收迅速而安全 　　　　　　　　B. 肌注吸收慢而不规则

C. 青光眼及重症肌无力者禁用 　　　　　D. 具有镇静催眠、抗焦虑作用

E. 迅速显效,静注速度应快

2. 地西泮不能用于(   )。

A. 麻醉前给药 　　　　　B. 焦虑性失眠 　　　　　C. 高热惊厥

D. 癫痫持续状态 　　　　E. 静脉麻醉

3. 地西泮对下列病症无效的是(   )。

A. 失眠 　　　　　　　　B. 破伤风惊厥 　　　　　C. 癫痫

D. 中枢性肌强直 　　　　E. 精神病

4. 地西泮的作用机制是(   )。

A. 直接抑制大脑皮层 　　　B. 激动阿片受体 　　　　C. 阻断 DA 受体

D. 作用于苯二氮䓬受体 　　E. 减弱 GABA 的中枢作用

5. 苯二氮䓬类中毒时可选用的特效拮抗药是(   )。

A. 纳洛酮 　　　　　　　B. 尼可刹米 　　　　　　C. 阿托品

D. 氟马西尼 　　　　　　E. 钙剂

6. 治疗巴比妥类药物中毒时,静脉滴注碳酸氢钠的目的,错误的是(   )。

A. 减少药物从肾小管重吸收 　　　　　　B. 促进中枢神经内的药物向血液中转移

C. 加速药物被药酶转化 　　　　　　　　D. 酸化血液、尿液

E. 碱化血液、尿液

7. 巴比妥类药物起效快慢主要取决于(   )。

A. 药物脂溶性 　　　　　B. 药物剂量 　　　　　　C. 药物剂型

D. 给药途径 　　　　　　E. 药物水溶性

8. 治疗巴比妥类中毒时,下列措施错误的是(   )。

A. 静滴碳酸氢钠 　　　　　　　　　　　B. 酸化血液和尿液

C. 用利尿药加速药物排泄 　　　　　　　D. 维持呼吸、循环和肾功能

E. 必要时应用呼吸兴奋药

9. 有关巴比妥类药物的叙述,错误的是(   )。

A. 随剂量增加可对中枢神经系统呈现不同程度的抑制

B. 长期应用可产生耐受性 　　　　　　　C. 现临床已较少应用

D. 用量过大可致中毒 　　　　　　　　　E. 现常用于镇静催眠

10. 巴比妥类药物中毒致死的主要原因是（　　）。

A. 肝功能损害　　　　　　　B. 呼吸中枢麻痹　　　　　　C. 肾功能损害

D. 循环衰竭　　　　　　　　E. 继发感染

11. 镇静催眠药的最佳服药时间为（　　）。

A. 晨起　　　　　　　　　　B. 每餐后　　　　　　　　　C. 晚饭前

D. 晚饭后　　　　　　　　　E. 睡前半小时

二、B 型题

（12～14 题共用答案）

A. 苯巴比妥　　　　　　　　B. 硫喷妥钠　　　　　　　　C. 司可巴比妥

D. 水合氯醛　　　　　　　　E. 地西泮

12. 目前常用的镇静催眠药是（　　）。

13. 主要用作静脉麻醉的药物是（　　）。

14. 局部刺激大,可直肠给药的是（　　）。

三、C 型题

15. 李某,女,56 岁,患焦虑失眠症伴有腰肌劳损、肌强直等表现,应选择的药物是（　　）。

A. 地西泮　　　　　　　　　B. 司可巴比妥　　　　　　　C. 水合氯醛

D. 苯巴比妥　　　　　　　　E. 氟西泮

16. 刘某,男,63 岁,患失眠症伴有青光眼,应选择的药物是（　　）。

A. 地西泮　　　　　　　　　B. 三唑仑　　　　　　　　　C. 氟西泮

D. 水合氯醛　　　　　　　　E. 苯巴比妥

四、X 型题

17. 地西泮可用于治疗（　　）。

A. 焦虑症　　　　　　　　　B. 失眠　　　　　　　　　　C. 高热惊厥

D. 癫痫　　　　　　　　　　E. 精神分裂症

18. 地西泮禁用于（　　）。

A. 青光眼　　　　　　　　　B. 破伤风　　　　　　　　　C. 癫痫大发作

D. 重症肌无力　　　　　　　E. 心脏电复律前给药

执考真题　　　执考真题答案

（李玉婷）

抗癫痫药和抗惊厥药

学习目标

1. 掌握苯妥英钠、卡马西平的药理作用、临床应用、不良反应及注意事项。
2. 熟悉常用抗癫痫药的作用特点及用药护理。
3. 了解抗惊厥药硫酸镁的临床应用、不良反应及用药护理。
4. 具有正确指导患者合理使用抗癫痫药的能力。

情境导入及分析

患者,女,20岁。患癫痫病3年,每次发作均表现为突然一声尖叫,意识丧失,跌倒在地,四肢抽搐,牙关紧闭,口吐白沫。每次发作持续2~3分钟,之后进入昏睡状态。诊断:癫痫大发作(强直-阵挛性发作)。治疗方案:苯妥英钠100 mg,每天一次,口服,逐渐加量,达到每日200 mg,癫痫发作得以控制。用药2个月后患者出现了牙龈增生现象。

试分析:

1. 如何预防牙龈增生?长期应用苯妥英钠还应注意多补充什么?
2. 还有哪些药物可用于癫痫大发作的治疗?

任务一 抗 癫 痫 药

癫痫是由多种原因导致的大脑神经元异常放电,并向周围正常脑组织扩散所引起的大脑功能失调综合征,具有慢性、突发性、反复性和短暂性的特点,临床表现为不同的运动、感觉、意识和精神紊乱等症状。常将癫痫分为以下几种类型。

1. 全身性发作

(1)强直-阵挛性发作(大发作)　最常见的发作类型之一,以意识丧失和全身抽搐为特征。自发作开始至意识恢复历时数分钟。

(2)失神性发作(小发作)　多见于儿童,表现为意识短暂中断,持续30 s内,可自然恢复。

(3)肌阵挛性发作　表现为突然、快速、短暂的肌肉或肌群收缩,一般无意识障碍。

(4)癫痫持续状态　多是指大发作持续状态,间歇期甚短。出现反复抽搐和持续昏迷时为危重急症。

2. 局限性发作

(1)单纯局限性发作(局限性发作)　发作时程较短,一般不超过1 min,无意识障碍,表现为局部肢体运动或感觉异常。

（2）复杂局限性发作（精神运动性发作）　其主要特征是意识障碍，常出现精神症状及自动症。持续30 s到2 min。

目前癫痫以药物治疗为主，目的在于减少或防止发作，但不能有效地预防和治愈。患者需长期用药，有的甚至需要终生用药。

一、常用抗癫痫药

苯妥英钠

苯妥英钠（phenytoin sodium）为二苯乙内酰脲的钠盐，作为最常用的抗癫痫药已有半个多世纪的历史。

【体内过程】　口服吸收慢而不规则，连续服用治疗量需经6～10天才能达到有效血药浓度，血浆蛋白结合率为85%～90%，全身分布，60%～70%被药酶代谢为无活性的对羟基衍生物，以原形由尿排出者不足5%。消除速率与血药浓度密切相关，低于10 μg/mL时，按恒比消除，半衰期为20 h；高于10 μg/mL时，则按恒量消除，半衰期可延长至60 h。因治疗量血药浓度个体差异大，临床用量应个体化，最好在临床药物监控下给药。由于本药呈碱性，刺激性大，故不宜肌内注射。癫痫持续状态时可作静脉注射。

【药理作用和临床应用】

1. 抗癫痫　苯妥英钠是治疗大发作和局限性发作的首选药。但对小发作（失神发作）无效，甚至增加发作的次数。苯妥英钠对细胞膜有稳定作用，治疗浓度即可降低细胞膜对Na^+和Ca^{2+}通透性，抑制Na^+和Ca^{2+}的内流，延长动作电位时程和不应期，导致动作电位不易产生，高浓度时也能增强GABA的作用。

2. 治疗外周神经痛　苯妥英钠对三叉神经痛效果好，对舌咽神经痛和坐骨神经痛也有一定疗效。

3. 抗心律失常　主要用于强心苷中毒引起的室性心律失常。

【不良反应及注意事项】

1. 局部刺激症状　苯妥英钠碱性强，口服刺激胃肠道，可引起食欲减退、上腹部疼痛、恶心、呕吐等，饭后服可减轻。静脉注射容易引起静脉炎，应尽量少用。

2. 牙龈增生　长期用药可致牙龈增生，青少年多见，发生率20%，为结缔组织增生所致。应注意口腔卫生，经常按摩牙龈，防止牙龈炎，一般停药后3～6个月可自行消退。

3. 神经系统反应　用药量过大或用药时间过长所致，出现症状与血药浓度有关，血药浓度为10～20 μg/mL时可有效控制癫痫发作；当血药浓度达到20 μg/mL以上时可出现眩晕、头痛、眼球震颤等；大于30 μg/mL时出现共济失调；剂量过大（40 μg/mL）可出现精神错乱、严重昏睡，甚至昏迷。因此用药时应严格控制剂量，定期检查血药浓度。

4. 对血液系统影响　长期应用可因抑制二氢叶酸还原酶，导致巨幼红细胞性贫血，可用甲酰四氢叶酸治疗。少数患者可出现粒细胞、血小板减少和再生障碍性贫血等，因此应定期检查血象。

5. 过敏反应　可出现药热、皮疹，严重时出现剥脱性皮炎、系统性红斑狼疮等。出现时应立即停药。

6. 其他　妊娠早期用药偶致畸胎，孕妇慎用。小儿长期服用易引起骨软化症（该药可加快维生素D代谢），可服用维生素D预防；久服骤停可使癫痫加重，甚至诱发癫痫持续状态，故应逐渐停药；静脉注射过快时，可致血压下降，心律失常、心脏抑制。

卡马西平

卡马西平（carbamazepine）为广谱抗癫痫药。临床上对精神运动性发作疗效最好，为目前的首选药物。对单纯部分发作和大发作的疗效与苯妥英钠相当，对癫痫并发的精神症状也有效。但对小发作效果差。此外，治疗外周神经痛的疗效较苯妥英钠强。

常见不良反应有胃肠刺激症状和共济失调等，也可有皮痒和心血管反应，少见而严重的不良反应有骨髓抑制和肝损害等。

苯 巴 比 妥

苯巴比妥(phenobarbital)对癫痫大发作和单纯局限性发作疗效好,对小发作疗效差。对癫痫持续状态虽有效,但起效慢,因此应首选地西泮。

用药期间易出现嗜睡等副作用,久用有一定依赖性,停药或以其他药代替本品时应逐渐减量,另外本品为药酶诱导剂,能影响某些配伍用药物的血药浓度,需加注意。

乙 琥 胺

乙琥胺(ethosuximide)临床上为治疗小发作的首选药,其疗效虽不及氯硝西泮,但副作用及耐受性产生较小。对其他类型癫痫无效。常见副作用为胃肠道反应,其次为中枢神经系统症状,偶见粒细胞减少,再生障碍性贫血等。

丙 戊 酸 钠

丙戊酸钠(sodium valproate)为广谱抗癫痫药,对各种类型癫痫都有一定疗效,对大发作疗效不及苯妥英钠、苯巴比妥,对小发作优于乙琥胺,但因其肝脏毒性不作首选药物。对精神运动性发作,疗效近似卡马西平,对非典型小发作疗效不及氯硝西泮。

不良反应主要有胃肠道症状,中枢神经系统反应和肝损害,用药期间应定期检测肝功能。

苯二氮䓬类

苯二氮䓬类(benzoeliazepine,BZ),此之前已有叙述,在抗癫痫中使用较多的是地西泮、硝西泮与氯硝西泮。地西泮静脉注射是治疗癫痫持续状态的首选药,可迅速控制发作,但作用时间短。硝西泮主要用于小发作,氯硝西泮抗癫痫谱较广,对各种类型癫痫都有疗效,而以小发作、肌阵挛性发作疗效好。

二、抗癫痫药的应用原则

1. 根据发作类型选药 抗癫痫药的选择见表 13-1。

表 13-1 抗癫痫药的选择

癫痫类型	抗癫痫药物			
强直-阵挛性发作	苯妥英钠	苯巴比妥	卡马西平	丙戊酸钠
失神性发作	乙琥胺	丙戊酸钠	氯硝西泮	
肌阵挛性发作	糖皮质激素	丙戊酸钠	氯硝西泮	
癫痫持续状态	地西泮	苯巴比妥	苯妥英钠	
局限性发作	卡马西平	苯妥英钠	苯巴比妥	丙戊酸钠

2. 个体化治疗方案

(1)剂量 抗癫痫药有效剂量个体差异性较大,应从小剂量开始逐渐增量,直至发作控制不引起严重不良反应为宜。

(2)单药治疗 若一种药物有效,则不要合用其他药物。

(3)多药治疗 单药治疗无效时可考虑联合用药,以 2~3 种为宜。

3. 用药原则 应用抗癫痫药,只是对症治疗,只能控制症状,停药后症状易复发,易恶化,故发作控制后再按原剂量服用 3~5 年。用药期间若需换药或停药时,应逐渐减少原用药物的剂量,同时添加换用的药物,切不可突然停药或换药。有少数患者,需终生服药,要长期规律用药。

4. 注意控制不良反应 定期检查血象及肝、肾功能。

任务二 抗 惊 厥 药

惊厥是多种原因引起的中枢神经系统过度兴奋的一种症状,表现为全身骨骼肌不自主的强烈收缩。常用的抗惊厥药除前面介绍的苯二氮䓬类、巴比妥类、水合氯醛外,硫酸镁注射给药也能有效地抗惊厥。

硫 酸 镁

硫酸镁(magnesium sulfate)口服给药很少吸收,可产生导泻、利胆作用,注射给药才可产生抗惊厥、降血压作用,外用热敷患处有消肿、止痛作用(见子情境二十六)。

Mg^{2+} 和 Ca^{2+} 化学性质相似,能特异性地竞争 Ca^{2+} 受点,拮抗 Ca^{2+} 的作用,阻止神经-肌肉接头的化学传递,干扰 Ach 的释放,导致骨骼肌松弛。同时 Mg^{2+} 对中枢神经系统具有抑制作用。临床上用于缓解子痫、破伤风所致的惊厥,也可用于高血压危象。

本药注射给药过快、过量时可致呼吸抑制,血压剧降甚至死亡。因此注射时应缓慢,并控制剂量,一旦出现中毒,应立即进行人工呼吸,并缓慢注射氯化钙或葡萄糖酸钙对抗。

知识链接

引发癫痫的病因

1. 原发性癫痫　指无脑部器质性或代谢性疾病表现、致病原因尚不明确的一类癫痫,又称特发性癫痫。发病多在儿童期和青春期。发作类型可表现为大发作、典型小发作或肌阵挛发作。较易因受到生理和环境的诱因而发作。少数患者可有家族史。

2. 继发性癫痫　由于多种脑部器质性病变或代谢紊乱所致,又称症状性癫痫。常见的病因包括先天性疾病、颅脑外伤、感染、肿瘤、中毒、血管疾病、代谢障碍、脑寄生虫病。

小结

情境导入及
分析答案

在癫痫发作的治疗中,抗癫痫药具有特殊重要的意义。抗癫痫药可通过阻止病灶异常放电及电波的扩散而控制癫痫发作。临床上根据癫痫的类型选择药物,其中癫痫大发作主要用苯妥英钠、卡马西平,小发作主要用乙琥胺,对各型癫痫都有效的药物有丙戊酸钠,癫痫持续状态首选地西泮。用药过程中要定期检查以防毒性反应的发生。惊厥是多种原因引起的中枢神经系统过度兴奋的一种症状,表现为全身骨骼肌不自主的强烈收缩。常用的抗惊厥药主要有硫酸镁。

能力检测

能力检测答案

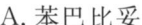

一、A 型题

1. 抗癫痫药中可致巨幼红细胞性贫血的是(　　)。

A. 苯巴比妥　　　　　　　　B. 苯妥英钠　　　　　　　　C. 扑痫酮

D. 乙琥胺　　　　　　　　　E. 丙戊酸钠

2. 不属于苯妥英钠的不良反应的是(　　)。

A. 局部刺激性　　　　　　　B. 牙龈增生　　　　　　　　C. 神经系统反应

D. 锥体外系反应　　　　　　E. 影响造血系统

3. 具有抗心律失常作用的抗癫痫药是(　　)。

A. 丙戊酸钠　　　　　　　　B. 苯巴比妥　　　　　　　　C. 乙琥胺

D. 卡马西平　　　　　　　　E. 苯妥英钠

4. 对三叉神经痛疗效最好的药物是(　　)。

A. 地西泮　　　　　　　　　B. 乙琥胺　　　　　　　　　C. 苯巴比妥

D. 苯妥英钠　　　　　　　　E. 卡马西平

5. 硫酸镁的抗惊厥作用机制是(   )。

A. 抑制大脑皮质　　　　　　B. 抑制网状结构上行激活系统　　　C. 抑制脊髓

D. Ca^{2+} 与 Mg^{2+} 相互拮抗　　　E. 阻断 N_2 受体

二、B 型题

(6～9 题共用答案)

A. 地西泮　　　　　　B. 丙戊酸钠　　　　　　C. 乙琥胺

D. 苯妥英钠　　　　　　E. 卡马西平

6. 癫痫大发作首选(   )。

7. 癫痫小发作首选(   )。

8. 癫痫精神运动性发作首选(   )。

9. 癫痫持续状态首选(   )。

三、C 型题

10. 某癫痫患者,突然意识丧失,全身强直性痉挛,口吐白沫,随后进入沉睡状态。应考虑可能为哪种类型的癫痫? 首选的治疗药物是(   )。

A. 地西泮　　　　　　B. 乙琥胺　　　　　　C. 苯巴比妥

D. 苯妥英钠　　　　　　E. 卡马西平

11. 患者,女,8 岁。近来常有手拿物品落地、两眼凝视持续数秒的症状,应考虑可能为哪种类型癫痫? 首选的治疗药物是(   )。

A. 地西泮　　　　　　B. 乙琥胺　　　　　　C. 苯巴比妥

D. 苯妥英钠　　　　　　E. 卡马西平

12. 患者,男,60 岁。坐骨神经痛,原用阿司匹林可以缓解,本次发作疼痛难忍,应选用的治疗药物是(   )。

A. 扑米酮　　　　　　B. 卡马西平　　　　　　C. 地西泮

D. 氯丙嗪　　　　　　E. 乙琥胺

13. 患者,女,9 岁。因癫痫大发作入院,其母叙述其曾服用苯巴比妥 10 个月,疗效不佳,2 日前停用苯巴比妥,改服治疗量苯妥英钠。服用苯妥英钠后,病情反而加重,原因是(   )。

A. 苯妥英钠剂量太小

B. 苯妥英钠对大发作无效

C. 苯妥英钠诱导药酶,加速药物自身代谢

D. 苯妥英钠血药浓度个体差异大,尚未达到有效血药浓度

E. 苯妥英钠剂量过大而中毒

四、X 型题

14. 硫酸镁的作用有(   )。

A. 导泻　　　　　　B. 利胆　　　　　　C. 抗惊厥

D. 降血压　　　　　　E. 消肿止痛

执考真题　　　执考真题答案

(李玉婷)

抗精神失常药

精神失常是多种原因（遗传、生物学等）引起的认知、情感、意志、行为等精神活动不同程度异常的一类疾病，包括精神分裂症、躁狂抑郁症和焦虑症等疾病。治疗这些疾病的药物统称为抗精神失常药。根据临床用途，分为三类：抗精神病药（antipsychotic drugs）、抗躁狂抑郁症药（antimanic and antidepressive drugs）和抗焦虑药（antianxiety drugs）。临床上常用的抗焦虑症药苯二氮䓬类已在镇静催眠药中述及。

情境导入及分析

患者，男，23岁。平素性格内向，不爱与人交往。3个月前逐渐出现异常，表现为失眠，常自言自语，说话颠三倒四，有攻击行为，多疑，妄想，经常认为有人在食物中投毒要害他。由家人强迫就诊，诊断：偏执型精神分裂症。住院后医嘱氯丙嗪治疗，一日 300 mg，半月后氯丙嗪增加至一日 400 mg。之后患者突然出现四肢肌张力增高，双眼上翻，张口、伸舌、斜颈，右侧锥体征（+），紧张不安。

试分析：

患者服用氯丙嗪后常见的不良反应有哪些？如何处理？

任务一 抗精神病药

精神分裂症（schizophrenia）是指精神活动脱离现实的一种精神系统疾病，以思维、情感、行为之间不协调为主要特征的最常见的一类精神病。根据临床症状，将精神分裂症分为Ⅰ型和Ⅱ型，前者以阳性症状（幻觉、妄想、幻听、幻视）为主，后者则以阴性症状（情感淡漠、主动性缺乏等）为主。本项目述及的药物大多对Ⅰ型治疗效果好，对Ⅱ型则效果较差甚至无效。根据化学结构，将抗精神分裂症药分为四类：吩噻嗪类（phenothiazine）、硫杂蒽类（thioxanthenes）、丁酰苯类（butyrophenones）及其他类。

一、吩噻嗪类药物

氯 丙 嗪

氯丙嗪（chlorpromazine）是第一个精神安定药及抗精神失常药，也是吩噻嗪类药物中应用最广泛的抗精神病药物。

【体内过程】 氯丙嗪口服后吸收慢而不规则,到达血药浓度峰值的时间为 2～4 h。肌内注射吸收迅速,到达血液后,90％以上与血浆蛋白结合。氯丙嗪脑内浓度可达血浆浓度的 10 倍。因其脂溶性高,易蓄积于脂肪组织,停药后数周乃至半年后,尿中仍可检出其代谢物。不同个体口服相同剂量的氯丙嗪后血药浓度可差 10 倍以上,故给药剂量应个体化。氯丙嗪在体内的消除和代谢随年龄而递减,故老年患者须减量。

【药理作用及机制】

1. 对中枢神经系统的作用

(1) 抗精神病作用 氯丙嗪对中枢神经系统有较强的抑制作用,也称神经安定作用(neuroleptic effect)。正常人口服治疗量氯丙嗪后,出现安静、活动减少、感情淡漠和注意力下降、对周围事物不感兴趣、答话缓滞,而理智正常,在安静环境下易入睡,但易唤醒,醒后神态清楚。精神分裂症患者服用氯丙嗪后则显现良好的抗精神病作用,能迅速控制兴奋躁动状态,大剂量连续用药 6 周至半年能消除患者的幻觉和妄想等症状,减轻思维障碍,使患者恢复理智,情绪安定,生活自理。对抑郁无效,甚至可使之加剧。加大剂量也不引起麻醉。

氯丙嗪等吩噻嗪类药物主要是通过阻断中脑-边缘系统和中脑-皮层系统的 D_2 样受体而发挥疗效的。

(2) 镇吐作用 氯丙嗪具有较强的镇吐作用。小剂量时阻断延脑第四脑室底部的催吐化学感受区的 D_2 受体,大剂量则直接抑制呕吐中枢。对顽固性呃逆有效,其机制是氯丙嗪抑制位于延脑与催吐化学感受区旁呃逆的中枢调节部位。但是,氯丙嗪不能对抗前庭刺激引起的呕吐。

(3) 对体温调节的作用 氯丙嗪对下丘脑体温调节中枢有很强的抑制作用,不但降低发热机体的体温,也能降低正常体温。氯丙嗪的降温作用随外界环境温度而变化。

2. 对自主神经系统的作用 氯丙嗪能阻断肾上腺素 α 受体和 M 胆碱受体。阻断 α 受体可致血管扩张、血压下降,但由于连续用药可产生耐受性,且有较多副作用,故不适合于高血压的治疗;阻断 M 胆碱受体作用较弱,引起口干、便秘、视物模糊。

3. 对内分泌系统的影响 氯丙嗪阻断结节-漏斗系统中的 D_2 亚型受体,减少催乳素抑制因子的释放,增加催乳素的分泌;抑制促性腺激素的分泌,出现排卵延迟、闭经等现象;抑制促肾上腺皮质激素和糖皮质激素的分泌,导致肾上腺皮质功能减退;抑制垂体生长激素的分泌,可适用于巨人症的治疗。

【临床应用】

1. 精神分裂症 氯丙嗪能够显著缓解阳性症状,如进攻、亢进、妄想、幻觉等,但对冷漠等阴性症状效果不显著。氯丙嗪主要用于Ⅰ型精神分裂症(以精神运动性兴奋和幻觉妄想为主)的治疗,尤其对急性患者效果显著,但不能根治,需长期用药,甚至终生治疗;对慢性精神分裂症患者疗效较差。对Ⅱ型精神分裂症患者无效甚至加重病情;氯丙嗪对其他精神病伴有的兴奋、躁动、紧张、幻觉和妄想等症状也有显著疗效;对各种器质性精神病(如脑动脉硬化性精神病、感染中毒性精神病等)和症状性精神病的兴奋、幻觉和妄想症状也有效,但剂量要小,症状控制后须立即停药。

2. 呕吐和顽固性呃逆 氯丙嗪对多种药物(如洋地黄、吗啡、四环素等)和疾病(如尿毒症和恶性肿瘤)引起的呕吐具有显著的镇吐作用。对顽固性呃逆具有显著疗效,对晕动症无效。

3. 低温麻醉与人工冬眠 物理降温(冰袋、冰浴、乙醇)配合氯丙嗪应用可降低患者体温,因而可用于低温麻醉。氯丙嗪与其他中枢抑制药(哌替啶、异丙嗪)合用,则可使患者深睡,体温、基础代谢及组织耗氧量均降低,增强患者对缺氧的耐受力,减轻机体对伤害性刺激的反应,并可使自主神经传导阻滞及中枢神经系统反应性降低,机体处于这种状态,称为"人工冬眠",有利于机体度过危险的缺氧缺能阶段,为进行其他有效的对因治疗争得时间。人工冬眠多用于严重创伤、感染性休克、高热惊厥、中枢性高热及甲状腺危象等病症的辅助治疗。

【不良反应及注意事项】 由于氯丙嗪的药理作用广泛,所以不良反应也较多。

1. 常见不良反应 ①中枢抑制症状:嗜睡、淡漠、无力等。②α受体阻断症状:鼻塞、血压下降、体位性低血压及反射性心悸等。③M受体阻断症状:视物模糊、口干、无汗、便秘、眼压升高等。④过敏反应:皮疹、接触性皮炎,少数患者出现肝损害、黄疸,也可出现粒细胞减少、溶血性贫血和再生障碍性贫血等。⑤内分泌系统反应:乳腺增大、泌乳、月经停止、抑制儿童生长、性功能障碍(阳痿、闭经)等。

由于局部刺激性较强,可用深部肌内注射。静脉注射可致血栓性静脉炎,应以生理盐水或葡萄糖注射液稀释后缓慢注射。为防止体位性低血压,注射给药后立即卧床休息2 h左右,然后缓慢起立。

2. 锥体外系反应 长期大量服用氯丙嗪可出现三种反应。①帕金森综合征:表现为肌张力增高、面容呆板、动作迟缓、肌肉震颤、流涎等。②急性肌张力障碍:多出现在用药后第一天至第五天。由于舌、面、颈及背部肌肉痉挛,患者可出现强迫性张口、伸舌、斜颈、呼吸运动障碍及吞咽困难。③静坐不能:患者表现坐立不安、反复徘徊。以上三种反应是由于氯丙嗪阻断了黑质-纹状体通路的D_2样受体,使纹状体中的DA功能减弱、Ach的功能增强而引起的,可用于减少药量、停药来减轻或消除,也可用中枢抗胆碱药苯海索进行缓解。

此外,长期服用氯丙嗪后,部分患者还可引起一种特殊而持久的运动障碍,称为迟发性运动障碍,表现为口面部不自主的刻板运动,广泛性舞蹈样手足徐动症,停药后仍长期不消失。

3. 急性中毒 一次吞服大剂量氯丙嗪后,可致急性中毒,患者出现昏睡、血压下降至休克水平,并出现心肌损害,此时应立即对症治疗。

【药物相互作用】 氯丙嗪能增强其他一些药物的中枢抑制作用,如乙醇、镇静催眠药、抗组胺药、镇痛药等,联合使用时注意调整剂量。特别是当与吗啡、哌替啶等合用时要注意呼吸抑制和降低血压的问题。

【禁忌证】 氯丙嗪能降低惊厥阈,诱发癫痫,故有癫痫及惊厥史者禁用;氯丙嗪能升高眼压,青光眼患者禁用;乳腺增生症和乳腺癌患者禁用;对冠心病患者易致猝死,应慎用。

二、其他吩噻嗪类药物

吩噻嗪中侧链为哌嗪环者有奋乃静、氟奋乃静及三氟拉嗪等。

奋 乃 静

奋乃静(perphenazine)作用较氯丙嗪缓和,对心血管系统、肝脏及造血系统的副作用较氯丙嗪轻。除镇静作用、控制精神运动兴奋作用次于氯丙嗪外,其他同氯丙嗪。奋乃静对慢性精神分裂症的疗效则高于氯丙嗪。

氟奋乃静和三氟拉嗪

氟奋乃静(fluphenazine)和三氟拉嗪(trifluoperazine)的中枢镇静作用较弱,且具有兴奋和激活作用。除有明显的抗幻觉妄想作用外,此两药对行为退缩、情感淡漠等症状有较好疗效,适用于精神分裂症偏执型和慢性精神分裂症。

硫 利 达 嗪

硫利达嗪(thioridazine,甲硫达嗪)的侧链为哌啶环,此药有明显的镇静作用,抗幻觉妄想作用不如氯丙嗪,锥体外系副作用小,老年人易耐受,作用缓和为其优点。

三、硫杂蒽类药的应用

硫杂蒽类(thioxanthenes)的基本结构与吩噻嗪类相似,所以此类药物的基本药理作用与吩噻嗪类也极为相似。

氯 普 噻 吨

氯普噻吨(chlorprothixene)也称泰尔登(tardan)又名氯丙硫蒽,是该类药的代表,其结构与三环类抗抑郁药相似,故有较弱的抗抑郁作用。其调整情绪、控制焦虑抑郁的作用较氯丙嗪强,但抗幻觉妄想作用不及氯丙嗪。

氟哌噻吨

氟哌噻吨(flupenthixol)也称三氟噻吨,抗精神病作用与氯丙嗪相似,但具有特殊的激动效应,故禁用于躁狂症患者,也用于治疗抑郁症或伴焦虑的抑郁症。氟哌噻吨镇静作用弱,但锥体外系反应常见。

四、丁酰苯类药物

丁酰苯类(butyrophenones)的化学结构与吩噻嗪类不同,但其药理作用和临床应用与吩噻嗪类相似。

氟哌啶醇

氟哌啶醇(haloperidol)是第一个合成的丁酰苯类药物,是这类药物的典型代表。口服后 2～6 h 血药浓度达高峰,作用可持续 3 天。氟哌啶醇不仅可显著控制各种精神运动兴奋的作用,同时对慢性症状有较好疗效。其锥体外系副作用发生率高、程度严重,但由于其对心血管系统的副作用较轻、对肝功能影响小而保留其临床应用价值。

氟哌利多

氟哌利多(droperidol)也称氟哌啶,作用与氟哌啶醇相似,主要用于增强镇痛药的作用,如与芬太尼配合使用,使患者处于一种特殊的麻醉状态,如痛觉消失、精神恍惚、对环境淡漠,被称为神经阻滞镇痛术(neuroleptanalgesia)。其作为一种外科麻醉,可以进行小的手术如烧伤清创、窥镜检查、造影等。其特点是集镇痛、安定、镇吐、抗休克作用于一体。也用于麻醉前给药、镇吐、控制精神病患者的攻击行为。

五、其他丁酰苯类药物

五氟利多

五氟利多(penfluridol)属二苯基丁酰哌啶类(diphenylbutylpiperidines),是口服长效抗精神分裂症药,一次用药疗效可维持一周。五氟利多能阻断 D_2 样受体,有较强的抗精神病作用,亦可镇吐。对精神分裂症的疗效与氟哌啶醇相似,镇静作用较弱,适用于急慢性精神分裂症,尤其适用于慢性患者,对幻觉、妄想、退缩均有较好疗效。五氟利多的副作用以锥体外系反应最常见。

舒必利

舒必利(sulpiride)属苯甲酰胺类,选择性地阻断中脑-边缘系统 D_2 受体。对紧张型精神分裂症疗效高,奏效也较快,有药物电休克之称。此药有减轻幻觉和妄想的作用,对情绪低落、忧郁等症状也有治疗作用,对长期用其他药物无效的难治性病例也有一定疗效。舒必利对中脑-边缘系统的 D_2 受体有高度亲和力,对纹状体的亲和力较低,因此其锥体外系不良反应较少。

氯氮平

氯氮平(clozapine)为广谱神经安定药,对精神分裂症的疗效与氯丙嗪相当,且起效迅速,多在一周内见效;抗精神病作用强,对其他药无效的病例仍有效,适用于慢性精神分裂症患者。该药几无锥体外系反应,目前在我国许多地区已将其作为治疗精神分裂症的首选药。

利培酮

利培酮(risperidone)是第二代非典型抗精神病药物。对精神分裂症阳性症状如幻觉、妄想、思维障碍等以及阴性症状均有良效,适用于治疗首发急性和慢性精神病患者。

任务二 抗狂躁症药

抗躁狂症药(antimanic drugs)主要用于治疗躁狂症,常用抗精神病药物也经常用来治疗躁狂症,此外一些抗癫痫药如卡马西平和丙戊酸钠抗躁狂也有效。目前临床上最常用的是碳酸锂,也有枸橼酸盐,在此以碳酸锂为代表加以介绍。

碳　酸　锂

碳酸锂(lithium carbonate)于1949年用于临床,用于治疗躁狂症。躁狂症的特征是情绪高涨、烦躁不安、活动过度,以及思维、言语不能自制。

碳酸锂主要是锂离子发挥药理作用,其作用机制主要在于:①在治疗浓度抑制去极化和Ca^{2+}依赖的 NA 和 DA 从神经末梢释放,而不影响或促进 5-HT 的释放;②摄取突触间隙中儿茶酚胺,并增强其灭活能力。碳酸锂主要用于抗躁狂,但有时对抑郁症也有效,故碳酸锂有情绪稳定药(mood-stabilizing)之称。碳酸锂还可用于治疗躁狂抑郁症(manic-depressive psychosis),该症的特点是躁狂和抑郁循环发生。长期重复使用碳酸锂不仅可以减少躁狂复发,对预防抑郁复发也有效,但对抑郁的作用不如躁狂显著。

碳酸锂口服吸收快,血药浓度高峰出现于服药后 2~4 h。不与血浆蛋白结合,半衰期为 18~36 h。主要自肾排泄,约 80% 由肾小球滤过的锂在近曲小管与 Na^+ 竞争重吸收,故增加钠摄入可促进其排泄,而缺钠或肾小球滤过减少时,可导致体内锂潴留,引起中毒。

锂盐不良反应较多,安全范围窄,轻度的毒性症状包括恶心、呕吐、腹痛、腹泻和细微震颤;较严重的毒性反应涉及神经系统,包括精神紊乱、反射亢进、明显震颤、发音困难、惊厥,直至昏迷与死亡。一旦出现中毒症状,应立即停药并静脉注射生理盐水以加速锂盐排泄。由于该药治疗指数很低,所以测定血药浓度至关重要。

任务三　抗抑郁症药

抑郁症(depression)是由持续的环境应激与多种易感基因相互作用引起的以抑郁为主要症状的情感障碍性疾病。目前临床使用的抗抑郁症药包括三环类抗抑郁症药(抑制 NA、5-HT 再摄取的药物)、NA 再摄取抑制药、5-HT 再摄取抑制药及其他抗抑郁药。

一、三环类抗抑郁药

常用的有丙米嗪(imipramine)、地昔帕明(desipramine)、阿米替林(amitriptyline)、多塞平(doxepin,多虑平)等。

该类药物主要抑制 NA 和 5-HT 的再摄取,从而发挥抗抑郁作用。

丙　米　嗪

丙米嗪(imipramine)又名米帕明,是三环类抗抑郁药的代表药。

【体内过程】　丙米嗪口服吸收良好,2~8 h 血药浓度达高峰,血浆半衰期为 10~20 h。在体内丙米嗪广泛分布于各组织,以脑、肝、肾及心脏分布较多。丙米嗪主要在肝内经药酶代谢,通过氧化变成 2-羟基代谢物,并与葡萄糖醛酸结合,自尿排出。

【药理作用】

1. 对中枢神经系统的作用　正常人服用丙米嗪后不产生兴奋作用,抑郁症患者连续服药后,出现精神振奋现象,连续 2~3 周后疗效才显著,使情绪高涨,症状减轻。

2. 对自主神经系统的作用　治疗量丙米嗪有显著阻断 M 胆碱受体的作用,表现为视物模糊、口干、便秘和尿潴留等。

3. 对心血管系统的作用　治疗量丙米嗪可降低血压,致心律失常,其中心动过速较常见。

【临床应用】

1. 治疗抑郁症　用于各种原因引起的抑郁症,对内源性抑郁症、更年期抑郁症效果较好,对反应性抑郁症次之,对精神病的抑郁成分效果较差。

2. 治疗遗尿症 对于儿童遗尿可试用丙米嗪治疗,剂量依年龄而定,睡前口服,疗程以 3 个月为限。

3. 焦虑和恐惧症 对伴有焦虑的抑郁症患者疗效显著,对恐惧症也有效。

【不良反应及注意事项】

1. 抗胆碱作用 常见的不良反应有口干、扩瞳、视物模糊、便秘、排尿困难和心动过速等。

2. 神经系统反应 出现多汗、无力、头晕、失眠、反射亢进、共济失调等。

3. 其他反应 皮疹、肝功能异常、粒细胞缺乏症。

因抗抑郁药易致尿潴留和升高眼内压,故前列腺肥大、青光眼患者禁用。

【药物相互作用】 三环类抗抑郁药与血浆蛋白的结合能被苯妥英钠、保太松、阿司匹林、东莨菪碱和吩噻嗪竞争而减少。如与单胺氧化酶抑制剂(MAOI)合用,可引起血压明显升高、高热和惊厥。三环类抗抑郁药还能增强中枢抑制药的作用,与抗精神病药、抗帕金森病药合用时,其抗胆碱作用可相互增强。

阿 米 替 林

阿米替林(amitriptyline)又名依拉维,其药理学特性及临床应用与丙米嗪极为相似。与后者相比,镇静作用和抗胆碱作用也较强。不良反应与丙米嗪相似,但比丙米嗪严重。禁忌证与丙米嗪相同。

氯 米 帕 明

氯米帕明(clomipramine)又名氯丙米嗪,药理作用和应用类似于丙米嗪。临床上用于抑郁症、强迫症、恐惧症等。不良反应及注意事项与丙米嗪相同。

多 塞 平

多塞平(doxepin)又名多虑平,作用与丙米嗪类似,抗抑郁作用比后者弱,抗焦虑作用强,镇静作用和对血压影响也比丙米嗪强。

二、NA 再摄取抑制药

该类药物选择性抑制 NA 的再摄取,用于以脑内 NA 缺乏为主的抑郁症。

地 昔 帕 明

地昔帕明(desipramine)又名去甲丙米嗪,主要用于抑郁症的治疗,对轻、中度抑郁症疗效好。与丙米嗪相比,不良反应较小,但对心脏影响与丙米嗪相似。过量则可导致血压降低、心律失常、震颤、惊厥、口干、便秘等。

三、选择性 5-羟色胺再摄取抑制药

这类药物口服吸收良好,临床常用的药物有氟西汀、帕罗西汀、舍曲林等,该类药物可选择性抑制 5-HT 的摄取,主要用于脑内 5-HT 减少所致的抑郁症,也可用于病因不清但其他药物疗效不佳或不能耐受其他药物的抑郁症患者。

四、其他抗抑郁药

曲 唑 酮

曲唑酮(trazodone)是一个较安全的抗抑郁药。具有镇静作用,适于夜间给药。该药无 M 受体阻断作用,也不影响 NA 的再摄取,所以对心血管系统无显著影响。不良反应较少,可见口干、便秘、恶心、呕吐、体重下降、心悸、体位性低血压等不良反应。

米 安 舍 林

米安舍林(mianserin)为一种四环类抗抑郁药。其治疗抑郁症的作用机制是通过抑制负反馈而使突触前 NA 释放增多。疗效与三环类相当,副作用较少,常见头晕、嗜睡等。

米 氮 平

米氮平(mirtazapine)通过阻断突触前 α_2 肾上腺素受体而增加 NA 的释放,间接提高 5-HT 的更新率而发挥抗抑郁作用,抗抑郁效果与阿米替林相当。主要不良反应为食欲增加及嗜睡。

知识链接

脑内多巴胺能神经通路的分布及主要功能

中脑-边缘系统:调控情绪和感情表达活动。

中脑-皮层系统:调节认知、思想、感觉、理解和推理能力。

黑质-纹状体系统:该通路所含有的 DA 占全脑含量的 70% 以上,是锥体外系运动功能的高级中枢,主要调控锥体外系运动功能。

结节-漏斗系统:垂体激素的分泌调控和体温调节。

延髓化学感受区:调控呕吐反应。

中脑-边缘系统和中脑-皮层系统主要调控人类的精神活动。精神分裂症(尤其是 I 型)是由于中脑-边缘系统和中脑-皮层系统的 D_2 样受体功能亢进所致。

氯丙嗪阻断不同部位的 DA 受体发挥不同的作用

抗精神病:阻断中脑-边缘与中脑-皮层系统的 DA 受体。

镇吐:阻断延髓化学感受区 DA 受体。

体温调节:阻断结节-漏斗通路的 DA 受体,抑制下丘脑体温调节中枢,使体温调节失灵。

锥体外系反应:阻断黑质-纹状体通路的 DA 受体,使纹状体中 DA 功能减弱,Ach 的功能增强。

内分泌紊乱:阻断结节-漏斗通路的 DA 受体,可引起乳房肿大,泌乳、排卵延迟,生长减慢等。

小结

抗精神失常药可分抗精神病药、抗躁狂症药、抗抑郁症药和抗焦虑药。抗精神病药有吩噻嗪类,氯丙嗪为其代表药物。氯丙嗪:对中枢神经系统的作用为抗精神病作用,镇吐作用;对自主神经的作用为 α 受体阻断作用,M 受体阻断作用。氯丙嗪用于治疗精神病、止吐、人工冬眠等。抗躁狂症药物主要为碳酸锂,但不良反应重,临床应用受限。丙咪嗪为三环抗抑郁症类药物,对各种抑郁症都有效。

情境导入及分析答案

能力检测

能力检测答案

一、A 型题

1. 关于氯丙嗪的叙述,错误的是(　　)。

A. 增强中枢抑制药的作用　　　　B. 抑制生长激素的分泌　　　　C. 对晕动病呕吐有效

D. 可降低正常体温　　　　E. 可引起体位性低血压

2. 氯丙嗪抗精神病的作用机制是(　　)。

A. 阻断中脑-边缘和中脑-皮质通路 DA 受体　　　　B. 阻断结节-漏斗部通路 DA 受体

C. 阻断黑质-纹状体通路 DA 受体　　　　D. 阻断中枢 M 受体

E. 直接抑制中枢神经系统

3. 氯丙嗪不能用于(　　)。

A. 低温麻醉　　　　B. 呃逆　　　　C. 躁狂症

D. 镇痛   E. 人工冬眠

4. 长期应用大剂量氯丙嗪引起的锥体外系症状,是因为氯丙嗪阻断（   ）。

A. 黑质-纹状体通路多巴胺受体   B. 中脑-边缘通路多巴胺受体

C. 下丘脑-垂体通路多巴胺受体   D. 催吐化学感受区多巴胺受体

E. 脑干网状结构上行激活系统侧支 α 受体

5. 氯丙嗪降温作用主要是由于（   ）。

A. 抑制 PG 合成   B. 抑制大脑边缘系统   C. 抑制体温调节中枢

D. 阻断纹状体多巴胺受体   E. 阻断外周 α 受体

6. 氯丙嗪最适合治疗（   ）。

A. 躁狂症   B. 抑郁症   C. 精神分裂症

D. 焦虑症   E. 神经症

7. 氯丙嗪用于人工冬眠主要由于其具有（   ）。

A. 安定作用   B. 抗精神病作用

C. 对体温调节中枢的抑制作用   D. 对内分泌影响

E. 加强中枢抑制药的作用

8. 氯丙嗪引起的体位性低血压宜用（   ）来纠正。

A. 肾上腺素   B. 去甲肾上腺素   C. 尼可刹米

D. 东莨菪碱   E. 苯海索

9. 长期大剂量应用氯丙嗪引起的主要不良反应是（   ）。

A. 心悸、口干   B. 锥体外系反应   C. 体位性低血压

D. 肝功能损害   E. 粒细胞减少

10. 氯丙嗪引起心悸、口干、便秘、视物模糊及尿潴留的作用是因为（   ）。

A. 阻断 α 受体   B. 阻断 DA 受体   C. 阻断 M 受体

D. 阻断 H_1 受体   E. 阻断 N_2 受体

11. 氯丙嗪反转肾上腺素的升压作用是由于该药能（   ）。

A. 激动 M 受体   B. 激动 β 受体   C. 阻断 DA 受体

D. 阻断 α 受体   E. 阻断 β 受体

12. 下列配伍可使氯丙嗪降温作用最强的是（   ）。

A. 氯丙嗪＋阿司匹林   B. 氯丙嗪＋异丙嗪   C. 氯丙嗪＋哌替啶

D. 氯丙嗪＋物理降温   E. 氯丙嗪＋苯巴比妥

13. 氯丙嗪不用于（   ）。

A. 低温麻醉   B. 呃逆   C. 精神分裂症

D. 神经安定镇痛   E. 人工冬眠

二、B 型题

（14～16 题共用答案）

A. 氯普噻吨   B. 碳酸锂   C. 丙米嗪

D. 地西泮   E. 多塞平

14. 治疗抑郁症应选用（   ）。

15. 治疗躁狂症应选用（   ）。

16. 治疗焦虑症应选用（   ）。

三、C 型题

17. 患者,女,39 岁,性格内向腼腆,失恋后出现幻觉、思维破裂、妄想等症状,应选用的药物
是（   ）。

A.氯丙嗪　　　　　　　　B.碳酸锂　　　　　　　　C.丙米嗪

D.多塞平　　　　　　　　E.阿米替林

18. 患者,男,66岁,退休工人,近来出现情感低落、思维迟缓、意志活动减退、睡眠障碍,常闭门独居、疏远亲友、回避社交,偶有自杀念头,应选用的药物是(　　　)。

A.氯丙嗪　　　　　　　　B.氟哌啶醇　　　　　　　C.五氟利多

D.碳酸锂　　　　　　　　E.丙米嗪

19. 患者,女,24岁。患有精神分裂症,医生给予氯丙嗪治疗1个月,近期出现面容呆板、动作迟缓、肌肉震颤及流涎等症状,可缓解此类反应的药物是(　　　)。

A.纳洛酮　　　　　　　　B.苯海索　　　　　　　　C.阿托品

D.肾上腺素　　　　　　　E.新斯的明

四、X型题

20. 氯丙嗪可用于(　　　)。

A.低温麻醉　　　　　　　B.顽固性呃逆　　　　　　C.抗精神病

D.抗抑郁　　　　　　　　E.药物引起的呕吐

21. 氯丙嗪对中枢神经系统的作用有(　　　)。

A.抗惊厥　　　　　　　　B.镇静安定和抗精神病　　C.镇吐

D.抑制体温调节中枢　　　E.加强中枢抑制药作用

22. 氯丙嗪的不良反应包括(　　　)。

A.心悸、口干　　　　　　B.锥体外系反应　　　　　C.体位性低血压

D.成瘾性　　　　　　　　E.肝功能损害

23. 氯丙嗪引起的锥体外系反应包括(　　　)。

A.帕金森综合征　　　　　B.急性肌张力障碍　　　　C.体位性低血压

D.静坐不能　　　　　　　E.迟发性运动障碍

执考真题　　执考真题答案

(李玉婷)

治疗神经退行性疾病药

学习目标

1. 掌握抗帕金森病药左旋多巴的药理作用、临床应用、不良反应及注意事项。
2. 熟悉苯海索治疗帕金森病的作用特点。
3. 了解抗阿尔茨海默病药的分类及作用特点。
4. 具有正确指导患者合理使用治疗中枢神经系统退行性疾病药的能力。

中枢神经系统退行性疾病是指一组由慢性进行性中枢神经组织退行性变而产生的疾病的总称，主要包括帕金森病（Parkinson's disease，PD）、阿尔茨海默病（Alzheimer's disease，AD）、亨廷顿病（Huntington disease，HD）、肌萎缩侧索硬化症（amyotrophic lateral sclerosis，ALS）等。虽然本组疾病的病因及病变的部位各不相同，但神经细胞发生退行性病理学改变是其共同的特征，其确切病因和发病机制尚不清楚。在众多假说中，兴奋毒性、细胞凋亡和氧化应激等假说较受重视。流行病学调查结果显示，帕金森病和阿尔茨海默病主要发生于中老年人。随着社会发展，人口老龄化问题日益突出，本组疾病是仅次于心血管疾病和癌症的严重影响人类健康和生活质量的第三位因素。但是，除帕金森病患者通过合理用药可延长其寿命和提高生活质量外，其余的治疗效果不能令人满意。本情境重点介绍治疗帕金森病和阿尔茨海默病的药物。

 情境导入及分析

王某，女，61岁。左手不明原因开始抖动1年，加重3个月入院就诊。近3个月，患者左手抖动幅度越来越大，有时候头部也会有小幅度的颤动，情绪激动或紧张时抖动会加重。经检查，诊断为帕金森病。医嘱给予金刚烷胺片和左旋多巴片治疗。

试分析：

1. 给予金刚烷胺和左旋多巴治疗的药理学依据是什么？
2. 可能产生的不良反应及注意事项有哪些？

任务一 抗帕金森病药

帕金森病（PD）又称震颤麻痹，是一种主要表现为进行性锥体外系功能障碍的中枢神经系统退行性疾病。因英国人 J. Parkinson 于1817年首先描述而得名。其典型症状为静止震颤、肌肉强直、运动迟缓和共济失调。该病主要病变部位在锥体外系黑-纹状体神经通路。正常情况下该通路释放抑制性递质（多巴胺）与兴奋性递质（乙酰胆碱），两种递质处于平衡状态。帕金森病是由于该通路多巴胺能神经功能减弱,胆碱能神经功能占优势,从而出现一系列肌张力增高的帕金森病临床症状。

经典的抗帕金森病药主要包括中枢拟多巴胺类药和中枢抗胆碱类药两类。前者通过直接补充 DA 前体物或抑制 DA 降解而产生作用;后者通过拮抗相对过高的胆碱能神经功能而缓解症状。两药合用可增加疗效,其总体目标是恢复多巴胺能和胆碱能神经系统功能的平衡状态。

一、中枢拟多巴胺类药

(一)多巴胺的前体药

左旋多巴

左旋多巴(L-DOPA,levodopa)是由酪氨酸形成儿茶酚胺的中间产物,即 DA 的前体,现已人工合成。

【体内过程】 口服后经小肠吸收,0.5～2 h 达峰值。血浆半衰期较短,1～3 h。食物中的其他氨基酸可与左旋多巴竞争同一转运载体,从而减少药物的吸收。口服后绝大部分在外周组织被脱羧成为多巴胺,仅 1% 左右的左旋多巴能进入中枢神经系统发挥疗效。左旋多巴在外周脱羧形成多巴胺后,易引起不良反应,主要有恶心、呕吐。

【药理作用】 帕金森病患者的黑质多巴胺能神经元退变,酪氨酸羟化酶(tyrosine hydroxylase)同步减少,使脑内酪氨酸转化为左旋多巴极度减少,但将左旋多巴转化为多巴胺的能力仍存在。左旋多巴是多巴胺的前体,通过血脑屏障后,补充纹状体中多巴胺的不足而发挥治疗作用。多巴胺因不易通过血脑屏障,不能用于治疗帕金森病。

【临床应用】 治疗各种类型的帕金森病患者,不论年龄和性别差异和病程长短均适用,但对吩噻嗪类等抗精神病药所引起的帕金森综合征无效。其作用特点如下:①疗效与黑质纹状体病损程度相关,轻症或较年轻患者疗效好,重症或年老体弱者疗效较差;②对肌肉僵直和运动困难的疗效好,对肌肉震颤的疗效差;③起效慢,用药 2～3 周出现体征改善,用药 1～6 个月后疗效最强;④与外周多巴脱羧酶抑制剂卡比多巴合用,可增加脑组织中的多巴胺而增效,并减轻外周不良反应。

【不良反应及注意事项】

1. 早期反应

(1)胃肠道反应 治疗早期约 80% 患者出现厌食、恶心、呕吐,数周后能耐受,是由于左旋多巴在外周和中枢脱羧成多巴胺,分别直接刺激胃肠道和兴奋延脑催吐化学感受区 D_2 受体,D_2 受体阻断药多潘立酮(domperidone,吗丁啉)是消除恶心、呕吐的有效药。还可引起腹胀、腹痛和腹泻等。饭后服药或剂量递增速度减慢,可减轻上述症状。偶见溃疡出血或穿孔。

(2)心血管反应 治疗初期 30% 患者出现体位性低血压,其原因可能是外周形成的多巴胺一方面作用于交感神经末梢,反馈性抑制交感神经末梢释放去甲肾上腺素,另一方面作用于血管壁的多巴胺受体,舒张血管。还有些患者出现心律不齐,主要是由于新生的多巴胺作用于心脏 β 受体的缘故,可用 β 受体阻断药加以治疗。

2. 长期反应

(1)运动过多症 异常动作舞蹈症的总称,也称为运动障碍,是由于服用大量左旋多巴后,多巴胺受体过度兴奋,出现手足、躯体和舌的不自主运动,服用 2 年以上者发生率达 90%。

(2)症状波动 服药 3～5 年后,有 40%～80% 患者出现症状快速波动,重则出现开关现象。"开"时活动正常或几近正常,而"关"时突然出现严重的帕金森病症状。症状波动的发生与帕金森病的发展导致多巴胺的储存能力下降有关,此时患者更依赖于左旋多巴转运入脑的速率以满足多巴胺的生成。为减轻症状波动,可使用左旋多巴/氨基酸脱羧酶抑制药缓释剂,或用多巴胺受体激动药,或加用单胺氧化酶抑制药如司来吉兰等,也可调整用药方法,即改用静脉滴注、增加服药次数而不增加或减少药物剂量等。

(3)精神症状 出现精神错乱的病例占 10%～15%,有逼真的梦幻、幻想、幻视等,也有抑郁症等精神病症状,可能与多巴胺作用于皮质下边缘系统有关,只能用非经典安定药如氯氮平(clozapine)治疗,它不引起或加重帕金森病患者锥体外系运动功能失调,或迟发性运动失调。

【药物相互作用】 维生素 B_6 是多巴脱羧酶的辅基,能加速左旋多巴在外周组织转化成多巴胺,可增强左旋多巴外周副作用,降低疗效;抗精神病药物,如吩噻嗪类和丁酰苯类均能阻滞黑质-纹状体多巴胺通路功能,利舍平耗竭黑质纹状体中的多巴胺,它们均能引起锥体外系运动失调,出现药源性帕金森病,对抗左旋多巴的疗效;抗抑郁药能引起体位性低血压,加强左旋多巴的副作用。以上药物不能与左旋多巴合用。

(二)左旋多巴的增效药

1. 氨基酸脱羧酶(AADC)抑制药

卡 比 多 巴

卡比多巴(carbidopa)又称 α-甲基多巴肼、洛得新。卡比多巴不能通过血脑屏障,与左旋多巴合用时,仅能抑制外周氨基酸脱羧酶,此时,由于左旋多巴在外周的脱羧作用被抑制,进入中枢神经系统的左旋多巴增加,使用量可减少 75%,而使不良反应明显减少,症状波动减轻,作用不受维生素 B_6 的干扰。本品与左旋多巴组成的复方制剂称为心宁美(sinemet),混合比例为 1:4 或 1:10,现有心宁美控释剂(sinemet CR)。

苄 丝 肼

苄丝肼(benserazide),又称羟苄丝肼、色丝肼。与左旋多巴组成的复方制剂美多巴(madopar),比例为 1:4,其作用特性与心宁美相同。

2. MAO-B 抑制药 人体内单胺氧化酶(MAO)分为 A、B 两种类型,MAO-A 主要分布于肠道。其功能是对食物、肠道内和血液循环中的单胺进行氧化脱氨代谢;MAO-B 主要分布于黑质-纹状体,其功能是降解多巴胺。

司 来 吉 兰

司来吉兰(selegiline)又称丙炔苯丙胺(deprenyl)。低剂量(10 mg/d 以下)可选择性抑制中枢神经系统 MAO-B,能迅速通过血脑屏障,降低脑内多巴胺降解代谢,使多巴胺浓度增加,有效时间延长。本品与左旋多巴合用后,能增加疗效,降低左旋多巴用量,减少外周副反应,并能消除长期单独使用左旋多巴出现的开关现象。本品低剂量对外周 MAO-A 无作用,肠道和血液中多巴胺和酪胺代谢不受影响,不会产生 MAO 非选择性抑制剂所引起的高血压危象,但大剂量(10 mg/d 以上)亦可抑制MAO-A,应避免使用。司来吉兰代谢产物为苯丙胺和甲基苯丙胺,可引起焦虑、失眠、幻觉等精神症状。慎与哌替啶、三环类抗抑郁药或其他 MAO 抑制药合用。

3. 儿茶酚氧位甲基转移酶抑制药 左旋多巴代谢有两条途径:由氨基酸脱羧酶脱羧转化为多巴胺,经儿茶酚氧位甲基转移酶代谢转化成 3-O-甲基多巴(3-OMD),后者又可与左旋多巴竞争转运载体而影响左旋多巴的吸收和进入脑组织。因此,抑制儿茶酚氧位甲基转移酶就显得尤为重要:既可降低左旋多巴的降解,又可减少 3-OMD 对其转运入脑的竞争性抑制作用,提高左旋多巴的生物利用度和在纹状体中的浓度。近来发现硝替卡朋、托卡朋、恩他卡朋三种儿茶酚氧位甲基转移酶抑制药,它们的抑制作用强,毒性低。

(三)多巴胺受体激动药

溴 隐 亭

溴隐亭(bromocriptine)又称溴麦角隐亭、溴麦亭,为 D_2 类受体(含 D_2、D_3、D_4 受体)强激动剂,对 D_1 类受体(含 D_1、D_5 受体)具有部分拮抗作用;对外周多巴胺受体、α 受体也有较弱的激动作用。小剂量溴隐亭首先激动结节-漏斗通路 D_2 受体,抑制催乳素和生长激素分泌,用于治疗泌乳闭经综合征和肢端肥大症;增大剂量可激动黑质-纹状体多巴胺通路的 D_2 受体,与左旋多巴合用治疗帕金森病取得较好疗效,能减少症状波动。

不良反应较多,消化系统常见食欲减低、恶心、呕吐、便秘,对消化性溃疡患者可诱发出血。运动功能障碍方面的不良反应类似于左旋多巴。精神系统症状比左旋多巴更常见且严重,如幻觉、错觉和思维混乱等,停药后可消失。其他不良反应包括头痛、鼻塞、腹膜和胸膜纤维化、红斑性肢痛。

利 舒 脲

利舒脲(lisuride,利修来得)为 D_2 类受体激动药、D_1 类受体弱拮抗药,激动作用比溴隐亭强 1000倍,用于治疗帕金森病的优点有改善运动功能障碍、减少严重的开关现象和左旋多巴引起的运动过多症(即异常动作舞蹈症)。

培 高 利 特

培高利特(pergolide)又称硫丙麦角林,对 D_1 和 D_2 类受体均为激动药,对 D_2 类受体激动作用强于利修来得,对 D_1 类受体激动作用较弱。作用时间长,适用于长期使用左旋多巴出现疗效减退的患者,可延长"开"的时间。不良反应与溴隐亭类似。

阿 扑 吗 啡

阿扑吗啡(apomorphine)又称去水吗啡,为多巴胺受体激动药,可用于治疗帕金森病,改善严重的开关现象,但长期用药会引起 QT 间期延长,肾功能损害和精神症状。仅用于其他药物无效时。

(四)促多巴胺释放药

金 刚 烷 胺

金刚烷胺(amantadine)又称金刚烷,可能通过多种方式加强多巴胺的功能,如促进左旋多巴进入脑循环,增加多巴胺合成、释放,减少多巴胺重摄取,有较弱的抗胆碱作用等,表现出多巴胺受体激动药的作用。近年来认为其作用机制与拮抗兴奋性氨基酸(NMDA)受体有关。其抗帕金森病的特点为:用药后显效快,作用持续时间短,应用数天即可获得最大疗效,但连用 6~8 周后疗效逐渐减弱,对帕金森病的肌肉强直、震颤和运动障碍的缓解作用较强,优于抗胆碱药物,但不及左旋多巴。长期用药时常见下肢皮肤出现网状青斑,可能与儿茶酚胺释放引起外周血管收缩有关。此外,可引起精神不安、失眠和运动失调等。偶致惊厥,癫痫患者禁用。

二、中枢抗胆碱类药

M 受体阻断药对早期帕金森病患者有较好的治疗效果,对晚期严重帕金森病患者的疗效差,可与左旋多巴合用。阿托品、东莨菪碱是最早用于治疗帕金森病的 M 胆碱受体阻断药,但因外周抗胆碱作用引起的副作用大,因此现主要使用合成的中枢性 M 胆碱受体阻断药。

苯 海 索

苯海索(benzhexol)口服易吸收,通过拮抗胆碱受体而减弱黑质纹状体通路中 Ach 的作用,抗震颤效果好,也能改善运动障碍和肌肉强直;外周抗胆碱作用为阿托品的 1/10~1/3,对少数不能接受左旋多巴或多巴胺受体激动药的帕金森病患者,可用本药治疗。副作用与阿托品相同,但症状较轻。禁用于青光眼和前列腺肥大患者。对帕金森病疗效有限,副作用较多,现已少用。有人认为本类药可加重帕金森病患者的痴呆症状,该症状明显者慎用。

本类药物可阻断中枢 M 受体,抑制黑质-纹状体通路中 Ach 的作用,对帕金森病的震颤和僵直有效,但对动作迟缓无效。其疗效不如左旋多巴,临床上主要用于早期轻症患者、不能耐受左旋多巴或禁用左旋多巴的患者、抗精神病药所致的帕金森综合征。此外,有报道认为,本类药物可能加重帕金森病患者伴有的痴呆症状。因此,伴有明显痴呆症状的帕金森病患者应慎用本类药物。

苯扎托品(benzatropine)又称苄托品,作用近似阿托品,具有抗胆碱作用,同时还有抗组胺、局部麻醉作用和大脑皮层抑制作用。临床应用及不良反应同苯海索。

任务二　治疗老年性痴呆症药

老年性痴呆症可分为原发性痴呆症、血管性痴呆症(vascular dementia)和两者的混合型。前者又称阿尔茨海默病（Alzheimer's disease，AD），是一种与年龄高度相关、以进行性认知障碍和记忆力损害为主的中枢神经系统退行性疾病，表现为记忆力、判断力、抽象思维等一般智力的丧失，但视力、运动能力等则不受影响。随着人口老龄化的快速发展，阿尔茨海默病的发病率正日益增高，已成为危及老年人生命的第四大病因。

阿尔茨海默病的标志性病理学特征是患者脑内存在老年斑等成分。老年斑的核心成分是 β 淀粉样蛋白（Aβ）。Aβ 由淀粉样前体蛋白（APP）经过 β-分泌酶及 γ-分泌酶水解并分泌至细胞外，在细胞基质沉淀聚集后具有很强的神经毒性作用，是阿尔茨海默病患者脑内老年斑周围神经元变性和死亡的主要原因。大量神经元被破坏导致乙酰胆碱（Ach）含量减少和胆碱乙酰化酶（choline acetyltransferase，AchE）活性降低，使胆碱能投射通路中的胆碱能神经元的选择性丧失，神经元的丧失及神经递质的缺乏可导致记忆和认知功能发生障碍。

治疗方法主要是通过药物作用于不同的神经递质系统，增强中枢神经系统的高级活动，减轻疾病过程中出现的各种症状，延缓痴呆的进一步发展。临床上常用的药物有胆碱酯酶抑制药、M 受体激动药与促进脑代谢的药物。

一、胆碱酯酶抑制药

他 克 林

他克林（tacrine）是 1993 年第一个被美国 FDA 批准上市的阿尔茨海默病治疗药物，为非选择性可逆性 AchE 抑制剂，易透过血脑屏障，可改善轻度阿尔茨海默病患者的临床症状，但因其对肝脏的毒副作用较大，现已很少使用。

多 奈 哌 齐

多奈哌齐（donepezil，安理申）为选择性非竞争性可逆的第二代 AchE 抑制剂，本品为第二代可逆性中枢 AchE 抑制药。通过抑制 AchE 来增加中枢 Ach 的含量，对丁酰胆碱酯酶无作用。与第一代他克林相比，多奈哌齐对中枢 AchE 有更高的选择性和专属性，半衰期较长，能改善轻度至中度阿尔茨海默病患者的认知能力和临床综合功能。不良反应多于给药时出现，维持治疗阶段较少见，肝毒性及外周抗胆碱副作用，比同类药物他克林轻。

加 兰 他 敏

加兰他敏（galantamine）为第二代可逆性竞争性 AchE 抑制剂，又是烟碱受体调节剂，具有双重作用。其选择性高，对神经元中 AchE 的抑制活性是血浆中丁酰胆碱酯酶活性的 50 倍。本品可能成为阿尔茨海默病治疗的首选药，用于治疗轻度、中度阿尔茨海默病。未见肝脏毒性，主要不良反应为治疗早期（2～3 周）患者可有恶心、呕吐及腹泻等胃肠道反应，稍后即消失。

石 杉 碱 甲

石杉碱甲（huperzine A）又称哈伯因、双益平，是我国科技人员从中草药千层塔中分离得到的石杉碱类生物碱，是一种高效可逆性的竞争性 AchE 抑制剂，容易通过血脑屏障，可明显提高脑区 Ach 的含量，有效时间长，其作用强度仅次于多奈哌齐，重复使用并不增加 AchE 的耐受性，为强效、可逆性胆碱酯酶抑制药，能易化神经肌肉接头递质传递，对改善衰老性记忆障碍及老年痴呆患者的记忆功能有良好作用。在改善认知功能方面，石杉碱甲与高压氧治疗效果相比效果显著，用于老年性记忆功能减退及阿尔茨海默病患者，能改善其记忆和认知能力。石杉碱甲常见不良反应有口干、嗜睡、胃肠道反应、视物模糊等，一般减量或停药后可缓解或消失。目前石杉碱甲已成为国内研发最成功和最有前途的治疗阿尔茨海默病的药物。

二、M 胆碱受体激动药

呫 诺 美 林

呫诺美林（xanomeline）是 M₁ 受体选择性激动药，对 M_2、M_3、M_4 受体作用很弱，为目前发现的选择性最高的 M_1 受体激动药之一。口服易吸收，易通过血脑屏障，大脑皮层和纹状体摄取率较高。临床试验表明,本品高剂量口服可明显改善阿尔茨海默病患者的认知功能和行为能力。但因易引起胃肠道和心血管方面的不良反应,现拟改为皮肤给药。咕诺美林将成为第一个能有效治疗阿尔茨海默病的 M 胆碱受体激动药。

三、促进脑代谢药物

阿尔茨海默病患者大脑局部存在葡萄糖利用下降和氧代谢异常,引起海马皮质部分神经元变性坏死。目前临床上使用的甲磺酸双氢麦角毒碱、银杏叶制剂等,可改善大脑血液循环,扩张脑血管,增加脑血流量。

小结

情境导入及
分析答案

帕金森病是一种常见于中、老年人的中枢神经系统退行性疾病。抗帕金森病药主要包括拟中枢多巴胺类药、中枢抗胆碱药。拟多巴胺类药如左旋多巴等,主要通过增强多巴胺能神经功能发挥作用。中枢抗胆碱药主要包括苯海索等。抗帕金森病药只能达到减轻症状、减少并发症、改善预后、延长寿命的目的,不能根治疾病。

老年性痴呆症治疗方法主要是通过药物作用于不同的神经递质系统,增强中枢神经系统的高级活动,减轻疾病过程中出现的各种症状,延缓痴呆的进一步发展。临床上常用的药物有胆碱酯酶抑制药、M 受体激动药与促进脑代谢的药物。

能力检测

能力检测答案

一、A 型题

1. 关于左旋多巴的叙述,错误的是( )。

A. 口服易吸收 B. 显效迅速

C. 大部分药物被外周脱羧酶脱羧转变为多巴胺 D. 对帕金森病轻症及年轻患者疗效好

E. 可用于治疗肝性脑病

2. 卡比多巴与左旋多巴合用治疗帕金森病的意义是( )。

A. 减慢左旋多巴肾脏排泄,增强其疗效

B. 卡比多巴直接激动多巴胺受体,增强左旋多巴的疗效

C. 抑制外周多巴脱羧酶,减少左旋多巴在外周脱羧,提高脑内多巴胺的浓度

D. 抑制多巴胺再摄取,增强左旋多巴疗效

E. 卡比多巴能促进左旋多巴脱羧成为多巴胺,增强左旋多巴的疗效

3. 苯海索抗帕金森病的作用主要是( )。

A. 外周抗胆碱作用 B. 中枢抗胆碱作用

C. 中枢抗肾上腺素作用 D. 中枢抗多巴胺作用

E. 中枢拟肾上腺素作用

4. 关于左旋多巴引起的不良反应,错误的是( )。

A. 肝性脑病 B. 胃肠道反应 C. 心血管反应

D. 开关现象 E. 精神障碍

5. 禁止与左旋多巴合用的药物是( )。

A. 卡比多巴 B. 多巴胺 C. 维生素 B_{12}

D. 维生素 B_6 E. 苯海索

6. 多巴脱羧酶抑制药是( )。

A. 金刚烷胺 B. 卡比多巴 C. 左旋多巴

D. 溴隐亭 E. 苯海索

7. 左旋多巴治疗帕金森病初期最常见的不良反应是( )。

A. 开关现象   B. 中枢兴奋   C. 胃肠道反应

D. 精神障碍   E. 不自主异常运动

二、B型题

(8～9题共用答案)

A. 卡比多巴   B. 金刚烷胺   C. 溴隐亭

D. 苯海索   E. 左旋多巴

8. 既可抗帕金森病,又可治疗肝性脑病的药物是( )。

9. 具有抗病毒作用的抗帕金森病药物是( )。

三、C型题

10. 患者,男,68岁,近年逐渐出现四肢震颤,双手呈"搓药丸样"动作,面部缺乏表情,动作缓慢,走路呈慌张步态,被动运动时肢体齿轮样肌张力增高,需用使用( )进行治疗。

A. 新斯的明   B. 左旋多巴   C. 苯妥英钠

D. 卡马西平   E. 多巴胺

11. 患者,男,60岁。典型的面具脸、慌张步态表现,确诊为帕金森病,但患者同时又患有青光眼,所以该患者最好不要用( )。

A. 溴隐亭   B. 左旋多巴   C. 多巴胺

D. 金刚烷胺   E. 苯海索

12. 患者,男,45岁,因患严重精神分裂症,用氯丙嗪治疗两年,近日出现肌肉震颤,动作迟缓,流涎等症状,可使用( )纠正。

A. 苯海索   B. 左旋多巴   C. 金刚烷胺

D. 地西泮   E. 卡比多巴

13. 患者,女,75岁。因帕金森病三年来一直服用左旋多巴治疗。近日患者突然出现多动不安,随后全身肌肉强直,运动不能,严重妨碍了正常活动,该不良反应是( )。

A. 开关现象   B. 胃肠道反应   C. 躁狂、妄想、幻觉

D. 不自主异常运动   E. 精神障碍

四、X型题

14. 关于左旋多巴治疗帕金森病的特点,正确的是( )。

A. 对轻症及年轻患者疗效好   B. 对重症患者疗效较差

C. 对肌肉僵直和运动困难疗效较好   D. 对肌肉震颤症状疗效较差

E. 对抗精神病药引起的帕金森综合征无效

执考真题   执考真题答案

(王　丹)

镇 痛 药

学习目标

1. 掌握吗啡、哌替啶的药理作用、临床应用、不良反应及注意事项。
2. 熟悉可待因的作用特点和临床应用。
3. 了解其他镇痛药的作用特点。
4. 具有正确指导患者合理使用镇痛药的能力。

疼痛是临床许多疾病的常见症状,分为急性(锐痛和绞痛)和慢性(钝痛)两大类。锐痛是指体表急性剧烈疼痛,如创伤、烫伤、烧伤等引起的疼痛;绞痛是由于内脏平滑肌剧烈痉挛性收缩所引起的疼痛,如胆绞痛、肾绞痛、分娩痛等。钝痛是指机体深部肌肉、骨骼、关节、内脏等慢性隐痛,如头痛、神经痛、肌肉痛、腰痛、月经痛等。疼痛能使患者感受痛苦,尤其是剧痛,还可能引起生理功能紊乱,甚至休克。因此,适当地应用药物减轻患者痛苦,防止出现严重生理功能紊乱和休克等是必要的。但疼痛是机体对伤害性刺激的一种防御反射,疼痛的性质与部位也是诊断疾病的重要依据。因此,在未确诊疾病之前,不应滥用镇痛药,以免掩盖病情,贻误诊断。

镇痛药(analgesics)是指作用于中枢神经系统特定部位,选择性地消除或缓解疼痛的药物,在镇痛时,意识清醒,其他感觉不受影响,且能缓解因疼痛而引起的恐惧、紧张、焦虑不安等不愉快的情绪反应。镇痛药不同于解热镇痛药,反复应用易产生躯体依赖性(成瘾性),故又称成瘾性镇痛药或麻醉性镇痛药。

目前临床上常用的镇痛药分为三类:①阿片生物碱类镇痛药;②人工合成阿片类镇痛药;③其他镇痛药。前两类中的多数药物属于麻醉药品管理范围,在使用和保管上要严格管理。

情境导入及分析

患者,男,49岁。直肠癌晚期肝转移,近期右上腹部持续性疼痛难忍,伴腹胀,食欲减退,患者要求镇痛治疗,改善生活质量。医生给其开了盐酸吗啡。

试分析:

1. 给患者使用吗啡是否合理?
2. 吗啡使用过程中可能出现哪些不良反应? 应用时的注意事项有哪些?

任务一　阿片生物碱类镇痛药

阿片(opium)俗称鸦片,为罂粟科植物罂粟未成熟蒴果浆汁的干燥物,被广泛应用于镇痛、止咳、止泻、镇静催眠。现已知阿片含有 20 余种生物碱,从化学结构上可将其分为菲类和异喹啉类两大类型。前者如吗啡(含量约 10%)和可待因(含量约 0.5%),具有镇痛、镇咳作用;后者如罂粟碱(含量约 1%),无镇痛作用,具有平滑肌松弛作用。

吗 啡

吗啡(morphine)是阿片生物碱的主要成分之一,占其总生物碱的 10%。

【体内过程】 口服易被胃肠道吸收,但首关效应明显,生物利用度低(约 25%),故常注射给药。硬膜外或椎管内注射可快速渗入脊髓发挥作用,皮下注射 30 min 后吸收 60%。约 1/3 与血浆蛋白结合。游离型吗啡迅速分布于全身,肺、肝、肾和脾等器官分布浓度最高。该药脂溶性较低,仅有少量透过血脑屏障进入脑组织发挥作用,且在组织滞留时间短,也可通过胎盘进入胎儿体内。60% 吗啡在肝脏与葡萄糖醛酸结合,10% 转化为去甲吗啡,其余为游离型。其结合物及小量游离型的吗啡于 24 h 内大部分自肾排泄。少量经胆汁、大便、乳汁排泄。血浆半衰期为 2~3 h,吗啡-6-葡萄糖醛酸排泄缓慢,易致蓄积效应,肾功能减退者和老年患者慎用。

【药理作用】

1. 中枢神经系统

(1)镇痛和镇静作用 吗啡具有强大的镇痛作用,对绝大多数躯体痛镇痛效果良好,对持续性钝痛作用大于间断性锐痛,对神经性痛的效果比对内脏痛的效果差。皮下注射 5~10 mg 吗啡能明显减轻或消除疼痛,不影响意识和其他感觉。一次给药,镇痛作用可持续 4~6 h。吗啡作用于边缘系统及蓝斑、网状结构的吗啡受体,故能减轻疼痛引起的焦虑、紧张、烦躁和恐惧等情绪反应,产生镇静作用,提高对疼痛的耐受力,并产生欣快感。给药后,患者常出现嗜睡、精神朦胧、理智障碍等,在安静环境易诱导入睡,但易唤醒。反复应用易成瘾,故其使用应严格限制。

(2)抑制呼吸 吗啡急性中毒致死的主要原因。治疗量即可抑制呼吸,使呼吸频率减慢、潮气量降低、每分通气量减少,剂量增大则抑制作用增强。急性中毒时呼吸频率可减慢至 3~4 次/分。这与降低呼吸中枢对血液 CO_2 张力的敏感性以及抑制脑桥呼吸调节中枢有关。与麻醉药、镇静催眠药以及酒精等合用可加重其呼吸抑制。

(3)镇咳 直接抑制咳嗽中枢,减轻咳嗽反射,产生镇咳作用,但易成瘾,不作镇咳药用。临床上只使用成瘾性较低的可待因,用于无痰干咳。

(4)缩瞳 可兴奋支配瞳孔的副交感神经,引起瞳孔缩小。针尖样瞳孔是吗啡中毒的指征之一。

(5)其他中枢作用 吗啡作用于下丘脑体温调节中枢,改变体温调定点,使体温略有降低,但长期大剂量使用,体温反而升高;吗啡可兴奋延髓催吐化学感受区,引起恶心呕吐;吗啡可抑制下丘脑释放促性腺激素释放激素(GnRH)和促肾上腺皮质激素释放因子(CRF),降低血浆促肾上腺皮质激素(ACTH)、黄体生成素(LH)和卵泡刺激素(FSH)等的浓度。

2. 平滑肌

(1)胃肠道 吗啡兴奋胃、小肠及大肠平滑肌,提高张力,减慢胃蠕动、胃排空延迟、减弱推进性蠕动;吗啡可提高回盲瓣及肛门括约肌张力,使肠内容物滞留时间延长;吗啡可抑制消化液的分泌,使食物消化受阻;吗啡可抑制中枢,使便意迟钝,最终将产生止泻作用,引起便秘。

(2)胆道 治疗量吗啡引起胆道平滑肌和括约肌痉挛性收缩,使胆道和胆囊内压明显提高,可致上腹不适甚至胆绞痛。平滑肌解痉药阿托品可部分缓解。

(3)其他 治疗量吗啡可降低子宫张力,从而可延长产妇分娩时程;吗啡可提高输尿管平滑肌及膀胱括约肌张力,从而可引起尿潴留;大剂量吗啡可引起支气管收缩,诱发或加重哮喘,因此支气管哮喘患者禁用吗啡。

3. 心血管系统 吗啡可使中枢交感神经张力降低,外周小动脉扩张,还能促进组胺释放,扩张血管,降低外周阻力,从而可导致体位性低血压。吗啡对脑循环影响很小,但吗啡抑制呼吸,使体内 CO_2 潴留,从而可继发引起脑血管扩张和阻力降低,导致脑血流增加和颅内压增高。

4. 其他 吗啡可抑制淋巴细胞增殖,减少细胞因子的分泌,减弱自然杀伤细胞的细胞毒作用。吗啡还可抑制人类免疫缺陷病毒(HIV)蛋白诱导的免疫反应,这可能是吗啡吸食者易感染 HIV 病毒的主要原因。

【临床应用】

1. 镇痛 吗啡可缓解或消除严重创伤、烧伤、手术等引起的剧痛和晚期癌症疼痛,对多种疼痛均有效;吗啡对内脏绞痛与解痉药如阿托品合用可有效缓解;对心肌梗死引起的剧痛,在患者血压正常时,可用吗啡止痛。此外,吗啡的镇静与扩张血管作用,也有利于消除患者的紧张情绪,减轻心脏负担。吗啡久用易成瘾,除癌症剧痛外,一般仅用于其他镇痛药无效时的短期应用。

2. 心源性哮喘 左心衰竭的患者,可出现急性肺水肿而引起呼吸急促和窒息,称心源性哮喘。配合吸氧和强心苷使用吗啡可迅速缓解患者气促和窒息感,促进肺水肿液的吸收。其机制可能是由于吗啡扩张外周血管,降低外周阻力,减轻心脏前、后负荷,有利于肺水肿的消除;其镇静作用又有利于消除患者的焦虑、恐惧情绪,降低耗氧量;此外,吗啡还具有呼吸抑制作用,从而可降低中枢对 CO_2 的敏感性,从而减弱代偿性呼吸过度兴奋,使浅而快的呼吸变得深慢有效,因此伴有休克、昏迷、严重肺部疾病或痰液过多的患者禁用。

3. 止泻 常用阿片酊或复方樟脑酊以减轻急、慢性消耗性腹泻症状,如果伴有细菌感染,应同时服用抗生素。

【不良反应及注意事项】

(1) 治疗量吗啡可引起眩晕、恶心、呕吐、便秘、呼吸抑制、尿潴留、胆道压力升高甚至胆绞痛、体位性低血压等。偶见烦躁不安等情绪改变。

(2) 长期反复应用阿片类药物易产生耐受性和成瘾性。前者是指长期用药后中枢神经系统对其敏感性降低,需要增加剂量才能达到原来的药效,剂量越大,给药间隔越短,耐受发生越快、越强,且与其他阿片类药物有交叉耐受性;后者是指当本类药物被人们反复使用时,使用者可出现病态性嗜好并产生依赖性,一旦停药则产生戒断综合征,表现为兴奋、失眠、流泪、流涕、出汗、呕吐、腹泻、虚脱、昏迷,甚至危及生命。

(3) 过量吗啡可致急性中毒,主要表现为瞳孔极度缩小呈针尖状、昏迷、血压下降、呼吸极度抑制,最后呼吸麻痹死亡。抢救措施为人工呼吸、适量给氧以及静脉注射阿片受体阻断药纳洛酮。

【禁忌证】 因抑制新生儿呼吸和延长产程,禁用于分娩止痛、哺乳期妇女止痛及新生儿和婴儿等;因增加颅内压,禁用于颅脑损伤所致的颅内压增高的患者;支气管哮喘、肺心病及肝功能严重减退的患者禁用。

可 待 因

可待因(codeine)又称甲基吗啡,为前体药物,吸收后 10% 在肝脏脱去甲基生成吗啡发挥作用。口服易吸收,生物利用度为 50%,大部分在肝内代谢。代谢产物及少量原形(10%)经肾排泄。可待因的药理作用较吗啡弱,镇痛作用为吗啡的 1/12～1/10,对呼吸中枢抑制也较轻,无明显的镇静作用,镇咳作用为吗啡的 1/4。临床上常用于中枢性镇咳、中等程度疼痛止痛。可待因副作用较少,欣快感及成瘾性也较吗啡弱,但仍属限制性应用的麻醉药品。

任务二 人工合成阿片类镇痛药

一、阿片受体激动药

哌 替 啶

哌替啶(pethidine)又称度冷丁(dolantin),是目前临床常用的人工合成阿片受体激动药。

【体内过程】 口服易吸收,1～2 h 血浆浓度达峰值,生物利用度为 40%～60%,血浆蛋白结合率为 60%,能透过胎盘屏障,进入胎儿体内。哌替啶在肝内代谢为哌替啶酸及去甲哌替啶,两者再以结合形式经肾排泄,少量药物经乳汁排出。去甲哌替啶血浆半衰期为 15～20 h,肾功能不良、反复大剂量应用者可出现蓄积中毒。

【药理作用】 药理作用与吗啡相似且弱。

1. 中枢神经系统 与吗啡类似,产生镇静、镇痛作用,镇痛作用较吗啡弱,约为吗啡的 1/10,作用持续 2～4 h,有时可产生欣快感,成瘾性较吗啡轻,成瘾性的产生也较慢,戒断症状持续时间也较短;呼吸抑制较吗啡轻,无镇咳、缩瞳作用。

2. 平滑肌 能中度提高胃肠道平滑肌及括约肌张力,减少推进性蠕动,但由于作用时间短暂,一般不引起便秘,也无止泻作用;使胆道括约肌痉挛,升高胆内压,但程度较吗啡轻;能轻微兴奋子宫,但对妊娠末期子宫正常收缩无影响,也不对抗缩宫素的作用,不延缓产程;大剂量可引起支气管平滑肌收缩。

3. 心血管系统 可引起体位性低血压,由于呼吸抑制,也能使体内 CO_2 蓄积,引起脑血管扩张,升高颅内压。

【临床应用】

1. 镇痛 哌替啶可替代吗啡用于创伤、术后以及晚期癌症等各种剧痛;用于内脏绞痛须与解痉药如阿托品合用;为避免因呼吸抑制而引起的新生儿窒息,临产前 2～4 h 内不宜使用于产妇分娩止痛。

2. 心源性哮喘 哌替啶可替代吗啡用于治疗心源性哮喘,作用机制与吗啡相同。

3. 麻醉前给药和人工冬眠 麻醉前给药,能消除患者术前紧张和恐惧情绪,减少麻醉药用量及缩短诱导期。哌替啶可与氯丙嗪、异丙嗪组成人工冬眠合剂。

【不良反应及注意事项】 与吗啡相似,但较轻。治疗量时,可引起恶心、呕吐、口干、出汗和眩晕;久用可产生耐药性和成瘾性;过量中毒时有瞳孔散大、心动过速、口干等阿托品样作用,也可见于中枢兴奋甚至惊厥,最终转入抑制,导致昏迷。禁忌证与吗啡相同。

美 沙 酮

美沙酮(methadone)口服吸收良好,血浆蛋白结合率为 90%,美沙酮与各种组织包括脑组织中蛋白结合,反复使用有一定蓄积性,半衰期为 15～40 h。主要在肝脏代谢为去甲美沙酮,随尿、胆汁或粪便排泄。

【药理作用】 口服与注射效果相似。其镇痛作用强度和持续时间与吗啡相似或略强,镇咳、呼吸抑制作用以及对胃肠道和胆道压力影响也与吗啡相似,耐受性和依赖性发生较慢,停药后戒断症状较轻。

【临床应用】 适用于创伤、手术及晚期癌症等所致的剧痛,亦可用于吗啡、海洛因等的脱毒治疗。

【不良反应及注意事项】 常见不良反应有恶心、呕吐、便秘、头晕、口干和抑郁等。长期用药易致多汗、淋巴细胞数增多、血浆白蛋白和糖蛋白以及催乳素含量升高。皮下注射有局部刺激作用,可致疼痛和硬结。禁用于分娩止痛,以免影响产程和抑制新生儿呼吸。

芬太尼及其同系物

芬太尼(fentanyl)为短效镇痛药,激动 μ 受体。芬太尼的作用与吗啡相似,镇痛作用为吗啡的 100 倍,治疗量为吗啡的 1/100;镇静、镇咳、呼吸抑制、成瘾性及兴奋平滑肌作用比吗啡弱。静注起效快,维持时间短(1～2 h)。临床上主要用于麻醉辅助用药和静脉复合麻醉,可减少麻醉用量;与氟哌利多合用产生神经阻滞而镇痛,利于进行小手术、内窥镜检查、造影、严重烧伤的清创、换药等;还可治疗急性术后痛和慢性痛。常见不良反应有眩晕、恶心、呕吐及胆道括约肌痉挛。大剂量产生明显肌肉僵直,可用于纳洛酮拮抗。静脉注射过快可致呼吸抑制。反复用药能产生依赖性。不宜与单胺氧化酶抑制药合用。禁用于支气管哮喘、重症肌无力、颅脑肿瘤或颅脑外伤引起的昏迷以及两岁以下小儿。

舒芬太尼(sufentanil)和阿芬太尼(alfentanil)均为芬太尼的类似物。舒芬太尼的镇痛作用强于芬太尼,是吗啡的 1000 倍,而阿芬太尼弱于芬太尼。两药起效快,作用维持时间短,阿芬太尼尤为显著,故称为超短效镇痛药。对心血管系统影响小,常用于心血管手术麻醉。阿芬太尼由于其药代动力学特点,很少蓄积,短时间手术可分次静脉注射,长时间手术可进行持续静脉滴注。

二氢埃托啡

二氢埃托啡(dihydroetorphine)为我国研制的强镇痛药,其镇痛作用为吗啡 $500\sim1000$ 倍,用量小,一次 $20\sim40\ \mu g$。二氢埃托啡激动 μ 受体,对 δ、κ 受体作用弱。口服首关消除明显,作用时间短暂($2\ h$)。临床用于哌替啶、吗啡等无效的慢性顽固性疼痛和晚期癌症疼痛,内脏绞痛不必与解痉药同用,也用于诱导麻醉或静脉复合麻醉以及作为内镜检查术前用药。治疗量时,恶心、呕吐、呼吸抑制等不良反应均较轻,过量中毒可引起瞳孔缩小、呼吸抑制甚至昏迷,纳洛酮或烯丙吗啡能有效对抗。小剂量间断用药不易产生耐受性,而大剂量持续用药则易出现耐受性和成瘾性,且依赖性明显强于吗啡。

二、阿片受体部分激动药物

本类药物中大多数小剂量或单独使用时,可激动某型阿片受体,呈现镇痛等作用;当剂量加大或与激动药合用时,又可拮抗受体,故称为阿片受体部分激动药。

喷 他 佐 辛

喷他佐辛(pentazocine)又称镇痛新,口服、皮下和肌注均吸收良好,口服首关消除明显,仅 20% 药物进入体循环,血浆蛋白结合率为 60%,血浆半衰期为 $2\sim4\ h$,能透过胎盘屏障,主要经肝脏代谢, $60\%\sim70\%$ 以代谢物形式和少量以原形经肾脏排泄。代谢速率个体差异较大,从而造成镇痛效果个体差异大。

【药理作用】 镇痛作用为吗啡的 $1/3$,呼吸抑制作用为吗啡的 $1/2$。大剂量能升高血浆中儿茶酚胺的量,加快心率和升高血压;大剂量激动 δ 受体,产生烦躁不安、梦魇、幻觉。可用纳洛酮对抗。胃肠道平滑肌的兴奋作用比吗啡弱。冠心病患者静注本药时,可能通过增加血儿茶酚胺,提高主动脉压、左心室舒张末压,增加心脏做功量。能轻度拮抗 μ 受体,故成瘾性小。

【临床应用】 适用于各种慢性疼痛,对剧痛的止痛效果不及吗啡。能减弱吗啡的镇痛作用,并诱发戒断症状。口服用药可减少不良反应的发生。

【不良反应及注意事项】 常见的不良反应有嗜睡、眩晕、出汗、偶见恶心、呕吐。剂量大可引起烦躁、幻觉、噩梦、血压升高、心率加快、思维障碍和发音困难等。局部反复注射,可使局部组织产生无菌性脓肿、溃疡和瘢痕。故注射时应常更换注射部位。因其能增加心脏负荷,不用于心肌梗死时的疼痛。

布 托 啡 诺

布托啡诺(butorphanol)口服可吸收,首关消除明显,生物利用度约 17%。肌注吸收迅速而完全。血浆蛋白结合率为 80%,主要经肝脏代谢,大部分代谢产物和少量以原形(5%)随尿排泄。镇痛和呼吸抑制作用为吗啡的 $3.5\sim7$ 倍,对胃肠道平滑肌兴奋作用弱于吗啡。可通过增加外周和肺血管阻力,增加心脏做功。本品对急性疼痛的止痛效果好于慢性疼痛。临床上应用于缓解中、重度疼痛如术后、外伤和癌症疼痛以及肾或胆绞痛、麻醉前用药等。常见不良反应有镇静、乏力、出汗,个别出现嗜睡、头痛、眩晕、飘浮感、精神错乱等。久用产生依赖性。

丁 丙 诺 啡

丁丙诺啡(buprenorPhine)镇痛作用为吗啡的 25 倍,作用维持时间长,成瘾性也比吗啡小。海洛因成瘾者服用后,能较好地控制毒瘾,与喷他佐辛相比,较少引起烦躁,但更易引起呼吸抑制。临床上应用同布托啡诺,也可用于吗啡或海洛因成瘾的脱毒治疗,效果同美沙酮。

任务三　其他镇痛药

曲 马 朵

曲马朵(tramadol)镇痛作用强度与喷他佐辛相似,镇咳为可待因的 $1/2$,治疗量无呼吸抑制作用,对胃肠道无影响,也无明显的心血管作用。口服吸收快而完全,维持时间和吗啡相似。镇痛作用机制尚未明了,本药的代谢物O-去甲基曲马朵对阿片μ受体的亲和力比其原形药高200倍。现认为,本品有较弱的μ受体激动作用,并能抑制NA和5-HT的再摄取。

本品适用于手术、创伤、分娩及晚期肿瘤疼痛等中度以上的急、慢性疼痛。不良反应和其他镇痛药相似,偶有多汗、头晕、恶心、呕吐、口干、疲劳等。静脉注射过快可致面部潮红、多汗、一过性心动过速。长期应用也可成瘾。卡马西平可降低曲马朵血药浓度,减弱其镇痛作用。安定类药可增强其镇痛作用,合用时应调整剂量。

布 桂 嗪

布桂嗪(bucinnazine)又称强痛定,镇痛作用约为吗啡的1/3,口服10～30 min后或皮下注射10 min后起效,作用持续3～6 h。有安定、镇咳作用,但不抑制呼吸。适用于各种剧痛,也可用于慢性疼痛,但对内脏绞痛效果较差。偶有恶心、眩晕、头痛、困倦等不良反应,停药后即消失,成瘾性小。临床上多用于偏头痛、三叉神经痛、炎症性及外伤性疼痛、关节痛、痛经及晚期癌症疼痛。连续使用本品可致耐受和成瘾,故不可滥用。

罗 通 定

罗通定(rotundine)又称颅痛定、左旋延胡索乙素,口服吸收良好,不引起平滑肌痉挛。镇痛作用较哌替啶弱,但较解热镇痛药强。研究证明其镇痛作用与脑内阿片受体无关。对慢性持续性钝痛效果较好,对创伤或手术后疼痛或晚期癌症疼痛的止痛效果较差。可用于治疗胃肠及肝胆系统等内科疾病所引起的钝痛、一般性头痛以及脑震荡后头痛、痛经、分娩止痛以及疼痛引起的失眠等。

任务四　阿片受体拮抗药

纳 洛 酮

纳洛酮(naloxone)化学结构与吗啡相似,对阿片受体亲和力强于吗啡和脑啡肽,但无内在活性,为阿片受体竞争性拮抗药。对各型阿片受体都有拮抗作用,作用强度依次为μ受体＞κ受体＞δ受体。口服首关消除明显,故常静脉给药。静脉注射2 min显效,持续30～60 min,血浆半衰期为40～55 min,在肝脏与葡萄糖醛酸结合而失活。本品可以迅速反转阿片类药物作用,解除呼吸抑制,使血压上升。阿片成瘾者,纳洛酮可使之立即出现戒断症状。临床上用于阿片类药急性中毒的解救,消除呼吸抑制和其他中枢抑制症状;用于阿片类药成瘾者的鉴别诊断;亦用于抗感染中毒性休克,阻断休克时体内产生的内啡肽引起的心血管抑制、血压升高的作用;对于急性酒精中毒、休克、脊髓损伤、中风以及脑外伤等也有一定的疗效;作为药理学研究工具药,纳洛酮无内在活性,本身不产生药理效应,不良反应少,大剂量偶见轻度烦躁不安。

纳 曲 酮

纳曲酮(naltrexone)化学结构和作用都与纳洛酮相似,可口服,对κ受体的拮抗作用强于纳洛酮,作用维持时间较长。临床应用同纳洛酮。

任务五　镇痛药的应用

1. 选择适当的药物和剂量　应按世界卫生组织三阶梯治疗方案的原则使用镇痛药。依疼痛程度,由轻到重选择不同强度的镇痛药物。轻度疼痛首选第一阶梯非甾体抗炎药,以阿司匹林为代表;中度疼痛选择弱阿片类药物,以可待因为代表,可合用非甾体抗炎药;重度疼痛选择强阿片类药物,以吗啡为代表,同时合用非甾体抗炎药,两类药合用可增加阿片类药物的止痛效果,减少阿片类药物的用量。三阶梯用药的同时,可依病情选择三环类抗抑郁药或抗惊厥类药等辅助用药。

2. 选择给药途径 应以无创给药为首选途径。有吞咽困难和芬太尼透皮贴剂禁忌证的,可选择经舌下含化或经直肠给药。对经口服或皮肤用药后疼痛无明显改善者,可经肌内或静脉注射给药。全身镇痛产生难以控制的不良反应时,可选用椎管内给药或复合局部阻滞疗法。

3. 制定适当的给药时间 对慢性持续疼痛,应依药物不同的药代动力学特点,制定合适的给药间期,治疗持续性疼痛。定时给药不仅可提高镇痛效果,还可减少不良反应。如各种盐酸或硫酸控释片,口服后的镇痛作用可在用药后 1 h 出现,2～3 h 达高峰,持续作用 12 h;而静脉用吗啡,在 5 min 内起效,持续 1～2 h;芬太尼透皮贴剂的镇痛作用在 6～12 h 起效,持续 72 h,每 3 天给药 1 次。

4. 调整药物剂量 疼痛治疗初期有一个药物剂量调整过程。如患者出现突发性疼痛反复发作,需根据个体耐受情况不断调整追加药物的剂量,增加药物幅度一般为原用剂量的 25％～50％,最多不超过 100％,以防各种不良反应特别是呼吸抑制的发生。对于因其他辅助性治疗使疼痛明显减轻的长期应用阿片类药物的患者,可逐渐下调药物剂量,一般每天减少 25％～50％,药物剂量调整的原则是保证镇痛效果,并避免由于减量而导致的戒断反应。当出现不良反应而需调整药物剂量时,应首先停药 1～2 次,再将剂量减少 50％～70％,然后加用其他种类的镇痛药,逐渐停用有不良反应的药物。

5. 镇痛药物的不良反应及处理 长期使用阿片类药物可因肠蠕动受抑制而出现便秘,可用麻仁丸等中药软化和促进排便;常见的症状如恶心、呕吐可选用镇吐药或氟哌啶类镇静、镇吐药;对呼吸抑制等严重不良反应,应及时发现及时进行生命支持,同时使用阿片受体拮抗药如纳洛酮等。如过量使用阿片类发生严重呼吸抑制,应立即注射 0.4 mg 纳洛酮,如果 20 min 内呼吸仍无改善,可能是由于 0.4 mg 的纳洛酮不足以逆转摄入体内的阿片类,此时应继续注射纳洛酮,直至呼吸改善。

6. 辅助用药 辅助治疗的目的和方法,应依不同疾病、不同类型的疼痛决定。辅助治疗可加强镇痛效果,减少镇痛药剂量,减轻药物不良反应。如非甾体抗炎药对骨转移、软组织浸润、关节筋膜炎及术后痛有明显的辅助治疗作用;糖皮质激素对急性神经压迫、内脏膨胀痛、颅内压增高等均有较好的缓解作用;三环类抗抑郁药是治疗神经痛、改善抑郁和失眠的较理想的药物;对骨转移引起的疼痛,除放射治疗和前述治疗外,降钙素是近年来使用较有效的药物。

> **小结**

镇痛药是一类作用于中枢神经系统特定部位,选择性地消除或缓解疼痛的药物。此类药镇痛作用强大,临床上用于各类剧痛,反复应用易致成瘾,应加强管理,避免滥用。目前临床上常用的镇痛药分为三类:①阿片生物碱类镇痛药;②人工合成阿片类镇痛药;③其他镇痛药。前两类中的多数药物属于麻醉药品管理范围,在使用上和保管上要严格控制。镇痛药的合理应用包括选择适当的药物和剂量、选择给药途径、制定适当的给药时间、调整药物剂量、镇痛药物的不良反应及处理和辅助用药。

情境导入及
分析答案

> **能力检测**

能力检测答案

一、A 型题

1. 吗啡的适应证为( )。

A. 分娩止痛　　　　　　　B. 感染性腹泻　　　　　　C. 心源性哮喘

D. 颅脑外伤止痛　　　　　E. 支气管哮喘

2. 吗啡的作用有( )。

A. 镇痛、镇静、止吐　　　　B. 镇痛、镇静、抑制呼吸

C. 镇痛、镇静、兴奋呼吸　　D. 镇痛、欣快、止吐

E. 镇痛、欣快、散瞳

3. 慢性钝痛不宜用吗啡治疗的主要原因是(　　)。

A. 对钝痛疗效差　　　　　　　　　　B. 可引起呕吐

C. 可引起体位性低血压　　　　　　　D. 治疗量即抑制呼吸　　　　　　E. 久用易成瘾

4. 吗啡可用于治疗的疼痛是(　　)。

A. 诊断未明的急腹症　　　　　　　　B. 分娩止痛　　　　　　　　　　C. 颅脑外伤

D. 癌症剧痛　　　　　　　　　　　　E. 胃肠绞痛

5. 不属于哌替啶的适应证的是(　　)。

A. 术后疼痛　　　　　　　　　　　　B. 人工冬眠　　　　　　　　　　C. 心源性哮喘

D. 麻醉前给药　　　　　　　　　　　E. 支气管哮喘

6. 胆绞痛应首选(　　)。

A. 哌替啶＋阿托品　　　　　　　　　B. 吗啡　　　　　　　　　　　　C. 哌替啶

D. 罗通定　　　　　　　　　　　　　E. 阿司匹林

7. 吗啡中毒致死的主要原因是(　　)。

A. 昏睡　　　　　　　　　　　　　　B. 震颤　　　　　　　　　　　　C. 呼吸麻痹

D. 血压降低　　　　　　　　　　　　E. 心律失常

8. 吗啡引起胆绞痛是因为(　　)。

A. 胃肠道平滑肌和括约肌张力提高　　B. 抑制消化液分泌　　　　　　　C. 胆道括约肌收缩

D. 食物消化延缓　　　　　　　　　　E. 胃排空延迟

9. 可用于人工冬眠的药物是(　　)。

A. 吗啡　　　　　　　　　　　　　　B. 美沙酮　　　　　　　　　　　C. 哌替啶

D. 芬太尼　　　　　　　　　　　　　E. 阿法罗定

10. 对哌替啶的描述,错误的是(　　)。

A. 用于创伤性剧痛　　　　　　　　　B. 用于内脏绞痛　　　　　　　　C. 用于晚期癌症疼痛

D. 用于手术后疼痛　　　　　　　　　E. 用于关节痛

二、B 型题

(11～13 题共用答案)

A. 罗通定　　　　　　　　　　　　　B. 纳洛酮　　　　　　　　　　　C. 曲马朵

D. 喷他佐辛　　　　　　　　　　　　E. 哌替啶

11. 与氯丙嗪、异丙嗪合用组成冬眠合剂的药物是(　　)。

12. 属于阿片受体部分激动药的是(　　)。

13. 属于阿片受体阻断药的是(　　)。

三、C 型题

14. 患者,女,45 岁,因上腹剧烈绞痛并放射至右肩及腹部,伴有恶心、呕吐、腹泻等症状前来就诊。入院后诊断为胆石症,慢性胆囊炎。医生用数种药物进行治疗,患者疼痛缓解,呼吸变慢,腹泻得到控制,而呕吐却更剧烈。上述现象与其有关的药物是(　　)。

A. 吗啡　　　　　　　　　　　　　　B. 阿托品　　　　　　　　　　　C. 利福平

D. 地西泮　　　　　　　　　　　　　E. 氯化钾

15. 患者,女,28 岁。因分娩疼痛需用止痛药,应选用的药物是(　　)。

A. 阿司匹林　　　　　　　　　　　　B. 吗啡　　　　　　　　　　　　C. 哌替啶

D. 罗通定　　　　　　　　　　　　　E. 芬太尼

16. 患者,男,55 岁,突发呼吸困难伴窒息感,查体:呼吸 30 次/分,呼气延长,双肺哮鸣音,无湿啰音。诊断为心源性哮喘。应首选的药物是(　　)。

A. 肾上腺素　　　　　　　　　　　　B. 去甲肾上腺素　　　　　　　　C. 喷他佐辛

D. 哌替啶　　　　　　　　　　　　E. 异丙肾上腺素

17. 患者,男,63岁,有10余年风湿性心脏病史。今晨起突发呼吸困难、心悸、气促、不能平卧,双肺湿啰音,诊断:急性左心衰竭。该患者除给予强心苷治疗外,还应给予辅助治疗的药物是(　　)。

A. 阿托品　　　　　　　　　　B. 氯丙嗪　　　　　　　　　　C. 哌替啶

D. 肾上腺素　　　　　　　　　E. 苯巴比妥

四、X型题

18. 吗啡对中枢神经系统的药理作用包括(　　)。

A. 镇痛镇静作用　　　　　　　B. 镇咳作用　　　　　　　　　C. 抑制呼吸作用

D. 缩瞳作用　　　　　　　　　E. 恶心、呕吐作用

19. 连续应用吗啡易产生耐受性及成瘾性,一旦停药,即出现戒断症状,表现为(　　)。

A. 兴奋、失眠、震颤　　　　　　B. 呼吸抑制

C. 流涕、出汗、意识丧失　　　　D. 镇静　　　　　　　　　　　E. 呕吐、腹泻、虚脱

20. 哌替啶取代吗啡用于(　　)。

A. 内脏绞痛　　　　　　　　　B. 手术后疼痛　　　　　　　　C. 慢性钝痛

D. 创伤性剧痛　　　　　　　　E. 晚期癌症

21. 吗啡禁用于(　　)。

A. 心肌梗死引起的剧痛　　　　B. 急性锐痛　　　　　　　　　C. 分娩止痛

D. 颅脑损伤　　　　　　　　　E. 肺心病

执考真题　　　执考真题答案

(冯祝婷)

解热镇痛抗炎药和抗痛风药

学习目标

1. 掌握解热镇痛抗炎药的基本作用及特点。掌握阿司匹林的药理作用、临床应用、不良反应及注意事项。

2. 熟悉对乙酰氨基酚、布洛芬、双氯芬酸的药理作用、临床应用、不良反应及注意事项。

3. 了解其他解热镇痛抗炎药的作用特点和临床应用。

4. 具有正确指导患者合理使用解热镇痛抗炎药的能力。

情境导入及分析

患者,女,64岁,患有类风湿性关节炎。服用阿司匹林后关节肿胀明显缓解,近日出现上腹部胀痛、反酸、恶心、呕吐,刷牙时伴牙龈出血,鼻黏膜出血。入院内镜检查示十二指肠球部后壁溃疡。

试分析:

1. 该患者应用阿司匹林治疗类风湿性关节炎是否合理?

2. 该患者服用阿司匹林后出现了哪些不良反应?为什么?

任务一 解热镇痛抗炎药

解热镇痛抗炎药是一类具有解热、镇痛,且大多数还有抗炎、抗风湿作用的药物。其结构和作用机制与同具抗炎作用的糖皮质激素不同,因此也称非甾体抗炎药(NSAIDs)。按化学结构可分为水杨酸类、苯胺类、吡唑酮类及其他有机酸类等,其中抗炎作用方面各具特点,如水杨酸类阿司匹林和有机酸类吲哚美辛的抗炎作用较强,某些有机酸的抗炎作用中等,而苯胺类几乎无抗炎作用,根据其对环氧酶(COX)作用的选择性可分为非选择性COX抑制药和选择性COX-2抑制药。

非甾体抗炎药作用机制为抑制花生四烯酸代谢过程中的环氧酶(图17-1),使体内前列腺素(PG)的生物合成减少。

体内COX有两种同功酶:COX-1和COX-2,两者为结构异构体。COX-1位于血管、胃和肾,与保护胃肠黏膜、调节血小板聚集、调节外周血管阻力和调节肾血流量分布有关。COX-2是在炎症环境中由细胞因子和炎症介质诱导产生的。抑制COX-2可产生解热、镇痛、抗炎作用。

非甾体抗炎药的主要作用如下。

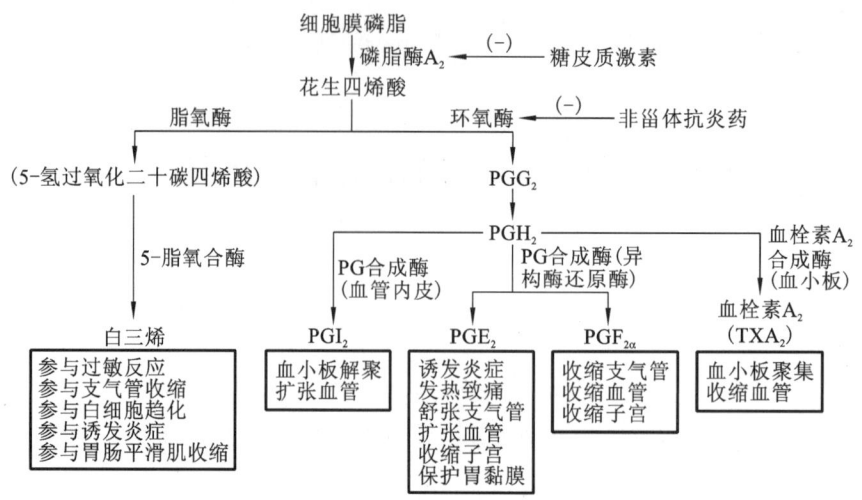

图 17-1 细胞膜磷脂的代谢途径、主要代谢产物的生物活性及药物作用靶点

1. 解热作用 非甾体抗炎药能促使升高的体温恢复到正常水平,而对正常体温没有影响。下丘脑体温调节中枢通过对产热及散热两个过程的精细调节,使体温维持于 37 ℃左右。当病毒、细菌内毒素、组织损伤等外源性致热源侵袭机体时,中性粒细胞产生与释放内热源(细胞因子如 IL-1、IL-6、TNF 等),内热源引起中枢前列腺素的合成增加,前列腺素使体温调节中枢的调定点升高,产热增加,引起发热。非甾体抗炎药并不直接抑制中枢前列腺素产生的发热作用,但对这些细胞因子性内热源引起的发热有解热作用。因此,非甾体抗炎药是通过抑制中枢前列腺素合成而发挥解热作用的。

2. 镇痛作用 非甾体抗炎药有中等程度的镇痛作用,对临床常见的慢性钝痛如头痛、牙痛、神经痛、肌肉或关节痛、痛经等有良好的镇痛效果,对严重剧痛及内脏绞痛无效,不产生欣快感与成瘾性,也无呼吸抑制作用。前列腺素本身是致痛物质,也能提高痛觉感受器对致痛物质的敏感性。非甾体抗炎药通过抑制外周病变部位的环氧酶,使前列腺素合成减少而减轻疼痛。

3. 抗炎作用 除苯胺类药物外,非甾体抗炎药的其他药物均可抑制炎症介质前列腺素的合成,明显减轻炎症的红、肿、热、痛反应,主要用于风湿性和类风湿性关节炎。

非甾体抗炎药按化学结构分为水杨酸类、苯胺类、吡唑酮类、吲哚衍生物类和其他类。

一、水杨酸类药

阿 司 匹 林

阿司匹林(aspirin)又称乙酰水杨酸(acetylsalicylic acid)。

【体内过程】 本药口服后迅速被胃肠道黏膜吸收,1～2 h 达到血药浓度峰值。大部分发生水解,水解后以水杨酸盐的形式分布到全身组织,也能进入关节腔、脑脊液、乳汁和胎盘。水杨酸盐与血浆蛋白结合率高达 80%～90%,易发生药物相互作用。大部分水杨酸在肝内由药酶代谢,代谢产物与甘氨酸或葡萄糖醛酸结合后随尿液排泄。尿液 pH 值变化影响排泄,碱化尿液可加速其排泄。阿司匹林用量直接影响血中代谢物水杨酸盐含量及其半衰期。当阿司匹林用量少于 1 g 时,代谢物水杨酸盐按一级动力学消除,半衰期为 2～3 h;而用量大于 1 g 时,因超过机体的消除能力,按零级动力学消除,半衰期延长为 15～30 h。当血中浓度下降达到机体清除能力的水平时,可转为一级动力学消除。

【药理作用及临床应用】 阿司匹林及其代谢物水杨酸对 COX-1 和 COX-2 的抑制作用基本相当,具有相似的解热、镇痛、抗炎作用。

1. 解热、镇痛、抗炎及抗风湿作用 阿司匹林有较强的解热、镇痛作用,适用于感冒发热、头痛、牙痛、肌肉痛、关节痛、月经痛、神经痛等慢性钝痛。抗炎抗风湿作用较强,但用量要比解热镇痛剂量大1～2倍,最好用至耐受量。迅速缓解风湿性关节炎的症状,大剂量阿司匹林可作为急性风湿热的鉴别诊断依据。阿司匹林可驱除胆道蛔虫,对胆道蛔虫之绞痛亦有效。

2. 影响血小板的功能 小剂量(40～50 mg/d)阿司匹林能使血小板环氧酶活性中心的丝氨酸乙

酰化,不可逆地抑制酶的活性,减少血小板中血栓素 A_2（TXA_2）的生成,产生抗血小板凝集和抗血栓形成的作用。大剂量（300 mg/d 以上）阿司匹林能直接抑制血管壁中合成酶,减少 TXA_2 的生理对抗剂前列环素（prostacyclin,PGI_2）合成,PGI_2 生成减少可能促进血栓形成。所以临床上采用小剂量阿司匹林用于防止血栓形成,治疗缺血性心脏病和心肌梗死。

【不良反应及注意事项】 阿司匹林用于解热镇痛时所用剂量较小,短期应用时不良反应较轻,抗风湿时用药剂量大,长期应用不良反应多且较重。

1. 胃肠道反应 口服可直接刺激胃黏膜,刺激延髓催吐化学感受区（CTZ）,常见症状为上腹不适、恶心、呕吐。较大剂量易引起胃溃疡和胃出血或加重溃疡发作,除因该药对胃黏膜的直接刺激外,还与抑制前列腺素合成和血小板凝集等作用有关。餐后服药或同服止酸药可减轻胃肠道反应;又因为胃壁前列腺素对胃黏膜细胞有保护作用,所以合用前列腺素的衍生物米索前列醇可减少溃疡的发生率。

2. 凝血障碍 一般剂量能抑制血小板凝集。大剂量、长期使用可抑制凝血酶原合成,延长凝血酶原时间,引起凝血障碍,加重出血倾向,可用维生素 K 预防。因此,凝血功能障碍者禁用,术前停用。

3. 水杨酸反应 阿司匹林过量时(5 g/d)可出现水杨酸类中毒反应,表现为头痛、眩晕、恶心、呕吐、耳鸣、视力减退、听力减退等,严重者可出现过度呼吸、高热、脱水、酸碱平衡失调,甚至精神错乱。一旦出现,应立即停药,静脉滴入碳酸氢钠溶液以碱化尿液,加速药物排泄。

4. 过敏反应 少数患者可出现荨麻疹、血管神经性水肿和过敏性休克。

5. 阿司匹林哮喘 某些哮喘患者服用阿司匹林或其他解热镇痛药后诱发的哮喘。它不是以抗原-抗体反应为基础的过敏反应,而是由于抑制环氧酶,使前列腺素合成受阻,导致脂氧酶途径生成的白三烯增加,引起支气管痉挛,诱发哮喘。肾上腺素治疗基本无效,可用白三烯抑制药或阻断药、抗组胺药或糖皮质激素治疗。

6. 瑞夷综合征（Reye's syndrome） 在儿童感染病毒性疾病如流感、水痘、麻疹、流行性腮腺炎等而使用阿司匹林退热时,偶可引起急性肝脂肪变性-脑病综合征,以肝衰竭合并脑病为突出表现。可用对乙酰氨基酚代替。

【药物相互作用】 阿司匹林与双香豆素合用,从血浆蛋白结合部置换后者,游离型双香豆素血药浓度增高,抗凝作用增强,易致出血。

【禁忌证】 胃溃疡、哮喘、鼻息肉、荨麻疹、儿童感染病毒性疾病、严重肝病、维生素 K 缺乏症、有出血倾向的疾病(如血友病患者)、产妇和孕妇。需手术的患者,术前 1 周停用阿司匹林。

二、苯胺类药

常见的苯胺类（aniline derivatives）药物为对乙酰氨基酚,是非那西丁的体内代谢产物。两者均有较强的解热镇痛作用,无抗炎抗风湿作用。由于非那西丁生成的另一代谢物对氨苯乙醚可引起溶血和高铁血红蛋白血症等严重不良反应,现已淘汰,仅仅为复方制剂的组方成分之一。

对乙酰氨基酚

对乙酰氨基酚（acetaminophen）又名扑热息痛（paracetamol）。

【体内过程】 口服易吸收,0.5～1 h 达最大血药浓度。在体内 95% 与葡萄糖醛酸或硫酸结合而失活,其余转化为有毒性的代谢物 N-乙酰苯醌亚胺,从尿中排出。

【药理作用和临床应用】 解热镇痛作用缓和持久,几乎无抗炎抗风湿作用。这是因为该药对中枢前列腺素合成酶抑制作用较强,与阿司匹林相似,但对外周前列腺素合成酶抑制作用较弱的缘故。临床上主要用于退热和镇痛。

【不良反应及注意事项】 短期使用不良反应轻,常见恶心和呕吐,偶见皮疹、药热和黏膜损害等过敏反应。长期应用可引起肝毒性。三岁以下儿童因肝肾功能发育不全,避免应用。

三、吡唑酮类药

保 泰 松

保泰松（phenylbutazone）口服吸收快且完全,2 h 达峰值。血浆蛋白结合率为 98%,关节腔内浓度可达血药浓度的50%,停药后关节腔中较高浓度能保持3周。主要经肝脏代谢,肾脏排泄,保泰松及其代谢物自肾排泄缓慢,半衰期长达50～100 h。故长期服用保泰松时,可致蓄积中毒。

【药理作用和临床应用】 具有很强的抗炎抗风湿作用,而解热作用较弱。临床上主要用于风湿性及类风湿关节炎。由于抑制肾小管对尿酸盐重吸收,促进尿酸排泄,也可用于急性痛风。

【不良反应及注意事项】

(1)胃肠道反应有恶心、呕吐、腹痛腹泻等刺激症状,溃疡患者禁用。

(2)促进肾小管对钠、氯和水的重吸收,导致水钠潴留,高血压及心力衰竭患者禁用。

(3)抑制甲状腺对碘的摄取,偶致甲状腺肿或黏液性水肿。

(4)过敏反应 有皮炎、皮疹,严重的是造血系统抑制,使粒细胞和血小板减少,甚至发生再生障碍性贫血,应定期检查血象。

(5)偶可引起肝、肾功能损伤,肝肾功能不良者禁用。

四、吲哚衍生物类药物

吲 哚 美 辛

吲哚美辛(indomethacin)又名消炎痛,为人工合成的吲哚衍生物。

【体内过程】 口服吸收迅速而完全,3 h血药浓度达峰值,血浆半衰期为2～3 h。血浆蛋白结合率为90%。主要在肝代谢,代谢物经尿、胆汁、粪便排泄。

【药理作用和临床应用】 吲哚美辛是最强的环氧酶抑制药之一,具有显著的抗炎抗风湿作用和解热镇痛作用。由于不良反应多,仅用于其他药物无效的严重风湿性、类风湿关节炎,强直性脊柱炎,不易控制的发热特别是癌症发热。

【不良反应及注意事项】 不良反应发生率为30%～50%,约20%患者须停药。

1. 胃肠反应 食欲减退、恶心、腹痛、上消化道溃疡,严重者发生出血和穿孔。

2. 中枢神经系统 25%～50%可发生头痛、眩晕、精神异常等,偶见视力障碍。

3. 造血系统 可引起粒细胞减少、血小板减少、再生障碍性贫血等。

4. 过敏反应 常见皮疹,严重者哮喘。阿司匹林哮喘者禁用。

五、其他类药物

布 洛 芬

布洛芬(ibuprofen)又名异丁苯丙酸、异丁洛芬,是第一个应用到临床的丙酸类的非甾体抗炎药,相继出现的还有萘普生(naproxen)、非诺洛芬(fenoprofen)、酮洛芬(ketoprofen)、氟比洛芬(flurbiprofen)。这些药物的作用与阿司匹林近似,优点是胃肠刺激作用较轻,适用于风湿性关节炎、类风湿关节炎、骨关节炎、神经痛、月经痛和痛风等,亦可用于解热。

双 氯 芬 酸

双氯芬酸(diclofenac)解热、镇痛、抗炎效应强于吲哚美辛、萘普生等。口服易吸收,有首过消除,其口服生物利用度约为50%,血浆蛋白结合率为99%,可在关节滑液中积聚,经肝代谢,半衰期为1～2 h。常用于各种关节炎、手术后疼痛及痛经等治疗。不良反应除与阿司匹林相同外,偶见肝功能异常,白细胞减少。

吡 罗 昔 康

吡罗昔康(piroxicam)口服吸收完全。2～4 h后血药浓度达峰值,作用与吲哚美辛相似,对风湿性关节炎及类风湿关节炎的疗效与阿司匹林、吲哚美辛和萘普生相当,适用于强直性脊柱炎及急性痛风等。

美 洛 昔 康

美洛昔康(meloxicam)对COX-2的选择性抑制作用比COX-1高10倍,血浆蛋白结合率为99%,半衰期为20 h,适应证与吡罗昔康相同。剂量过大或长期服用可致消化道出血和溃疡,应予注意。

塞来昔布

塞来昔布(celecoxib)抑制 COX-2 的作用比 COX-1 高 375 倍,为选择性 COX-2 抑制药,具有抗炎、镇痛和解热作用,口服易吸收,血浆蛋白结合率高,用于风湿性关节炎、类风湿关节炎和骨关节炎的治疗,也可用于术后镇痛、牙痛、痛经。

尼美舒利

尼美舒利(nimesulide)是一种新型非甾体抗炎药,具有抗炎、镇痛和解热作用,对 COX-2 的选择性抑制作用较强,可用于慢性关节炎(如骨关节炎等)的疼痛、手术和急性创伤后的疼痛、原发性痛经的症状治疗。尼美舒利最常见的不良反应是胃肠道反应,如恶心、呕吐、腹痛。其他不良反应有过敏反应、凝血功能障碍、白细胞减少、肝肾功能损害等。

任务二 抗痛风药

痛风是体内嘌呤代谢紊乱所引起的疾病,表现为高尿酸血症,尿酸盐在关节、肾及结缔组织中析出结晶。急性发作时尿酸盐微结晶沉积于关节而引起局部粒细胞浸润及炎症反应,如未及时治疗,则可发展为慢性痛风性关节炎或肾病变。治疗痛风的药物有秋水仙碱、别嘌醇和丙磺舒等。

秋水仙碱

秋水仙碱(colchicine)对急性痛风性关节炎有选择性抗炎作用。急性痛风的治疗在于迅速缓解急性关节炎、纠正高尿酸血症等,秋水仙碱可在 12 h 内缓解关节红、肿、热、痛,对其他类型关节炎无效。

别嘌醇

别嘌醇(allopurinol)又称别嘌呤醇,可使尿酸生物合成受阻,血浆中尿酸浓度降低,尿中排出减少,主要用于慢性痛风。

丙磺舒

丙磺舒(probenecid)是通过竞争性抑制肾小管对有机酸的转运,抑制肾小管对尿酸的再吸收,增加尿酸排泄而发挥作用的,主要用于慢性痛风。

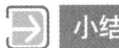 小结

解热镇痛抗炎药是一类具有解热、镇痛,大多数还有抗炎、抗风湿作用的药物,其共同作用机制是抑制环氧酶(COX)的活性,干扰体内前列腺素的生物合成。COX 有 COX-1 和 COX-2 两种同工酶。对 COX-2 的抑制作用为此类药物治疗作用的物质基础,对 COX-1 的作用则成为其不良反应的原因。阿司匹林是此类药物的代表药。痛风是体内嘌呤代谢紊乱所引起的疾病,表现为高尿酸血症,尿酸盐在关节、肾及结缔组织中析出结晶。治疗痛风的药物有秋水仙碱、别嘌醇和丙磺舒等。

情境导入及
分析答案

 能力检测

一、A 型题

1. 解热镇痛药解热作用的特点是(   )。

能力检测答案

A. 能降低正常人体温
B. 仅能降低发热患者的体温
C. 既能降低正常人体温,又能降低发热患者的体温
D. 解热作用受环境温度的影响明显
E. 作用部位在外周

2. 阿司匹林的镇痛作用机制是(   )。

A. 兴奋中枢阿片受体　　　　　　　　　　B. 抑制痛觉中枢

C. 抑制外周前列腺素的合成　　　　　　　D. 阻断中枢的阿片受体

E. 直接麻痹外周感觉神经末梢

3. 阿司匹林不适用于(　　　)。

A. 缓解关节痛　　　　　　　B. 预防脑血栓形成　　　　　　C. 缓解肠绞痛

D. 预防急性心肌梗死　　　　E. 治疗胆道蛔虫症

4. 阿司匹林的临床应用不包括(　　　)。

A. 预防脑血栓形成　　　　　B. 治疗感冒引起的头痛　　　　C. 治疗风湿性关节炎

D. 缓解牙痛　　　　　　　　E. 支气管哮喘

5. 阿司匹林的不良反应不包括(　　　)。

A. 胃肠道反应　　　　　　　B. 凝血障碍　　　　　　　　　C. 成瘾性

D. 过敏反应　　　　　　　　E. 水杨酸反应

6. 为减轻阿司匹林对胃的刺激,可采取(　　　)。

A. 餐后服药或同服抗酸药　　　　　　　B. 餐前服药

C. 餐前服药或同服抗酸药　　　　　　　D. 合用乳酶生

E. 合用镇痛药

7. 能引起瑞夷综合征的药物是(　　　)。

A. 吡罗昔康　　　　　　　　B. 阿司匹林　　　　　　　　　C. 双氯芬酸

D. 对乙酰氨基酚　　　　　　E. 保泰松

8. 阿司匹林预防血管栓塞应采用(　　　)。

A. 大剂量短疗程　　　　　　B. 大剂量长疗程　　　　　　　C. 中剂量短疗程

D. 中剂量长疗程　　　　　　E. 小剂量长疗程

9. 下列药物中没有抗炎、抗风湿作用的是(　　　)。

A. 阿司匹林　　　　　　　　B. 对乙酰氨基酚　　　　　　　C. 吲哚美辛

D. 布洛芬　　　　　　　　　E. 萘普生

10. 伴有胃溃疡的发热患者宜选用(　　　)。

A. 阿司匹林　　　　　　　　B. 对乙酰氨基酚　　　　　　　C. 吲哚美辛

D. 布洛芬　　　　　　　　　E. 萘普生

二、B 型题

(11～12 题共用答案)

A. 抑制前列腺素合成与释放　　　　　　B. 兴奋中枢的阿片受体

C. 有解热镇痛作用而无抗炎作用　　　　D. 可治疗支气管哮喘

E. 抑制尿酸生成

11. 阿司匹林的作用机制是(　　　)。

12. 对乙酰氨基酚的作用是(　　　)。

(13～14 题共用答案)

A. 预防血栓栓塞性疾病　　　B. 感冒发热及头痛　　　　　　C. 风湿性关节痛

D. 胃肠绞痛　　　　　　　　E. 癌症疼痛

13. 小剂量阿司匹林可用于(　　　)。

14. 大剂量阿司匹林可用于(　　　)。

(15～16 题共用答案)

A. 阿司匹林　　　　　　　　B. 扑热息痛　　　　　　　　　C. 保泰松

D. 布洛芬　　　　　　　　　E. 吡罗昔康

15. 维生素 K 缺乏和血友病患者应禁用的药物是(　　　)。

16. 哮喘、荨麻疹患者应禁用的药物是( )。

三、C 型题

17. 李某,男,40 岁,患风湿性关节炎,膝关节疼痛已数年,时轻时重,行走不便,医生应首选的药物是( )。

    A. 对乙酰氨基酚   B. 阿司匹林   C. 保泰松

    D. 布洛芬   E. 吲哚美辛

18. 患者,男,32 岁。因胃溃疡入院,在住院治疗期间感冒发热。请问最适合的药物是( )。

    A. 对乙酰氨基酚   B. 阿司匹林   C. 保泰松

    D. 布洛芬   E. 吲哚美辛

19. 患者,女,16 岁,肺部感染 3 天,医生给予青霉素治疗,早晨出现发热,体温 39.2 ℃,选用阿司匹林降温,患者服药后胃肠道反应严重,最好换用的药物是( )。

    A. 舒林酸   B. 阿司匹林   C. 对乙酰氨基酚

    D. 尼美舒利   E. 吲哚美辛

20. 患者,女,60 岁,有哮喘史,患风湿性关节炎,此时应换用的药物是( )。

    A. 对乙酰氨基酚   B. 阿司匹林   C. 哌替啶

    D. 布洛芬   E. 美沙酮

21. 某患者用大剂量的阿司匹林治疗风湿性关节炎,用药过程中出现头痛、眩晕、恶心、呕吐、耳鸣、视力及听力减退等,医生应给予的治疗方法是( )。

    A. 口服碳酸氢钠   B. 静脉滴注碳酸氢钠   C. 肌内注射安定

    D. 静脉滴注甘露醇   E. 静脉注射 50% 葡萄糖

22. 患者,男,63 岁,患风湿性关节炎 18 年,近日因关节肿痛来院就诊,对此病无缓解作用的药物是( )。

    A. 对乙酰氨基酚   B. 阿司匹林   C. 吲哚美辛

    D. 布洛芬   E. 吡罗昔康

四、X 型题

23. 解热镇痛药的基本作用有( )。

    A. 解热作用   B. 镇痛作用   C. 抗凝血作用

    D. 抗炎、抗风湿作用   E. 松弛胆道平滑肌作用

24. 阿司匹林的不良反应有( )。

    A. 胃肠道反应   B. 过敏反应   C. 水杨酸反应

    D. 凝血障碍   E. 瑞夷综合征

执考真题   执考真题答案

(冯祝婷)

中枢兴奋药

学习目标

1. 掌握咖啡因、尼可刹米、洛贝林的药理作用、临床应用、不良反应。
2. 熟悉其他中枢兴奋药与促大脑功能恢复药的作用特点。
3. 了解中枢兴奋药和促大脑功能恢复药的用药注意事项。
4. 具有正确指导患者合理使用中枢兴奋药的能力。

中枢兴奋药(central stimulants)是能提高中枢神经系统机能活动的一类药物。各种中枢兴奋药均能使整个中枢神经系统兴奋,对中枢不同部位有一定程度的选择性。但是,中枢兴奋药作用部位的选择性是相对的,随着剂量的增加,其作用部位也随之扩大,选择性降低。过量均可引起中枢各部位广泛兴奋而导致惊厥。根据其主要作用部位可分为三类:①主要兴奋大脑皮层药,如咖啡因、哌醋甲酯等;②主要兴奋延脑呼吸中枢药,又称呼吸兴奋药,如尼可刹米、洛贝林等;③促进大脑功能恢复药,如吡拉西坦、甲氯芬酯等。

情境导入及分析

患者,男,35岁,因重度哮喘引发急性呼吸衰竭,呼吸10次/分,脉搏微弱,血压测不到,立即给予气管插管,呼吸机控制呼吸,尼可刹米0.375 g静脉注射。

试分析:

1. 该用药是否合理?为什么?
2. 应用尼可刹米有哪些注意事项?

任务一 主要兴奋大脑皮层药

咖 啡 因

咖啡因(caffeine)又称咖啡碱,为咖啡豆和茶叶的主要生物碱。此外,茶叶还含茶碱(theophyline),均属黄嘌呤类。

【药理作用】

1. 兴奋中枢神经系统 咖啡因对大脑皮层有兴奋作用。小剂量(50～200 mg)即可使睡意消失,疲劳减轻,精神振奋,思维敏捷,工作效率提高。较大剂量(250～500 mg)则直接兴奋延脑呼吸中枢和血管运动中枢,使呼吸加深加快,血压升高;在呼吸中枢受抑制时,尤为明显。中毒剂量(800 mg以上)可引起中枢神经系统广泛兴奋,甚至导致惊厥。

2. 心肌和平滑肌

(1) 咖啡因可直接兴奋心脏,使心肌收缩力增强,心率加快,心排出量增加;直接松弛外周血管平滑肌,扩张血管(冠状血管、肾血管等),降低外周阻力;增加冠脉血流量。但这个外周作用常被兴奋迷走中枢及血管运动中枢的作用所掩盖。

(2) 咖啡因可直接收缩脑血管,缓解偏头痛。

(3) 较弱的松弛胆道和支气管平滑肌的作用。

3. 其他

(1) 促进胃酸和胃蛋白酶的分泌,诱发或加重溃疡。

(2) 利尿作用 本品通过增加心输出量和直接扩张肾血管,而使肾血流量增加;直接抑制肾小管的重吸收。

治疗量咖啡因能在体内竞争性拮抗腺苷受体而产生镇静、抗惊厥及收缩支气管平滑肌的作用,而发挥中枢兴奋及舒张支气管平滑肌的作用。

【临床应用】 本品主要用于对抗中枢抑制状态,如严重传染病、镇静催眠药过量引起的昏睡及呼吸循环抑制等。因本品可收缩脑血管,减少脑血管搏动的幅度,所以临床上配伍麦角胺治疗偏头痛或配伍解热镇痛药用于治疗一般性头痛。

【不良反应及注意事项】 常见恶心、呕吐、胃部不适、胃酸分泌增加。剂量较大时可致激动、不安、失眠、心悸、头痛,剂量过大时可引起惊厥。小儿高热时易致惊厥,不宜用含本药的解热镇痛药;消化性溃疡者慎用。

哌 醋 甲 酯

哌醋甲酯(methylphenidate)又名利他林(ritalin)。

【药理作用】 化学结构与苯丙胺相似,具有中枢兴奋作用,但交感作用很弱,中枢兴奋作用较温和。小剂量兴奋皮质和皮质下中枢,能改善精神活动,解除轻度抑制及疲乏感。较大剂量兴奋呼吸中枢。大剂量能引起惊厥。本品作用与促进脑内单胺类神经递质(如 NA 和 DA)的释放、抑制及其再摄取有关。

【临床应用】

1. 小儿遗尿症 本品可兴奋大脑皮层,使之易被尿意唤醒。

2. 儿童多动综合征 该病是由于脑干网状结构上行激活系统内去甲肾上腺素、多巴胺、5-羟色胺等递质中某一种缺乏所致,本品能促进这类递质的释放,对儿童多动综合征有较好疗效,能使患儿注意力集中。

3. 其他 用于中枢抑制药过量中毒的解救,可解除中毒引起的昏迷和呼吸抑制,也可用于治疗轻度抑郁症、发作性睡病。

【不良反应及注意事项】 本药在治疗量时不良反应较少,偶有失眠、心悸、焦虑、厌食、口干。大剂量时可使血压升高而致眩晕、头痛等。癫痫、高血压、青光眼患者禁用。长期使用可产生耐受性和依赖性,并可抑制儿童生长发育。

匹莫林(pemoline),作用及用途与哌醋甲酯相似,但作用维持时间长,只需每日用药 1 次。常见副作用为失眠,心血管副作用极少。

任务二 主要兴奋延脑呼吸中枢药

尼 可 刹 米

尼可刹米(nikethamide)又称可拉明(coramine),主要直接兴奋延脑呼吸中枢,也可刺激颈动脉体化学感受器而反射性兴奋呼吸中枢,能提高呼吸中枢对 CO_2 的敏感性,使呼吸加深加快。作用仅维持

$5\sim10$ min,作用温和,安全性范围大,不易惊厥。临床上常用于各种原因所致的中枢性呼吸衰竭,对肺心病引起的呼吸衰竭及吗啡中毒引起的呼吸抑制疗效较好,对巴比妥类药物中毒效果差,对呼吸肌麻痹所引起的呼吸抑制无效。过量可致血压上升、心动过速、肌震颤及僵直、咳嗽、呕吐、出汗。

洛 贝 林

洛贝林(lobeline)又称山梗菜碱,是从山梗菜中提取的生物碱。它不直接兴奋延脑,而是通过刺激颈动脉体和主动脉体的化学感受器,反射性地兴奋延脑呼吸中枢。具有起效快、作用短暂而弱、不易致惊厥等特点。临床上常用于治疗新生儿窒息、小儿感染性疾病、一氧化碳中毒等中枢性呼吸衰竭。剂量较大时可兴奋迷走中枢而致心动过缓、传导阻滞。过量时可因兴奋交感神经节及肾上腺髓质而致心动过速。

贝 美 格

贝美格(bemegride)又称美解眠(megimide),可直接兴奋呼吸中枢,作用迅速,维持时间短。安全范围小,用量过大或注射太快也引起惊厥。临床上主要作为巴比妥类药物中毒解救的辅助用药。

二 甲 弗 林

二甲弗林(dimefline)又称回苏灵,可直接兴奋呼吸中枢,作用比尼可刹米强100倍,能提高肺换气量及动脉PO_2,降低PCO_2。临床上用于各种原因引起的中枢性呼吸抑制。剂量过大时可引起肌肉震颤和惊厥,安全范围窄。

任务三　促进大脑功能恢复药

吡 拉 西 坦

吡拉西坦(piracetam)又称吡乙酰胺、脑复康,能促进大脑皮层细胞代谢,增进线粒体内ATP的合成,提高脑组织对葡萄糖的利用率,保护脑缺氧所致的脑损伤,促进儿童大脑发育及智力的发展。用于脑外伤后遗症,慢性酒精中毒,老年人脑机能不全综合征,脑血管意外及儿童行为障碍。偶见轻度肝功能损伤。

甲 氯 芬 酯

甲氯芬酯(meclofenoxate,氯酯醒)能促进脑细胞代谢,增加糖类的利用。对中枢抑制状态的患者有兴奋作用。临床上用于颅脑外伤后昏迷、脑动脉硬化及中毒所致意识障碍、儿童精神迟钝、小儿遗尿等。作用出现缓慢,需反复用药。尚未发现不良反应。

任务四　中枢兴奋药的应用

中枢兴奋药主要用于对抗各种原因引起的中枢性呼吸抑制,如:严重感染、创伤或缺氧导致的呼吸衰竭,新生儿窒息;急性二氧化碳潴留引起的肺性脑病;中枢抑制药过量造成的昏睡与呼吸抑制;因吸入高浓度氧,抑制了缺氧对呼吸中枢的兴奋作用。对深度中枢抑制的患者,大多数中枢兴奋药在不产生惊厥的剂量时往往无效,而且它们的作用维持时间短,需要反复用药才能长时间维持患者呼吸,因而很难避免惊厥的发生,严重者可致中枢神经抑制及昏迷甚至死亡。由于该类药物引起的昏迷状态不能再用中枢兴奋药解救,为了防止用药过量引起中毒,一般交替使用几种中枢兴奋药,严格控制剂量及用药间隔时间,并应密切观察病情,一旦出现惊厥的先兆如烦躁不安、反射亢进、面部及肢体肌肉抽搐,应立即减量或停药,或改用其他药。所以除严格掌握剂量外,本类药物应仅限于短时间内急救时使用。中枢性的呼吸抑制治疗,临床上主要采取综合性的抢救措施,包括控制感染,消除呼吸道阻塞,纠正水、电解质和酸碱平衡,吸氧,维持血压,人工呼吸等。中枢兴奋药只能根据病情,发挥辅助的效应。

→ 小结

情境导入及
分析答案

中枢兴奋药是一类能选择性地兴奋中枢神经系统,提高机能活动的药物,主要包括以咖啡因为代表的主要兴奋大脑皮层的药物,以尼可刹米为代表药的主要兴奋延脑呼吸中枢的药物,以吡拉西坦为代表药的促进大脑功能恢复的药物。临床上主要用于抢救中枢抑制药中毒或某些传染病引起的中枢性呼吸衰竭。由于安全范围小,即兴奋呼吸中枢的剂量与致惊厥剂量之间的距离小,因此中枢兴奋药在应用时应严格掌握剂量和给药间隔时间,多用于短时就能纠正的呼吸衰竭患者。

→ 能力检测

能力检测答案

一、A 型题

1. 以下不属于中枢兴奋药的是(   )。

A.咖啡因 　　　　　　　B.洛贝林 　　　　　　　C.尼可刹米

D.二甲弗林 　　　　　　E.吗啡

2. 对下列原因导致的呼吸衰竭,尼可刹米疗效较差的是(   )。

A.巴比妥类中毒 　　　　B.肺心病 　　　　　　　C.硫酸镁中毒

D.吸入麻醉药中毒 　　　E.吗啡中毒

3. 新生儿窒息的首选药是(   )。

A.尼可刹米 　　　　　　B.二甲弗林 　　　　　　C.咖啡因

D.洛贝林 　　　　　　　E.胞磷胆碱

4. 中枢兴奋药的主要用途是治疗(   )。

A.中枢性呼吸抑制 　　　B.循环衰竭 　　　　　　C.呼吸肌麻痹

D.人工冬眠 　　　　　　E.老年性痴呆症

5. 具有兴奋大脑皮层作用的药物是(   )。

A.尼可刹米 　　　　　　B.二甲弗林 　　　　　　C.咖啡因

D.洛贝林 　　　　　　　E.胞磷胆碱

6. 常与解热镇痛药配伍制成复方制剂的是(   )。

A.咖啡因 　　　　　　　B.尼可刹米 　　　　　　C.哌替啶

D.吲哚美辛 　　　　　　E.麦角胺

7. 大脑功能恢复药是(   )。

A.胞磷胆碱 　　　　　　B.二甲弗林 　　　　　　C.贝美格

D.多沙普仑 　　　　　　E.尼可刹米

二、B 型题

(8~9题共用答案)

A.咖啡因 　　　　　　　B.尼可刹米 　　　　　　C.二甲弗林

D.洛贝林 　　　　　　　E.氯酯醒

8. 安全范围小,过量易惊厥,儿童慎用的中枢兴奋药是(   )。

9. 小剂量主要兴奋大脑皮层的药是(   )。

三、C 型题

10. 患者,女,23 岁。入院时昏迷,呼吸抑制,皮肤黏膜呈桃红色,经血液检查,诊断为一氧化碳中毒,除采取吸氧、人工呼吸等措施外,可选的药物是(　　　)。

 A. 咖啡因　　　　　　　　　　 B. 尼可刹米　　　　　　　　　　 C. 洛贝林

 D. 二甲弗林　　　　　　　　　　 E. 胞磷胆碱

11. 患者,女,46岁。脑手术后意识障碍,可选用促进脑功能恢复和苏醒的药物是(　　　)。

 A. 胞磷胆碱　　　　　　　　　　 B. 尼可刹米　　　　　　　　　　 C. 二甲弗林

 D. 洛贝林　　　　　　　　　　 E. 咖啡因

12. 患者,男,6岁,1周前出现发热、头痛、呕吐、精神不振、嗜睡,医生诊断为流行性乙型脑炎,入院治疗,今突然出现高热、昏迷、反复抽搐、呼吸衰竭,此时可给予治疗呼吸衰竭的药物是(　　　)。

 A. 巴比妥　　　　　　　　　　 B. 吗啡　　　　　　　　　　 C. 可待因

 D. 普鲁卡因　　　　　　　　　　 E. 咖啡因

13. 患者,男,28岁。因手术后剧痛采用吗啡镇痛,出现昏迷、血压下降、呼吸深度抑制,瞳孔缩小,呈针尖状,诊断为吗啡中毒,可选用改善呼吸的药物是(　　　)。

 A. 尼可刹米　　　　　　　　　　 B. 洛贝林　　　　　　　　　　 C. 吡拉西坦

 D. 贝美格　　　　　　　　　　 E. 甲氯芬酯

四、X型题

14. 对中枢兴奋药的叙述,正确的是(　　　)。

 A. 主要用于中枢抑制药中毒或某些传染病所致的中枢性呼吸衰竭

 B. 选择性不大,安全范围较窄　　　　 C. 作用时间短,需反复用药方可长时间维持呼吸

 D. 比人工呼吸机维持呼吸更安全　　　　 E. 反复用药易导致惊厥

15. 咖啡因的作用包括(　　　)。

 A. 兴奋大脑皮层　　　　　　　　 B. 兴奋呼吸中枢　　　　　　　　 C. 升高血压

 D. 兴奋血管运动中枢　　　　　　 E. 舒张脑血管

16. 下列对尼可刹米的叙述,正确的是(　　　)。

 A. 可直接兴奋延髓呼吸中枢

 B. 提高呼吸中枢对 CO_2 的敏感性

 C. 可刺激颈动脉化学感受器,反射性兴奋呼吸中枢

 D. 对肺心病及吗啡中毒引起的呼吸抑制效果好

 E. 对巴比妥类中毒引起的呼吸抑制疗效更佳

(冯祝婷)

模块四　影响自体活性物质的药

组胺和抗组胺药

学习目标

1. 掌握常用 H_1 受体阻断药的药理作用、临床应用、不良反应及注意事项。
2. 熟悉 H_2 受体阻断药的药理作用、临床应用。
3. 了解组胺受体的分布及效应。
4. 具有正确指导患者合理使用抗组胺药的能力。

情境导入及分析

患者,女,17 岁。参加学校春游一天,回家当晚,感觉面部皮肤瘙痒、红肿,渐加重。诊断为皮肤过敏;医生给予氯苯那敏治疗。

试分析:

1. 氯苯那敏为何药? 有哪些临床应用?
2. 对皮肤过敏性疾病,用药时的注意事项有哪些?

任务一　组　　胺

组胺(histamine)是广泛分布于体内的具有多种生理活性的重要自体活性物质之一。天然组胺以无活性形式(结合型)存在于肥大细胞和嗜碱性粒细胞中,在外来致敏原(如海鲜、花粉、灰尘等)、组织损伤、炎症、神经刺激、某些药物或一些抗原抗体反应条件下,肥大细胞和嗜碱性粒细胞脱颗粒,组胺以活性(游离型)形式释放。

组胺与靶细胞上特异性组胺受体(H_1、H_2 和 H_3)结合,产生广泛的生理效应,主要表现在对心血管系统、平滑肌、胃腺和神经系统的作用。组胺本身无治疗用途,仅作为诊断用药,但其拮抗剂临床应用广泛。组胺受体的分布及效应见表 19-1。

表 19-1　组胺受体的分布及效应

受体亚型	分布	效应
H_1	支气管、胃肠、子宫平滑肌	收缩
	皮肤血管	扩张
	心房肌	收缩加强
	房室结	传导减慢

受体亚型	分 布	效 应
H₂	胃壁细胞	胃酸分泌增加
	血管	扩张
	心室肌	收缩增强
	窦房结	心率加快
H₃	中枢及外周神经末梢	负反馈调节组胺合成与释放

任务二 抗组胺药

抗组胺药是能与组胺竞争体内同一组胺受体,产生拮抗组胺作用的药物。根据药物选择性不同,抗组胺药可分为 H₁ 受体阻断药、H₂ 受体阻断药和 H₃ 受体阻断药。其中,前两类药物在临床中应用广泛。

一、H₁ 受体阻断药

目前有第一、第二两代药物供临床使用。常用的第一代药物如苯海拉明(diphenhydramine,苯那君)、异丙嗪(promethazine,非那根)、曲吡那敏(pyribenzamine,扑敏宁)、氯苯那敏(chlorpheniramine,扑尔敏)等,因对中枢活性强、受体特异性差,导致明显的镇静和抗胆碱作用,表现出"(困)倦、耐(药)、(作用时间)短、(口鼻眼)干"的缺点。为克服这些不足,开发出了第二代药物如西替利嗪(cetirizine,仙特敏)、美克洛嗪(meclozine,甲喹吩嗪)、阿司咪唑(astemizole,息斯敏)、阿伐斯汀(acrivastine,新敏乐)等,具有如下特点:①大多长效;②无嗜睡作用;③对打喷嚏、清涕和鼻痒效果好,而对鼻塞效果较差。第一、第二两代 H₁ 受体阻断药药理作用和临床应用基本相似,常用 H₁ 受体阻断药的比较和作用特点见表 19-2 和表 19-3。

表 19-2 常用 H₁ 受体阻断药的比较

药 物	抗组胺	镇静催眠	抗晕止吐	抗胆碱	作用持续时间/h
第一代					
苯海拉明	++	+++	++	+++	6～12
异丙嗪	++	+++	++	+++	4～6
氯苯那敏	+++	+	－	++	4～6
曲吡那敏	+++	++	－	－	4～6
第二代					
西替利嗪	+++	－	－	－	7～10
阿司咪唑	+++	－	－	－	12
左卡巴斯汀	+++	－	－	－	10～24
特非那定	+++	－	－	－	12～24
依巴斯汀	+++	－	－	－	24

注:+++,作用强;++,作用中等;+,作用弱;－,无作用。

表 19-3　常用 H_1 受体阻断药的作用特点

药　物	临　床　作　用	不良反应及注意事项
第一代		
苯海拉明	皮肤黏膜的过敏症状、晕动病、失眠症等	镇静、嗜睡、头晕、乏力、精神不振；用药期间不宜驾驶或高空作业
异丙嗪	皮肤黏膜过敏症状、晕动病、冬眠合剂组成成分、复方止咳平喘药组成成分	嗜睡、乏力、头晕、口干等；与食物和牛奶同服可减轻对胃的刺激；滴注时应避光
氯苯那敏	皮肤黏膜过敏	嗜睡、乏力、胃肠反应等；与食物和牛奶同服可减轻对胃的刺激
曲吡那敏	皮肤黏膜过敏症状、哮喘	嗜睡、乏力、胃肠道反应等；不宜嚼碎
第二代		
西替利嗪	季节性和常年性过敏性鼻炎、季节性结膜炎、瘙痒和荨麻疹	少见；肾功能损害者需减量
左卡巴斯汀	过敏性鼻炎、过敏性结膜炎	一过性局部刺激，如鼻眼刺痛和烧灼感；12 岁以下儿童不宜使用；用前必须摇匀
阿司咪唑	过敏性鼻炎、过敏性结膜炎、其他过敏症状	过量或与药酶抑制药合用易致心律失常，饭前 $1\sim2\ h$ 服用
特非那定	过敏性鼻炎、过敏性皮肤病、荨麻疹、枯草热	头痛、胃肠道反应，过量可致心律失常；饭后服用
依巴斯汀	常年性、季节性过敏性鼻炎，慢性荨麻疹、湿疹、皮炎	罕见心动过速、尿潴留、皮疹、水肿、肝功能异常等；心律失常、肝肾功能不全、哮喘、皮肤瘙痒等患者慎用

【药理作用】

1. H_1 受体阻断作用　本类药物能选择性地与 H_1 受体结合，使组胺不能与 H_1 受体结合，完全对抗组胺的平滑肌兴奋、血管扩张和通透性增加的作用，从而防止因毛细血管通透性增加所致的水肿、瘙痒和支气管平滑肌收缩等；对组胺的降压作用和心脏作用只能部分对抗，因 H_2 受体也参与心血管功能的调节，需同时应用 H_2 受体阻断药才能完全对抗。本类药物对 H_2 受体几乎无作用，也不能阻断肥大细胞释放组胺及组胺所致的胃酸分泌增多。

2. 中枢抑制作用　此类药物多数可通过血脑屏障，可有不同程度的中枢抑制作用，尤以第一代药物苯海拉明和异丙嗪作用最强，表现为镇静、嗜睡。其抑制中枢作用可能是由于阻断了中枢 H_1 受体，拮抗了内源性组胺介导的觉醒反应所致。第二代药物不易通过血脑屏障，故无中枢抑制作用。

3. 抗胆碱作用　本类药物的中枢抗胆碱作用通过抑制延脑催吐化学感受器和前庭神经，发挥抗晕止吐作用，外周抗胆碱作用可引起阿托品样不良反应，如便秘、尿潴留和视物模糊等。

【临床应用】

1. 皮肤黏膜变态反应性疾病　H_1 受体阻断药对荨麻疹、枯草热、过敏性鼻炎等疗效较好，可作为首选药物，对昆虫咬伤所致的皮肤瘙痒和水肿亦有效。对血清病、药疹和接触性皮炎也有一定的疗效。对支气管哮喘几乎无效，因组胺可能不是引起哮喘的主要因素；对过敏性休克也无效。

知识链接

荨 麻 疹

荨麻疹是由机体对致敏性或刺激性因素感受性增高所致。致病因素非常复杂,可因食物、药物、寄生虫、细菌或真菌感染、吸入花粉或因物理因素、化学因素等引起。发病机理为肥大细胞受刺激后产生各种介质。主要介质是组胺、乙酰胆碱、5-羟色胺、缓激肽等。组胺进入皮肤后引起血管扩张和血管壁通透性增加,而产生红斑、荨麻疹、红晕。血管渗透压力过大时,使水肿处贫血呈白色。主要表现为皮肤或黏膜的血管神经性反应。

过敏性鼻炎

过敏性鼻炎又称变态反应性鼻炎,是指鼻腔黏膜发生了变态反应,即身体对某些引起过敏的物质的敏感性增高而由鼻腔黏膜表现出来的一种异常反应。引起过敏性鼻炎的过敏原包括某些尘螨、食物、药物、屋尘、化妆品及城市大气污染物等。过敏性鼻炎起病非常急,在刚开始发病时,咽喉、眼睛、耳朵发痒,接着连续打喷嚏,同时感到鼻子不通气。从鼻子流出大量清水或稀薄黏液样鼻涕。常反复发作。因此,严重地影响了患者的生活和工作,给患者带来极大的痛苦和烦恼。如延误治疗还可能出现一些合并症,最常见的是哮喘,此外,还有鼻窦炎、中耳炎、过敏性咽喉炎等,所以对过敏性鼻炎不可忽视,一定要早防早治。

2. 晕动病及呕吐 苯海拉明、异丙嗪等对晕动病、放射病呕吐及妊娠呕吐等均有镇吐作用,防治晕动病时,需在乘车或乘船前半小时服用才有效。

知识链接

晕 动 病

晕动病,是晕车、晕船、晕机等的总称,它是指乘坐交通工具时,人体内耳前庭平衡感受器受到过度运动刺激,前庭器官产生过量生物电,影响神经中枢而出现的出冷汗、恶心、呕吐、头晕等的症状群。确切地讲,晕动病不是真正的疾病,绝大多数人是可以矫治的。最好的矫治办法是经常进行旅行锻炼以提高平衡器官和神经系统对不规则运动的适应能力。此外,经常参加有助于调节人体位置平衡的体育锻炼,如做原地深蹲起、前后滚翻、荡秋千、登软梯、打球、游泳等也可提高平衡器官对不规则体位改变的适应能力。

3. 失眠症 苯海拉明和异丙嗪可短期用于治疗失眠,是治疗变态反应性疾病所致失眠的首选药。

4. 其他 异丙嗪与氯丙嗪、哌替啶组成冬眠合剂,用于人工冬眠。

【不良反应及注意事项】

1. 中枢神经系统反应 第一代 H_1 受体阻断药多见镇静、嗜睡、乏力等中枢抑制现象,以苯海拉明和异丙嗪最为明显,驾驶员或高空作业者工作期间不宜使用。第二代 H_1 受体阻断药无明显的中枢抑制作用。

2. 消化道反应 口干、厌食、恶心、呕吐、便秘、腹泻、胃部不适及胃痛等。

3. 其他反应 阿司咪唑与特非那定过量可致严重的心律失常。第一代药物具有抗胆碱作用,表现为阿托品样作用,如视物模糊、排尿困难等。局部外敷易致皮炎。

4. 主要注意事项 ①用药前应告知患者可能出现的不良反应,如头晕、乏力等,无力时应搀扶患者,嗜睡常在数天内消失,在反应未消失前不应从事驾驶工作、高空作业、操作机器等,反应严重时应及时告知医生。②为减少胃肠道反应,告知患者可在进餐时服药或与牛奶同服。③肌注者应做深部肌注。④老年服用者,睡时应放置床栏,以免跌到床下。⑤不宜给儿童、孕妇、哺乳期妇女及抽搐患者服用。⑥禁用于青光眼、前列腺肥大、溃疡病患者。

二、H_2受体阻断药

H_2受体阻断药如西咪替丁、雷尼替丁、法莫替丁和尼扎替丁等已广泛应用于临床,这些药物多可选择性地阻断 H_2 受体,不影响 H_1 受体。本类药物通过阻断胃壁细胞的 H_2 受体而抑制组胺引起的胃酸分泌。对促胃泌素、M 受体激动剂、咖啡因刺激引起的胃酸分泌也有抑制作用。主要用于治疗消化性溃疡(见项目二十六"消化系统药")。

H_2受体阻断药的其他药理作用:阻断免疫活性细胞 H_2 受体,调节机体的免疫功能,从而能逆转组胺的免疫抑制作用;阻断心血管系统的 H_2 受体,从而能对抗组胺的心肌收缩力,降低心率,部分对抗组胺引起的舒张血管和降低血压作用。

⇥ 小结

情境导入及
分析答案

组胺是广泛存在于人体组织的自体活性物质之一,组胺释放与 H_1 受体结合,就会引起过敏反应。H_1 受体阻断药通过竞争性地与组胺 H_1 受体结合,产生抗过敏作用。此外,第一代 H_1 受体阻断药可抑制中枢,产生镇静、催眠作用,苯海拉明、异丙嗪有较强的中枢抗胆碱作用,可抗晕动病及止吐。而第二代 H_1 受体阻断药难以通过血脑屏障,几乎无中枢抑制作用。组胺释放与 H_2 受体结合,就会促进胃酸分泌,H_2 受体阻断药通过竞争性地与组胺 H_2 受体结合,从而产生抗消化性溃疡作用。

⇥ 能力检测

能力检测答案

一、A 型题

1. H_1 受体兴奋的效应不包括(   )。

A. 毛细血管通透性增强　　　　　B. 血管扩张　　　　　C. 支气管平滑肌收缩

D. 胃肠道平滑肌收缩　　　　　　E. 胃酸分泌增多

2. 用 H_1 受体阻断药无效的是(   )。

A. 皮肤黏膜变态反应性疾病　　　B. 晕动症　　　　　　C. 胃溃疡

D. 妊娠呕吐　　　　　　　　　　E. 输血反应

3. 下列 H_1 受体阻断药中无中枢抑制作用的药物是(   )。

A. 苯海拉明　　　　　　　　　　B. 异丙嗪　　　　　　C. 氯苯那敏

D. 特非那定　　　　　　　　　　E. 赛庚啶

4. 苯海拉明的抗过敏作用机制是(   )。

A. 抑制组胺释放　　　　　　　　　　B. 抑制组胺合成

C. 加速组胺的代谢　　　　　　　　　D. 阻断 H_1 受体,降低毛细血管通透性

E. 阻断 H_2 受体,抑制胃酸分泌

5. H_1 受体阻断药最常见的不良反应是(   )。

A. 胃肠反应　　　　　　　　　　B. 头痛、失眠　　　　C. 镇静、嗜睡

D. 过敏反应　　　　　　　　　　E. 粒细胞减少

6. 人工冬眠合剂组成之一的是(   )。

A. 阿司咪唑　　　　　　　　　　B. 苯海拉明　　　　　C. 异丙嗪

D. 西替利嗪　　　　　　　　　　E. 氯苯那敏

7. 下列药物中对晕动病引起的呕吐有效的是(   )。

A. 苯海拉明　　　　　　　　　　B. 西替利嗪　　　　　C. 氯苯那敏

D. 氯丙嗪　　　　　　　　　　　E. 特非那定

8. H_1 受体阻断药不包括(   )。

A. 西咪替丁　　　　　　B. 阿司咪唑　　　　　　C. 氯苯那敏
D. 西替利嗪　　　　　　E. 赛庚啶

二、B 型题

(9～10 题共用答案)

A. 皮肤血管　　　　　　B. 胃肠平滑肌　　　　　C. 中枢神经
D. 胃壁细胞　　　　　　E. 支气管平滑肌

9. H_1受体阻断药治疗荨麻疹,主要影响的组织是(　　)。

10. 苯海拉明和异丙嗪的镇静催眠作用是因为抑制的组织是(　　)。

(11～12 题共用答案)

A. 苯海拉明　　　　　　B. 西咪替丁　　　　　　C. 特非那定
D. 氯苯那敏　　　　　　E. 西替利嗪

11. 对中枢抑制作用最强的是(　　)。

12. 具有抗雄激素作用的是(　　)。

三、C 型题

13. 患者,男,汽车司机,吃河虾后,全身皮肤散在出现大小不等的红色风团,剧痒难忍,诊断为荨麻疹。你认为应该选用的药物是(　　)。

A. 异丙嗪　　　　　　B. 特非那定　　　　　　C. 扑尔敏
D. 苯海拉明　　　　　E. 赛庚啶

14. 患者,女,38 岁,因准备出差而请医生开药以预防晕车,宜选用的药物是(　　)。

A. 氯苯那敏　　　　　　B. 特非那定　　　　　　C. 西替利嗪
D. 苯海拉明　　　　　　E. 阿司咪唑

15. 一位过敏性鼻炎患者,现急于开车执行任务,宜选用的药物是(　　)。

A. 苯海拉明　　　　　　B. 异丙嗪　　　　　　C. 氯苯那敏
D. 赛庚啶　　　　　　　E. 特非那定

四、X 型题

16. H_1受体阻断药的作用有(　　)。

A. 抗组胺作用　　　　　B. 抗晕止吐作用　　　　C. 抗胆碱作用
D. 中枢抑制作用　　　　E. 抗心律失常作用

17. 苯海拉明的不良反应有(　　)。

A. 恶心、呕吐　　　　　B. 嗜睡　　　　　　　　C. 头晕
D. 口干　　　　　　　　E. 便秘

执考真题　　执考真题答案

(吴　虹)

模块五　内脏系统药

抗高血压药

扫码看
PPT

安静状态下成年人血压应低于 140/90 mmHg（18.7/12.0 kPa），未服用降压药的情况下血压持续高于上述水平，即为高血压。90％以上高血压病因未明，称原发性高血压或高血压病，少数高血压有因可查，称继发性或症状性高血压。高血压是人类最常见的心血管疾病，所引起的脑血管意外、冠心病、心与肾功能衰竭等并发症对患者生命构成严重威胁，若不合理治疗，患者平均寿命较正常人群明显缩短。

凡能降低血压而用于高血压治疗的药物称抗高血压药。高血压病发病机制不明，已知体内许多因素参与血压调节，以交感神经-肾上腺素系统和肾素-血管紧张素系统（renin-angiotensin system，RAS）较为重要，其他还有血管缓舒肽-激肽-前列腺素系统、血管内皮松弛因子-收缩因子系统等。使用抗高血压药的目的，在于使血压维持在一适当水平以保护靶器官免受高血压的损伤。抗高血压药可分别作用于上述系统，使外周血管扩张，实现对心、脑、肾等重要脏器的保护作用。

血容量、心输出量和外周血管阻力及动脉管壁的弹性是形成血压的主要因素，机体通过神经-体液等机制调节心功能、回心血量和动脉弹性，使血压维持在正常范围。抗高血压药根据药物的作用和作用部位的不同可分为以下几类（表 20-1）。

表 20-1 抗高血压药

类 型	常 用 药 物
1. 利尿药	氢氯噻嗪等
2. 钙通道阻滞药	硝苯地平、尼群地平、氨氯地平等
3. 肾上腺素受体阻断药	
（1）α₁ 受体阻断药	哌唑嗪等
（2）β 受体阻断药	普萘洛尔、美托洛尔等
（3）α 和 β 受体阻断药	拉贝洛尔等
4. 肾素-血管紧张素系统抑制药	
（1）血管紧张素 I 转化酶抑制药	卡托普利、依那普利、雷米普利等
（2）血管紧张素 II 受体阻断药	氯沙坦、缬沙坦等
（3）肾素抑制药	雷米克林等
5. 交感神经抑制药	
（1）中枢性降压药	可乐定、甲基多巴等

续表

类 型	常 用 药 物
(2) 神经节阻断药	美卡拉明等
(3) 去甲肾上腺素能神经末梢阻滞药	利血平等
6. 血管扩张药	
(1) 直接扩张血管药	肼屈嗪、硝普钠等
(2) 钾通道开放药	米诺地尔、二氮嗪等

目前,国内外应用广泛或称为第一线抗高血压药的是利尿药、钙拮抗药、β 受体阻断药、血管紧张素Ⅰ转化酶抑制药和血管紧张素Ⅱ受体阻断药等四大类。中枢性降压药和血管扩张药多为联合用药或复方制剂。现代高血压病治疗要求平稳降压,同时改善患者生活质量,其他药物因作用过强或不良反应较大而很少在轻、中度高血压时单独使用,可在中、重度高血压时联合应用或用于高血压危象的抢救。

 情境导入及分析

患者,男,51 岁。近期头晕、头痛,血压 160/100 mmHg,有高血压家族史,诊断为原发性高血压。医生给予硝苯地平进行治疗。

试分析:

1. 硝苯地平的药理作用、不良反应有哪些?

2. 对该患者如何进行用药指导?

任务一 常用的抗高血压药

一、利尿药

氢 氯 噻 嗪

氢氯噻嗪(hydrochlorothiazide),又称双氢克尿噻,抗高血压作用温和持久,常作为基础降压药使用。

【药理作用】 氢氯噻嗪确切的降压机制尚未阐明,但基本机制是排钠利尿。

(1) 用药初期,排钠利尿,使血容量变少,血压下降。

(2) 长期用药,因利尿排钠,降低动脉壁细胞内 Na^+ 的含量,Na^+-Ca^{2+} 减少,细胞内 Ca^{2+} 减少,血管平滑肌对缩血管物质如去甲肾上腺素等的敏感性降低,血压下降。

(3) 诱导动脉壁产生扩血管物质如激肽、前列腺素等,使血管扩张,血压下降。

【临床应用】 氢氯噻嗪是治疗高血压的基础药物,单独使用或与其他抗高血压药物联合应用治疗各类高血压,单用适于轻、中度高血压。老年高血压患者,因肾单位减少,水钠容量增加,血浆肾素活性降低,因此对老年人高血压或并发心力衰竭者降压效果好。

【不良反应及注意事项】 该类药物小剂量无明显不良反应,长期大剂量应用常致低血钾、低血镁、高血糖、高脂血症等,用药时注意补钾或与留钾利尿药合用并定期检测血糖、血脂、电解质等。糖尿病患者慎用,有痛风史者,应调整用量,并加服抗痛风药。该药还能增高血浆肾素活性,使血管紧张素Ⅱ和醛固酮水平增高而不利于降压,如果配合 β 受体阻断药和 ACEI 可增加降压效果。

其他利尿药如呋塞米、螺内酯、氨苯蝶啶等也可用于高血压治疗。呋塞米降压作用强,但时间短暂,主要用于急性肺水肿或严重肾功能不良者。

吲 哒 帕 胺

【药理作用和临床应用】 吲哒帕胺(indapamide)对肾脏的作用与氢氯噻嗪相似,还能抑制血管平滑肌细胞外 Ca^{2+} 水平而降低细胞内 Ca^{2+} 水平,降压作用比氢氯噻嗪强而持久,对脂代谢和糖代谢无不良影响,长期应用还能逆转左心室肥厚。可单独或与其他抗高血压药合用,治疗轻、中度高血压。

【不良反应及注意事项】 不良反应较氢氯噻嗪轻,但在少数患者中可诱发痛风。治疗剂量对血钾水平影响不大,但较大剂量时可引起低血钾。严重肝、肾功能不全者慎用。

二、β 受体阻断药

该类药物包括非选择性 β 受体阻断药和选择性 $β_1$ 受体阻断药两类。前者如普萘洛尔、噻吗洛尔等,在阻断心肌 $β_1$ 受体同时还阻断外周血管和支气管平滑肌上的 $β_2$ 受体,可使外周血管 α 受体占优势和诱发或加重支气管哮喘;后者如阿替洛尔、美托洛尔等对 $β_2$ 受体作用弱或几乎无阻断作用。此类药物广泛用于各型高血压病的治疗,属基础降压药。长期应用一般不引起水钠潴留。对血脂代谢也无明显影响。

普 萘 洛 尔

【体内过程】 普萘洛尔(propranolol)口服吸收完全,但首关消除明显,生物利用度约 25%,且个体差异大。主要在肝脏代谢,代谢产物由肾脏排泄,半衰期约 4 h。但降压作用持续时间较长,一日只需用药 1～2 次即可维持良好的降压效果。

【药理作用】 具有缓慢、持久的降压作用,一般用药数天后开始降压,1～2 周达高峰,停药后降压作用可维持 1～2 周,长期应用无耐受性。其降血压作用可能与下述机制有关:①阻断心肌 $β_1$ 受体,抑制心肌收缩力和减慢心率,减少心输出量;②阻断肾小球旁细胞 $β_1$ 受体,降低血浆肾素活性;③阻断中枢 β 受体,降低外周交感张力;④阻断去甲肾上腺素能神经末梢突触前膜 $β_2$ 受体,抑制其正反馈作用。

【临床应用】 用于各种程度的高血压病,可作为首选药单独用于轻度高血压病,也可与其他抗高血压药合用于中、重度高血压。尤其适用于高肾素型高血压及合并心绞痛、偏头痛、焦虑症的高血压患者。与利尿药合用可拮抗后者升高肾素活性作用,与钙通道阻滞药、扩血管药合用可拮抗这些药物加快心率的不良反应。

【不良反应及注意事项】见项目十。

阿 替 洛 尔

阿替洛尔(atenolol)降压机制与普萘洛尔相同,但对心脏 $β_1$ 受体有较大的选择性,而对外周血管和支气管平滑肌 $β_2$ 受体作用小。口服用于治疗各种程度高血压,降压作用维持时间比普萘洛尔长,每天只需用药 1 次。但较大剂量时对支气管平滑肌 $β_2$ 受体也有作用,故支气管哮喘患者慎用。其他不良反应与用药注意与普萘洛尔相同。

三、钙通道阻滞药

钙通道阻滞药(即钙拮抗药)根据其化学结构分为二氢吡啶类、苯烷胺类和地尔硫䓬类三类,其主要作用是阻断膜外 Ca^{2+} 内流,减少胞质内 Ca^{2+} 水平。二氢吡啶类药物如硝苯地平、尼群地平、尼莫地平等对血管平滑肌选择性强,可用于高血压及脑血管病的治疗;苯烷胺类和地尔硫䓬类对心肌选择性高,临床上主要用于慢性心功能不全、心绞痛和心律失常的治疗。这类药物不但能降低血压,而且对缺血受损的心肌细胞有良好的保护作用,还具有抗动脉粥样硬化作用,是心脑血管疾病治疗的基石性药品,发展前景较好。

硝 苯 地 平

【体内过程】 硝苯地平(nifedipine)口服吸收完全,生物利用度约为 65%。主要由肝脏代谢,代谢产物及少量原形药物从肾脏排泄,半衰期为 2.5 h。一次用药作用维持 6～7 h。

【药理作用】

1. 扩张外周血管 阻滞血管平滑肌细胞膜上的钙通道,使血管平滑肌细胞内 Ca^{2+} 水平下降,血管平滑肌松弛,血管扩张。对小动脉和小静脉的血管平滑肌均有松弛作用,前者可使外周阻力下降,后者可减少静脉回心血量而减轻心脏负荷与减少心输出量。

2. 反射性兴奋心脏 因血管扩张和心输出量减少,可引起交感神经反射性活动增强,导致心率加快。

【临床应用】 可用于轻、中、重度高血压病的治疗,尤其适用于伴心绞痛的高血压患者,也适用于合并肾脏疾病、糖尿病、高脂血症、哮喘和恶性高血压患者。现推荐使用缓释制剂,以减轻迅速降压引起的反射性交感兴奋。

【不良反应及注意事项】 不良反应主要为血管过度扩张造成的症状,如心悸、脸部潮红、眩晕、头痛、踝部水肿等。长期使用也可引起牙龈增生。因反射性兴奋心脏,急性心肌梗死后的高血压患者慎用或禁用。乙醇、西咪替丁、地尔硫草、丙戊酸钠、奎尼丁等药物可抑制硝苯地平肝脏代谢酶活性,使其消除速率减慢,苯妥英钠、苯巴比妥可诱导药酶活性而加速其代谢。

尼群地平

尼群地平(nitrendipine)的作用与硝苯地平相似,但血管松弛作用比硝苯地平强,降压作用起效快,温和而持久。每日口服 1~2 次,可用于各型高血压。不良反应与硝苯地平相似,肝功能不全者慎用或减量使用。可提高地高辛的血药浓度,与地高辛合用时宜适当减少地高辛用量。

氨氯地平

氨氯地平(amlodipine)商品名络活喜。作用与硝苯地平相似,降压作用比尼群地平更为平缓、持久,每日 1 次可达到 24 h 平稳降压和维持血压在合适水平。单独或与其他抗高血压药合用,可用于各种类型高血压病。不良反应有心悸、面红、头痛、踝部水肿等。体内药物相互作用与硝苯地平相似。

非洛地平

非洛地平(felodipine)作用强度与硝苯地平相似,对冠状血管、脑血管和外周血管均有扩张作用。口服吸收好,但首关消除明显,生物利用度仅为 10%~25%,主要经肝脏代谢,半衰期为 3~14 h。主要适应证为高血压、心绞痛。

四、肾素-血管紧张素系统抑制药

肾素-血管紧张素系统抑制药的应用,是抗高血压药物治疗学上的一大进步。该类药物不仅有良好的降压效果,对高血压患者的并发症及一些伴发疾病亦具良好影响。该类药物亦作为伴有糖尿病、左心室肥厚、左心功能障碍及急性心肌梗死的高血压患者的首选药物。

肾素-血管紧张素系统是机体调节血压的重要体液调节因素,目前认为它在高血压的发病机制中具有重要意义。肾素由肾小球旁细胞分泌,低钠和交感神经兴奋可激动其细胞膜上的 β_1 受体而导致肾素分泌增加。肾素分泌入血后使血液中由肝脏产生的血管紧张素原水解成血管紧张素 I,后者再经肺循环中的血管紧张素 I 转化酶(ACE)作用转化为血管紧张素 II(Ang II)。Ang II 受体有两种亚型,即 AT_1 受体和 AT_2 受体,分布在心肌、血管平滑肌和肾上腺上皮细胞。AT_1 受体被激动可介导血管收缩,促进细胞生长,出现水钠潴留。其中血管收缩和水钠潴留是高血压形成的重要基础,心肌和血管平滑肌细胞增生可导致左心室肥厚(心室重构)和血管壁增厚(血管重构),使心肌顺应性下降和耗氧增加、血管壁弹性下降,促进高血压、缺血性心脏病和慢性心功能不全的病理生理过程,加重病情发展。AT_2 受体的功能与之相反,具有扩张血管、利尿排钠和促进细胞凋亡等作用。

临床上常用的 RAS 抑制药有血管紧张素 I 转化酶抑制药(ACEI)和 Ang II 受体阻断药两类。前者通过抑制 ACE 的活性而降低血浆 Ang II 水平,ACE 还是缓激肽的降解酶,ACEI 不仅能降低其活性,还能减少缓激肽的分解,后者选择性阻断 Ang II AT_1 受体。两类药物均可明显抑制 Ang II 介导的血管收缩、水钠潴留而发挥降低血压的作用,抑制心室肌和血管平滑肌增生而逆转心室重构和血管重构(图 20-1)。

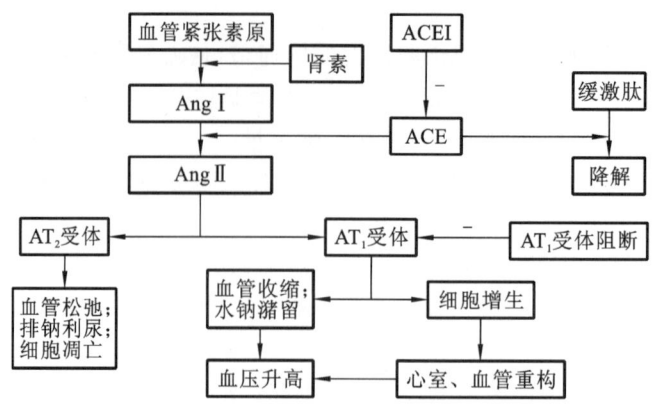

图 20-1 RAS 抑制药降压作用示意图

（一）血管紧张素 Ⅰ 转化酶抑制药（ACEI）

卡 托 普 利

【体内过程】 卡托普利（captopril）口服吸收较好，生物利用度约为 65%，口服后 15～30 min 显效，最大降压作用发生在口服后 1～1.5 h，作用持续 9～12 h。部分在肝脏代谢，代谢产物及药物原形主要由肾脏排泄。半衰期为 2～3 h。

【药理作用】 具有轻至中等强度的降压作用，降压时还能增加肾血流量，而且不反射性地加快心率。降压机制与抑制 ACE 有关。ACE 被抑制后一方面减少 Ang Ⅱ 的生成，使血管扩张和醛固酮分泌减少而使血压下降，另一方面还能抑制激肽酶而减少缓激肽降解，增强缓激肽介导的 NO 和 PGI_2 的扩血管作用。长期使用还能阻止或逆转心血管重构。该药还能增加肾血流量，改善 1 型糖尿病患者的肾脏病变。

【临床应用】 适用于各型高血压，是目前抗高血压病的一线药物之一。单独使用时 60%～70% 的患者可将血压维持在理想水平，加用利尿药则可达 95%。长期使用无耐受性，停药也无反跳。尤其适用于高肾素型高血压，以及伴有糖尿病、左心室肥厚、心力衰竭、急性心肌梗死后的高血压患者。与利尿药及 β 受体阻断药合用于重型或顽固性高血压疗效较好。该药还是慢性心功能不全的重要治疗药物（见项目二十一）。

【不良反应及注意事项】 每日剂量在 150 mg 以下时不良反应较少。主要不良反应如下。

1. 刺激性干咳 发生率为 5%～20%，特点是持续性和停药后易停止咳嗽，多见于用药开始几周内，可能与缓激肽聚集有关。

2. 过敏反应 较常见的有皮疹伴发热、瘙痒、嗜酸性粒细胞增多、味觉减退等，少数患者可有中性粒细胞减少，血管神经性水肿。

3. 首剂现象 高肾素水平患者或联合使用利尿药的患者，首次使用卡托普利可引起血压陡降，使用时应先采用低剂量，减少或停用利尿药。

4. 其他 肾功能不全时宜适当延长给药间隔，并定期检查血常规和尿常规；一般不会引起高血钾，但在补钾或合用保钾利尿药时要注意监测血钾浓度。因对胎儿可能产生损害，妊娠期妇女禁用，双侧肾动脉狭窄者及肾功能不全者也禁用。

依 那 普 利

依那普利（enalapril）口服吸收较好，不受食物影响，生物利用度为 60%。血药浓度在给药后 1 h 达峰值，半衰期为 1.3 h。依那普利为前体物质，在肝脏酯酶的作用下生成的依那普利拉对 ACE 的抑制作用比卡托普利强 10 倍，作用峰值出现在给药后 4 h，一次用药降压作用可维持 24 h。

降压机制和临床应用与卡托普利同。但降压作用比卡托普利强而持久。疗效与卡托普利相似，但每日只需用药 1 次。因不含—SH，故无青霉胺样反应（皮疹、嗜酸性粒细胞增多等）。因作用强，引起刺激性干咳较多。合用利尿药时更易产生低血压，应调整剂量。

其他 ACEI 类药物还有雷米普利(ramipril)、赖诺普利(lisinopril)、贝那普利(benazepril)、培哚普利(perindopril)、西拉普利(cilazapril)、福辛普利(fosinopril)等。它们的共同特点是每天只需用药 1 次,除赖诺普利外,其他均为前体物质。

(二)Ang Ⅱ 受体阻断药

氯 沙 坦

【体内过程】 氯沙坦(losartan)口服吸收好,但因首关消除大,生物利用度为 33%。本身的半衰期只有 2 h,但降压作用可持续 24 h,这是因为它在肝脏转化的活性代谢产物 EXP-3174 的半衰期为 6~9 h。氯沙坦及其代谢产物只有很少部分从肾脏排泄。

【药理作用】 选择性阻断 Ang Ⅱ AT_1 型受体,从而抑制 AT_1 受体激动介导的血管收缩、水钠潴留、心血管细胞增生而发挥降低血压、阻止和逆转心血管重构作用。氯沙坦对 AT_1 受体的阻断为竞争性抑制,但其代谢产物 EXP-3174 对 AT_1 受体的作用却是非竞争性抑制,故降压作用强而持久。

氯沙坦代偿性升高肾素活性,使血浆 Ang Ⅱ 水平升高,由于 AT_1 受体阻断而使 Ang Ⅱ 更多地作用于 AT_2 受体,所以可进一步扩张血管、利尿排钠、促进增生肥厚的心室肌和血管平滑肌凋亡。

【临床应用】 可用于各种类型的高血压,因其不影响缓激肽降解,无刺激性干咳,更易为患者接受。单独使用 3~6 周若效果不理想,可加用利尿药。也可代替 ACEI 类药物用于慢性心功能不全。

【不良反应及注意事项】 除不产生刺激性干咳外,其他不良反应基本同 ACEI 类药物。肝功能不全者宜酌减剂量,妊娠期和哺乳期妇女不宜使用,肾动脉狭窄者亦禁用。

其他 AT_1 受体阻断药还有缬沙坦(valsartan)、厄贝沙坦(irbesartan)、坎地沙坦(candesartan)和替米沙坦(telmisartan)等。其中以坎地沙坦作用最强、维持时间长和降压最平稳,是目前这类药物中最优者。

任务二 其他抗高血压药

一、中枢性降压药

中枢性降压药作用于中枢神经系统,通过激动中枢抑制性神经元 α_2 受体或 I_1 咪唑啉受体,降低外周交感神经张力,使血管扩张,血压下降。

可 乐 定

【体内过程】 可乐定(clonidine)口服易吸收,生物利用度接近 80%,血浆蛋白结合率低(20%),易透过血脑屏障。约 50% 由肝脏代谢,其余以原形从肾脏排泄,半衰期为 5~13 h。

【药理作用】

1. 降低血压 具有中等偏强的降压作用。作用机制为激动延髓孤束核次一级神经元突触后膜上 α_2 受体和嘴端腹外侧区神经元上 I_1 咪唑啉受体,二者均为中枢抑制性神经元,抑制交感中枢的传出冲动,使外周交感张力下降,外围血管阻力降低而产生降压作用。静脉注射时也可因短暂激动外周血管 α 受体而呈现一过性血压升高。

2. 中枢镇静 与激动中枢 α 受体有关。

【临床应用】

1. 高血压 用于一线降压药不能控制的中、重度高血压,与利尿药合用作用增强。因其能抑制消化液的分泌,尤适用于伴消化性溃疡的高血压患者。

2. 其他 口服也用于治疗偏头痛,或作为麻醉药品依赖时的戒毒药。25% 滴眼液用于开角型青光眼的治疗。

【不良反应及注意事项】

1. 一般反应 常见不良反应有口干、便秘、嗜睡,不常见的不良反应有抑郁、眩晕、血管神经性水肿、腮腺肿痛、心动过缓、恶心、食欲下降等。长期使用时男性还可出现性功能障碍。本药还可致水钠潴留。

2. 反跳现象 长期使用后突然停药可产生反跳现象,出现心悸、头痛、震颤、出汗、血压突然升高等表现,常出现在突然停药后的 18～36 h。因此停药时宜采取逐渐减量停药。出现反跳现象时可恢复使用可乐定,严重血压升高时可用酚妥拉明或硝普钠治疗。

精神处于抑制状态者、高空作业者和机动车驾驶员不宜使用;近期心肌梗死、心动过缓、脑血管病患者慎用;可加强中枢抑制药的作用,合用时要慎重。不宜同时使用丙咪嗪等三环类抗抑郁药物,因后者可竞争性拮抗可乐定的中枢降压作用。

莫 索 尼 定

莫索尼定(moxonidine)为第二代中枢降压药,对 I_1 咪唑啉受体作用强,而对 α_2 受体作用弱。降压作用比可乐定弱,但不良反应也少,无中枢镇静作用,也无停药后的反跳现象。长期应用还能逆转心室重构。

甲 基 多 巴

甲基多巴(methyldopa)在中枢转化为 α-甲基去甲肾上腺素,激动 α_2 受体而发挥降压作用。降压作用与可乐定相当,但维持时间比可乐定长,每日只需用药一次。单独用于中度高血压,也可与利尿药合用。因扩张肾血管明显,尤适用于伴肾功能不全的中度高血压患者。也可与其他抗高血压药联合用于治疗重度高血压。

一般不良反应有口干、嗜睡、性欲降低、腹泻、皮疹等。也可引起肝功能损害,出现发热伴转氨酶水平升高,少数可致肝坏死。约 20% 患者可产生抗球蛋白阳性反应,其中 1%～5% 患者出现溶血性贫血,需立即停药。还可引起白细胞和血小板减少等血液系统不良反应。

二、去甲肾上腺素能神经末梢阻滞药

该类药物主要通过影响儿茶酚胺类递质的储存及释放而产生降压作用,如利血平、胍乙啶。因它要等到去甲肾上腺素能神经末梢递质耗竭才显降压效应,故降压作用起效缓慢。利血平降压作用弱而持久,长期使用停药后降压作用还可维持较长时间。因利血平长期使用可能诱发抑郁症和消化性溃疡,现基本上已不单独使用。胍乙啶降压作用起效慢,作用强,易产生体位性低血压,男性还可引起射精困难,现仅用于其他抗高血压药不能控制的重度高血压。以上两种药物降压期间往往同时产生鼻塞、乏力、心率减慢等副作用。

三、α_1 受体阻断药

哌 唑 嗪

【体内过程】 哌唑嗪(prazosin)口服吸收良好,但首关消除明显。主要由肝脏代谢,由肾脏排泄。半衰期为 2～4 h,降压作用可维持 7～8 h。

【药理作用和临床应用】 选择性阻断血管平滑肌 α_1 受体,对小动脉作用强于小静脉,因此作用以降低外周阻力为主。降压时基本不引起反射性心率加快,但可短期内升高肾素活性。还能升高血中 HDL 水平,松弛尿道平滑肌。临床上用于轻、中度高血压,尤适用于伴肾功能不全、高脂血症、前列腺增生的高血压患者。

【不良反应及注意事项】

1. 首剂现象 部分患者首次使用该药后 0.5～2 h 内出现恶心、心悸、晕厥、严重体位性低血压,甚至意识丧失。首次剂量不超过 0.5 mg,或在睡前服用可减少或预防首剂现象,数次用药后首剂现象可消失。

2. 其他 可见头晕、头痛、嗜睡、乏力、心悸、恶心等,常在连续用药中自行消失。严重肝脏疾病者禁用,严重心脏病、有精神病史者慎用。

四、直接扩张血管药

肼 屈 嗪

【药理作用和临床应用】 肼屈嗪(hydralazine)又名肼苯哒嗪,可直接松弛小动脉血管平滑肌,使血管扩张,外周阻力和血压下降。能明显扩张肾血管,改善肾血流。一般无体位性低血压,但可反射性兴奋交感神经,使心率加快,肾素活性增强,导致水钠潴留。降压作用快而强,适用于中、重度高血压。

【不良反应及注意事项】 常见不良反应有头痛、眩晕、乏力、恶心、心悸等。少数女性患者每日200 mg以上剂量长期使用可引起红斑狼疮样综合征,冠心病患者可诱发心绞痛。脑动脉硬化、冠心病、心动过速、心功能不全者慎用,早孕妇女禁用。

硝 普 钠

【体内过程】 硝普钠(sodium nitroprusside)口服不吸收,在血管内被迅速代谢,静脉滴入 $1\sim2$ min起效,停药后作用只维持不到 5 min。血管内代谢产物 CN^- 经肝脏代谢成 SCN^-,由肾脏排泄。

【药理作用】 该药在血管平滑肌代谢释放 NO,NO 可激活鸟苷酸环化酶,促进 cGMP 形成,产生迅速而强大的扩血管作用。该药对血管的扩张作用缺乏选择性,对小动脉、小静脉均有扩张作用,能降低外周阻力,减少回心血量,降低左心室充盈压。降压时不减少冠状动脉和肾血流量。

【临床应用】 该药降压作用迅速而强大,只用于高血压危象及高血压急症的抢救,是高血压危象及高血压急症的首选药。也可用于外科麻醉时控制性降压和重度心功能不全。

【不良反应及注意事项】

(1)用药过程中可出现恶心、出汗、不安、头痛、心悸等。

(2)静脉滴注速度超过 $5\ \mu g/(kg \cdot min)$,连续使用 24 h以上时,可引起血浆氰化物和硫氰化物浓度升高而中毒,出现乏力、厌食、定向障碍、精神变态、肌肉痉挛等表现。过量硫氰酸盐还可抑制甲状腺摄碘而引起甲状腺功能减退。

(3)孕妇禁用,肾功能不全、甲状腺功能低下者慎用。

(4)该药化学性质不稳定,遇光或在水溶液中时间过长均易分解释放 CN^-。因此应避光储存与使用,配制时间超过 4 h的溶液不宜使用。静脉滴注时速度不可超过 $3\ \mu g/(kg \cdot min)$。

五、钾通道开放药

米 诺 地 尔

米诺地尔(minoxidil)口服易吸收,主要在肝内代谢,半衰期约 4 h。1次用药降压时间可维持 24 h。激活 ATP 敏感的钾通道,促进 K^+ 外流,使血管平滑肌细胞膜超极化,从而使血管平滑肌松弛,血管扩张,血压下降。本品主要扩张小动脉,降压作用强而持久,降压时反射性兴奋交感神经,使心率加快,肾素活性升高,水钠潴留。临床上主要用于重度高血压、肾性高血压。很少单独使用,与利尿药或 β 受体阻断药合用可抵消其水钠潴留、心率加快的作用。

一般有心悸、水肿、体重增加等反应,每日 10 mg以上连用数月可致多毛。嗜铬细胞瘤患者禁用,肺心病、心绞痛、慢性心功能不全及严重肝功能不全者慎用。

二 氮 嗪

二氮嗪(diazoxide)口服易吸收,血浆半衰期 $20\sim60$ h,降压作用维持时间差异较大($4\sim20$ h),因而常静脉注射给药。静注后 1 min见效,$3\sim5$ min作用达高峰。

作用机制与米诺地尔相同,主要用于高血压危象和高血压脑病,也可用于幼儿特发性低血糖或胰岛细胞引起的严重低血糖。

任务三 抗高血压药的应用

1. 有效治疗与终生治疗 确实有效的降压治疗可以大幅度地减少并发症的发生率。过去认为早期轻度高血压病在起病初期不需使用降压药,采用低钠饮食即可控制病情发展。高血压病病因未明,渐进发展,即使使用降压药物也难阻止疾病发展,故现在认为高血压病一经诊断,便需使用降压药物治疗。所有的非药物治疗,只能作为药物治疗的辅助;所谓有效的治疗,就是将血压控制在 140/90 mmHg 以下,最近的 HOT 研究结果指出,抗高血压治疗的目标血压是 138/83 mmHg。高血压病无法根治,需要终生不间断治疗;血压升高只是高血压病的临床表现之一,重要的是高血压造成靶器官的损伤。中途停药,血压重新升高,可使靶器官的损伤继续发展、加重。

2. 保护靶器官 高血压靶器官损伤包括心肌肥厚和动脉血管硬化,又称心室重构和血管重构。心室重构导致心肌耗氧增加、顺应性下降,心肌细胞电生理活动紊乱。血管重构发生在外周小动脉,可使外周阻力逐渐升高,加速高血压发展;发生在肾血管可导致肾供血不足,肾功能不全;发生在脑血管可导致脑供血不足、脑血管脆性增加而增加脑血管意外的危险性。抗高血压治疗除了改善高血压血流动力学过程外,抑制细胞增生等非血流动力学效应也许更为重要。因为对高血压患者而言,实现延长寿命、改善生活质量的目的,阻止和逆转心室与血管重构显得比单纯控制血压更有意义。并非所有的抗高血压药物都有靶器官保护作用,目前认为作用突出的是 ACEI 类、长效钙通道阻滞药和 Ang Ⅱ AT$_1$ 受体阻断药。另外,高血压患者大部分均有动脉粥样硬化,因此建议,高血压患者不管血脂是否升高,均应小剂量使用他汀类降血脂药以缓解动脉粥样硬化,并同时使用小剂量阿司匹林以防血栓形成。

3. 平稳降压 血压在 24 h 内自发性波动称为血压波动性(blood pressure variability,BPV),在血压水平相同的高血压患者中,BPV 高者,靶器官损伤严重。在抗高血压治疗时应尽可能避免人为地造成 24 h 内血压不稳定。在这一点上长效制剂也许比短效制剂更容易做到。但在长期应用中究竟哪些药物能真正做到平稳降压,还缺乏系统的研究。"谷峰比值"可以帮助我们做出判断。第一天用安慰剂,第二天给治疗药,药物效应最大的两天的差值为"峰",下一次给药前的差值为"谷",一般要求药物的"谷峰比值"在 50% 以上比较合适。

4. 联合用药与个体化治疗 对病史较长和(或)高血压较严重的高血压患者,联合用药是有益的。单纯增加剂量有时降压效果提高并不明显,反而增加药物的不良反应。因而在单独使用一种药物不能有效控制血压时就应该考虑联合用药。研究表明,血压控制良好的患者中有 2/3 是联合用药的。不同作用机制的药物联合使用,可产生协同降压效应,这样可使用药剂量减少,减轻药物不良反应。有些药物联用还可相互抵消某些不良反应。目前常用的一线抗高血压药物中,任何两类间的联用都是可行的,其中 α 或 β 受体阻断药与二氢吡啶类药物联用、ACEI 类或 Ang Ⅱ AT$_1$ 受体阻断药加钙通道阻滞药联用效果较好。

高血压病是一种渐进型的慢性病,目前还缺乏根治的办法,患者需终生用药。年龄、性别、种族、病情程度、并发症、合并症等因素均可能影响抗高血压治疗。某些药物在体内过程和药物效应方面还可能存在个体差异,如药物代谢和作用靶位的遗传多态性。因此所使用的药物、剂量都应该根据患者的不同特点进行选择。目的是要达到最佳疗效,减少不良反应。

知识链接

全国高血压日

20世纪50年代以来我国进行的三次普查结果显示,高血压患病率1959年为5.11%,1979年为7.73%,1991年为11.88%,呈明显上升趋势,推算我国现有高血压患者约1亿人。我国流行病学调查还显示,城市患病率高于农村,北方高于南方,高原少数民族地区患病率高。男女两性高血压患病率差别不大,青少年男性略高于女性,中年后女性稍高于男性。目前我国高血压病的治疗状况是发病率、致残率、致死率高,知晓率、服药率、控制率低。1998年,我国为提高广大群众对高血压危害的认识,动员全社会参与高血压的预防和控制工作,普及高血压防治知识,决定将每年的10月8日定为"全国高血压日"。

小结

情境导入及
分析答案

抗高血压药又称降压药,是指能降低动脉血压而用于治疗高血压病的药物。按国际统一标准,成人未服抗高血压药的情况下,收缩压≥140 mmHg(18.7 kPa)和/(或)舒张压≥90 mmHg(12 kPa)即诊断为高血压。高血压又分原发性高血压(约占90%)和继发性高血压(约占10%)两大类。原发性高血压的发病机制不明;继发性高血压是继发于某些疾病,如肾动脉狭窄、肾实质病变、嗜铬细胞瘤,或因妊娠、药物所致等。合理应用降压药不仅能降低血压,而且能减少心、脑、肾重要脏器损害,减少并发症的发生,提高生命质量和延长寿命。

目前,国内外应用广泛或称为第一线抗高血压药物的是利尿药、钙拮抗药、β受体阻断药、Ang I 转化酶抑制药和 Ang II 受体阻断药等四大类。中枢性降压药和血管扩张药多为联合用药或复方制剂。

能力检测

能力检测答案

一、A型题

1. 长期应用噻嗪类药物降压的主要不良反应是(　　)。

A. 脱水　　　　　　　　　　B. 体位性低血压　　　　　　　　C. 嗜睡

D. 低血钾　　　　　　　　　E. 交感神经兴奋

2. 常作为中度和重度高血压患者基础降压药的药物是(　　)。

A. 可乐定　　　　　　　　　B. 硝苯地平　　　　　　　　　　C. 哌唑嗪

D. 依那普利　　　　　　　　E. 氢氯噻嗪

3. 可引起首剂现象的降压药是(　　)。

A. 硝苯地平　　　　　　　　B. 普萘洛尔　　　　　　　　　　C. 依那普利

D. 哌唑嗪　　　　　　　　　E. 尼群地平

4. 服用易引起首剂现象的降压药物,首剂服用最好的时间是(　　)。

A. 上午　　　　　　　　　　B. 下午　　　　　　　　　　　　C. 饭前

D. 饭后　　　　　　　　　　E. 睡前

5. 通过阻断肾上腺素α受体出现降压作用的降压药是(　　)。

A. 可乐定　　　　　　　　　B. 硝苯地平　　　　　　　　　　C. 哌唑嗪

D. 依那普利　　　　　　　　E. 氢氯噻嗪

6. 通过阻断肾上腺素β受体产生降压作用的降压药是(　　)。

A. 可乐定　　　　　　　　　B. 硝苯地平　　　　　　　　　　C. 卡托普利

D. 利血平　　　　　　　　　　　　　　E. 普萘洛尔

7. 能减少肾素释放的降压药是（　　　）。
　　A. 普萘洛尔　　　　　　　　　　B. 肼屈嗪　　　　　　　　　　C. 可乐定
　　D. 氢氯噻嗪　　　　　　　　　　E. 利血平

8. 直接扩张血管的降压药是（　　　）。
　　A. 甲基多巴　　　　　　　　　　B. 硝普钠　　　　　　　　　　C. 哌唑嗪
　　D. 依那普利　　　　　　　　　　E. 吲达帕胺

9. 去甲肾上腺素能神经末梢抑制药是（　　　）。
　　A. 甲基多巴　　　　　　　　　　B. 硝普钠　　　　　　　　　　C. 哌唑嗪
　　D. 依那普利　　　　　　　　　　E. 利血平

10. 可引起红斑狼疮样综合征的降压药是（　　　）。
　　A. 肼屈嗪　　　　　　　　　　　B. 利血平　　　　　　　　　　C. 氯沙坦
　　D. 卡托普利　　　　　　　　　　E. 硝普钠

11. 对高血压伴心绞痛和支气管哮喘患者效果尤佳的药物是（　　　）。
　　A. 硝苯地平　　　　　　　　　　B. 普萘洛尔　　　　　　　　　　C. 氢氯噻嗪
　　D. 肼屈嗪　　　　　　　　　　　E. 卡托普利

12. 具有抗心律失常作用的降压药是（　　　）。
　　A. 肼屈嗪　　　　　　　　　　　B. 普萘洛尔　　　　　　　　　　C. 利血平
　　D. 卡托普利　　　　　　　　　　E. 氯沙坦

13. 治疗高血压危象的首选药物是（　　　）。
　　A. 硝普钠　　　　　　　　　　　B. 硝苯地平　　　　　　　　　　C. 卡托普利
　　D. 可乐定　　　　　　　　　　　E. 肼屈嗪

14. 口服 1 周至 6 个月内易出现刺激性干咳的降压药是（　　　）。
　　A. 硝普钠　　　　　　　　　　　B. 硝苯地平　　　　　　　　　　C. 氯沙坦
　　D. 卡托普利　　　　　　　　　　E. 普萘洛尔

二、B 型题

(15～18 共用答案)

　　A. 普萘洛尔　　　　　　　　　　B. 氢氯噻嗪　　　　　　　　　　C. 硝苯地平
　　D. 卡托普利　　　　　　　　　　E. 氯沙坦

15. 通过利尿作用的降压药是（　　　）。

16. 通过离子通道的降压药是（　　　）。

17. 通过抑制血管紧张素Ⅰ转化酶的降压药是（　　　）。

18. 通过阻断血管紧张素Ⅱ受体的降压药是（　　　）。

三、C 型题

19. 患者，男，55 岁，诊断为高血压伴窦性心动过速，宜选用的药物是（　　　）。
　　A. 普萘洛尔　　　　　　　　　　B. 肼屈嗪　　　　　　　　　　C. 可乐定
　　D. 氯沙坦　　　　　　　　　　　E. 吲达帕胺

20. 患者，女，50 岁。患有高血压，经查肾素活性较高，选用卡托普利降压，效果较好，1 个月后，患者出现干咳。此时宜选用的药物是（　　　）。
　　A. 硝苯地平　　　　　　　　　　B. 尼群地平　　　　　　　　　　C. 依那普利
　　D. 氢氯噻嗪　　　　　　　　　　E. 氯沙坦

21. 患者，男，55 岁。患有高血压、高血脂且伴有前列腺肥大，医生给予 α 受体阻断药哌唑嗪治疗，该药易产生的不良反应是（　　　）。

A. 体位性低血压　　　　　　　B. 心动过缓　　　　　　　C. 升高血糖

D. 中枢兴奋　　　　　　　E. 利尿

22. 患者,男,62岁。患有高血压,近日出现"三多一少"症状,查空腹血糖8.2 mmol/L,诊断为糖尿病,选用(　　)治疗高血压最合适。

A. 非洛地平　　　　　　　B. 氢氯噻嗪　　　　　　　C. 卡托普利

D. 普萘洛尔　　　　　　　E. 肼屈嗪

23. 患者,女,60岁。有高血压病史6年,突然感到头晕、头痛、恶心、呕吐。查血压260/118 mmHg。诊断:高血压危象。应选用扩血管药物(　　)治疗。

A. 多沙唑嗪　　　　　　　B. 非洛地平　　　　　　　C. 肼屈嗪

D. 拉贝洛尔　　　　　　　E. 硝普钠

四、X型题

24. 目前临床上常用的一线抗高血压药包括(　　)。

A. 利尿药　　　　　　　B. 钙拮抗药　　　　　　　C. β受体阻断药

D. Ang Ⅰ转化酶抑制药　　　　　　　E. Ang Ⅱ受体阻断药

执考真题　　执考真题答案

(蒋宝安)

抗慢性心功能不全药

学习目标

1. 掌握强心苷类药物的药理作用、临床应用、不良反应及注意事项。
2. 熟悉减轻心脏负荷药和改善预后药在慢性心功能不全治疗中的作用及地位。
3. 了解非强心苷类的正性肌力药的特点，了解慢性心功能不全的发病机制。
4. 具有正确指导患者合理使用抗慢性心功能不全药的能力。

慢性心功能不全(chronic heart failure,CHF)又称充血性心力衰竭(congestive heart failure)，是指由于多种原因引起的心肌收缩力降低、心脏负荷加重、心室舒张期顺应性较差，使心脏不能射出足量血液以满足全身组织需要的一种临床综合征。在血流动力学方面表现出心输出量减少、动脉供血不足、静脉系统淤血等复杂的临床症状和体征。

影响心功能的主要因素有心肌收缩性能、心率、心脏前后负荷等。CHF时，心脏功能及结构发生变化，表现为心肌收缩力减弱，心率加快，心脏前后负荷及心肌耗氧增加，心肌肥厚、心腔扩大、心脏收缩功能和舒张功能障碍，此外，神经内分泌也发生变化，表现为交感神经及肾素-血管紧张素-醛固酮系统(RAAS)活性增高，使外周阻力增加，血容量增加，心脏的前后负荷增加。这些因素进一步促使心脏发生病理损伤，因此形成恶性循环(图21-1)。

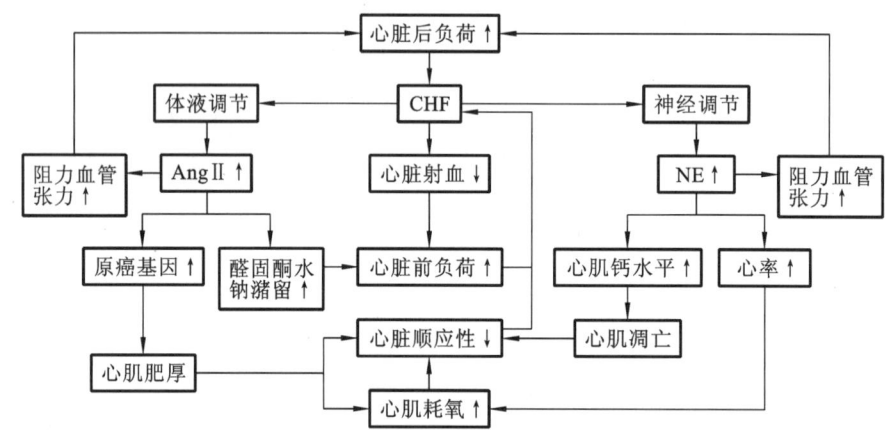

图21-1　CHF的病理生理基础

针对CHF病理生理学特点，治疗时除采用强心、利尿、扩血管等传统治疗方法增强心肌收缩力、降低心脏前后负荷外，现代的治疗目标包括防止和逆转心室重构，延长患者寿命，降低病死率和提高生活质量。

根据药物的作用及作用机制，目前治疗CHF的药物可以分为以下几类。

1. 增强心肌收缩力药

（1）强心苷类药　地高辛、洋地黄毒苷等。

（2）非强心苷类的正性肌力药　米力农、维司力农等。

2. 减轻心脏负荷药

(1) 利尿药　氢氯噻嗪、呋塞米等。

(2) 血管扩张药　硝普钠、硝酸异山梨酯、肼屈嗪、哌唑嗪等。

3. 其他类型药物

(1) Ang Ⅰ转化酶抑制药和 Ang Ⅱ受体阻断药　卡托普利、氯沙坦等。

(2) 钙拮抗药　氨氯地平等。

(3) β受体阻断药　多巴酚丁胺、美托洛尔、卡维地洛等。

 情境导入及分析

　　患者,女,53 岁。高血压病史 8 年,近日出现心力衰竭表现,医生嘱每日口服地高辛 0.25 mg;口服氢氯噻嗪,每日 3 次,每次 25 mg,疗效较好。

　　试分析:

　　1. 地高辛的药理作用、不良反应有哪些?

　　2. 地高辛和氢氯噻嗪合用有哪些注意事项?

任务一　增强心肌收缩力药

一、强心苷类药

　　强心苷类药(cardiac glycosides)是一类来源于紫花或毛花洋地黄等植物的具有强心作用的生物碱,是第一个用于 CHF 治疗的常用药。可供临床应用的制剂有洋地黄毒苷、地高辛、毒毛花苷 K、毛花苷丙等。

　　【体内过程】　强心苷类药的化学结构相似,药理作用和不良反应相似,但由于侧链的不同,其作用强弱和体内过程有所不同(表 21-1)。脂溶性与药物的体内过程密切相关。

表 21-1　强心苷类体内过程比较

分类	药　物	吸收率/(%)	蛋白质结合率/(%)	肝肠循环/(%)	主要消除方式	半衰期
慢效	洋地黄毒苷	90~100	97	27	肝	5~7 天
中效	地高辛	60~85	<30	6.8	肾	33~36 h
速效	毛花苷丙	20~40	5	少	肾	23 h
	毒毛花苷 K	2~5	5	少	肾	12~19 h

　　1. 吸收　洋地黄毒苷和地高辛口服易吸收,洋地黄毒苷脂溶性好,口服吸收好,可达 90%~100%,地高辛为 60%~85%。毛花苷丙口服吸收差,毒毛花苷 K、去乙酰毛花苷口服不吸收,仅供静脉注射。

　　2. 分布　该类药体内分布较广,不同强心苷与血浆蛋白有不同程度的结合,药物间差异较大,洋地黄毒苷达 97%,地高辛约为 25%,毒毛花苷 K 仅为 5%。在心、肝、肾和骨骼中分布多。易通过血脑屏障。

　　3. 代谢　洋地黄毒苷主要在肝脏代谢,地高辛在体内代谢少,主要与葡萄糖醛酸结合而失效。毒毛花苷 K、去乙酰毛花苷很少在体内代谢,可能与脂溶性低、不易进入肝细胞有关。

　　4. 排泄　洋地黄毒苷脂溶性高,在体内维持的时间长,代谢产物与部分药物原形主要经肾脏排泄,部分经胆汁排泄并形成肝肠循环(27%),半衰期为 5～7 天。地高辛约 80% 以原形从肾脏排泄,也有部分经胆汁排泄形成肝肠循环(6.8%),半衰期 33～36 h。毛花苷丙和去乙酰毛花苷消除方式类似于地高辛。毒毛花苷 K 几乎全部以原形从肾脏排泄,半衰期 12～19 h。

【药理作用】

(一) 对心脏

1. 正性肌力作用 强心苷对心肌有高度选择性,能明显增强 CHF 时的心肌收缩力,加快心肌收缩速度,增加心输出量,从而缓解症状和改善心脏血流动力学。强心苷正性肌力作用有如下特点:强心苷在增强心肌收缩力的同时,能明显降低心肌耗氧量。这是其治疗 CHF 的药理学基础。

(1) 加快心肌收缩速度 强心苷使心肌收缩力增强和收缩速度加快,心脏射血完全,心脏每搏量增加,心室残余血量减少,每搏做功明显改善。在整个心动周期中,收缩期缩短,舒张期相对延长。这有助于静脉系统血液的回流,也有利于心脏本身获得较长时间的休息和充分的冠状动脉血液灌注,从而改善心脏功能状态。

(2) 降低衰竭心脏耗氧量 决定心肌耗氧的因素包括室壁张力、心肌收缩力、心率等因素,其中以室壁张力尤为重要。虽然强心苷增强心肌收缩力使耗氧量增加,但它可减轻心脏前、后负荷,加快心肌收缩速度,缩短收缩时间而降低室壁张力,通过激活窦弓反射提高心迷走神经张力而使心率减慢,从而有效地降低 CHF 时心肌耗氧量。这是强心苷类有别于儿茶酚胺类药物的主要特点。对正常人或无 CHF 的心脏病患者依然使心肌耗氧增加,在心肌缺血的患者可诱发心绞痛。

(3) 增加衰竭心脏的心输出量 强心苷对心输出量的影响决定于心脏的功能状态。强心苷对正常人心脏,可增强心肌收缩力,同时还能使血管平滑肌收缩,使外周阻力升高,这就加重了心脏的后负荷,抵消了心肌收缩增强而增加的心输出量。CHF 时,由于交感神经活性增加,颈静脉窦和主动脉弓压力感受器敏感性下降,强心苷增加心输出量及抑制压力感受器 Na^+-K^+-ATP 酶活性,可恢复窦弓压力感受器敏感性,抑制交感神经活性,降低外周阻力而使心脏后负荷减少;CHF 时心动周期中左心室舒张末期压力高而心输出量低,使用强心苷后在同等左心室舒张末期压力条件下心输出量明显增加,提高了心脏的做功效率。

2. 负性频率和负性传导作用 使用强心苷后心率减慢和房室传导速度减慢。强心苷的这类作用是通过增强迷走神经张力而间接实现的。CHF 的长期交感活性增高使压力感受器 Na^+-K^+-ATP 酶活性升高,对压力变化的敏感性下降。强心苷可抑制压力感受器 Na^+-K^+-ATP 酶活性而使压力感受器敏感化,从而激活窦弓反射,增强心肌对迷走神经敏感性,抑制窦房结细胞和房室结细胞 Ca^{2+} 内流,降低窦房结自律性和房室结的传导速度。

3. 对心肌电生理的影响 强心苷对心肌细胞电生理的影响比较复杂,包括改变自律性、传导速度和有效不应期。

(1) 影响自律性 强心苷通过提高心迷走神经张力,加速窦房结 K^+ 外流而降低窦房结细胞自律性;心室肌迷走神经分布少,强心苷可抑制浦肯野细胞 Na^+-K^+-ATP 酶,使浦肯野细胞 K^+ 外流速度减慢,膜电位水平升高,自律性增强。

(2) 减慢房室传导 强心苷通过提高心迷走神经张力减少房室结细胞 Ca^{2+} 内流,使除极速度减慢而减慢传导速度。

(3) 缩短有效不应期 强心苷通过抑制浦肯野细胞 Na^+-K^+-ATP 酶使膜电位水平上移,复极时程缩短而缩短有效不应期;对心房肌细胞则由于心迷走张力升高,K^+ 外流加快而使复极速度加快,缩短有效不应期。

强心苷对心肌电生理的作用部分具有治疗意义,如窦房结自律性降低和房室传导减慢有利于降低心肌耗氧,房室传导减慢和心房肌有效不应期缩短可能是治疗心房颤动和心房扑动的基础。但强心苷中毒时可出现各种心律失常,以室性早搏、室性心动过速、房室传导减慢等多见。

(二) 对血管

强心苷对血管平滑肌的直接作用是兴奋作用,可使血管收缩,外周阻力增加。此作用与交感神经系统及心排出量的变化无关。但 CHF 患者用药后,强心苷对交感神经张力的抑制作用超过了它的缩血管效应,从而总外周阻力下降、心输出量及组织灌注增加、动脉压不变或略升。

(三)利尿

强心苷可使 CHF 患者尿量增加。一方面强心苷增加心输出量,使肾血流增加而间接利尿,另一方面强心苷也可抑制肾小管上皮 Na^+-K^+-ATP 酶,减少对肾小管 Na^+ 的重吸收而产生直接利尿作用。

(四)对神经和内分泌系统

强心苷治疗量时可使心肌细胞 Na^+-K^+-ATP 酶活性受到抑制,抑制率为 20%,当酶活性的抑制率达 30% 则可能产生毒性反应,抑制率超过 60% 时即可出现明显的毒性反应。中毒剂量强心苷可兴奋延髓催吐化学感受区而引起呕吐,还可兴奋交感神经中枢,引起各种快速型心律失常。强心苷还能降低 CHF 患者血浆肾素活性,减少血管紧张素 II 及醛固酮含量,对 RAAS 产生拮抗作用。

【强心苷正性肌力作用机制】 强心苷能升高心肌细胞胞质内游离钙浓度,但确切机制尚未完全阐明。目前认为,强心苷可与心肌细胞膜上 Na^+-K^+-ATP 酶(强心苷受体)结合并抑制其活性,导致钠泵失灵,使细胞内 Na^+ 增加,K^+ 减少,细胞内 Na^+ 量增多后,通过 Na^+-Ca^{2+} 交换机制,使胞外 Ca^{2+} 往胞内转移增加。结果是细胞内 Ca^{2+} 水平升高,肌质网摄取和储存 Ca^{2+} 增加。另一方面,在细胞内 Ca^{2+} 少量增加时,还能直接促进 Ca^{2+} 内流,这时细胞内增加的 Ca^{2+} 又能促使肌质网往胞质释放 Ca^{2+},即所谓"以钙释钙"的过程。最终导致在强心苷的作用下,心肌细胞内 Ca^{2+} 增加,心肌的收缩力增强。

【临床应用】 强心苷能缓解或消除 CHF 症状,改善 CHF 心脏血流量动力学,增强心脏射血功能,作用持久,疗效确切,亦无耐受性。但同时增加心肌细胞内 Ca^{2+} 载量,不能阻止 CHF 时心室重构的形成和发展,因而不能延长患者的生存时间。

1. 治疗心力衰竭 强心苷对正常心脏和衰竭心脏、心房肌和心室肌都有正性肌力作用,可用于各种原因所致的 CHF。但对心肌供氧和能量代谢无影响,故对不同病因所致的 CHF 疗效有差异:对有心房纤颤伴心室率快的心力衰竭疗效较好;对高血压、心瓣膜病、先心病所致的 CHF 疗效较好;对甲亢、贫血、维生素 B_1 缺乏所致的 CHF 因心肌能量产生障碍疗效较差;对肺心病、心肌炎所致 CHF 及风心病 CHF 处于风湿活动期因心肌缺氧和能量代谢障碍疗效差,且易引起毒性反应;对缩窄性心包炎、严重二尖瓣狭窄等机械障碍所致的心输出量不足无效。

2. 治疗某些心律失常

(1)心房纤颤 心房肌发生每分钟 400～600 次快速而不规则的纤维性颤动。其主要危害是心房过多冲动通过房室结传递到心室,使心室频率过快,心脏每搏量明显减少,导致心输出量严重不足。强心苷通过兴奋迷走神经或对房室结作用,减慢房室传导,减少心房冲动传递到心室而减慢心室率,增加心输出量,改善心室的功能状态,纠正循环障碍。但对多数患者并不能中止心房纤颤,而是在于抑制房室结,阻止过多的心房冲动传到心室,减慢心室频率,增加心输出量,从而消除心房纤颤的危害。强心苷是治疗心房颤动的首选药。

(2)心房扑动 快速而规律的心房异位节律,比心房纤颤少但更易传入心室。心房肌产生的每分钟 250～300 次规律而快速的冲动,虽频率不及心房颤动,但对房室结的穿透力强,使心室率过快且难以控制,导致心输出量严重不足,引起严重的循环障碍。强心苷能缩短心房肌有效不应期,使心房扑动转化为心房颤动,继而减慢心室率。在停用强心苷后,相对延长心房肌的有效不应期,可使异位节律更多地落在不应期中而消除折返冲动形成,有可能恢复窦性节律。

(3)阵发性室上性心动过速 强心苷可提高心迷走神经功能,降低心房的兴奋性而终止阵发性室上性心动过速的发作。室性心动过速禁用,因其提高浦肯野细胞自律性有可能引起心室颤动,强心苷中毒所致的室上性心动过速也属禁忌。

【不良反应及注意事项】 强心苷的有效血药浓度接近中毒血药浓度,安全范围小,一般治疗剂量接近中毒剂量的 60%,因个体差异大,易发生不同程度的中毒反应。各种强心苷毒性反应相似,及时停药,中毒反应可以消失。

1. 心脏毒性反应 强心苷最严重、最危险的不良反应。因强心苷对心肌细胞电生理作用复杂,因而中毒时可出现各种心律失常。最常见者为快速型心律失常,约占 33%,以室性早搏为主,也可发生二联律、三联律、心动过速、室颤等。其次是房室传导阻滞(18%),强心苷引起的房室传导阻滞与提高迷走神经兴奋,高度抑制 Na^+-K^+-ATP 酶活性有关。另外,可见室上性或室性心动过速、窦性心动过缓等。强心苷因可抑制窦房结、降低其自律性而发生窦性心动过缓,有时可使心率降至 60 次/分以下。这个可作为停药的指征之一。

2. 胃肠道反应 强心苷中毒早期的常见表现是厌食、恶心、呕吐、腹泻等胃肠道反应,可能与药物刺激延髓化学感受区有关。但需与 CHF 时强心苷用量不足、心力衰竭未被控制所引起的胃肠淤血所致的原发症状相区别。

3. 中枢神经系统反应 主要表现有眩晕、头痛、疲倦、失眠、谵妄等,还可出现视觉障碍如视物模糊、黄视、绿视等。中枢症状多见于老年患者。视觉障碍通常是强心苷中毒的先兆,一般可作为停药的指征。

【中毒防治】

1. 预防

(1) 警惕诱因 强心苷中毒是因体内存在某些诱发因素所致,如低血钾、低血镁、高血钙、心肌缺氧等。用药剂量过大、肝肾功能不全、患者年龄较大及合用某些药物等可以诱发。因此预防强心苷中毒,除了要严格控制剂量外,还应严密监测某些诱发因素,如用药过程中定期检测血 K^+、血 Ca^{2+}、血 Mg^{2+} 等。

(2) 严格掌握适应证 观察中毒先兆对预防强心苷中毒有重要意义,出现黄绿视觉、频发室性早搏、窦性心动过缓、心率低于 60 次/分,为停药指征。测定强心苷血药浓度有助于中毒的早期诊断。

2. 治疗 一旦发现强心苷中毒,应立即停药,同时根据中毒程度采取补 K^+、抗心律失常、使用地高辛抗体 Fab 片段进行解救。

(1) 补钾 轻度强心苷中毒通过停药、补 K^+ 即可纠正,根据缺 K^+ 程度或病情可采取口服或静脉滴注的方式补 K^+。氯化钾是治疗强心苷中毒所致快速型心律失常的有效药物。钾离子能与强心苷竞争心肌细胞膜上的 Na^+-K^+-ATP 酶,阻止强心苷与 Na^+-K^+-ATP 酶的结合而纠正中毒。

(2) 纠正心律失常 各种快速型心律失常首选苯妥英钠,不能控制的室性心律失常可改用或加用利多卡因。对房室传导阻滞、心动过缓等缓慢型心律失常可用阿托品解救。对危及生命的强心苷中毒可静脉注射地高辛抗体 Fab 片段,该药与 Na^+-K^+-ATP 酶的亲和力远高于强心苷,且能迅速结合地高辛,对抗强心苷中毒。一般每 80 mg 地高辛抗体 Fab 片段可中和 1 mg 地高辛,给药 20 min 即可见效。地高辛抗体 Fab 片段对严重中毒有明显效果。

【给药方法】

1. 传统给药方法 传统给药方法一般先使用全效量,然后改用维持量维持疗效。此方法分两步:全效量法和维持量法。全效量法是指在短期内给予足量以达到全效量,又称"洋地黄化";维持量法是指逐日给予维持剂量以补充每日消除的药量,以维持疗效的给药方法。根据病情轻重可采用缓给法和速给法两种方法。

(1) 缓给法 适用于轻中度慢性病患者,经 2～4 日达全效量,之后每日给予一定剂量以维持疗效。如口服地高辛首剂 0.25～0.5 mg,而后每 6～8 h 服 0.25 mg 直到总量达 1.25～1.5 mg。达全效量后每日给予 0.125～0.25 mg 维持治疗。

(2) 速给法 适用于病情危重且两周内未用过强心苷者,在 24 h 内达到全效量。如可用毒毛花苷 K 首剂 0.25 mg,溶入 5%～10% 葡萄糖注射液 20～40 mL 缓慢静脉滴注,必要时 2 h 后再次注射 0.125～0.25 mg;也可用去乙酰毛花苷首剂 0.4～0.6 mg,必要时 2 h 后加用半量,用法同毒毛花苷

K。达全效量后每日改用地高辛 0.125～0.25 mg 维持。

全效量法达到的血药浓度已接近最大有效浓度,应根据患者对强心苷敏感性的个体差异选择合适的剂量,尽量做到用量个体化以免出现毒性反应。

2. 每日维持量法 为减少毒性反应,同时又达到治疗目的,对病情轻缓者,按一级动力学消除规律,每日给予维持量,经 4～5 个半衰期能达到稳态血药浓度而发挥疗效。常用地高辛,每日给维持量 0.25 mg,经 6～7 天可达到稳态血药浓度而获得疗效。这种方法简单易行,安全有效,为目前广泛采用的给药方法。

二、非强心苷类的正性肌力药

非强心苷类正性肌力药包括磷酸二酯酶抑制药、β受体激动药和钙增敏药三类。临床应用证明它能改善 CHF 血流动力学状况,但长期应用则可能增加心力衰竭患者的病死率,使用时应慎重选择,不宜作常规治疗用药。

1. 磷酸二酯酶抑制药 本类药物通过抑制 PDE Ⅲ 活性,提高心肌细胞 cAMP 含量,增加细胞内钙浓度,进而产生正性肌力作用,同时对血管平滑肌产生血管舒张作用。主要用于心力衰竭时使用强心苷、利尿药及血管扩张药疗效不佳患者短时间的支持疗法。常用药物有米力农(milrinone)、维司力农(vesnarinone)、依诺昔酮(enoximone)、匹罗昔酮(piroximone)等。

2. β受体激动药

多 巴 胺

多巴胺(dopamine)小剂量激动 D_1、D_2受体,扩张肾、肠系膜及冠状血管,增加肾血流量和肾小球滤过率,促进排钠。可以激动β受体和α受体,加强心肌收缩性能、增加心输出量,多巴胺用于急性心力衰竭,常作静脉滴注。

多 巴 酚 丁 胺

多巴酚丁胺(dobutamine)对 $β_1$受体选择性激动作用较强,对 $β_2$、α受体作用弱。能使 CHF 心肌收缩力增强和增加心输出量。主要用于对强心苷反应不佳的严重左心室功能不全和心肌梗死后心功能不全者,但血压明显下降者不宜使用。

异 布 帕 明

异布帕明(ibopamine)作用和多巴胺相似,激动 D_1、D_2、β 和 $α_1$受体。可口服,能加强心肌收缩性能,降低外周血管阻力,增加心输出量,有利尿、改善肾功能作用。用于改善 CHF 症状,早期应用可减缓病情恶化。

3. 钙增敏药 这是一类近年来发现的新一代非苷类正性肌力药,是开发正性肌力药物的新方向。它们作用于收缩蛋白,增加肌钙蛋白对 Ca^{2+} 敏感性,在不增加心肌细胞内游离 Ca^{2+} 水平的条件下加强心肌收缩力,同时不伴能量消耗的增加。这类药物大多还同时具有 PDEⅢ的抑制作用,但同样也可增加病死率。常用药物有匹莫苯(pimobendan)、硫马唑(sulmazole,甲磺唑)及噻唑嗪酮(thiazolazone)等。

任务二 减轻心脏负荷药

一、利尿药

利尿药在心力衰竭的治疗中起着重要作用,目前作为一线药物广泛用于心力衰竭的治疗。CHF 时体内水钠潴留,使心脏前负荷增加,加重心功能不全。利尿药通过促进肾脏排钠排水,减少血容量和回心血量,降低心脏前负荷、后负荷,有利于消除或缓解 CHF 静脉淤血引起的组织水肿和肺水肿,是治疗 CHF 的重要药物。对 CHF 伴有水肿或有明显淤血者尤为适宜。

氢氯噻嗪

氢氯噻嗪（hydrochlorothiazide）是治疗 CHF 最常用的利尿药。对轻度 CHF 效果良好，单独使用即可改善症状。对中度 CHF 则需与其他抗 CHF 药如强心苷、RAS 拮抗药合用。使用时宜从小剂量开始，并根据体重变化调整剂量。长期使用时还需注意对体内 K^+ 丢失的作用，因与强心苷合用时氢氯噻嗪引起的低钾血症易导致强心苷中毒，因此应适当补 K^+ 或改用或合用保钾利尿药。

呋 塞 米

呋塞米（furosemide，速尿）对严重 CHF、CHF 急性发作、CHF 伴严重水肿者大剂量静脉注射，能迅速改善症状，还能降低猝死率。呋塞米利尿作用强大，易导致 Cl^- 和 K^+ 的迅速丢失而引起代谢性碱中毒和低血钾，合用乙酰唑胺有助于防止代谢性碱中毒，与强心苷合用时根据血钾水平适当补 K^+ 或合用保钾利尿药，有利于防止低血钾，以免造成强心苷中毒。

螺 内 酯

螺内酯（spironolactone，氨体舒通）通过拮抗醛固酮受体发挥保钾利尿作用，但利尿作用弱于氢氯噻嗪和呋塞米。近年来研究发现醛固酮在 CHF 发病中有重要意义，CHF 时患者血中醛固酮水平明显升高，它能刺激胶原蛋白合成，促进心肌纤维化和心室重构，使用留钾利尿合祥利尿药，能有效拮抗 RAAS 激活所致的醛固酮水平的升高，增加利尿效果及防止失钾，还可抑制心肌细胞胶原增生和防止纤维化。CHF 时单独使用疗效不佳，多与氢氯噻嗪或呋塞米合用。

二、血管扩张药

血管扩张药常用药物有硝酸酯类、钙通道阻滞药、钾通道开放药、α_1 受体阻断药、直接舒张血管的药物。血管扩张药多用于使用正性肌力药和利尿药无效的 CHF 或顽固性 CHF，使用时应根据病因、病情进行选择。对肺静脉压明显升高、肺淤血症状明显者宜选用以扩张静脉作用为主的药物如硝酸酯类；对心输出量明显减少而外周阻力高者宜选用扩张小动脉的药物如肼屈嗪、哌唑嗪；对伴有高血压、心绞痛及心肌缺血者，还可考虑选用长效钙拮抗药如氨氯地平。血管扩张药治疗 CHF 可缓解病症、改善 CHF 血流动力学，提高运动耐力和生活质量。但只是 CHF 治疗的辅助疗法，不能代替正性肌力药物，也不能降低病死率。血管扩张药的作用包括扩张静脉和扩张动脉两个方面。扩张静脉可减少回心血量，降低肺楔压和左心室充盈压，缓解肺淤血症状；扩张小动脉可降低外周阻力，增加心输出量，缓解组织缺血。

1. 硝酸酯类 如硝酸甘油（nitroglycerin）和硝酸异山梨酯（isosorbide dinitrate），主要扩张小静脉，降低心脏前后负荷，增加心排出量，减轻肺淤血及呼吸困难。另外，还能选择性地舒张心外膜的冠状血管，解除心力衰竭症状，提高患者的运动耐力，适于伴有冠心病及肺淤血症状明显的患者。

2. 硝苯地平（nifedipine）和氨氯地平（amlodipine） 均为钙拮抗剂，通过阻滞钙通道使细胞内 Ca^{2+} 量减少，导致小动脉松弛，降低外周阻力，降低心脏后负荷，适用于高血压合并心力衰竭患者的治疗，对其他原因引起的心力衰竭一般不用。

3. 肼屈嗪（hydralazine） 主要扩张小动脉，降低心脏后负荷，增加心排出量，使肾血流量增加。长期使用则不良反应较多。主要用于肾功能不全或不能耐受 ACEI 的 CHF 患者。

4. 硝普钠（sodium nitroprusside） 本药对小动脉、小静脉均有明显的舒张作用，能降低心脏前后负荷，迅速改善心功能，对急性心肌梗死及高血压所致左心功能衰竭有较好疗效。

5. 哌唑嗪（prazosin） 选择性 α_1 受体阻断药，可扩张小动脉和小静脉，降低心脏前后负荷，增加心排出量，但易产生耐受性，长期治疗疗效不佳。

任务三　其他类型药物

一、血管紧张素 I 转化酶抑制药和血管紧张素 II 受体阻断药

RAS 抑制药包括血管紧张素 I 转化酶抑制药（angiotension converting enzyme inhibitor，ACEI）

和血管紧张素Ⅱ受体(主要为 AT₁ 受体)阻断药两类。RAS 抑制药用于心功能不全的治疗是抗心力衰竭药物治疗最重要的进展之一。大量临床研究表明,ACEI 类药物具有血管扩张作用,还可逆转 CHF 心室重构及抑制心肌纤维化,降低 CHF 病死率。AT₁ 受体阻断药在扩血管和逆转心室重构方面与 ACEI 有相似作用,且不影响缓激肽降解,不产生刺激性干咳,可代替 ACEI 用于 CHF。临床上常用的治疗 CHF 的药物:ACEI 类药物有卡托普利(captopril)、依那普利(enalapril)、贝那普利(benazepril)等;AT₁ 受体阻断药常用的有氯沙坦(losartan)、缬沙坦(valsartan)、厄贝沙坦(irbesartan)等。

(一)血管紧张素Ⅰ转化酶抑制药

【药理作用】

1. 降低外周血管阻力,降低心脏后负荷 ACEI 可抑制肾素--血管紧张素--醛固酮系统(RAAS)活性,减少血管紧张素Ⅰ(AngⅠ)转化为血管紧张素Ⅱ(AngⅡ),降低血浆和组织中 AngⅡ水平,减弱 AngⅡ收缩血管作用,ACEI 还能抑制缓激肽的降解,使缓激肽在血中的含量增加,促进 NO 和 PGI₂ 生成,发挥扩血管、降低心脏后负荷作用。

2. 减少醛固酮生成 血浆和组织中 AngⅡ水平降低,可使 AngⅡ引起的醛固酮分泌减少,从而减轻 CHF 时的水钠潴留。

3. 改善血流动力学 ACEI 抑制醛固酮分泌,减轻水钠潴留,可减少 CHF 患者的回心血量,减轻心脏前负荷;扩血管作用,可降低心脏总外周阻力,减轻心脏后负荷。心脏前负荷减轻可降低心脏左心室充盈压和室壁张力,改善心功能,改善运动耐量和生活质量;心脏后负荷减轻可增加肾血流和肾小球滤过,使尿量增加,肾功能改善。

4. 防止和抑转心室重构 CHF 心室重构包括心肌肥厚和纤维化两个方面。AngⅡ及醛固酮是促进心肌细胞增生、胶原含量增加、心肌间质纤维化,最终导致心肌及血管重构的主要因素。使用 ACEI 可减少 AngⅡ及醛固酮的形成,防止和逆转心肌与血管重构,改善心功能。

5. 降低交感神经活性 AngⅡ通过作用于交感神经的血管紧张素受体,促进去甲肾上腺素释放,促进交感神经节的神经传递功能。还可以促进中枢神经系统的 AT₁ 受体,促进中枢交感神经的冲动传递,进一步加重心肌负荷及心肌损伤。ACEI 可通过抗交感神经作用改善心功能。

(二)血管紧张素Ⅱ受体阻断药

血管紧张素Ⅱ受体分两型,即 AT₁ 受体和 AT₂ 受体,目前发现的 AngⅡ受体阻断药主要为 AT₁ 受体阻断药,可阻断 AngⅡ已知的所有作用。AT₁ 受体阻断药可直接拮抗 AngⅡ与其受体结合,拮抗 AngⅡ的促生长作用和预防及逆转心血管的重构。这类药物对 CHF 的作用与 ACEI 相似,不良反应较少,不易引起咳嗽、血管神经性水肿等。常作为对 ACEI 不耐受者的替代品。

二、钙拮抗药

钙拮抗药治疗 CHF,从理论上考虑,有益于心力衰竭患者的治疗。①钙拮抗药具有强有力的扩张外周动脉作用,可降低体循环血管阻力,减轻心脏后负荷,改善 CHF 的血流动力学障碍。②冠心病和原发性高血压是 CHF 的重要病因,钙拮抗药具有良好的降压、扩管、改善心肌缺血作用,对冠状动脉痉挛引起的变异性心绞痛具有独特疗效。③舒张期功能障碍已被认识到至少在 1/3 的 CHF 中存在。钙拮抗药可缓解钙超载,改善心室的松弛性和僵硬度。对第一代钙拮抗药维拉帕米、地尔硫革、硝苯地平和第二代钙拮抗药非洛地平、氨氯地平,临床研究表明,它们对收缩期心室功能障碍者并不降低病死率。除氨氯地平与 ACEI 联合用药可安全地应用于程度不同的 CHF 外,其余钙拮抗剂的应用均无益于 CHF 的治疗。

目前普遍认为,钙拮抗药不应常规用于治疗收缩功能障碍所致的 CHF。但在下列情况下可酌情使用。①合并心绞痛,尤其是自发性变异性心绞痛或严重的高血压,病情难以控制时,可选用氨氯地平等心脏抑制作用小的钙拮抗剂。②合并快速房颤、房扑时,可选用地尔硫革急性给药。但应指出该药对左心室功能影响差异较大,应用时应密切观察副作用的发生。

三、β 受体阻断药

β受体阻断药具有抗高血压、抗心肌缺血、抗心律失常等多种药理作用,但用于 CHF 患者曾经存在较大争议。1975 年,瑞典学者将β受体阻断药首先应用于扩张型心肌病伴心动过速和严重充血性 CHF 患者取得满意疗效后,为β受体阻断药治疗心力衰竭提供了依据。美国心脏病学会和我国制定的 CHF 指南一致认为,长期应用β受体阻断药能改善 CHF 患者临床症状,显著降低死亡率。目前β受体阻断药已经成为慢性心力衰竭治疗的基础用药之一。与 ACEI 合用尚能进一步增加疗效。

【药理作用】 交感神经激活是 CHF 重要的病理生理变化之一,导致血中去甲肾上腺素水平升高,由β受体和 α_1 受体介导,引起心肌细胞生长、产生心肌细胞毒性及促进心肌细胞凋亡等生物学效应。β受体阻断药抗 CHF 的机制尚未完全阐明,可能与以下因素有关。

1. 拮抗交感神经活性 β受体阻断药通过阻断心脏的β受体,拮抗过量儿茶酚胺对心脏的毒性。应用β受体阻断药可阻断儿茶酚胺类物质与心脏 β_1 受体的结合,从而使心肌细胞上的 β_1 受体密度上调,恢复心肌对儿茶酚胺的反应性,恢复心肌的正性肌力反应,改善心肌的收缩功能。

2. 抑制肾素-血管紧张素系统(RAS) 心力衰竭时交感神经系统(SNS)激活,SNS 与 RAS 相互作用,加重心脏损害,β受体阻断药可直接或间接抑制 RAS,有利于心力衰竭的逆转。

3. 改善心脏血流动力学 β受体密度上调,恢复交感刺激的正性肌力作用,使心力衰竭患者的血流动力学得到改善,临床症状和体征得到改善。

4. 阻止心肌细胞内钙释放异常 CHF 时β受体长期过度激活使其信号通路的蛋白激酶 A(PKA)过度激活,肌质网释放钙过多。一方面肌质网钙库耗竭导致心力衰竭,另一方面胞质钙负荷过重导致心律失常发生。β受体阻断药可避免 PKA 对肌质网钙释放通路的过度磷酸化而阻止心肌钙异常释放。

5. 抗心律失常 β受体阻断药有明显的抗心律失常作用,减少 CHF 心律失常的出现。

【临床应用】 β受体阻断药目前仅用于轻、中度 CHF,尤其适用于扩张型心肌病者。对扩张型心肌病及缺血性 CHF,长期应用可阻止病情恶化、改善心功能、降低心律失常等。

临床上用于 CHF 治疗的β受体阻断药有卡维地洛(carvedilol)、拉贝洛尔(labetalol)、比索洛尔(bisoprolol)和美托洛尔(metoprolol)等。使用时注意:宜从小剂量开始,长期应用,正确选用适应证,合并其他抗 CHF 药。严重心动过缓、严重左心衰竭、重度房室传导阻滞、低血压及支气管哮喘等患者慎用或禁用。

知识链接

心 力 衰 竭

心力衰竭(心衰)是一种复杂的临床病症状群,是各种心脏病的严重阶段。其发病率高,5 年来存活率与恶性肿瘤相仿。在美国心脏病学院(ACC)2003 年年会开幕式的 SIMON DACK 讲座上,Braunwald 教授将心力衰竭称作为心脏病最后的大战场,且近期内心力衰竭的发病率仍将继续增长,因此,心力衰竭正在成为 21 世纪最重要的心血管病症。

当前心力衰竭的标准治疗药仍然是 ACEI、β受体阻断药、利尿药,必要时,如收缩功能不全者,可加用地高辛。前两类药能提高心力衰竭患者的生存率。未来的心力衰竭治疗策略:影响神经体液因素治疗心力衰竭的新药正在研制和评价中,但很可能它们仍是现有药物治疗的辅助性疗法,它们也难以顾及全部神经体液系统。在未来的心力衰竭治疗策略中调控有关心力衰竭的神经体液因子将比目前采用的单纯抑制某种神经体液因子更为重要。

小结

慢性心力衰竭是一种多病因、多症状的"超负荷心肌病",是多种心脏疾病的终末阶段,是大多数心血管疾病的最终归宿,也是最主要的死亡原因之一。当心肌收缩力下降时,心排出量绝对或相对减少,器官和组织灌流不足时,会出现体循环和肺循环淤血的表现。本情境简要介绍了心力衰竭的发病机制、病理生理学特点、治疗心力衰竭药物的分类,治疗时采用强心、利尿、扩血管、防止和逆转心室重构等治疗原则,重点介绍了强心药、血管紧张素Ⅰ转化酶抑制药和血管紧张素Ⅱ受体阻断药、β受体阻断药、钙拮抗药、利尿药、血管扩张药、磷酸二酯酶抑制药等。其中重点和难点是强心苷的药理作用、作用机制、临床应用、不良反应及中毒解救,ACEI类药物治疗心力衰竭的药理作用和作用机制。

情境导入及
分析答案

能力检测

能力检测答案

一、**A 型题**

1. 强心苷正性肌力作用的机制是( )。

A. 激动 β 受体　　　　　　　　　　　　B. 促进交感神经递质释放

C. 增加心肌细胞内 Na^+　　　　　　　　D. 增加心肌细胞内 K^+

E. 轻度抑制 Na^+-K^+-ATP 酶,Na^+-Ca^{2+} 交换增多,增加心肌细胞内 Ca^{2+}

2. 使用强心苷期间禁忌( )。

A. 钾盐静注　　　B. 镁盐静注　　　C. 钙盐静注　　　D. 钠盐静注　　　E. 葡萄糖静注

3. 强心苷中毒引起的快速型心律失常,应首选( )。

A. 利多卡因　　　B. 苯妥英钠　　　C. 美西律　　　D. 维拉帕米　　　E. 普萘洛尔

4. 不宜用强心苷治疗慢性心功能不全的是( )。

A. 心脏瓣膜病所致的慢性心功能不全　　　B. 高血压所致的慢性心功能不全

C. 动脉硬化所致慢性心功能不全　　　　　D. 先天性心脏病所致慢性心功能不全

E. 缩窄型心包炎所致慢性心功能不全

5. 强心苷主要用于( )。

A. 慢性心功能不全　　　　　B. 室性心律失常　　　　　C. 传导阻滞

D. 心绞痛　　　　　　　　　E. 室性心动过速

6. 强心苷和氢氯噻嗪合用治疗慢性心功能不全,应注意补充( )。

A. 钾盐　　　　　B. 镁盐　　　　　C. 钠盐　　　　　D. 钙盐　　　　　E. 高渗葡萄糖

7. 强心苷中毒引起的窦性心动过缓可选用( )。

A. 氯化钾　　　　B. 阿托品　　　　C. 利多卡因　　　D. 肾上腺素　　　E. 吗啡

8. 强心苷治疗心力衰竭的直接作用是( )。

A. 心率减慢　　　　　　　　B. 降低心肌耗氧量　　　　　C. 利尿作用

D. 消除房颤　　　　　　　　E. 正性肌力作用

9. 强心苷用于治疗房颤、房扑,是在于它能够( )。

A. 降低异位节律点的自律性　　　B. 减慢房室传导　　　　　C. 加强心肌收缩力

D. 延长有效不应期　　　　　　　E. 改善传导速度

10. 血管扩张药治疗慢性心功能不全的主要药理依据是( )。

A. 扩张冠脉,增加心肌供氧　　　　　　　B. 减少心肌耗氧

C. 减轻心脏的前、后负荷　　　　　　　　D. 降低血压,反射性兴奋交感神经

E. 降低心排出量

11. 强心苷治疗心力衰竭的最佳适应证是( )。

A. 高度二尖瓣狭窄诱发的心力衰竭　　　　　B. 肺源性心脏病引起的心力衰竭

C. 由瓣膜病、高血压、先天性心脏病引起的心力衰竭　　D. 严重贫血诱发的心力衰竭

E. 甲状腺功能亢进诱发的心力衰竭

12. 关于 ACEI,下列说法错误的是（　　）。

A. 降低外周血管阻力 　　　　　　　　B. 治疗心力衰竭可提高患者远期生存率

C. 目前作为一线抗 CHF 药 　　　　　　D. 高血压患者禁用

E. 双侧肾动脉狭窄的患者禁用

13. 强心苷治疗心房纤颤的主要机制是（　　）。

A. 降低窦房结自律性 　　　　B. 缩短心房有效不应期 　　　　C. 减慢房室结传导

D. 降低浦肯野纤维自律性 　　E. 提高窦房结自律性

14. 强心苷中毒引起的房室传导阻滞可选用（　　）。

A. 苯妥英钠 　　　B. 氯化钾 　　　C. 肾上腺素 　　　D. 阿托品 　　　E. 奎尼丁

15. 强心苷中毒与下列离子变化有关的是（　　）。

A. 心肌细胞内 K^+ 浓度过高,Na^+ 浓度过低

B. 心肌细胞内 K^+ 浓度过低,Ca^{2+} 浓度过高

C. 心肌细胞内 Mg^{2+} 浓度过高,Ca^{2+} 浓度过低

D. 心肌细胞内 Ma^{2+} 浓度过高,K^+ 浓度过低

E. 心肌细胞内 K^+ 浓度过高,Ca^{2+} 浓度过低

16. 强心苷禁用于（　　）。

A. 室上性心动过速 　　　　B. 室性心动过速 　　　　C. 心房扑动

D. 心房颤动 　　　　　　　E. 慢性心功能不全

17. 能逆转心肌肥厚,降低病死率的抗慢性心功能不全药是（　　）。

A. 地高辛 　　　B. 卡托普利 　　　C. 扎莫特罗 　　　D. 硝普钠 　　　E. 肼屈嗪

二、B 型题

(18～21 题共用答案)

A. 加强心肌收缩力 　　　　B. 逆转心血管重构 　　　　C. 降低心脏前后负荷

D. 增加心脏供血供氧 　　　E. 抑制磷酸二酯酶

18. 地高辛治疗慢性心功能不全的药理学基础是（　　）。

19. 米力农治疗慢性心功能不全的药理学基础是（　　）。

20. 氢氯噻嗪治疗慢性心功能不全的药理学基础是（　　）。

21. 卡托普利治疗慢性心功能不全的药理学基础是（　　）。

三、C 型题

22. 王某,女,48 岁,高血压病史 6 年,近日出现心力衰竭,治疗首选药物是（　　）。

A. 地高辛 　　B. 硝苯地平 　　C. 肼屈嗪 　　D. 米力农 　　E. 多巴酚丁胺

23. 刘某,女,32 岁,近半年以来一直用地高辛和氢氯噻嗪控制慢性心功能不全症状,一周以来,出现心慌、乏力、食欲不佳,心电图提示:频发性室性期前收缩;血液检查提示:血钾低于正常,在补钾的同时应选用的药物是（　　）。

A. 奎尼丁 　　　　　　　B. 普鲁卡因胺 　　　　　　C. 胺碘酮

D. 苯妥英钠 　　　　　　E. 普萘洛尔

24. 患者,女,55 岁。高血压病史 9 年,近日出现心力衰竭表现,医生给予每日口服地高辛 0.25 mg;口服氢氯噻嗪每日 3 次,每次 25 mg,疗效较好。为迅速改善慢性心功能不全症状,患者擅自每日口服地高辛 0.5 mg,3 天后出现恶心、呕吐、室性期前收缩等症状,出现以上症状说明该患者地高辛中毒。对该患者采取的治疗措施不包括（　　）。

A. 停用地高辛 　　　　　　B. 停用氢氯噻嗪 　　　　　　C. 补钾

D. 补钙 　　　　　　　　　E. 监测地高辛血药浓度

25. 患者,女,30 岁。有心悸、气促、水肿和尿少症状,经检查诊断为风湿性心瓣膜病伴慢性充血

性心力衰竭。住院后给予氢氯噻嗪、地高辛治疗,症状得以控制。第4天出现食欲下降、恶心、头痛、失眠。考虑的情况是( )。

A. 地高辛过量中毒　　　　　B. 药物的正常反应　　　　　C. 患者出现并发症

D. 氢氯噻嗪的副作用　　　　E. 患者疾病复发加重

26. 患者,男,用毛花苷C治疗心力衰竭时,导致心脏毒性,护士在补充氯化钾时,应注意在( )情况下禁用。

A. 频发性室性早搏　　　　　B. 室性二联律　　　　　　　C. 食欲不振

D. 心率减慢　　　　　　　　E. 黄视、绿视

四、X型题

27. 强心苷的主要作用包括( )。

A. 增强心肌收缩力　　　　　B. 减慢心率　　　　　　　　C. 抑制传导

D. 加快心率　　　　　　　　E. 加强房室传导

28. 强心苷中毒症状包括( )。

A. 黄视、绿视　　　　　　　B. 室性早搏　　　　　　　　C. 窦性心动过速

D. 房室传导阻滞　　　　　　E. 胃肠道症状

29. 强心苷加强心肌收缩力的特点包括( )。

A. 加快心肌收缩速度　　　　B. 缩短收缩期　　　　　　　C. 舒张期相对延长

D. 降低衰竭心脏耗氧量　　　E. 增加衰竭心脏心排出量

30. 诱发强心苷中毒的常见原因有( )。

A. 低血钾　　　　B. 高血钙　　　　C. 低血镁　　　　D. 低血钠　　　　E. 高血钾

执考真题　　　执考真题答案

(蒋宝安)

抗心律失常药

学习目标

1. 掌握抗心律失常药分类。
2. 熟悉治疗心律失常的常用药物。
3. 了解抗心律失常药的作用特点。
4. 具有正确指导患者合理使用抗心律失常药的能力。

心律失常（arrhythmia）是指心脏搏动的频率和（或）节律的异常。心律正常时，心脏能进行有规律的收缩舒张，顺利完成泵血功能；心律失常时，由于心肌电活动异常使心脏泵血功能发生障碍，出现严重症状。根据心动频率的变化将心律失常分为缓慢型和快速型两种类型。缓慢型有窦性心动过缓、房室传导阻滞等，可应用阿托品及异丙肾上腺素等药物治疗；而快速型的形成机制则较复杂，常见的有房性早搏、房性心动过速、阵发性室上性心动过速、心房扑动、心房颤动以及室性早搏、室性心动过速和心室纤颤等。

本情境介绍的抗心律失常药物主要用于治疗快速型心律失常，这些药物作用于心肌细胞膜的离子通道或受体，影响心肌细胞膜对 Na^+、Ca^{2+} 和 K^+ 的通透性以及心肌的电生理活动，使心脏恢复正常的节律。此外，心律失常也可以采用非药物疗法，如采用起搏器、心脏复律、导管消融术和外科手术等。

情境导入及分析

患者，男，68 岁。患有心房扑动。长期口服胺碘酮片，最近出现少汗、怕冷、食欲差、精神萎靡等症状。

试分析：

1. 出现以上症状的原因可能是什么？
2. 如何进行用药指导？

任务一　心肌电生理学基础

一、心肌细胞膜电位与离子转运

正常情况下，窦房结产生每分钟 60～100 次有节律的冲动，并迅速传导通过心房到达房室结，冲动在房室结传导时有一个延搁，约需要 0.15 s（这种阻滞作用有利于心室的血液充盈），然后冲动沿着浦肯野纤维系统迅速地传播到整个心室，在 0.1 s 的时间内激活整个心室，从而使心室肌同步收缩，排出血液。冲动的产生和传导伴随着精细的跨心肌细胞膜的离子转运，如果异常则可能产生心律失常。

心肌细胞膜电位分为静息电位和动作电位。

1. 静息电位　心肌在静息状态时,膜内电位负于膜外,约为 $-90\ mV$,处在极化状态,称为静息电位。这是由于心肌细胞内高浓度的 K^+ 外流所造成的。

2. 动作电位　心肌细胞兴奋时,发生去极化进而复极化形成动作电位(action potential,AP)。在膜电位变化过程中,离子通道经历关闭、开放和失活的转变。AP 分为 5 个时相,0 相为快速去极,是 Na^+ 快速内流所致。1 相为快速复极初期,由 K^+ 短暂外流所致。2 相平台期为缓慢复极,由 Ca^{2+} 及少量 Na^+ 内流与 K^+ 外流所致。3 相为快速复极末期,由 K^+ 外流所致。0 相至 3 相的 AP 时程称动作电位时程(action potential duration,APD)。4 相为静息期,非自律细胞的膜电位维持在静息水平,4 相自动去极化是由一种 Na^+ 内向电流所致,在自律性细胞则为自发性舒张期去极化(图 22-1)。

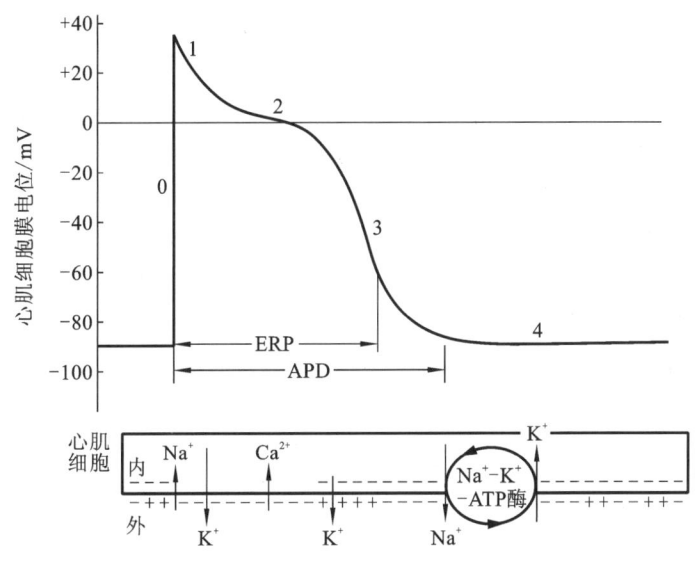

图 22-1　心肌细胞膜电位与离子转运示意图

ERP:有效不应期　APD:动作电位里程

二、心肌电生理特性

心肌的生理特性包括兴奋性、自律性、传导性和收缩性。前三者是以生物电活动为基础的,故又称心肌电生理特性。

1. 自律性　心脏的自律细胞能够在没有外来刺激的条件下,自动地发生节律性兴奋的特性。窦房结、房室结、心房和心室的传导纤维细胞,在复极完毕达到最大舒张电位(MDP)后,能够自动缓慢地去极化,一旦达到阈电位时可引起动作电位。根据其动作电位 0 相去极化的速度及超射幅度,又将其分为快反应自律细胞和慢反应自律细胞。快反应细胞的自动除极主要由 Na^+ 内流引起,慢反应细胞则由 Ca^{2+} 内流引起。自动除极的速率是影响自律性的主要因素。自动除极的速率快,达到阈电位的时间短,单位时间内发生兴奋的次数多,自律性高;反之则自律性低。影响自律性的因素还有 MDP 水平和阈电位水平。

2. 传导性　动作电位沿细胞膜扩散的速度可作为衡量传导性的指标。心肌传导的快慢主要取决于 0 相除极速率、幅度、膜电位水平和阈电位水平,其中以 0 相除极速率及幅度最为重要。速率高、幅度大则传导快,反之则慢。膜电位负值增大,跨膜电位差加大,0 相除极速率增大,传导加速。阈电位负值增大,水平下移,扩布性兴奋产生的时间缩短,传导加快。

3. 兴奋性和有效不应期　兴奋性是指心肌细胞受到刺激时产生动作电位的能力,可采用刺激的阈值大小作为指标。在动作电位复极过程中,当膜电位恢复到 -50—$60\ mV$ 时,细胞才对刺激发生可扩布的动作电位,从除极开始到这以前的一段时间即为有效不应期(ERP),它反映了参与除极的通道恢复有效开放所需的最短时间。其时间长短一般与 APD 的长短相对应,但程度可以有所不同。抗心律失常药可通过延长 ERP,从而使异常冲动更多地落入 ERP 而中断心律失常。

任务二　心律失常的异常电生理

一、冲动起源异常

冲动形成障碍可分为自律性异常和触发活动两类。

1. 自律性异常　正常时,心脏受自律性较高的窦房结起搏细胞启动全心活动。窦房结功能降低,或潜在起搏点的自律性增高,均可导致冲动形成异常,出现心律失常。自律细胞 4 相自发性除极速率加快或最大舒张电位变小(少负)或阈电位变大均可使冲动形成增多而引起快速性心律失常。临床上常见的引起自律性升高的因素主要有体内儿茶酚胺增多、电解质紊乱(低血钾、高血钙)、心肌缺血缺氧及损害等。

2. 后除极和触发活动　后除极是在一个动作电位中继 0 相除极后所发生的除极,其频率较快,振幅较小,呈振荡性波动,膜电位不稳定,容易引起异常冲动发放,即所谓触发活动。根据后除极发生的时间不同,可将其分为早后去极化(early afterdepolarization,EAD)和迟后去极化(delayed afterdepolarization,DAD)。EAD 发生在完全复极之前的 2 相或 3 相中,主要由 Ca^{2+} 内流增多所引起;DAD 发生在完全复极的 4 相中,是细胞内 Ca^{2+} 过多而诱发的短暂 Na^+ 内流所致。EAD 发生在心肌细胞的复极过程显著延长时,诱因有低血钾、药物的作用、浦肯野纤维损伤等,药物所致尖端扭转型室性心动过速(伴 Q-T 间期延长)与之有关。DAD 的发生与心肌细胞内 Ca^{2+} 浓度增高有关,如强心苷类药物中毒。

二、冲动传导异常

1. 单纯性传导障碍　包括传导减慢、传导阻滞及单向传导阻滞。后者的发生可能与邻近细胞不应期长短不一或病变引起的传导递减有关。

2. 折返激动　一个冲动沿着曲折的环形通路返回到其起源的部位,并可再次激动而继续向前传播的现象。正常时,冲动沿着浦肯野纤维 a、b 两支分别下传至心室肌,激发除极和收缩后,彼此消失在对方的 ERP 中(图 22-2(a))。在病理情况下,如 b 支发生单向传导阻滞(即冲动不能正常下传,但可逆行上传),则冲动沿 a 支下传到心室肌后,经 b 支病变部位逆行上传并折返至 a 支,如此时 a 支的 ERP 已过,则冲动就可再次沿 a 支下传至心室肌,形成折返激动(图 22-2(b))此外,相邻心肌细胞的 ERP 长短不一致也是形成折返的机制之一。如 b 支的 ERP 延长,冲动到达时可落在 ERP 中而不能下传,然而冲动可沿 a 支下传,当其折回到 b 支处,因 b 支的 ERP 已过,于是可逆行通过 b 支折返至 a 支。如单次折返在心电图上表现为早搏,连续发生者可引起阵发性室上性或室性心动过速。如单个微折返同时发生,则可引起心房或心室的扑动和颤动。

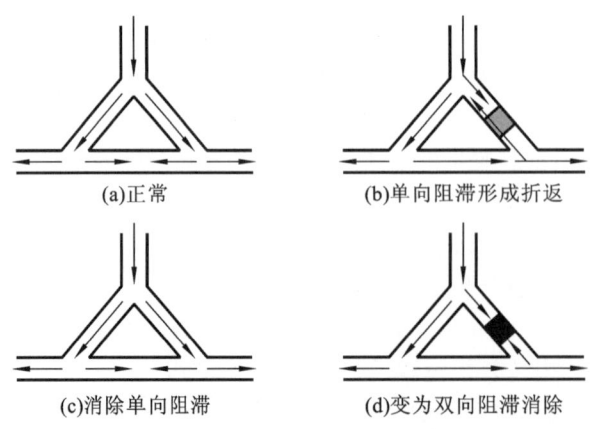

(a)正常　　　　　　　(b)单向阻滞形成折返

(c)消除单向阻滞　　　(d)变为双向阻滞消除

图 22-2　折返激动示意图

三、抗心律失常药基本作用

抗心律失常药主要是通过改变细胞膜离子通透速度而改善病变细胞的电生理特性,达到治疗目的的药物。

1. 降低自律性 通过抑制快反应细胞 4 相 Na^+ 内流或抑制慢反应细胞 4 相 Ca^{2+} 内流,减慢 4 相自动除极速率,降低自律性,也可通过促进 K^+ 外流而增大最大舒张电位而降低自律性。

2. 减少后除极与触发活动 早后除极的发生与 Ca^{2+} 内流增多有关,因此钙通道阻滞药对之有效。迟后除极所致的触发活动与细胞内 Ca^{2+} 过多和短暂 Na^+ 内流有关,因此钙通道阻滞药和钠通道阻滞药对之有效。

3. 改变膜反应性而改善传导性

(1)增强膜反应性 加快传导可取消单向传导阻滞而终止折返激动。

(2)降低膜反应性 减慢传导可变单向阻滞为双向阻滞而终止折返激动。

4. 改变 ERP 及 APD

(1)延长 APD、ERP,但 ERP 延长更显著,为绝对延长 ERP。

(2)缩短 APD、ERP,但 APD 缩短更显著,为相对延长 ERP。

(3)使邻近细胞不均一的 ERP 趋向均一化。

任务三 抗心律失常药

抗心律失常药有多种分类法,根据药物对心肌电生理的作用特点,可将其分为四类。

Ⅰ类为钠通道抑制药,该类药物可分为 A、B、C 三个亚型。

ⅠA 类可适度抑制钠通道,属该类药的有奎尼丁、普鲁卡因胺等。

ⅠB 类可轻度抑制钠通道,属该类药的有利多卡因、苯妥英钠、美西律等。

ⅠC 类可明显抑制钠通道,属该类药的有普罗帕酮、氟卡尼等。

Ⅱ类为 β 受体阻断药,属该类药的有普萘洛尔。

Ⅲ类为延长动作电位时程药,属该类药的有胺碘酮、溴苄胺等。

Ⅳ类为钙通道阻滞药,属该类药的有维拉帕米等。

Ⅴ类为其他类,属该类药的有腺苷。

一、Ⅰ类——钠通道阻滞药

(一)ⅠA 类

钠通道阻滞药可适度阻滞 Na^+ 通道,降低 0 期除极的上升速率,减慢传导,从而可使异位自律细胞的 4 相 Na^+ 内流减少而降低其自律性;钠通道阻滞药还可延长 Na^+ 通道失活后恢复开放状态所需要的时间,从而延长有效不应期(ERP)和动作电位时程(APD),其中以延长 ERP 更为显著。

奎 尼 丁

奎尼丁(quinidine)是从茜草科植物金鸡纳树皮中提取的一种生物碱,为奎宁的右旋体。

【体内过程】 口服吸收迅速而完全,经 $1 \sim 2$ h 血药浓度达高峰,血浆蛋白结合率约为 80%,心肌中的药物浓度较血药浓度高 $10 \sim 20$ 倍。药物主要经肝脏代谢,其活性代谢产物及原形药物由肾排出,酸化尿液可使肾排出增加。

【药理作用】 奎尼丁可适度阻滞 Na^+ 通道,高浓度尚能抑制 K^+ 外流及 Ca^{2+} 内流。还具有抗胆碱作用和阻断外周 α 受体的作用。

1. 降低自律性 治疗剂量的奎尼丁能降低浦肯野纤维的自律性以及心房肌、心室肌的异常自律性。在治疗剂量下对正常窦房结的自律性影响较小,但在窦房结功能低下时,则可产生明显的抑制。

2. 减慢传导 奎尼丁能通过阻滞 Na^+ 通道,降低 0 期上升速率,减慢心房肌、心室肌和浦肯野纤维的传导速度,使单向传导阻滞变为双向传导阻滞,以消除折返激动引起的心律失常(图 22-2(d))。奎尼丁的抗胆碱作用可加快房室结的传导性,故用其治疗心房颤动和心房扑动时,应先用强心苷类药物抑制房室结的传导,以防心室率过快。

3. 延长 ERP 奎尼丁减少 3 相 K^+ 外流,延长心室肌和浦肯野纤维等的 APD 和 ERP,以延长 ERP 更为显著,使 ERP/APD 加大,可消除折返激动引起的心律失常。

4. 其他 可减少 Ca^{2+} 内流,具有负性肌力作用;竞争性地阻滞 M 受体,有抗胆碱作用,此作用可使心率加快、房室结传导加快;还可阻滞 α 受体,扩张血管,使血压降低。

【临床应用】 奎尼丁为广谱抗心律失常药,临床上可用于治疗多种快速型心律失常,如频发性室上性和室性早搏、室上性和室性心动过速、心房扑动、心房颤动等,是重要的心律失常转复药物之一。

【不良反应及注意事项】

1. 胃肠反应 表现为食欲不振、恶心、呕吐、腹痛、腹泻等。

2. 金鸡纳反应 久用可引起耳鸣、听力减退、视物模糊、神志不清、精神失常等。

3. 心血管反应 较严重,因奎尼丁能扩张血管和减弱心肌收缩力而导致低血压;房室及室内传导阻滞、心力衰竭,甚至室性心动过速或室颤,严重者可发展为奎尼丁晕厥,发作时患者意识突然丧失,伴有惊厥、阵发性心动过速,甚至室颤而导致死亡。

4. 过敏反应 可有发热、偶见血小板、粒细胞减少等。

严重的心肌损害、心功能不全,严重的房室传导阻滞、强心苷中毒、低血压、高血钾以及对奎尼丁过敏者禁用,肝、肾功能不良者慎用。

(二) Ｉ B 类药

轻度阻滞 Na^+ 通道,抑制 4 相 Na^+ 内流,降低自律性;通过促进 K^+ 外流而加速复极过程,缩短 ERP、APD,以缩短 APD 更显著。

利 多 卡 因

利多卡因(lidocaine)为局部麻醉药,也是目前治疗室性心律失常及急性心肌梗死的常用药物。

【体内过程】 口服吸收因具有明显的首关效应,故一般采用静脉注射给药。静脉注射起效快,维持时间仅 20 min 左右,常用静脉滴注来维持。体内分布广泛,在肝脏代谢,经肾排泄。

【药理作用】 利多卡因能轻度阻滞 Na^+ 通道,促进 K^+ 外流。

1. 降低自律性 通过抑制 Na^+ 内流而减小 4 期舒张期除极速率,降低浦肯野纤维的自律性,对窦房结和心房几乎无作用。

2. 改善传导性 治疗量的利多卡因对传导速度无明显影响,但对心肌梗死区缺血浦肯野纤维或室内传导已有阻滞者,通过抑制 0 相 Na^+ 内流而减慢传导,甚至加重传导阻滞,对有单向传导阻滞者可转为双向阻滞,从而消除折返。反之,对低血钾或心肌组织牵张而部分去极的浦肯野纤维,则因促进 3 相 K^+ 外流而引起超极化,从而可加速传导,有利于消除因发生折返而导致的心律失常。

3. 缩短 APD 和相对延长 ERP 促进 3 相 K^+ 外流而缩短浦肯野纤维及心室肌的 APD、ERP,但以缩短 APD 更为显著,故相对延长 ERP,有利于消除折返激动而治疗快速型心律失常。

【临床应用】 仅用于治疗室性心律失常,特别适用于危急病例,是治疗急性心肌梗死引起的室性心律失常的首选药,对强心苷中毒所致的室性心律失常也有效。

【不良反应及注意事项】 主要表现有中枢神经系统症状,多发生于静脉给药时,主要表现为头晕、兴奋、嗜睡及吞咽障碍甚至抽搐和呼吸抑制等,剂量过大可引起心率减慢、房室传导阻滞和血压下降等。眼球震颤为利多卡因中毒的早期信号之一。禁用于严重房室传导阻滞患者。

(三) Ｉ C 类药

重度阻滞心肌细胞膜的 Na^+ 通道,降低动作电位 0 相上升速率和幅度,显著减慢传导,亦能抑制 4 相 Na^+ 内流,降低自律性。

普罗帕酮

口服吸收好,用药初期首关效应强而生物利用度低(20%以下),长期给药后,首关效应减弱。口服后30 min起效,2~3 h作用达峰值,半衰期约为12 h。主要经肝脏代谢,99%以代谢物形式经肾脏排出。

【药理作用】 阻断钠通道作用强,还能阻断钾通道。

1. 降低自律性 明显抑制Na^+内流,能降低浦肯野纤维及心室肌的自律性。

2. 减慢传导 减慢心房、心室和浦肯野纤维的传导。

3. 延长APD和ERP 抑制K^+外流,延长APD和ERP。由于减慢传导的程度大于延长ERP的程度,易引起折返,导致心律失常。

此外,该药化学结构类似于普萘洛尔,因此具有弱的β受体阻断作用,并能阻滞L-型钙通道,具有轻度负性肌力作用。

【临床应用】 用于室上性及室性早搏和心动过速。

【不良反应及注意事项】 常见恶心、呕吐、味觉改变、头痛、眩晕。严重时可致心律失常,增加折返性室性心动过速的频率和发作次数。由于阻断β受体,可以引起窦性心动过缓和哮喘等,也可加重心力衰竭,引起房室传导阻滞。窦房功能障碍、严重房室传导阻滞、心源性休克者禁用。低血压、肝肾功能不良、严重心动过缓者慎用。

二、Ⅱ类——β受体阻断药

主要是阻断β受体而拮抗去甲肾上腺素能神经对心脏的影响,同时可阻滞Na^+通道,促进K^+外流,并具有抗心肌缺血作用。

普萘洛尔

【药理作用】

1. 降低自律性 对窦房结、心房传导纤维及浦肯野纤维都能降低自律性,在运动及情绪激动时作用明显。也能降低儿茶酚胺所致的迟后除极而防止触发活动。

2. 减慢传导 在较高浓度,本药可抑制房室结和浦肯野纤维,减慢传导速度,并延长其ERP,这是降低0相Na^+内流的结果。

【临床应用】 主要用于治疗室上性心律失常,如心房颤动、心房扑动、阵发性室上性心动过速,尤其对交感神经兴奋或儿茶酚胺释放过多所致的窦性心动过速疗效更好。与洋地黄合用可增加疗效,显著控制心室率。也可用于由于运动或情绪激动所致的室性心律失常的治疗。

【不良反应及注意事项】 可致窦性心动过缓、房室传导阻滞、低血压等,并可诱发心力衰竭和哮喘。高脂血症和糖尿病患者慎用,详见抗肾上腺素药。

其他Ⅱ类抗心律失常药有美托洛尔(metoprolol)、阿替洛尔(atenolol)、纳多洛尔(nadolol)、吲哚洛尔(pindolol)等,各药的特点见抗肾上腺素药。

三、Ⅲ类——延长动作电位时程药

本类抗心律失常药又称为钾通道阻滞药,能阻断电压依赖性钾通道,减少K^+外流,延长APD和ERP,从而消除折返,抑制异常冲动的形成。对室颤具有较好的防治作用。

胺碘酮

胺碘酮(amiodarone)口服吸收缓慢而不完全,服药1周左右出现作用,3周作用达高峰,停药后作用可维持1个月左右。生物利用度为40%~50%。在体内分布广泛,尤以脂肪组织及含脂肪丰富的组织为多。静脉注射10 min起效,可维持数小时。

【药理作用】 可显著延长房室结、心房肌、心室肌的APD和ERP,有利于消除折返激动。这可能与阻断K^+通道,延迟细胞复极有关。同时也阻滞Na^+通道及Ca^{2+}通道而减慢房室结的传导,降低窦房结的自律性。尚能阻断α、β受体,扩张血管,减少心肌耗氧量。

【临床应用】 属于广谱抗心律失常药,对室上性和室性心律失常均有效。治疗心房扑动、心房颤动和室上性心动过速疗效好。对反复发作,常规药无效的顽固性室性心动过速也有效。

【不良反应及注意事项】 可见窦性心动过缓、房室传导阻滞、低血压及 Q-T 间期延长甚至心功能不全等心血管系统反应。还可引起胃肠道反应、光敏反应等,亦可见角膜褐色微粒沉着,一般不影响视力,停药后可逐渐消失。本药含碘,部分患者可引起甲状腺功能亢进或减退。少数患者出现间质性肺炎或肺纤维化,虽少见但为最严重的不良反应,长期用药应监测肺功能、定期进行肺部 X 线检查等,一旦发现应立即停药,可采用肾上腺皮质激素治疗。

四、Ⅳ类——钙拮抗药

本类药作用于慢反应细胞,通过阻滞钙通道,减慢心率、降低房室结传导速率,延长 ERP。

维拉帕米

【药理作用】 维拉帕米(verapamil)阻滞心肌细胞膜 Ca^{2+} 通道,抑制 Ca^{2+} 内流,主要作用于窦房结和房室结的慢反应细胞,可降低自律性,减慢传导,延长 ERP,消除折返。

【临床应用】 可作为治疗阵发性室上性心动过速的首选药,也可用于减慢房颤患者的心室率。忌用于预激综合征患者。

【不良反应及注意事项】 静脉注射给药可引起低血压,严重者或注射速度过快可导致心动过缓、房室传导阻滞甚至心力衰竭,多见于与 β 受体阻断药合用或近期内用过此药的患者。禁用于Ⅱ度或Ⅲ度房室传导阻滞、低血压、心功能不全及心源性休克患者。老年人和肾功能减退者慎用。

任务四 抗心律失常药的应用

心律失常是严重且发生机制复杂的心脏疾病,为在品种繁多的抗心律失常药中选用治疗药物,应首先明确心律失常的类型,掌握各种药物的作用机制、作用特点和适应证,特别是要充分注意药物的不良反应,尤其是致心律失常作用,以及药物的禁忌证和药物相互作用。心律失常患者体内电解质的紊乱(如低钾血症)、心肌缺血缺氧、多种药物(如强心苷类、茶碱类、抗组胺药等)和多种病理状态(如甲亢)都是促发心律失常的常见因素,应采取有效措施及时消除。

➡ 小结

心律失常是指心脏搏动的频率和(或)节律的异常。引起心律失常的原因很多,但心律失常发生的电生理学机制主要是冲动形成异常或传导障碍。快速型心律失常药物主要作用于心肌细胞膜的离子通道或受体,影响心肌细胞膜对 Na^+、Ca^{2+} 和 K^+ 的通透性以及心肌的电生理活动,使心脏恢复正常节律。快速型心律失常药主要包括钠通道阻滞药奎尼丁、利多卡因,延长动作电位时程药胺碘酮,钙通道阻滞药维拉帕米等。

情境导入及
分析答案

➡ 能力检测

一、A 型题

1. 下列药物不是钠通道阻滞药的是(　　)。
A. 维拉帕米　　B. 奎尼丁　　C. 利多卡因　　D. 普鲁卡因胺　　E. 苯妥英钠

2. 属Ⅰ A 类抗心律失常药的是(　　)。
A. 利多卡因　　B. 维拉帕米　　C. 胺碘酮　　D. 氟卡尼　　E. 普鲁卡因胺

3. 可引起金鸡纳反应的药物是(　　)。
A. 奎尼丁　　B. 普鲁卡因胺　　C. 胺碘酮　　D. 普萘洛尔　　E. 普罗帕酮

能力检测答案

4. 长期应用能引起红斑狼疮样症状的药物是(　　)。

　　A. 奎尼丁　　　　B. 利多卡因　　　C. 普萘洛尔　　　D. 普鲁卡因胺　　E. 苯妥英钠

5. 治疗强心苷中毒引起的室性心律失常的最佳药物是(　　)。

　　A. 奎尼丁　　　　B. 普萘洛尔　　　C. 维拉帕米　　　D. 胺碘酮　　　　E. 苯妥英钠

6. 治疗阵发性室上性心动过速的首选药物是(　　)。

　　A. 奎尼丁　　　　B. 利多卡因　　　C. 普鲁卡因胺　　D. 苯妥英钠　　　E. 维拉帕米

7. 胺碘酮的主要作用机制是(　　)。

　　A. 阻滞钠通道　　B. 促进钾外流　　C. 阻断β受体　　D. 阻滞钙通道　　E. 阻滞钾通道

8. 不能治疗快速型心律失常的药物是(　　)。

　　A. 利多卡因　　　B. 奎尼丁　　　　C. 美西律　　　　D. 普罗帕酮　　　E. 阿托品

9. 可治疗室性心律失常和三叉神经痛的药是(　　)。

　　A. 尼群地平　　　B. 苯妥英钠　　　C. 普罗帕酮　　　D. 奎尼丁　　　　E. 美西律

二、B型题

(10～11题共用答案)

　　A. 利多卡因　　　B. 苯妥英钠　　　C. 维拉帕米　　　D. 奎尼丁　　　　E. 阿托品

10. 心肌梗死并发室性心动过速选用(　　)。

11. 窦性心动过缓选用(　　)。

三、C型题

12. 患者,男,50岁,由于情绪激动,又饮用大量浓茶,心率达到118次/分。经临床检查,诊断为窦性心动过速,首选的治疗药物是(　　)。

　　A. 奎尼丁　　　　B. 利多卡因　　　C. 苯妥英钠　　　D. 普萘洛尔　　　E. 普罗帕酮

13. 患者,女,53岁。近日工作繁忙,感到身体疲劳、阵发性心率加快。诊断为阵发性室上性心动过速,首选治疗药物是(　　)。

　　A. 胺碘酮　　　　B. 维拉帕米　　　C. 奎尼丁　　　　D. 利多卡因　　　E. 普鲁卡因胺

四、X型题

14. 抗心律失常药包括(　　)。

　　A. 钠通道阻滞药　　　　　　　　B. β受体阻断药

　　C. 延长动作电位时程药　　　　　D. 钙拮抗药　　　　　　　　　E. α受体阻断药

15. 胺碘酮的不良反应包括(　　)。

　　A. 甲状腺功能异常　　　　　　　B. 角膜褐色微粒沉着　　　　　C. 肺间质纤维化

　　D. 狼疮样综合征　　　　　　　　E. 心律失常

执考真题　　　执考真题答案

(王瑞昙)

抗心绞痛药与抗动脉粥样硬化药

扫码看
PPT

学习目标

1. 掌握硝酸甘油、他汀类药及苯氧酸类药物的药理作用、临床应用、不良反应及注意事项。

2. 熟悉β受体阻断药、钙拮抗药、胆汁酸螯合剂树脂类药物的药理作用及特点。

3. 了解抗氧化药、多烯脂肪酸类药物的药理作用及临床应用。

4. 具有正确指导患者合理使用抗心绞痛药、调血脂药与抗动脉粥样硬化药的能力。

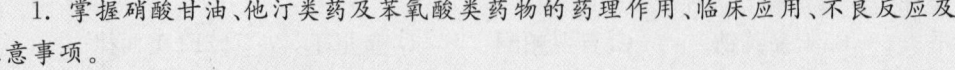
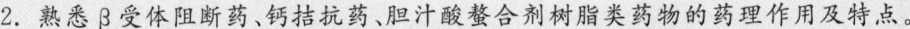

情境导入及分析 1

患者,男,54岁。有原发性高血压多年,近来劳累后常感胸前区闷痛。昨日由于情绪激动突感胸骨后绞痛来院治疗。诊断为稳定性心绞痛。医生开具处方,给予硝酸甘油和普萘洛尔联合治疗。

试分析:

该处方是否合理?为什么?

任务一 抗心绞痛药

心绞痛是心脏急剧、短暂的供血供氧不足所引起的临床综合征,主要表现为胸骨后部及心前区阵发性绞痛或闷痛,常放射至左上肢,还包括极度疲乏、胸闷不适和呼吸困难等表现。

心绞痛发作的基本原因是心肌氧供需间的平衡失调,即心肌供氧不能满足心肌耗氧的需要。心肌的耗氧量与心率、室壁张力和心肌收缩力呈正相关。心肌的耗氧量增加依赖冠状动脉扩张相应增加血流量,使氧的供需处于动态平衡状态。药物作用方式包括:①通过扩张血管、减慢心率、降低左心室舒张末期容积等作用而减少心肌耗氧量;②通过扩张冠脉、促进侧支循环和促进血液重新分布等作用增加心脏供血、供氧。

目前临床上用于治疗心绞痛的药物主要有硝酸酯类药、β受体阻断药和钙通道阻滞药。

一、硝酸酯类药

此类药物有硝酸甘油、硝酸异山梨酯、单硝酸异山梨酯,其中硝酸甘油最为常用。本类药物基本作用相似,但在药动学方面有明显差异。

硝酸甘油

硝酸甘油(nitroglycerin)是硝酸酯类的代表药,用于治疗心绞痛已有一百余年历史,至今仍是最常用的药物之一。

【药理作用】 硝酸甘油的基本作用是松弛平滑肌,尤其是对血管平滑肌的松弛作用最为明显。目前认为硝酸甘油可能通过以下机制产生抗心绞痛作用。

1. 减少心肌耗氧量 硝酸甘油扩张容量血管,使回心血量减少,降低心脏前负荷;在较大剂量时也扩张阻力血管,降低心脏后负荷,心脏前后负荷降低均可降低心室壁肌张力,从而降低心肌耗氧量。

2. 增加心肌缺血区供血 ①硝酸甘油能明显舒张较大的心外膜血管及狭窄的冠状血管以及侧支血管,此作用在冠状动脉痉挛时更为明显,但它对阻力血管的舒张作用微弱。当冠状动脉因粥样硬化或痉挛而发生狭窄时,缺血区的阻力血管已因缺氧而处于舒张状态,这样,缺血区阻力就比非缺血区为小,用药后将迫使血液从输送血管经侧支血管流向缺血区,而改善缺血区的血流供应(图23-1)。②已知心内膜下血管是由心外膜血管垂直穿过心肌延伸而来的,因此心内膜下血流易受心室壁肌张力及室内压力的影响,张力与压力增高时,内膜层血流量就会减少。在心绞痛急性发作时,左心室舒张末压力增高,所以心内膜下区域缺血最为严重。硝酸甘油能降低左心室舒张末压,舒张心外膜血管及侧支血管,使血液易从心外膜区域向心内膜下缺血区流动,从而增加缺血区的血流量。

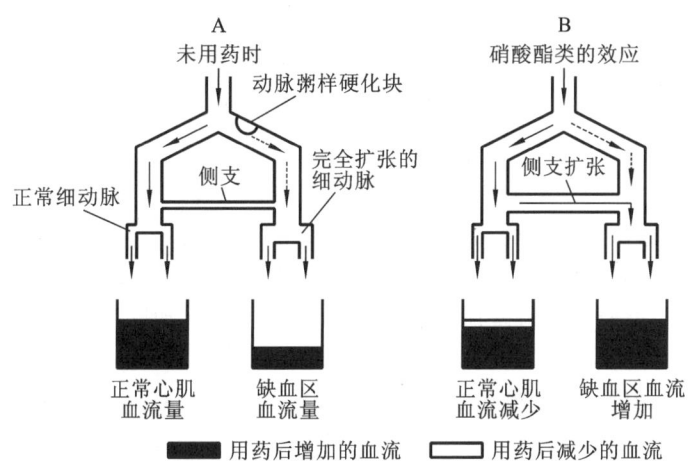

图 23-1 硝酸甘油增加心肌缺血区供血作用示意图

【临床应用】

1. 心绞痛 硝酸甘油适用于各型心绞痛的治疗。其中对于稳定型心绞痛为首选药。硝酸甘油作用维持时间短,不宜作为长期预防用药。

2. 急性心肌梗死 静脉注射硝酸甘油,可治疗急性心肌梗死,不仅能减少耗氧量,还有抗血小板聚集和黏附作用,从而减轻心肌缺血损伤,缩小梗死面积,但须注意用药剂量,否则可能引起血压过低,反而加重心肌缺血。

3. 心功能不全 因能降低心脏前、后负荷,改善心功能,可用于治疗重度和难治性心功能不全,可与强心药合用。

【不良反应及注意事项】 多为扩血管作用表现,以颜面潮红最常见;其次为反射性心率加快和搏动性头痛,后者与扩张脑血管、增加颅内压有关,也能升高眼压,诱发青光眼,故颅内压高与青光眼患者忌用。血药浓度太高会引起血压降低和反射性心率加快,大剂量可致呕吐和发绀(高铁血红蛋白血症表现),偶可引起体位性低血压以及意识丧失,表现为头昏、虚弱等脑缺血症状。硝酸甘油短期内多次用药可产生快速耐受性,为克服耐受性可采用下列措施(表23-1):①采用最小剂量、间歇给药法;②补充含巯基的药物,如加用卡托普利、甲硫氨酸等。

表 23-1　常见硝酸酯类药物制剂

药　　物	制　　剂	剂量/mg	起效时间/min	持续时间
硝酸甘油	舌下含片	0.15~0.2	2~5	10~30 min
硝酸异山梨酯	口服片	10~60	10~45	4~6 h
单硝酸异山梨醇酯	口服片	20	45~60	6~10 h

二、β 受体阻断药

普 萘 洛 尔

【药理作用】

1. 降低心肌耗氧量　通过阻断 β_1 受体，使心率减慢，心肌收缩力减弱，从而降低心肌耗氧量，缓解心绞痛。

2. 改善缺血区心肌的供血　因用药后心肌耗氧量减少，非缺血区的血管阻力相对增高，促使血液向缺血区已舒张的阻力血管流动，从而增加缺血区的供血。其次，减慢心率，舒张期延长，冠状动脉的灌流时间相对延长，有利于血液从心外膜血管流向易缺血的心内膜区。

3. 改善心肌代谢　提高心肌缺血区对葡萄糖的摄取，保护缺血区心肌细胞线粒体的结构和功能，维持缺血区的能量供应。此外，普萘洛尔还能促进氧自血红蛋白的解离而增加全身组织包括心肌的供氧，从而改善心肌能量代谢。

【临床应用】　主要用于治疗稳定型心绞痛，对兼患高血压或快速型心律失常者更为适用。对心肌梗死也有效，能缩小梗死范围。普萘洛尔不宜用于由冠状动脉痉挛诱发的变异型心绞痛，因其易致冠状动脉收缩。

β 受体阻断药可抑制心肌收缩力，增加心室容积，延长心室射血时间，从而导致心肌耗氧量增加。临床上常将本类药物与硝酸酯类药物合用，以增强疗效（协同降低心肌耗氧量），降低不良反应（普萘洛尔可取消硝酸甘油引起的反射性心率加快；硝酸甘油可缩小普萘洛尔引起的心室容积增大和心室射血时间延长）。由于两类药物均可降压，使血压下降过多，冠状动脉流量减少，对心绞痛不利，所以合用时需注意调整剂量。

【不良反应及注意事项】　普萘洛尔的有效剂量，个体差异较大，一般宜从小剂量开始，以后每隔数日增加 10~20 mg，多数患者用量可达 80~240 mg/d。久用停药时，应逐渐减量，否则会加剧心绞痛的发作，引起心肌梗死或突然死亡。长期使用后对血脂也有不利影响，本类药物禁用于血脂异常的患者。

三、钙通道阻滞药

抗心绞痛常用的钙通道阻滞药有硝苯地平、维拉帕米、地尔硫䓬等。

【药理作用】

1. 降低心肌耗氧量　钙通道阻滞药通过阻滞 Ca^{2+} 内流，使心肌收缩力减弱，心率减慢，心肌耗氧量减少；同时松弛血管平滑肌，扩张外周血管，使心脏后负荷减轻，也使心肌耗氧量减少。

2. 增加缺血区血流量　能舒张冠状血管，解除血管痉挛，增加冠状动脉流量而改善缺血区的供血供氧等。

3. 保护心肌细胞　钙通道阻滞药阻止 Ca^{2+} 内流，降低缺血心肌细胞钙离子超负荷，保护线粒体的结构和功能，在心肌缺血或再灌注早期给予，可起到保护心肌细胞的作用。

【临床应用】　对变异型心绞痛或以冠状动脉痉挛为主的心绞痛，钙通道阻滞药是一线药物。地尔硫䓬和维拉帕米能减慢房室传导，常用于伴有心房颤动或心房扑动的心绞痛患者。对伴有高血压者宜选用硝苯地平。钙通道阻滞药对急性心肌梗死能促进侧支循环，缩小梗死面积。此外，因本类药物对支气管平滑肌具有扩张作用，故对伴有哮喘和阻塞性肺疾病患者更为适用。

硝苯地平与 β 受体阻断药合用治疗稳定型心绞痛，可提高疗效和减少不良反应，但应避免血压过度降低。

【不良反应及注意事项】 外周水肿、便秘、心悸、面部潮红是所有钙通道阻滞药常见的副作用,低血压也时有发生,其他不良反应有头痛、头晕、虚弱无力等。

地尔硫䓬和维拉帕米不能用于已有严重心动过缓、高度房室传导阻滞和病态窦房结综合征的患者,与β受体阻断药的联合用药能使传导阻滞和心肌收缩力的减弱更明显,要特别警惕。老年人、已有心动过缓或左心室功能不良的患者应避免合用(表 23-2)。

表 23-2 常用抗心绞痛药作用比较

药 物	血 压	心肌收缩	心 率	室壁张力	心室压力	心脏体积	心内膜下供血	总血管阻力	侧支血流
硝酸酯类	−	+	+	−	−	−	+	−	+
β受体阻断药	−	−	−	+	+	+	+	+	+
钙通道阻滞药	−	−	±	−	−	−	+	−	+

任务二 抗动脉粥样硬化药

动脉粥样硬化是导致冠心病、脑血管病的主要病因。一般认为本病的发生与脂质代谢紊乱和高脂血症关系甚为密切。

血浆总胆固醇(TC)、低密度脂蛋白胆固醇(LDL-C)和极低密度脂蛋白胆固醇(VLDL-C)水平的升高,氧化型低密度脂蛋白(Ox-LDL)形成,LDL 受体活性降低或数量减少,血浆高密度脂蛋白(HDL)或高密度脂蛋白胆固醇(HDL-C)水平的降低均可能导致动脉粥样硬化发生。血浆脂质尤其是 TC 和(或)甘油三酯(TG)水平升高达一定程度时即为高脂血症或高脂蛋白血症。目前常用的抗动脉粥样硬化的药物有扩张血管药、调节血脂药、抗血小板药、溶血栓及抗凝药、保护动脉内皮细胞药等。本项目主要介绍调血脂药。

情境导入及分析 2

患者,男,62 岁,近日胸闷,胸前区压榨性疼痛,医生诊断为冠心病伴高脂血症,给予阿托伐他汀治疗。

试分析:

1. 该药的药理作用及临床应用有哪些?

2. 使用过程中应注意哪些不良反应?

一、羟甲基戊二酰辅酶 A 还原酶抑制药

羟甲基戊二酰辅酶 A(HMG-CoA)还原酶抑制药有洛伐他汀、辛伐他汀、普伐他汀等,统称为他汀类,为新型的治疗高胆固醇血症的药物。

【药理作用】

1. 降低血浆胆固醇 HMG-CoA 还原酶为肝内合成胆固醇的限速酶,他汀类药物竞争性抑制 HMG-CoA 还原酶的活性,降低血中胆固醇及 LDL,亦可减少 VLDL 的合成,此外,他汀类药物对甘油三酯的作用较弱,可轻度升高 HDL。降低 LDL-胆固醇作用以洛伐他汀最强,普伐他汀最弱。

2. 抑制血小板聚集 普伐他汀能抑制血小板血栓素 A_2(TXA_2)产生,并抑制血小板的聚集功能,

从而具有抗血栓作用。

【临床应用】 适用于治疗高胆固醇血症为主的高脂蛋白血症,是伴有胆固醇升高的Ⅱ、Ⅲ型高脂蛋白血症的首选药。对原发性高胆固醇血症,本类药具有明确而显著的疗效,但单用疗效不理想,与烟酸和降胆固醇树脂联用效果较好。还可预防冠心病,减少冠心病引起的病死率及非致死性心肌梗死的危险。

【不良反应及注意事项】 不良反应轻微。部分患者有轻度胃肠道反应、皮疹、头痛等。少数患者出现肝炎以及血管神经性水肿等,故长期用药应定期检查肝功能,有肝病史者慎用。严重的不良反应少见。

二、苯氧酸类药

苯氧酸类药物又称贝特类(fibrates),最早应用的氯贝丁酯,降血脂作用明显,但不良反应多而严重。20世纪80年代后开发的同类药物有吉非贝齐(betsey)、苯扎贝特(benzafibrate)、非诺贝特(fenofibrate)等,作用强,不良反应较少。

氯 贝 丁 酯

【药理作用】

1. 降低血浆胆固醇 激活脂蛋白脂肪酶,促进血液中极低密度脂蛋白(VLDL)和甘油三酯的分解,还能轻度抑制胆固醇在肝脏的合成,显著降低血液中的VLDL和甘油三酯,轻度降低胆固醇。

2. 其他作用 有抗血小板聚集、抗凝血和降低血浆黏度、增加纤溶酶活性等作用。

【临床应用】 适用于高甘油三酯血症为主的高蛋白血症及HDL下降的轻度高胆固醇血症。

【不良反应及注意事项】 少数患者有胃肠道反应、头痛、脱发、皮肤过敏和肌炎样综合征,也可见肝功能异常及肾功能改变。长期应用胆石症发病率增高。用药期间应定期检查肝、肾功能。孕妇、哺乳期妇女及肝、肾功能不全者禁用。

三、胆汁酸螯合剂

胆汁酸螯合剂为一类影响胆固醇吸收的药物,为一种强碱性阴离子交换树脂,不溶于水,不易被消化酶破坏。常用药物为考来烯胺(cholestyramine)和考来替泊(colestipol)。

【药理作用】 胆固醇经肝脏代谢生成胆汁酸,胆汁酸随胆汁排入肠腔,参与脂肪的消化吸收。95%的胆汁酸经肝肠循环被重新利用。此类药物不溶于水,在消化道内不被吸收,以氯离子形式与胆汁酸进行离子交换,形成不被吸收的胆汁酸螯合物,随粪便排出,阻碍了胆汁酸的肝肠循环,从而抑制了肠道内胆固醇的吸收,促进了胆固醇向胆汁酸的转化,降低了血中低密度脂蛋白(LDL)和胆固醇水平。

【临床应用】 适用于治疗总胆固醇及LDL升高的高胆固醇血症,主要用于Ⅱα型高脂蛋白血症的治疗。常与氯贝丁酯或普罗布考联合使用,产生协同作用。

【不良反应及注意事项】 主要为胃肠道反应,如恶心、腹胀、便秘等。长期使用可引起脂溶性维生素缺乏和高氯酸血症。可妨碍噻嗪类、香豆素类、强心苷类药物的吸收,故应避免同时服用。

四、其他类调血脂药

烟 酸

烟酸属水溶性维生素,是广谱调血脂药。

【药理作用】 烟酸为脂肪组织细胞内酯酶系统的强抑制剂。其调血脂的主要作用机制:通过抑制脂肪酸的分解,减少游离脂肪酸向肝内转移,降低VLDL的产生和分泌,进而降低血浆中LDL水平。通过脂蛋白酶途径增加VLDL的清除率,导致甘油三酯降低。抑制肝脂肪酶活性,减少HDL的分解,并有利于生成。还能减少血液内纤维蛋白原,抗动脉粥样硬化和血栓形成。

【临床应用】 为广谱的第一线治疗高脂蛋白血症药,适用于Ⅱ、Ⅲ、Ⅳ、Ⅴ型高脂血症,还有一定的抗动脉粥样硬化和冠心病作用。

【不良反应及注意事项】 口服易出现胃肠道刺激症状,如恶心、呕吐、腹泻等,并可加重消化性溃疡。皮肤血管扩张可引起皮肤潮红、瘙痒等。大剂量可引起血糖、尿酸增高,长期应用可致肝功能异常。故长期应用应定期检查血糖、肝肾功能。

阿 昔 莫 司

阿昔莫司(acipimox)是烟酸的类似药,其作用与烟酸相似。抑制脂肪组织的脂解作用更强、更持久,可改善糖尿病患者的空腹血糖和糖耐量,不引起尿酸的升高。可用于治疗伴有 2 型糖尿病或伴有痛风的高脂血症的患者。

普 罗 布 考

【药理作用】

1. 降低胆固醇 能降低 LDL 胆固醇,并改变 HDL 亚型的表达,但对 VLDL、TG 影响较小。

2. 抗氧化 具有高脂溶性,可结合到脂蛋白中,抑制细胞对 LDL 的氧化修饰,抑制巨噬细胞对脂质的吞噬,具有抗动脉粥样硬化作用。

【临床应用】 适用于 LDL 升高的高胆固醇血症。

【不良反应及注意事项】 不良反应为胃肠道反应、头痛、头晕及肝功能异常等。个别患者心电图 Q-T 间期延长,用药期间应定期监测心电图,不宜用于心肌损伤的患者。孕妇和小儿禁用。

多 烯 脂 肪 酸

多烯脂肪酸包括植物中含的亚油酸、γ-亚麻酸,其降脂作用弱,临床疗效不确切;海生动物油脂中所含的多价不饱和脂肪酸,长期服用能预防动脉粥样硬化的形成,并使斑块消退。

主要药理作用为降低血浆中的甘油三酯,可轻度升高 HDL,但血浆总胆固醇和 LDL 水平可能升高。抑制血小板聚集,降低血液黏滞度。可减轻斑块的炎症反应,稳定斑块,使之不易发生自发性破裂,减少心血管事件的发生。主要用于高胆固醇血症及高甘油三酯血症。

硫 酸 多 糖

硫酸多糖是一类含有硫酸基的多糖,如肝素、硫酸类肝素、硫酸软骨素 A 等。这类药物具有大量负电荷,结合在血管内皮细胞表面,防治白细胞、血小板以及有害因子的黏附,对血管内皮有保护作用,同时可抑制平滑肌细胞的增生,有抗动脉内皮损伤作用。

> **知识链接**
>
> ### 心绞痛分型
>
> 1. 稳定型心绞痛 常见于冠状动脉粥样硬化患者,休息时并无症状,此时心脏血液供求关系是平衡的。劳累时心做功增加,血液供不应求,导致心绞痛发作。
>
> 2. 不稳定型心绞痛 较为严重,昼夜都可发作,由动脉粥样硬化斑块形成或破裂及冠脉张力增高所引起。
>
> 3. 变异型心绞痛 常在休息时如夜间或早晨发作,由冠状动脉痉挛引起。
>
> ### 硝酸酯类舒张血管的作用机制
>
> 硝酸酯类在平滑肌细胞能与硝酸酯受体结合,并被硝酸酯受体的巯基还原成一氧化氮(NO)。NO 是由内皮细胞中的 L-精氨酸-NO 合成途径产生的,并从内皮细胞弥散到血管平滑肌细胞,它激活鸟苷酸环化酶增加细胞内 cGMP 的含量,从而激活依赖于 cGMP 的蛋白激酶,降低血浆中 Ca^{2+} 浓度,促使肌球蛋白轻链去磷酸化,从而松弛血管平滑肌。此外,释出的 NO 还能抑制血小板聚集和黏附,有利于冠心病的治疗。
>
> ### 原发性高脂蛋白血症类型
>
> 按血浆脂蛋白异常,可将高脂血症分为以 TC 升高为主型、TG 升高为主型和混合型。高脂血症按病因分为原发性和继发性,原发性者为遗传性脂代谢紊乱疾病,按脂蛋白升高的类型不同分为 6 种类型。继发性者常见于糖尿病、酒精中毒、肾病综合征、慢性肾功能衰竭、甲状腺功能低下、肝脏疾病和药物因素如应用 β 受体阻断药、噻嗪类利尿药等。

→ **小结**

情境导入及
分析 1 答案

心绞痛是心脏急剧、短暂的供血供氧不足所引起的临床综合征,基本原因是心肌氧供需间的平衡失调,即心肌供氧不能满足心肌耗氧的需要。药物作用方式包括:①通过扩张血管、减慢心率、降低左心室舒张末期容积等作用而减少心肌耗氧量;②通过扩张冠状动脉(又称冠脉)、促进侧支循环和促进血液重新分布等作用增加心脏供血、供氧。目前临床上用于治疗心绞痛的药物主要有硝酸酯类、β受体阻断药和钙通道阻滞药。硝酸甘油是硝酸酯类的代表药,通过减少心肌耗氧量,增加心肌缺血区供血发挥抗心绞痛作用。普萘洛尔是β受体阻断药,它通过降低心肌耗氧量,改善缺血区心肌的供血,改善心肌代谢发挥抗心绞痛作用。硝苯地平是钙通道阻滞药,它通过降低心肌耗氧量,改善缺血区心肌的供血,保护心肌细胞发挥抗心绞痛作用。

情境导入及
分析 2 答案

动脉粥样硬化是导致冠心病、脑血管病的主要病因。一般认为本病的发生与脂质代谢紊乱和高脂血症关系甚为密切。调血脂药主要是羟甲基戊二酰辅酶A(HMG-CoA)还原酶抑制药,如洛伐他汀等,适用于治疗高胆固醇血症为主的高脂蛋白血症,是伴有胆固醇升高的Ⅱ型、Ⅲ型高脂蛋白血症的首选药,不良反应轻微。

→ **能力检测**

能力检测答案

一、A 型题

1. 引起心绞痛的主要原因是(　　)。

A. 心脏的供氧耗氧之间的失衡　　　B. 心脏供氧增加　　　C. 心脏耗氧量降低

D. 冠状动脉流量增加　　　E. 心率和心室收缩降低

2. 抗心绞痛药的治疗作用主要是通过(　　)。

A. 抑制心肌收缩力　　　B. 加强心肌收缩力,改善冠脉血液　　　C. 增加心肌耗氧量

D. 降低心肌耗氧量,增加心肌缺血区血流　　　E. 减少心室容积

3. 硝酸酯类的药理作用是(　　)。

A. 缩短射血时间　　　B. 降低冠脉流量　　　C. 松弛内脏平滑肌

D. 降低心肌耗氧量　　　E. 降低心肌收缩力

4. 常用于缓解心绞痛发作的药物是(　　)。

A. 硝酸异山梨酯　　　B. 戊四硝酯　　　C. 硝酸甘油

D. 普萘洛尔　　　E. 美托洛尔

5. 硝酸甘油用于心绞痛急性发作的给药方法是(　　)。

A. 口服　　　B. 肌内注射　　　C. 舌下含服

D. 吸入　　　E. 静脉注射

6. 普萘洛尔抗心绞痛的作用机制是(　　)。

A. 扩大心室容积　　　B. 增加缺血区血供　　　C. 延长冠脉灌流时间

D. 阻断β受体　　　E. 增加心肌耗氧量

7. 硝苯地平的不良反应是(　　)。

A. 肝功能损害　　　B. 房室传导阻滞　　　C. 心率减慢

D. 血管扩张反应反射性心率加快　　　E. 药疹

8. 硝苯地平治疗心绞痛的不利因素是(　　)。

A. 心室张力降低　　　B. 心率加快　　　C. 心室压力减少

D. 改善缺血区的供血　　　　　　　E. 增加侧支血流

9. 有关他汀类药物药理作用,描述错误的是(　　　)。

A. 可以降低 TC　　　　　　　B. 可以降低 LDL　　　　　　C. 可以降低 HDL

D. 减少肝内胆固醇　　　　　　E. 使 VLDL 合成减少

10. 能明显降低血浆甘油三酯的药物是(　　　)。

A. 胆汁酸结合树脂　　　　　　B. 抗氧化剂　　　　　　C. 辛伐他汀

D. 阿伐他汀　　　　　　　　　E. 苯氧酸类

二、B 型题

(11～12 题共用答案)

A. 维拉帕米　　　　　　　B. 利多卡因　　　　　　C. 普鲁卡因胺

D. 奎尼丁　　　　　　　　E. 普萘洛尔

11. 阵发性室上性心动过速并发变异型心绞痛宜选用(　　　)。

12. 伴有高血压心绞痛宜选用(　　　)。

三、C 型题

13. 患者,30 岁,诊断为心绞痛伴有窦性心动过速。可首选的药物是(　　　)。

A. 硝酸甘油　　　　　　　B. 硝苯地平　　　　　　C. 普萘洛尔

D. 硝酸异戊酯　　　　　　E. 硝酸异山梨酯

14. 患者,因外出,为预防心绞痛发作常选用(　　　)。

A. 硝酸异山梨酯　　　　　　B. 硝苯地平　　　　　　C. 硝酸甘油

D. 普萘洛尔　　　　　　　　E. 美托洛尔

四、X 型题

15. 治疗心绞痛的药物包括(　　　)。

A. 硝酸酯类　　　　　　　B. 钙通道阻滞药　　　　　　C. β 受体阻断药

D. α 受体阻断药　　　　　　E. 镇痛药

16. 硝酸甘油的不良反应包括(　　　)。

A. 颅内压升高　　　　　　B. 心率加快　　　　　　C. 搏动性头痛

D. 体位性低血压及晕厥　　　　　　E. 面颊部皮肤潮红

17. 普萘洛尔抗心绞痛的作用是由于(　　　)。

A. 松弛血管平滑肌　　　　　　B. 降低血压　　　　　　C. 减弱心肌收缩力

D. 抑制肾素分泌　　　　　　　E. 减慢心率

18. 普萘洛尔与硝酸甘油联用,其优势为(　　　)。

A. 心内膜与心外膜血流之比降低　　　　　　B. 不良反应发生增多

C. 硝酸甘油可对抗普萘洛尔所引起的冠脉收缩　　　　　　D. 协同降低心肌耗氧量

E. 普萘洛尔可取消硝酸甘油引起的反射性心率加快

执考真题　　　执考真题答案

(潘延成)

利尿药和脱水药

学习目标

1. 掌握呋塞米、氢氯噻嗪、螺内酯的药理作用、临床应用、不良反应及注意事项。
2. 熟悉甘露醇的药理作用、临床应用、不良反应及注意事项。
3. 了解氨苯蝶啶、乙酰唑胺、高渗葡萄糖等药物的作用特点。
4. 具有正确指导患者合理使用利尿药和脱水药的能力。

情境导入及分析

患者,男,49 岁,有高血压病,选用卡托普利,并加服利尿药氨苯蝶啶。

试分析:

该患者用药是否合理? 为什么?

任务一　利　尿　药

利尿药(diuretic)是一类作用于肾脏,促进水及电解质排出,从而增加尿量的药物。临床上主要用于治疗各种原因引起的水肿,也可用于某些非水肿性疾病,如高血压、肾结石、心功能不全、高血钙症等的治疗。

此类药物直接作用于肾单位,影响肾小球滤过,特别是肾小管、集合管的重吸收和再分泌,影响尿的生成过程,最终产生利尿作用。因此,了解与利尿作用有关的肾泌尿生理学基础极为重要。

尿的生成包括肾小球滤过、肾小管和集合管的重吸收和分泌(图 24-1)。

1. 肾小球的滤过　血液流经肾小球时,除血细胞、蛋白质外,其他成分均可经肾小球滤过而形成原尿。每天肾小球滤过产生的原尿约 180 L,但排出的终尿仅为 1～2 L,说明有 99％的原尿在肾小管被重吸收,仅 1％左右排出体外。因此,增加肾小球滤过的药物,其利尿作用甚微。故临床应用价值不大。

2. 肾小管和集合管的重吸收与分泌功能

(1) 近曲小管　尿中 60％～70％的 Na^+ 在近曲小管被重吸收,尿液流经近曲小管时,Na^+ 被转运至上皮细胞内,然后在 Na^+ 泵(Na^+-K^+-ATP 酶)作用下,将 Na^+ 主动转运至细胞间液。近曲小管上皮细胞还向管腔内分泌 H^+,同时交换回等量 Na^+,H^+ 来源于 CO_2 与 H_2O 所生成的 H_2CO_3,再解离成 H^+ 和 HCO_3^-,此反应需要细胞内碳酸酐酶的催化。若抑制碳酸酐酶的活性,H^+ 和 HCO_3^- 的生成就会减少,管内的 H^+-Na^+ 交换也随之减少,Na^+ 的排出增加,伴有水的排出增多而利尿。

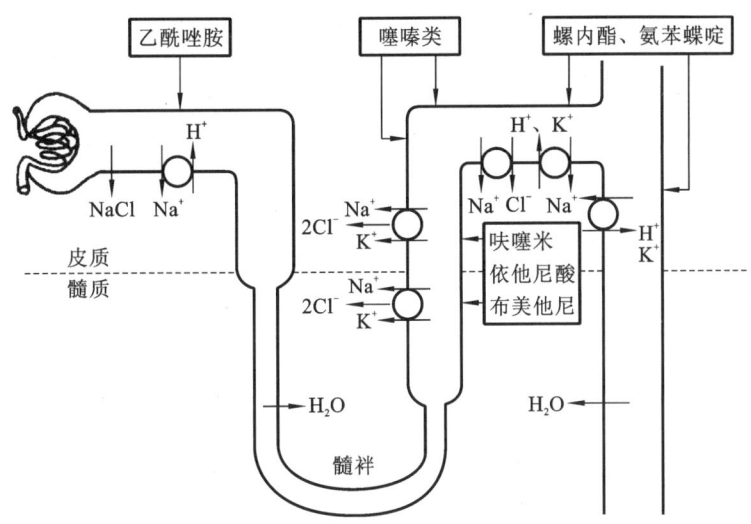

图 24-1 肾小管各段功能和利尿药作用部位

碳酸酐酶抑制剂乙酰唑胺就是通过这一环节产生利尿作用的,但因近曲小管及其以下各段对 Na^+ 和 H_2O 的重吸收有代偿性增加,故利尿作用较弱。

(2)髓袢升支粗段 髓袢分降支和升支,其中升支粗段受利尿药的影响较大。原尿中 30% ~ 35% 的 Na^+ 在髓袢升支粗段被重吸收。该段膜腔侧存在 Na^+-K^+-2Cl^- 同向转运系统,可将管腔内的一个 Na^+、一个 K^+ 和两个 Cl^- 同向转运至上皮细胞内。Na^+ 再经钠泵转入细胞间液,由于 Na^+ 浓度下降,形成管腔与细胞内 Na^+ 浓度差,激活 Na^+-K^+-2Cl^- 同向转运系统,促进 Na^+ 从管腔液向细胞内转运。进入细胞内的 K^+ 通过腔膜侧 K^+ 通道顺浓度差返回管腔内,形成 K^+ 的再循环。管腔内 K^+ 增多,形成管腔正电位,驱动管腔内 Ca^{2+}、Mg^{2+} 从细胞旁道重吸收。Cl^- 经细胞基侧膜上的 Cl^- 通道进入细胞间质。而该腔膜上皮细胞几乎对水不通透,结果形成管腔内的低渗尿和肾髓质的高渗状态,这就是肾脏对尿的稀释功能,也是集合管浓缩尿液的基础。

高效能利尿药呋塞米等选择性地阻断 Na^+-K^+-2Cl^- 同向转运系统,影响尿的稀释过程和浓缩过程,产生极强的利尿作用。

(3)远曲小管和集合管 滤液中 10% 的 Na^+ 在远曲小管近端吸收,主要通过 Na^+-Cl^- 共同转运子。此段对水不通透,NaCl 的重吸收使尿液进一步稀释。作用于该段的噻嗪类利尿药通过阻断 Na^+-Cl^- 共同转运子而产生中等强度的利尿作用。

远曲小管远端和集合管重吸收 2% ~ 5% 的 Na^+,重吸收的机制与其他节段不同。除继续进行 Na^+-H^+ 交换外,还有 Na^+-K^+ 交换过程,后者主要由醛固酮调节。

醛固酮促进 Na^+ 的重吸收以及 K^+ 的分泌,如能对抗醛固酮的调节功能或直接抑制 Na^+-H^+ 交换,就会造成排钠保钾而利尿。螺内酯以及氨苯蝶啶等药物就是作用于此部位而产生较弱的利尿作用的。

一、高效能利尿药

本类药物也称髓袢利尿药。主要作用于髓袢升支粗段,通过抑制 Na^+-K^+-2Cl^- 同向转运系统,产生强大的利尿作用。

呋 塞 米

呋塞米(furosemide)又名速尿、呋喃苯胺酸,口服后迅速吸收,约 0.5 h 生效,1~2 h 达高峰,持续 6~8 h。静脉注射后 5 min 起效,0.5~1 h 达高峰,维持 2~4 h。血浆蛋白结合率为 98%,主要分布于细胞外液。药物约 66% 以原形从尿中排出,约 1/3 随胆汁排出。其利尿作用不仅与剂量有关,还有明显的个体差异,故临床用药应从小剂量开始,做到给药剂量个体化。

【药理作用】

1. 利尿作用 利尿作用迅速、强大而短暂。本药主要作用于髓袢升支粗段,通过抑制 Na^+-K^+-$2Cl^-$ 同向转运系统而抑制 NaCl 的重吸收,降低肾的稀释与浓缩功能,排出大量近等渗的尿液,同时使 Na^+、K^+、Cl^-、Ca^{2+}、Mg^{2+} 的排出增加。可引起低血钾、低氯性碱中毒、低镁血症,而 Ca^{2+} 流经远曲小管时被重吸收,故较少发生低钙血症。

2. 扩张血管 本药对血管有直接作用,可扩张肾血管,降低肾血管阻力,增加肾血流量;扩张小静脉,减轻心脏负荷,降低左心室充盈压,减轻肺淤血。其作用机制尚未完全阐明,可能与该药促进前列腺素合成有关。

【临床应用】

1. 急性肺水肿和脑水肿 静脉注射呋塞米能迅速扩张容量血管,使回心血量减少,在利尿作用发生前就可缓解急性肺水肿,是急性肺水肿的迅速有效的治疗手段之一。同时由于利尿,使血液浓缩,血浆渗透压增高,也有利于消除脑水肿,对脑水肿合并心力衰竭者尤为适用。

2. 严重水肿 可治疗心、肝、肾性水肿等各类水肿。主要用于其他利尿药无效的顽固性水肿和严重水肿。因易引起电解质紊乱,一般不作首选药使用。

3. 急慢性肾功能衰竭 本药能增加肾血流量,以缺血区肾血流量增加最为明显,对急性肾功能衰竭早期的少尿及肾缺血有明显改善作用。加之其强大的利尿作用还可冲洗肾小管,防止肾小管的萎缩和坏死,故可用于急性肾功能衰竭早期的防治,但禁用于无尿的肾功能衰竭患者。

4. 高钙血症 本类药可抑制 Ca^{2+} 的重吸收,降低血钙。高钙危象时,可静注呋塞米。

5. 加速某些毒物排出 应用本类药物,结合输液,可使尿量增加,在一天内达到 5 L 以上。主要用于某些经肾排泄的药物中毒的抢救,如水杨酸类、巴比妥类、溴剂、氟化物、碘化物等。

【不良反应及注意事项】

1. 水及电解质紊乱 表现为低血容量、低血钾、低血钠、低血镁、低氯性碱中毒及低血压等。应注意及时补钾或服用留钾性利尿药,以避免或减少低血钾的发生。

2. 耳毒性 表现为眩晕、耳鸣、听力减退或暂时性耳聋,肾功能减退者尤易发生。耳毒性的发生机制可能与药物引起的内耳淋巴液电解质成分改变有关。与氨基糖苷类或第一、第二代头孢菌素类抗生素合用可诱发和加重耳聋,应避免合用。

3. 高尿酸血症 该药与尿酸竞争排泄,可减少尿酸的分泌,形成高尿酸血症,诱发和加重痛风。

4. 其他 可有恶心、呕吐,大剂量时可出现胃肠出血。少数患者可发生白细胞、血小板减少。亦可发生过敏反应,表现为皮疹、嗜酸细胞增多、偶有间质性肾炎等,停药后可迅速恢复。

布 美 他 尼

布美他尼(bumetanide)又名丁苯氧酸,利尿作用强而持久,是呋塞米的 $40\sim60$ 倍,为目前作用最强的利尿药,口服易吸收。主要用于各类顽固性水肿及急性肺水肿。不良反应与呋塞米相似,耳毒性最小。

依 他 尼 酸

依他尼酸(ethacrynic acid)又名利尿酸,利尿作用弱于呋塞米,不良反应较严重,如胃肠道反应较重,耳毒性发生率较高,现临床上较少使用。静脉注射时需经常更换注射部位,以免局部发生血栓性脉管炎。

二、中效能利尿药

噻 嗪 类

噻嗪类(thiazides)是临床上广泛使用的一类口服利尿药和降压药。该类药物基本结构相同,作用部位和作用机制相同,利尿效能基本一致,只是起效快慢及维持时间、剂量各不相同。氢氯噻嗪(hydroflumethiazide)是本类药物的原形药物,常用的噻嗪类还有氢噻嗪(chlorothiazide)、氢氟噻嗪(hydroflumethiazide)等。其他如吲达帕胺(indapamide)、氯噻酮(chlortalidone)、美托拉宗

(metolazone),它们虽无噻嗪环但有磺胺结构,他们的利尿作用与噻嗪类相似,故在本任务一并介绍。

【体内过程】 噻嗪类药物脂溶性较高,口服吸收迅速而完全,口服后 1～2 h 起效,4～6 h 血药浓度达高峰。所有的噻嗪类均以有机酸的形式从肾小管分泌,因而与尿酸的分泌产生竞争,可使尿酸的分泌速率降低。一般 3～6 h 排出体外。

【药理作用】

1. 利尿作用 通过抑制远曲小管近端 Na^+-Cl^- 共同转运子而抑制 NaCl 的重吸收,降低肾的稀释功能,产生温和持久的利尿作用。由于转运至远曲小管的 Na^+ 增加,所以它促进了 Na^+-K^+ 交换。本类药物对碳酸酐酶也有一定的抑制作用,故略增加 HCO_3^- 的排泄。因此,服用此类药后,Na^+、Cl^-、K^+、Mg^{2+}、HCO_3^- 的排泄均有增加,长期服用可引起低血钾、低血镁。

2. 抗利尿作用 噻嗪类利尿药能明显减少尿崩症患者的尿量及口渴症状,主要因排 Na^+ 使血浆渗透压降低而减轻口渴感,使饮水减少而发挥抗利尿作用。另一方面噻嗪类还能抑制磷酸二酯酶,增加远曲小管和集合管细胞内 cAMP 的含量,后者能提高远曲小管和集合管对水的通透性,使水的重吸收增加,减少尿的排出而产生抗利尿作用。其确切机制尚不清楚。

3. 降压作用 噻嗪类利尿药是常用的降压药,用药早期通过利尿、血容量减少而降压,长期则通过扩张外周血管而产生降压作用。

【临床应用】

1. 水肿 可用于各种原因引起的水肿。对轻、中度心源性水肿疗效较好,是慢性心功能不全的主要治疗药物之一。对肾性水肿的疗效与肾功能损害程度有关,受损较轻者效果较好;肝性水肿在应用时要注意防止低血钾诱发肝性脑病。

2. 高血压 本类药物是治疗高血压的基础药物之一,常与其他降压药合用,可减少后者的剂量,减少不良反应。

3. 其他 可用于肾性尿崩症及加压素无效的垂体性尿崩症,也可用于高尿钙伴有肾结石者,以抑制高尿钙引起的肾结石的形成。

【不良反应及注意事项】

1. 电解质紊乱 长期用药可致低血钾、低血钠、低血镁、低氯性碱中毒等,低血钾较为常见,表现为恶心、呕吐、腹胀、肌无力、心律失常等,主要因远曲小管和集合管 Na^+-K^+ 交换增强导致排钾增多所致,故应及时补钾。

2. 高尿酸血症 噻嗪类与尿酸竞争同一分泌机制,减少尿酸排出,引起高尿酸血症及高尿素氮血症,痛风患者慎用。又因其降低肾小球滤过率,加重肾功能不全,故禁用于严重肾功能不全。

3. 代谢变化 长期使用噻嗪类可引起高血糖、高血脂。糖尿病、高脂血症患者慎用。

4. 过敏反应 本类药物为磺胺类药物,与磺胺类有交叉过敏反应,可见皮疹、皮炎等,偶见严重的过敏反应如溶血性贫血、血小板减少、坏死性胰腺炎等。

三、低效能利尿药

低效能利尿药包括保钾利尿药和碳酸酐酶抑制剂。保钾利尿药作用在远曲小管和集合管,通过拮抗醛固酮(螺内酯)或抑制管腔膜上的 Na^+ 通道(氨苯蝶啶、阿米洛利)而发挥轻度利尿作用。碳酸酐酶抑制剂(乙酰唑胺)作用部位则在近曲小管,抑制 HCO_3^- 的重吸收而产生利尿作用。

螺 内 酯

螺内酯(spironolactone)又名安体舒通,化学结构与醛固酮相似,口服易吸收,1 天起效,2～3 天达高峰,维持 5～6 天;大部分在肝内代谢,其代谢产物坎利酮仍具有活性,能透过胎盘屏障,原形药与代谢产物由肾排泄。

【药理作用】 螺内酯可竞争性地结合醛固酮受体,拮抗醛固酮自身的排钾保钠作用,促进 Na^+ 和水的排出,减少 K^+ 排出。由于作用部位仅在远曲小管和集合管,故利尿作用较弱,其利尿作用的强度与体内醛固酮水平有关,对肾上腺切除的患者无利尿作用。

【临床应用】

1. 治疗伴有醛固酮升高的顽固性水肿　对肝硬化腹水及肾病综合征较为有效,常与排钾利尿药合用,增强利尿效果并预防低血钾。

2. 充血性心力衰竭　近年来已认识到醛固酮在心力衰竭发展中起重要作用,因而螺内酯用于心力衰竭已不仅仅限于通过排 Na^+、利尿消除水肿,而是通过多方面的作用改善患者的状况。

【不良反应及注意事项】　久用可导致高血钾,尤其是当肾功能不全时更易发生。本药还有性激素样副作用,出现男性乳房女性化、性欲减退,女性月经不调、多毛症等;还可发生口渴、恶心、呕吐、腹痛、便秘、胃溃疡等消化道反应及头痛、倦怠、嗜睡、精神错乱、皮疹、肌肉痉挛、粒细胞减少等。

氨苯蝶啶和阿米洛利

氨苯蝶啶(triamterene)和阿米洛利(amiloride)两药口服易吸收,通过肾小球滤过和近曲小管分泌后从尿中排出;虽化学结构不同,药理作用却相同。

【药理作用和临床应用】　通过阻断远曲小管和集合管腔膜上的 Na^+ 通道,减少 Na^+ 的重吸收,抑制 Na^+-K^+ 交换,使水排出增加而产生弱的利尿作用。单用疗效差,临床上常与排钾利尿药合用治疗顽固性水肿,疗效较好。氨苯蝶啶还可促进尿酸排泄,适用于痛风患者的利尿。

【不良反应及注意事项】　不良反应较少,偶有恶心、呕吐、嗜睡、腹痛等。长期服用易导致高钾血症,肾功能不全患者、高血钾者禁用。氨苯蝶啶可抑制二氢叶酸还原酶,导致叶酸缺乏。肝硬化患者服用后可发生巨幼红细胞性贫血。另外,用药期间应告知患者两药可使尿液变为蓝色荧光尿。

乙 酰 唑 胺

乙酰唑胺(acetazolamide)又名醋唑磺胺,是碳酸酐酶抑制药的原形药。碳酸酐酶抑制药是现代利尿药发展的先驱,是磺胺的衍生物。

【药理作用】　本药作用于近曲小管上皮细胞,通过抑制碳酸酐酶的活性来抑制 HCO_3^- 的重吸收而产生较弱的利尿作用。

【临床应用】　由于新利尿药的不断涌现,本药利尿作用较弱,故已很少作为利尿药使用,但仍有某些特殊用途。

1. 青光眼　抑制青光眼患者睫状体上皮细胞中碳酸酐酶的活性,减少房水生成,降低眼内压。对多种青光眼均有效。

2. 急性高山病　在开始攀登前 24 h 口服本药可起到预防作用,减轻高原反应中的脑水肿。

3. 碱化尿液　通过本药碱化尿液可促进尿酸和弱酸性物质的排泄,但只在使用初期有效。

【不良反应及注意事项】　作为磺胺的衍生物,可有过敏反应,长期服用可导致代谢性酸中毒、尿结石、低钾等。补钾可以纠正。

任务二　脱　水　药

脱水药(dehydrant)又称渗透性利尿药(osmotic diuretics),该类药物是在体内不被代谢或代谢较慢的小分子化合物,但大量静脉注射后可以提高血浆渗透压,产生组织脱水作用。而且它们易由肾小球滤过而不被肾小管再吸收,故增加肾小管的渗透压,使得 Na^+、水的重吸收减少,尿量增加,产生渗透性利尿作用。本类药物有以下特点:①静脉注射后不易通过毛细血管进入组织;②易经肾小球滤过而不易被肾小管重吸收,迅速排出体外;③在机体内不易被代谢。常用的药物有甘露醇、山梨醇、高渗葡萄糖等。

甘 露 醇

甘露醇(mannitol)为己六醇结构的白色结晶性粉末,口服不吸收,临床主要采用20%的高渗溶液静脉注射或静脉滴注。

【药理作用】

1. 脱水作用 静脉注射后,提高血浆胶体渗透压,使组织间液水分向血浆转移而产生组织脱水作用。

2. 利尿作用 静脉注射甘露醇后,血浆渗透压升高,血流容量增加,血液黏滞度降低,并通过稀释血液而增加循环血容量及肾小球滤过率,产生渗透性利尿作用。

【临床应用】

1. 脑水肿 甘露醇是治疗脑水肿、降低颅内压安全有效的首选药。可用于脑外伤、脑膜炎、脑瘤及脑组织缺氧等引起的脑水肿。

2. 青光眼 用于青光眼急性发作及患者的术前准备。

3. 预防急性肾功能衰竭 急性肾功能衰竭早期及时应用,通过其脱水、利尿及增加肾血流量的作用,可以迅速消除水肿和排出有毒物质,以保护肾小管免于萎缩、坏死。

【不良反应及注意事项】 不良反应少见,注射过快可引起一过性头痛、头晕、畏寒和视物模糊。因可增加循环血量而加重心脏负荷,心功能不全者、尿闭者禁用。

山 梨 醇

山梨醇(sorbitol)是甘露醇的同分异构体,作用和临床应用与甘露醇相似,在体内大部分在肝内转化为果糖,故高渗作用减弱。

高渗葡萄糖

高渗葡萄糖(hypertonic glucose)为50%高渗溶液,静脉注射有脱水和渗透性利尿作用。因部分葡萄糖转运到组织中被代谢利用,疗效弱且不持久,一般与甘露醇或山梨醇合用,用于脑水肿或青光眼。

➡ 小结

情境导入及
分析答案

利尿药是促进肾脏排泄尿液功能从而增加尿量的药物。利尿作用是通过影响肾小球的过滤、肾小管的再吸收和分泌等功能实现的。临床上主要用于治疗各种原因引起的水肿,也用于某些非水肿性疾病,如高血压、肾结石等。利尿药分为:①高效能利尿药,利尿作用强大,用于严重水肿,最常用的是呋塞米(速尿)。②中效能利尿药,最常用的是噻嗪类利尿药,如氢氯噻嗪。③低效能利尿药,又称保钾利尿药,如螺内酯、氨苯蝶啶。长期使用可引起电解质紊乱,在用药过程中要监测离子变化。

脱水药又称渗透性利尿药,常见的有甘露醇、山梨醇,主要用于治疗脑水肿、青光眼、预防急性肾功能衰竭。

➡ 能力检测

能力检测答案

一、A型题

1. 呋塞米的利尿作用机制是( )。

A.抑制髓袢升支粗段 K^+-Na^+-$2Cl^-$ 的共转运子　　B.抑制远曲小管近端 Na^+-Cl^- 的协同转运
C.对抗醛固酮而抑制远曲小管远端 K^+-Na^+ 交换　　D.抑制肾小管上皮细胞中的碳酸酐酶
E.渗透性利尿作用

2. 呋塞米的临床应用不包括( )。

A.急性肾功能衰竭　　　　　　B.急性肺水肿　　　　　　C.高钙血症
D.尿崩症　　　　　　　　　　E.脑水肿

3. 可引起耳毒性的利尿药是( )。

A.噻嗪类　　　B.螺内酯　　　C.呋塞米　　　D.氨苯蝶啶　　　E.乙酰唑胺

4. 与呋塞米合用,使其耳毒性增强的抗生素是(　　　)。

A. 青霉素类　　　B. 磺胺类　　　C. 氨基糖苷类　　　D. 大环内酯类　　　E. 四环素类

5. 下列对噻嗪类利尿药的叙述不正确的是(　　　)。

A. 降低血压　　　　　　　　B. 抗利尿作用　　　　　　　　C. 利尿作用

D. 拮抗醛固酮作用　　　　　　E. 导致低血钾

6. 伴有糖尿病的水肿不宜选用(　　　)。

A. 呋塞米　　　B. 氢氯噻嗪　　　C. 螺内酯　　　D. 依他尼酸　　　E. 氨苯蝶啶

二、B 型题

(7～9 题共用答案)

A. 螺内酯　　　B. 氨苯蝶啶　　　C. 布美他尼　　　D. 乙酰唑胺　　　E. 环戊噻嗪

7. 主要作用部位在近曲小管的是(　　　)。

8. 直接抑制远曲小管和集合管对 Na^+ 的再吸收和 K^+ 的分泌的是(　　　)。

9. 能竞争醛固酮受体的是(　　　)。

(10～11 题共用答案)

A. 耳毒性　　　B. 肾毒性　　　C. 高血压　　　D. 高血糖　　　E. 高血钾

10. 氢氯噻嗪可引起(　　　)。

11. 螺内酯可引起(　　　)。

三、C 型题

12. 患者,男,30 岁。高热,畏寒,咽痛后 2 周,出现颜面水肿,随后波及全身,肉眼血尿来院就诊。血压 160/90 mmHg,尿常规:蛋白尿,血尿,少量白细胞。诊断:急性链球菌感染后肾炎。该患者除给予休息、饮食指导和抗感染治疗外,还应给予的药物是(　　　)。

A. 螺内酯　　　B. 氨苯蝶啶　　　C. 氢氯噻嗪　　　D. 普萘洛尔　　　E. 可乐定

四、X 型题

13. 呋塞米的临床应用是(　　　)。

A. 治疗水肿　　　　　　　B. 加速毒物排泄　　　　　　　C. 预防结石

D. 治疗尿崩症　　　　　　E. 治疗高钙血症

14. 噻嗪类利尿药的主要不良反应是(　　　)。

A. 高尿酸血症　　　B. 高血糖　　　C. 高血脂　　　D. 低血钾　　　E. 高钙血症

15. 脱水药具有的特点是(　　　)。

A. 体内不易代谢　　　　　　B. 不易被肾小球滤过　　　　　　C. 不易进入组织

D. 不易被肾小管重吸收　　　　E. 易被肾小管重吸收

16. 甘露醇的主要适应证是(　　　)。

A. 青光眼　　　　　　　　　B. 脑水肿

C. 预防急性肾功能衰竭　　　　D. 肺水肿　　　　　　　　　E. 肝硬化腹腔积液

执考真题　　　执考真题答案

(冯祝婷)

血液和造血系统药

1. 掌握铁剂、维生素K、肝素、尿激酶、右旋糖酐的药理作用、临床应用、不良反应及注意事项。

2. 熟悉叶酸、维生素 B_{12}、氨甲苯酸、香豆素类、枸橼酸钠的药理作用、临床应用、不良反应及注意事项。

3. 了解升高白细胞药和水、电解质平衡药的药理作用、临床应用、不良反应及注意事项。

4. 具有正确指导患者合理使用作用于血液及造血系统药物的能力。

扫码看
PPT

情境导入及分析

患者,女,46岁,患十二指肠溃疡3年,近日感到疲乏,困倦无力,活动后心悸、气短、头晕目眩、耳鸣、注意力不集中、嗜睡、皮肤干燥、毛发干枯等,故入院治疗。经检查,血红蛋白50 g/L,红细胞 2×10^{12}/L。

诊断:缺铁性贫血。

试分析:

1. 该患者应用何药治疗?为什么?

2. 影响铁剂吸收的因素有哪些?

任务一 抗贫血药

贫血是指循环血液中红细胞数或血红蛋白长期低于正常值。根据发病机制不同可分为如下几种。

1. 缺铁性贫血 因铁摄入量不足或损失过多,导致红细胞生成障碍,患者红细胞呈小细胞,低色素性,此类型在我国多见。

2. 巨幼红细胞性贫血 因体内叶酸、维生素 B_{12} 缺乏所致,红细胞呈大细胞,高色素性。

3. 再生障碍性贫血 因骨髓造血功能降低,导致红细胞、粒细胞及血小板减少,此种类型较难治愈。

抗贫血药主要用于贫血的补充替代治疗,应该根据不同贫血的类型选择不同的药物。

铁 剂

铁是人体必需的元素,正常人体每天至少要补充铁15 mg。如果缺铁主要影响血红蛋白合成,可引起缺铁性贫血。

口服铁剂必须还原成 Fe^{2+} 后才能在小肠上段被吸收，Fe^{3+} 很难被吸收。吸收入肠黏膜的铁，一部分氧化成 Fe^{3+}，与去铁蛋白结合成铁蛋白后储存，另一部分则进入血浆与转铁蛋白结合成复合物转运至骨髓供造血使用。铁的排泄主要由肠道细胞脱落排出体外，部分铁还可通过胆汁、尿液、汗液排出。

常用的铁剂有硫酸亚铁（ferrous sulfate）、枸橼酸铁铵（ferric ammonium citrate）、富马酸亚铁（ferrous fumarate）等。

【药理作用和临床应用】　铁是红细胞成熟阶段合成血红素的必需物质。Fe^{2+} 与原卟啉结合成血红素，再与珠蛋白结合形成血红蛋白而发挥作用。主要用于慢性失血性贫血（因月经过多、痔疮、消化性溃疡、钩虫病等慢性失血）、对铁需求增加（营养不良、妊娠、儿童生长期等）、铁吸收障碍（萎缩性胃炎、慢性腹泻、胃癌等）和红细胞大量破坏（疟疾、溶血等）等，连服 2～3 周即可改善症状，7～12 天后网织红细胞计数上升达高峰。

【不良反应及注意事项】

1. 胃肠刺激　口服时对胃肠道有刺激性，引起腹部不适、腹痛、腹泻等，饭后服用可减轻症状。Fe^{2+} 能与肠腔内 H_2S 结合成 FeS，减弱对肠壁的刺激，产生便秘。

2. 急性中毒　小儿误服 1 g 以上铁剂可致急性中毒，表现为恶心、呕吐、休克、血性腹泻，甚至呼吸困难、死亡。抢救措施为用磷酸盐或碳酸盐溶液洗胃，并用特殊解毒剂去铁胺胃内注入以结合铁剂，减轻中毒反应。

3. 铁的吸收　稀盐酸、维生素 C、果酸、半胱氨酸等还原性物质，有助于 Fe^{3+} 变成 Fe^{2+}，从而促进铁的吸收。而鞣酸、磷酸盐、抗酸药及四环素等可妨碍铁的吸收，使用时应避免合用。

4. 口服铁剂　消化性溃疡、局限性肠炎、溃疡性结肠炎患者慎用口服铁剂。

叶　　酸

叶酸（folic acid）是机体细胞生长和分裂所必需的物质，存在于动植物中，以酵母、肝及绿叶蔬菜中含量最多，不耐热，长时间烹煮可被破坏。

【药理作用】　叶酸在体内先被叶酸还原酶还原为二氢叶酸，然后再被进一步地还原成四氢叶酸，四氢叶酸能参与氨基酸与核酸的生物合成。叶酸缺乏时，上述代谢受阻，影响血细胞发育，出现巨幼红细胞性贫血。

【临床应用】　用于各种原因所致的巨幼红细胞性贫血。如婴幼儿、妊娠期、哺乳期妇女，长期使用避孕药、镇痛药等。若长期使用二氢叶酸还原酶抑制剂（甲氨蝶呤、甲氧苄啶、乙胺嘧啶等）引起的巨幼红细胞性贫血，因叶酸还原利用受到障碍，需用活性的亚叶酸钙治疗。对缺乏维生素 B_{12} 所致的恶性贫血，叶酸仅能纠正血象，但不能改善神经损害症状，故在治疗时要以维生素 B_{12} 为主，叶酸为辅。

维生素 B_{12}

维生素 B_{12}（vitamin B_{12}）是一类含钴复合物，广泛存在于动物内脏、蛋黄、牛奶中，植物性食物几乎不含，故人体所需的维生素 B_{12} 须从外界摄取。药用维生素 B_{12} 有氰钴胺和羟钴胺等。口服维生素 B_{12} 必须与胃壁细胞分泌的内因子（糖蛋白）结合才能免受胃液破坏而进入空肠被吸收，吸收后与血浆蛋白结合储存在肝脏。胃黏膜萎缩或胃切除者可因内因子缺乏而影响维生素 B_{12} 的吸收，引起恶性贫血。

【药理作用】　维生素 B_{12} 可参与机体多种生化代谢，为细胞生长、发育、成熟和维持有鞘神经纤维功能完整性所必需。

1. 促进叶酸再循环利用　维生素 B_{12} 作为辅酶，使 5-甲基四氢叶酸转化成四氢叶酸再循环利用。故当维生素 B_{12} 缺乏时，叶酸代谢循环受阻，可引起巨幼红细胞性贫血。

2. 维持有鞘神经纤维功能　维生素 B_{12} 能促进甲基丙二酸转变成琥珀酸，参与三羧酸循环，此过程关系到神经鞘膜脂质的合成及维持有鞘神经纤维功能完整，如缺维生素 B_{12} 可产生神经损害。

【临床应用】　主要用于治疗恶性贫血、维生素 B_{12} 缺乏所致的巨幼红细胞性贫血，尤其对内因子缺乏或分泌不足引起的恶性贫血疗效好。还可用于神经炎、神经萎缩、白细胞减少症、再生障碍性贫血、肝脏疾病等的辅助治疗。

【不良反应及注意事项】 不良反应较少。偶致变态反应,甚至过敏性休克,应引起注意。恶性贫血口服本品无效,必须肌内注射,并终生使用。

任务二 升高白细胞药

由各种原因(药物、疾病、肿瘤患者放化疗)引起周围血中白细胞及其分数下降,产生白细胞减少症。临床上应用升高白细胞药物进行治疗,但效果大都不理想,疗效尚不肯定。目前普遍认为某些细胞生长因子的升白作用方面较其他药物效果好。

维生素 B_4

维生素 B_4(vitamin B_4)是核酸和某些辅酶的组成部分,可以参与体内 RNA 和 DNA 的合成,从而促进白细胞的生成,特别是白细胞缺乏时作用更明显。临床上主要用于各种原因(放射治疗、苯中毒、抗肿瘤化疗、抗甲状腺药等)引起的白细胞减少症,一般用药 2~4 周白细胞数目可增加。正常治疗量无明显不良反应。

肌 苷

肌苷(hypoxanthine riboside)在体内转变为肌苷酸及磷酸腺苷,参与体内蛋白质的合成,促进肌细胞能量代谢,并且提高了多种酶的活性,可促进缺氧状态下的细胞代谢。临床上主要用于白细胞减少症及血小板减少症。不良反应有胃部不适,静脉注射可引起面部潮红。

重组人粒细胞集落刺激因子

重组人粒细胞集落刺激因子(recombinant human granulocyte colony-stimulating factor,rhG-CSF,非格司亭 filgrastim)是由 DNA 重组技术产生的人粒细胞集落刺激因子,其结构与人的血管内皮细胞、单核细胞和成纤维细胞生成的人粒细胞集落刺激因子(granulocyte colony-stimulating factor,G-CSF)虽略有不同,但其生物活性相似。静脉滴注后 30 min 达血药峰浓度,皮下注射后 3 h 达血药峰浓度,半衰期为 1~5 h。

【药理作用】 本品为Ⅱ类造血刺激因子,有细胞特异性,仅对中性粒细胞系有特异性的促生长作用。本品与靶细胞膜受体结合,主要刺激粒细胞系造血;也可使造血干细胞由静止期进入细胞周期;调节中性粒细胞系细胞的增殖与分化成熟,并促使中性粒细胞释放入血,且还可增加其趋化性、吞噬和杀伤能力。

【临床应用】 主要用于血液系统多种疾病的中性粒细胞减少症(如肿瘤的放疗和化疗、骨髓移植、再障、骨髓肿瘤浸润等)。

【不良反应及注意事项】 主要有骨痛、低热、皮疹、恶心、呕吐、转氨酶升高等,但较轻,一般停药后消失。

任务三 促凝血药和抗凝血药

血液凝固是多种凝血因子经蛋白酶水解活化的反应过程,此过程有内源性和外源性两条途径(图25-1),最终生成凝血酶,使可溶性的纤维蛋白原转变成难溶的纤维蛋白。任何一种凝血因子缺乏或任何一个凝血阶段受到抑制,都可导致凝血障碍而出血。

一、促凝血药

促凝血药(coagulants)是一类能通过激活凝血过程中的某些凝血因子而防治某些凝血功能低下

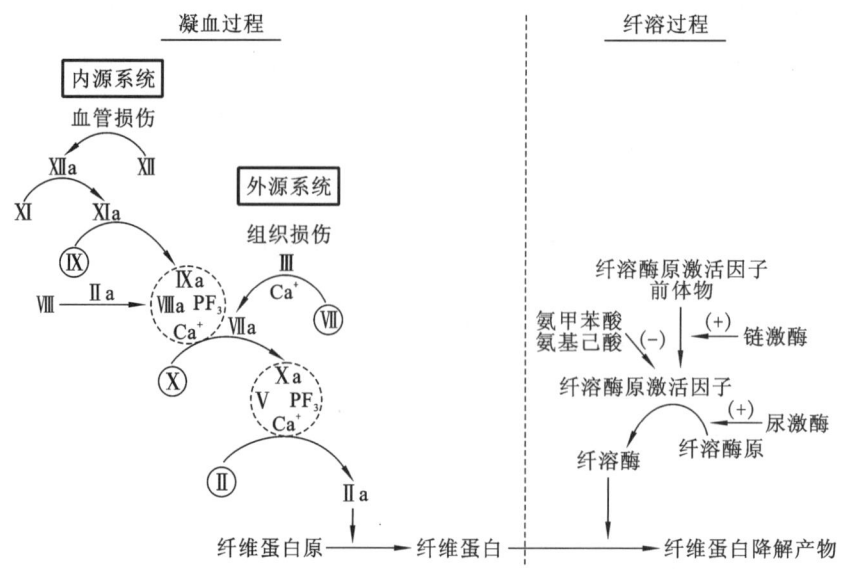

图 25-1　凝血过程和纤溶过程及药物作用示意图

所致的出血性疾病的药物。

维 生 素 K

维生素 K(vitamin K)的基本结构为甲萘醌,主要包括 K_1、K_2、K_3 和 K_4。其中 K_1、K_2 是天然的,为脂溶性,K_1 来自于植物,K_2 主要由肠道细菌合成。K_3、K_4 为人工合成品,为水溶性。口服 K_1、K_2 需要胆汁协助吸收,K_3、K_4 可从肠道吸收后进入血液,吸收后主要集中于肝脏中,大部分以原形经胆汁或尿中排出。维生素 K_1 作用快,常肌内注射,严重出血可静脉注射,K_3、K_4 一般口服给药。

【药理作用】　维生素 K 通过促进凝血因子 II、VII、IX、X 等在肝脏的合成,使其具有生理功能,发挥促凝血作用。维生素 K 缺乏,则使这些凝血因子合成减少,导致凝血酶原时间延长而引起出血。

【临床应用】　主要用于防治维生素 K 缺乏所致的出血,如维生素 K 吸收障碍(阻塞性黄疸、胆瘘、肠炎、慢性腹泻等因胆汁分泌减少所致)、维生素 K 合成障碍(早产儿及新生儿缺乏合成维生素 K 的细菌或长期服用广谱抗生素造成肠道内大肠埃希菌缺乏所致维生素 K 合成不足)、凝血酶原含量过低所致出血(服用香豆素类抗凝剂和水杨酸引起的出血)。本品还可用于治疗胆道蛔虫所致的胆绞痛。

【不良反应及注意事项】　维生素 K 毒性很小。静脉注射过快,可有面部潮红、出汗、胸闷、血压下降甚至虚脱,故一般多采用肌内注射。维生素 K_3、K_4 口服时可致恶心、呕吐等消化道反应,宜饭后服用。较大剂量可致新生儿溶血、高胆红素血症及黄疸。体内缺乏葡萄糖-6-磷酸脱氢酶的患者服用时可诱发溶血性贫血。

抗纤维蛋白溶解药

此类药物有氨甲苯酸(aminomethyl benzoic acid, PAMBA)、氨甲环酸(tranexamic acid, AMCHA)。氨甲环酸作用强,但不良反应较多;氨甲苯酸不良反应少,是临床常用制剂。

【药理作用】　此类药物能竞争性地抑制纤溶酶原在纤维蛋白上的吸附,使其无法被纤维蛋白上的纤溶酶原激活物激活,从而抑制纤维蛋白的溶解,发挥止血作用。

【临床应用】　主要用于纤维蛋白溶解症所致的出血,如肺、肝、胰、前列腺、甲状腺、肾上腺、子宫等手术所致的出血,因这些脏器存在大量的纤维蛋白溶解酶原激活因子。但是对癌症出血、创伤出血及非纤维蛋白溶解所致出血无效。

【不良反应及注意事项】　氨甲环酸常见胃肠道反应,偶致头痛、头晕、嗜睡等,用量过大可致血栓,可诱发心肌梗死,故有血栓形成倾向或心肌梗死倾向患者慎用。

二、抗凝血药

抗凝血药是通过影响凝血因子,从而阻止血液凝固过程的药物,主要用于血栓栓塞性疾病的预防与治疗。

肝 素

肝素(heparin)因最初从肝中获得而命名,目前多取自猪肠黏膜和猪、牛肺脏。肝素是带大量负电荷的大分子,不易通过生物膜,故口服无效,临床上常静脉给药,静脉注射后立即生效。在肝中代谢,大部分以代谢物形式从肾排出。

【药理作用】 肝素主要通过激活血浆中抗凝血酶Ⅲ(AT-Ⅲ),并加强 AT-Ⅲ抑制凝血因子Ⅻ$_a$、Ⅺ$_a$、Ⅸ$_a$、Ⅹ$_a$等的作用,从而发挥抗凝作用。可延长凝血时间,凝血酶时间和凝血酶原时间,在体内、体外均有强大的抗凝作用。

肝素还具有使脂蛋白脂酶释放入血,发挥降血脂作用,同时还具有抗炎、抗血小板聚集的作用。

【临床应用】

1. 血栓栓塞性疾病 主要用于防治血栓形成和栓塞,如深静脉血栓、肺栓塞、周围动脉血栓栓塞、心肌梗死及手术后血栓形成等。

2. 弥散性血管内凝血(DIC) 用于各种原因引起的 DIC。及早应用可防止纤维蛋白原和凝血因子的消耗,以防继发性出血。

3. 体外抗凝 用于心导管检查、体外循环、血液透析等。

【不良反应及注意事项】

(1)肝素毒性较小,过量易致自发性出血,表现为各种黏膜出血、关节腔积血和伤口出血等。应严密监测凝血时间,一旦出血应立即停药,并且缓慢静脉注射硫酸鱼精蛋白对抗。硫酸鱼精蛋白是强碱性、带正电荷的蛋白质,可与肝素结合成稳定的复合物而使肝素失活(一次用量不超过 50 mg,1 mg 鱼精蛋白可中和肝素 100 U)。

(2)偶见变态反应,如荨麻疹、哮喘、发热等。

(3)长期使用可致骨质疏松和自发性骨折,少数可见血小板减少症。

【禁忌证】 对肝素过敏、有出血倾向、血友病、血小板功能不全、紫癜、严重高血压、肝肾功能不全、活动性溃疡、颅内出血、先兆流产及产后、外伤手术后等患者和孕妇禁用。

香 豆 素 类

香豆素类(coumarin)常用的有双香豆素(dicoumarol)、华法林(warfarin,苄丙酮香豆素)、醋硝香豆素(acenocoumarol,新抗凝)等,作用基本相同。

双香豆素口服吸收慢且不规则,华法林口服吸收快而完全,吸收后与血浆蛋白结合率为 99%,主要经肝代谢,由肾排出。

【药理作用】 本类药物化学结构与维生素 K 相似,可以竞争性拮抗维生素 K,在肝内抑制维生素 K 环氧转化酶的活性,使维生素 K 由环氧化型向氢醌型转化受阻,干扰凝血因子Ⅱ、Ⅶ、Ⅸ、Ⅹ的合成,从而抑制血液凝固。只在体内有效。在体内需待已合成的上述凝血因子耗竭后,才发挥作用,故起效较慢。

【临床应用】 主要用于防治血栓栓塞性疾病。口服后,起效慢,故用药初期常与肝素合用。作用时间持久,但剂量不易控制。与抗血小板药合用,能减少外科手术、风湿性心脏病、人工置换心脏瓣膜手术等的静脉血栓发生率。

【不良反应及注意事项】 主要不良反应是出血,常发生于皮肤、黏膜、胃肠道,严重者会出现颅内出血。凝血酶原时间过长或有出血时,应立即停药,并静脉注射维生素 K 对抗;必要时同时输入新鲜全血、血浆或凝血酶原复合物。禁忌证同肝素。

【药物相互作用】 巴比妥类、苯妥英钠、利福平等药酶诱导剂可加快香豆素类药物在体内的代谢,使其抗凝作用减弱。阿司匹林、保泰松等可使血浆中游离的香豆素浓度升高,抗凝作用增强。广谱抗生素抑制肠道正常菌群,减少维生素 K 的合成、凝血因子减少等均可增强香豆素类药物的作用。

枸 橼 酸 钠

枸橼酸钠(sodium citrate)为体外抗凝药,可与血液中的钙结合成难解离的可溶性络合物,使血钙浓度降低,产生抗凝。若大量枸橼酸钠进入体内,可干扰正常血钙浓度,故不用于体内抗凝,一般适用于体外抗凝,如体外血液保存。输入过快或过量,可导致低血钙,手足抽搐、心功能不全等,必要时可静脉注射钙盐解救。

纤维蛋白溶解药

纤维蛋白溶解药可使纤维蛋白溶酶原(又称纤溶酶原)转变为纤维蛋白溶酶(又称纤溶酶),纤溶酶能促进纤维蛋白溶解,使血栓溶解,故又称血栓溶解药,但对形成已久并已机化的血栓难以发挥作用,一般用于治疗急性血栓栓塞性疾病。

链 激 酶

【药理作用】 链激酶(streptokinase)是一种不具有酶活性而具有抗原性的蛋白质。本品可与内源性纤溶酶原结合为复合物,促使纤溶酶原转变成纤溶酶,水解纤维蛋白,而使血栓溶解。

【临床应用】 主要用于治疗动静脉内新鲜血栓形成的栓塞,如急性肺动脉栓塞和深部静脉栓塞;也用于心肌梗死的早期治疗。但对形成已久、已机化的血栓无溶解作用,故应尽早使用。

【不良反应及注意事项】 主要是出血,如有严重出血,除立即停药外,可应用抗纤溶药氨甲苯酸对抗,甚至补充纤维蛋白原或全血。出血性疾病或出血倾向者、产妇分娩前后及怀孕 6 周内、新近手术者等禁用。

尿 激 酶

尿激酶(urokinase)是从尿或人工培养肾细胞中提取的蛋白水解酶,无抗原性。可直接使纤溶酶原转化为纤溶酶,而起溶栓作用。主要用于急性心肌梗死、肺栓塞、脑血管栓塞、周围动静脉栓塞等。不良反应及禁忌证同链激酶。

阿 尼 普 酶

阿尼普酶(anistreplase)为第二代溶栓药。常用于急性心肌梗死,亦可用于其他血栓性疾病。常见不良反应为注射部位和胃肠道出血,亦可发生一过性低血压和超敏反应。

任务四 血容量扩充药

大量失血可引起血容量降低,严重者可导致失血性休克而死亡。迅速补充血容量是治疗低血容量性休克的基本疗法。血容量扩充药是一类能维持血液胶体渗透压,作用持久,无毒无抗原性的药物。

右 旋 糖 酐

右旋糖酐(dextran)是高分子葡萄糖的聚合物。常用的有右旋糖酐 70、低分子右旋糖酐 40 和小分子右旋糖酐 10。相对分子质量高者扩充血容量效果好。

【药理作用】 糖酐能提高血浆胶体渗透压而扩充血容量,维持血压。作用强度及维持时间以右旋糖酐 70 最强。右旋糖酐可降低血小板的黏附、凝集及血液黏稠度,能阻止血栓形成和改善微循环。右旋糖酐还具有渗透性利尿作用。

【临床应用】 主要用于防治低血容量性休克,如外伤大出血或烧伤性休克等。预防休克后期弥散性血管内凝血,也用于防治心肌梗死和脑血栓形成、外科手术后血栓形成。

【不良反应及注意事项】
(1)偶见变态反应,如发热、皮疹等,部分患者偶见血压下降、呼吸困难等严重反应。

（2）用量过大可致凝血障碍和出血。

（3）血小板减少症、出血性疾病等患者禁用；心、肝、肾功能不全者慎用。

任务五　水电解质平衡调节药

一、电解质平衡调节药

氯　化　钠

【药理作用】　氯化钠（sodium chloride）中的钠进入机体以离子形式参与广泛的生理和生化代谢。正常人体内总钠量平均为 150 g，细胞外液中钠离子占阳离子含量的 90％左右，是维持细胞外液容量和渗透压的主要因素。

【临床应用】

1. 低钠综合征　体内大量失钠如出汗过多、剧烈吐泻、大面积烧伤、大量失血等，均可引起。表现为全身虚弱、表情淡漠、头痛、肠绞痛、手足痉挛、循环障碍、昏迷甚至死亡。氯化钠可补充血容量和钠，用于各种缺钠性脱水症。

2. 外用冲洗液　0.9％氯化钠溶液的渗透压与哺乳类动物的体液渗透压相同，属于等渗溶液。可用于眼、鼻、手术野及伤口的冲洗。

3. 其他　高温作业者以 0.1％～0.2％的溶液做口服饮料，可预防中暑。

【不良反应及注意事项】　过量可致高钠血症，引起组织水肿，故高血压及心、肾功能不全者慎用，肺水肿者禁用。

氯　化　钾

【药理作用】

1. 维持细胞的等渗压　钾离子为细胞内主要阳离子，与细胞外的钠离子一起维持细胞的等渗压。

2. 维持骨骼肌张力　参与糖、蛋白质及能量代谢和神经冲动的传导，是维持骨骼肌正常张力所必需的阳离子，缺钾时运动终板兴奋性降低。

3. 参与酸碱平衡的调节　钾离子通过与细胞外的氢离子交换参与酸碱平衡的调节。

4. 降低心肌兴奋性、自律性和传导性　缺钾时心肌兴奋性增高，易引起异位节律。

【临床应用】

1. 低钾血症　用于严重吐泻不能进食、长期应用排钾利尿药等各种原因导致的钾摄入不足、排出量增多或在体内分布异常引起的低钾血症。

2. 心律失常　用于洋地黄等强心苷类中毒所致的阵发性心动过速。

【不良反应及注意事项】

1. 胃肠反应　本品有强烈刺激性，口服可引起恶心、呕吐、腹痛，甚至可引起胃肠溃疡，应稀释或餐后服。

2. 抑制心脏　诱发或加重房室传导阻滞，甚至心脏骤停。故禁止静脉注射。静脉滴注时，浓度不宜超过 0.3％，速度宜慢。

3. 局部组织坏死　静脉滴注时漏于皮下可致局部组织坏死。

二、酸碱平衡调节药

碳　酸　氢　钠

【药理作用】　碳酸氢钠（sodium bicarbonate）为弱碱性药物，口服或静脉滴注，均可与血中氢离子结合，可使体液的 pH 值升高。

【临床应用】　碳酸氢钠是治疗代谢性酸血症、呼吸性酸中毒合并代谢性酸中毒的首选药，也可用于碱化尿液,促进有毒物质的排泄。

【不良反应及注意事项】

1. 刺激性 为弱碱性药物,静脉注射时切勿漏出血管。

2. 代谢性碱血症 过量应用可引起代谢性碱血症,故忌过量使用。

3. 水钠潴留及缺钾 充血性心力衰竭、急慢性肾功能衰竭、低钾血症或伴有 CO_2 潴留的患者慎用。

乳 酸 钠

【药理作用和临床应用】 乳酸钠(sodium lactate)进入体内,已解离的乳酸根与氢离子生成乳酸,在有氧条件下一部分经肝氧化成 H_2O 和 CO_2,CO_2 通过两种途径排出体外,降低血中氢离子,从而发挥纠正酸血症的作用。临床上主要用于纠正代谢性酸血症,作用不及碳酸氢钠迅速和稳定,现已较少采用。但对于高钾血症或某些药物过量(普鲁卡因胺、奎尼丁等)引起的心律失常伴有酸血症者,仍以乳酸钠治疗为宜。

【不良反应及注意事项】 过量可致代谢性碱中毒,对于伴有休克、缺氧、肝及心功能不全者不宜使用。

氨 丁 三 醇

氨丁三醇(trometamol)属不含钠的氨基碱类,能与碳酸生成碳酸氢盐而纠正酸血症。作用较强,可用于急性代谢性酸血症,也适用于呼吸性酸血症,但不良反应多且严重,可引起恶心、呕吐、低血糖、低血钙、高血钾、低血压、呼吸抑制、静脉炎等,故临床应用受到限制。本药碱性高,刺激性强,静滴外漏时,可引起组织坏死。慢性肾性酸血症、肾功能不全者禁用。

氯 化 铵

氯化铵(ammonium chloride)中铵离子在肝中能迅速代谢成尿素,而 Cl^- 在体内可置换成 HCO_3^-,减少体内过多的碱储备而纠正代谢性碱血症。此外,氯化铵还具有酸化尿液及祛痰等作用。主要用于代谢性碱血症,有机碱类药物中毒(氨茶碱等),可口服或静滴。

本品过量可致高氯性酸血症,并引起呼吸增强和血液 CO_2 张力下降;静脉滴注过快,可引起惊厥和呼吸停止。

知识链接

基因工程药物

基因工程药物指应用 DNA 重组技术生产的药品。DNA 重组技术是指将编码的目的基因与适当的载体连接起来形成重组分子,然后将其导入靶细胞,使目的基因在靶细胞中得到表达,最后将基因表达产物进行分离纯化,提取精制的目的基因产物。

应用 DNA 重组技术生产基因工程药物距今仅有 20 多年的历史。自 1982 年世界第一个基因工程药物重组胰岛素诞生以来,基因工程药物每年平均有 3～4 个新药或疫苗问世,现已开发成功的数十个药品已广泛应用于治疗癌症、肝炎、糖尿病、发育不良、囊纤维变性和一些遗传病。

小结

血液和造血系统药的应用主要内容为抗贫血药、促凝血药和抗凝血药以及血容量扩充药。贫血的治疗原则为缺什么补什么,铁剂治疗缺铁性贫血,叶酸、维生素 B_{12} 治疗巨幼红细胞性贫血。促凝血药维生素 K 用于维生素 K 缺乏所致的出血,氨甲苯酸用于纤溶亢进引发的出血。抗凝药肝素体内外均有抗凝作用,香豆素类只有体内抗凝作用,枸橼酸

情境导入及
分析答案

钠只能体外抗凝。抗凝药主要用于血栓栓塞性疾病的预防与治疗。右旋糖酐主要用于补充血容量。水电平衡调节药包括电解质平衡调节药和酸碱平衡调节药。

→ 能力检测

能力检测答案

一、A 型题

1. 维生素 K 对下列疾病所致出血无效的是（   ）。

A. 阻塞性黄疸   B. 华法林过量

C. 肺咯血、上消化道出血   D. 长期大量应用四环素

E. 新生儿出血

2. 产后出血（属纤溶系统亢进引起的出血）宜选用（   ）。

A. 维生素 K   B. 鱼精蛋白   C. 右旋糖酐

D. 氨甲苯酸   E. 华法林

3. 垂体后叶素可用于肺咯血是因为（   ）。

A. 收缩肺小动脉   B. 抑制咳嗽中枢   C. 促进血小板聚集

D. 抑制纤溶酶原转变为纤溶酶   E. 促进凝血因子的合成

4. 肝素的抗凝血特点是（   ）。

A. 仅在体内有效   B. 仅在体外有效   C. 体内外都有效

D. 仅口服有效   E. 起效缓慢

5. 肝素抗凝作用的主要机制是（   ）。

A. 与钙离子结合形成络合物   B. 促进抗凝血酶Ⅲ的活性   C. 激活纤溶系统

D. 对抗维生素 K 的作用   E. 收缩血管

6. 下列联合用药合理的是（   ）。

A. 铁剂＋稀盐酸   B. 铁剂＋四环素   C. 铁剂＋抗酸药

D. 铁剂＋鞣酸   E. 用茶水服用铁剂

7. 枸橼酸钠临床用于（   ）。

A. 血栓栓塞性疾病   B. 预防血栓栓塞形成

C. 输血时防止血液在体外凝固   D. 应用于弥散性血管内凝血早期

E. 内脏出血

二、B 型题

（8～9 题共用答案）

A. 硫酸亚铁   B. 叶酸   C. 维生素 B_{12}

D. 维生素 K   E. 维生素 B_{12}＋叶酸

8. 缺铁性贫血宜选用（   ）。

9. 恶性贫血易选用（   ）。

三、C 型题

10. 患儿，女，出生 4 周，单纯母乳喂养，可见皮肤紫癜、黏膜出血，吐咖啡色奶块、有黑便，经入院检查诊断为新生儿出血，应选用的药物是（   ）。

A. 垂体后叶素   B. 维生素 K   C. 氨甲苯酸

D. 酚磺乙胺   E. 凝血酶

11. 患者，女，28 岁，因长期功能性子宫出血导致贫血，应选用的药物是（   ）。

A. 叶酸   B. 维生素 B_{12} C. 肝素

D. 硫酸亚铁   E. 华法林

四、X 型题

12. 妨碍铁剂吸收的因素是(   )。

A. 浓茶
B. 稀盐酸
C. 四环素
D. 维生素 C
E. 碳酸氢钠

13. 下列用药方法正确的是(   )。

A. 缺铁性贫血用硫酸亚铁
B. 巨幼红细胞性贫血用叶酸
C. 恶性贫血用维生素 B_{12}
D. 再生障碍性贫血用硫酸亚铁＋叶酸＋维生素 B_{12}
E. 恶性贫血用叶酸

执考真题　　执考真题答案

（王　丹）

消化系统药

学习目标

1. 掌握 H_2 受体阻断药、H^+ 泵抑制药、胃黏膜保护药、泻药硫酸镁的药理作用、临床应用、不良反应及注意事项。

2. 熟悉其他抗消化性溃疡药、泻药的药理作用、临床应用、不良反应及注意事项。

3. 了解助消化药、胃肠动力药、止泻药、利胆药的药理作用、临床应用、不良反应及注意事项。

4. 具有正确指导患者合理使用作用于消化系统药物的能力。

作用于消化系统的药物包括助消化药、抗消化性溃疡药、止吐药和胃肠动力药、泻药和止泻药及治疗肝胆疾病辅助用药等。

情境导入及分析

患者,男,41 岁,上腹痛伴反酸、嗳气 3 个月,检查时上腹轻压痛,大便隐血试验持续阳性,纤维胃镜检查后诊断为十二指肠球部溃疡。治疗方案:奥美拉唑＋克拉霉素＋阿莫西林＋枸橼酸铋钾联合应用。

试分析:

1. 奥美拉唑的药理作用、临床应用。

2. 枸橼酸铋钾的药理作用、临床应用。

任务一 助 消 化 药

助消化药多为消化液中的成分或者是促进消化液分泌的药物。主要用于消化道分泌功能减弱或消化不良等。有些药物还可阻止肠道的过度发酵,也用于消化不良的治疗。

胃蛋白酶(pepsin)来源于动物胃黏膜。常与稀盐酸同服,增加胃蛋白酶的活性,消化蛋白质,主要用于胃蛋白酶缺乏症及消化功能减退。不能与碱性药物配伍。

胰酶(pancreatin)来源于动物胰脏,含蛋白酶、淀粉酶、胰脂酶,消化脂肪、蛋白质和淀粉,主要用于胰液分泌不足引起的消化不良。因遇酸活性下降,不能嚼服,临床上常用肠溶制剂。

乳酶生(biofermin,表飞鸣)为干燥的活乳酸杆菌制剂,能分解糖类产生乳酸,降低 pH 值,抑制腐败菌的繁殖,减少肠内发酵和产气。主要用于肠内异常发酵引起的消化不良、腹泻及小儿消化不良性腹泻。不宜与抗菌药、抗酸药或吸附剂同时服用,送服水温宜低于 40℃。

任务二 抗消化性溃疡药

消化性溃疡包括胃和十二指肠溃疡。溃疡的形成、发展与多种因素有关，其发病机制中胃、肠黏膜攻击因子和防御因子的平衡失调理论占主要地位。正常条件下，胃肠道的损伤和保护因子处于平衡状态。胃酸、胃蛋白酶和幽门螺杆菌等黏膜攻击因子增强，或胃黏膜血流量，黏液-HCO_3^-屏障以及前列腺素等防御因子作用减弱，均可引起消化性溃疡。因此常用的抗消化性溃疡药主要有碱性抗酸药、胃酸分泌抑制药、溃疡黏膜保护药、抗幽门螺杆菌药。

一、抗酸药

抗酸药呈弱碱性，口服后能中和过多的胃酸，解除胃酸对胃、十二指肠黏膜的侵蚀和对溃疡面的刺激，并降低胃蛋白酶的活性，发挥缓解疼痛和促进愈合的作用。餐后 1~1.5 h 和晚上临睡前服药可延长药物作用时间，达到较好的抗酸效果。主要用于胃、十二指肠溃疡及胃酸增多症的辅助治疗。常用抗酸药的作用特点见表 26-1。

表 26-1 常用抗酸药作用特点的比较

特点	碳酸氢钠	碳酸钙	氢氧化铝	三硅酸镁	氧化镁	铝镁加
抗酸强度	弱	强	中	弱	强	强
显效时间	快	较快	慢	慢	慢	较快
维持时间	短	较长	较长	较长	较长	长
溃疡面保护	无	无	有	有	无	无
收敛作用	无	有	有	无	无	有
碱血症	有	无	无	无	无	有
产生 CO_2	有	有	无	无	无	无
排便影响	无	便秘	便秘	轻泻	轻泻	轻泻

目前，碱性抗酸药很少单用，多为复方制剂，如复方氢氧化铝片（胃舒平）、复方铝酸铋片（胃铋治）、胃仙 U、胃得乐、乐得胃等。复方制剂可增强抗酸作用，减少不良反应。

二、抑制胃酸分泌药

胃酸分泌是一个复杂的过程，主要在胃黏膜的壁细胞中进行。胃壁细胞上存在三种与胃酸分泌有关的受体，即 M 受体、H_2 受体和胃泌素受体。当这些受体激动时，产生一系列生化过程，最终激活 H^+-K^+-ATP 酶（质子泵、酸泵），使壁细胞分泌 H^+ 而形成胃酸，同时进行 H^+-K^+ 交换，将胃内的 K^+ 转入胃壁细胞。因此，上述受体阻断药及质子泵抑制剂都能抑制胃酸的分泌，有利于溃疡的愈合（图26-1）。

（一）H_2 受体阻断药

本类药以西咪替丁（cimetidine，甲氰米胍，泰胃美）为代表，常用药物还有雷尼替丁（ranitidine）、法莫替丁（famotidine）、尼扎替丁（nizatidine）、罗沙替丁（roxatidine）等。通过阻断胃壁细胞上的 H_2 受体，抑制组胺刺激的胃酸分泌而减少胃酸的分泌。此外还能阻断胆碱、胃泌素受体，因而这类药物具有较强的抑制胃酸分泌作用（表26-2）。

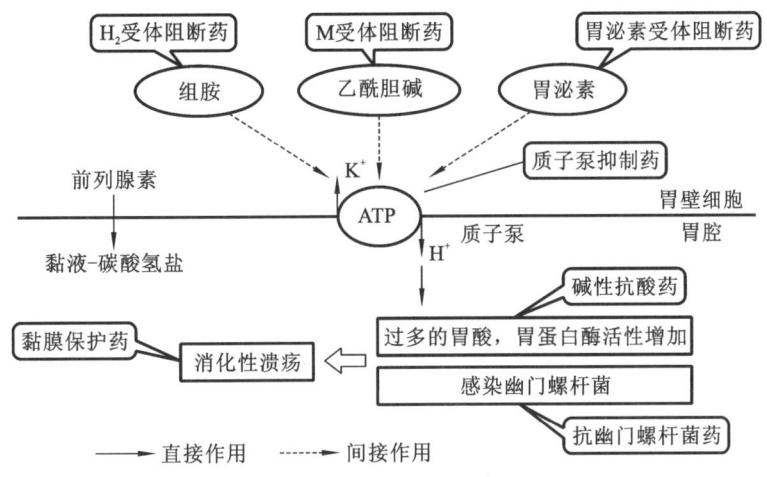

图 26-1　胃酸的分泌机制与抗消化性溃疡药物作用部位

表 26-2　常用 H_2 受体阻断药

药物	体内过程	药理作用和临床应用	不良反应及注意事项
西咪替丁（cimetidine）	口服吸收迅速，1.5 h 血药浓度达峰值，半衰期为 2 h，生物利用度为 70%	通过阻断的 H_2 受体，抑制基础胃酸和各种原因（组胺、胃泌素、食物、咖啡因、低血糖）引起的胃酸分泌。还能促胃黏液的分泌，促进溃疡的愈合。主要用于消化性溃疡	较多，但均较轻。主要有头痛、乏力、失眠、口干、便秘或腹泻、腹胀、皮疹等。长时间大量服用，偶见转氨酶升高、严重肝损害。长时间大剂量应用有抗雄性激素和促催乳素分泌的作用，少数男性乳房发育、阳痿、精子减少，女性溢乳等，停药后消失
雷尼替丁（ranitidine）	口服吸收迅速，不受食物及制酸药影响，1～2 h 血药浓度达峰值，半衰期为 2～3 h，生物利用度为 50%	对 H_2 受体阻断作用是西咪替丁的 5～12 倍，作用时间更持久，还可降低胃酸和胃蛋白酶的活性。远期疗效优于西咪替丁，且复发率低。治疗量不改变催乳素和雄性激素的血药浓度。主要用于消化性溃疡，对十二指肠溃疡疗效尤佳。还可用于术后溃疡、反流性食管炎，对卓-艾综合征疗效优于西咪替丁	较西咪替丁少，发生率为 1%，静注过快可减慢心率，抑制心肌收缩力，导致心动过缓
法莫替丁（famotidine）	口服吸收不完全，1～3 h 血药浓度达峰值，半衰期为 3 h，生物利用度为 40%～50%	对 H_2 受体阻断作用较西咪替丁强 20～100 倍，作用强大、持久、安全范围大，适用于胃、十二指肠溃疡及高胃酸分泌者和卓-艾综合征	常见头痛、头晕、倦怠、恶心、便秘、腹泻，偶见皮疹

（二）选择性 M 胆碱受体阻断药

本类药物能选择性阻断胃黏膜的 M_1、M_3 胆碱受体，抑制胃酸分泌，而对其他 M 胆碱受体亚型亲和力低，不良反应轻微。如哌仑西平（pirenzepine）主要选择性阻断 M_1 胆碱受体，抑制胃酸及胃蛋白酶分泌，对基础胃酸、胰岛素、五肽胃泌素引起的胃酸分泌抑制作用较强，同时也有解除胃肠平滑肌痉挛的作用，主要用于胃及十二指肠溃疡，症状缓解缓慢，与西咪替丁合用可增强疗效。不良反应较轻，以口干为多见。替仑西平(telenzepine)与哌仑西平相似,作用较强,作用持续时间长,不良反应较少而轻。

(三)胃泌素受体阻断药

丙谷胺(proglumide,二丙谷酰胺)丙谷胺化学结构与胃泌素相似,可竞争性阻断胃泌素受体,抑制质子泵运转,减少胃酸分泌,同时也促进胃黏膜黏液的合成,对胃黏膜具有保护和促愈合作用。临床上用于胃、十二指肠溃疡和胃炎等,抗酸疗效不及 H_2 受体阻断药,很少单独使用。偶见口干、腹胀、失眠等不良反应。

(四)胃壁细胞质子泵抑制药(H^+-K^+-ATP 酶抑制药)

奥美拉唑(omeprazole)又名洛赛克,为第一代质子泵抑制药。

【体内过程】 口服吸收快,生物利用度为 $15\%\sim40\%$,反复用药可达 $60\%\sim70\%$。胃内食物可影响其吸收,故应餐前空腹给药。半衰期为 $0.5\sim1$ h,有效抑酸时间为 $12\sim24$ h。主要在肝代谢后经肾及肠道排出。

【药理作用和临床应用】 奥美拉唑经肠吸收后,可浓集于壁细胞分泌小管周围,选择性与 H^+-K^+-ATP酶形成酶抑制剂复合物,抑制其向胃腔转运 H^+ 的功能,达到抑制胃酸分泌的目的。本药还能增加胃黏膜血流量和抑制幽门螺杆菌,有利于溃疡的治疗和愈合。临床上主要用于胃和十二指肠溃疡,反流性食管炎和卓-艾综合征。

【不良反应及注意事项】 不良反应发生率为 $1.1\%\sim2.8\%$,主要有头痛、头昏、口干、恶心、腹胀、失眠。偶有皮疹、外周神经炎等。长期用药持久抑制胃酸分泌,提高胃内 pH 值,使胃肠道细菌过度滋长,亚硝酸类物质升高,应注意癌变的可能性。肝功能减退者宜酌减,酸性环境利于本品活化,故不宜与抗酸药同服。

【药物相互作用】 本药可抑制药酶活性,故可延缓地西泮、苯妥英钠、华法林的排泄。

同类药物还有第二代质子泵抑制药兰索拉唑(lansoprazole),第三代质子泵抑制药泮托拉唑(pantoprazole)、雷贝拉唑(rabeprazole),疗效均优于前一代,且不良反应轻。

三、胃黏膜保护药

胃黏膜保护药是能增强胃黏膜屏障或防御功能的药物。目前临床上主要有前列腺素类药物、铋制剂、硫糖铝等。

胃黏膜能合成前列腺素 E_2(PGE_2)及前列环素(PGI_2),PGE_2通过兴奋 PG 受体,间接抑制质子泵,减少胃酸分泌;PGI_2则可促进胃和十二指肠分泌黏液和碳酸氢盐,增加胃黏膜血流量,因而对胃黏膜起保护作用。

米索前列醇(misoprostol) 口服吸收良好,半衰期为 $1.6\sim1.8$ h。可刺激胃黏液分泌,能增加胃黏膜血流量,抑制胃酸和胃蛋白酶分泌。对乙酰水杨酸等前列腺素合成酶抑制药引起的胃出血、溃疡或坏死具有明显的抑制作用。主要用于胃、十二指肠溃疡及急性胃炎引起的消化道出血。不良反应有稀便或腹泻。因能引起子宫收缩,孕妇禁用。

恩前列腺素(enprostil) 作用类似于米索前列醇,特点是作用持续时间长,一次用药,抑制胃酸作用持续 12 h。

枸橼酸铋钾(bismuth potassium citrate,胶体铋) 能与溃疡基底膜的坏死组织中的蛋白或氨基酸结合,形成蛋白质-铋复合物的保护层,覆盖于溃疡表面起到黏膜保护作用。同时还有促进内源性前列腺素释放及抗幽门螺杆菌的作用。主要用于消化不良,胃、十二指肠溃疡。服药期间舌、粪黑染,偶见恶心,肾功能不良者禁用。牛奶和抗酸药可干扰其作用,故不宜同服。

硫糖铝(sucralfate,胃溃宁) 蔗糖硫酸酯的碱式铝盐。硫糖铝可在胃的酸性环境下聚合成胶冻状,牢固地黏附于上皮细胞和溃疡的基底膜上,形成溃疡保护膜,抵御胃酸和消化酶的侵蚀,从而减轻黏膜损伤。本药还能促进黏膜和血管增生,促进胃黏液和碳酸氢盐分泌,对溃疡黏膜具有保护作用。临床上主要用于胃和十二指肠溃疡。长期用药可致便秘,偶有恶心、胃部不适、腹泻、皮疹、瘙痒及头晕。不宜与抗酸药和抑酸药合用,以免影响疗效。

四、抗幽门螺杆菌药

20 世纪 80 年代以来,幽门螺杆菌(helicobacter pylori,Hp)与消化性溃疡的病因、发病机制之间的关系日益受到重视。在消化性溃疡患者中,Hp 检出率高,特别是十二指肠溃疡患者检出率更高,是重要的致病因素。

幽门螺杆菌是一种 G^- 螺旋状杆菌,定植在胃黏膜上皮与黏液之间的中性微氧环境中。它可产生有毒物质,损伤胃黏膜,使胃黏膜腺体萎缩,引起急慢性胃炎,可见黏膜上皮细胞损伤。目前临床上用于抗幽门螺杆菌的药物主要有三类。①抗菌药,如阿莫西林、氨苄西林、四环素、克拉霉素、罗红霉素、甲硝唑、呋喃唑酮等;②铋制剂;③质子泵抑制剂(PPI)。临床单一用药疗效较差,常联合用药。目前常用铋制剂联合两种抗菌药和质子泵抑制剂联合两种抗菌药方案。

任务三 胃肠动力药与止吐药

一、胃肠动力药

胃肠动力药是一类能增强并协调胃肠节律性运动的药物,主要用于胃肠运动功能低下所引起的消化道症状。主要为多巴胺(D_2)受体阻断药,通过阻断外周胃肠道抑制性多巴胺受体,促进胃肠排空;有的多巴胺受体阻断药还能阻断中枢化学感受区(CTZ)的多巴胺受体降低呕吐中枢的神经活动,发挥止吐的作用。

甲氧氯普胺

甲氧氯普胺(metoclopramide)又名胃复安,灭吐灵。

【药理作用和临床应用】

1. 胃肠道作用 甲氧氯普胺对胃肠多巴胺受体有阻断作用,使幽门舒张,食物通过十二指肠的时间缩短,加速胃排空和肠内容物从十二指肠向回盲部推进,发挥胃肠促动药的作用。甲氧氯普胺为第一代胃肠动力药,用于功能性胃肠道张力低下。

2. 止吐作用 阻断 CTZ 的 D_2 受体而产生强大的中枢止吐作用,较大剂量时也作用于 $5-HT_3$ 受体,也产生止吐作用。主要用于胃肠功能失调所致的呕吐,对放疗、手术后及药物引起的呕吐也有效,对前庭功能紊乱所致的呕吐无效。

【不良反应及注意事项】 常见头晕、困倦、乏力,偶见便秘、腹泻、皮疹、溢乳、男性乳房发育;长期用药可致锥体外系反应。禁用于进行放、化疗的乳腺癌患者。本药有潜在的致畸性,孕妇不宜使用。

多潘立酮

多潘立酮(domperidone)又名吗丁啉。

【药理作用和临床应用】 对胃肠运动的作用类似于甲氧氯普胺,为第二代胃肠动力药。能阻断胃肠的多巴胺受体,促进乙酰胆碱释放而加强胃肠蠕动,提高食管下部括约肌张力,促进胃的排空与协调胃肠运动,防治食物反流,对结肠作用小。用于治疗轻度胃瘫,加速胃排空,对功能障碍性疾病所致消化不良有效。对偏头痛、颅外伤、放射治疗引起的恶心、呕吐有效。

【不良反应及注意事项】 较轻,偶有轻度腹部痉挛,无锥体外系反应。可促进催乳素释放及胃酸分泌。

西沙比利(cisapride,普瑞博思)为新型全胃肠动力药,为 $5-HT_4$ 受体激动药,选择性作用于肠壁肌层神经丛节后末梢,促进内源性乙酰胆碱的释放。对胃肠作用似甲氧氯普胺,但比其强 10~100 倍,促进食管、肾、小肠、直肠至结肠的运动,具全胃肠促动力作用,但无止吐作用。因本品不阻断多巴胺受体,所以无锥体外系、催乳素释放、胃酸分泌的不良反应。用于胃运动减弱和各种胃轻瘫,可治疗胃肠反流性疾病、反流性食管炎,也可治疗慢性自发性便秘和结肠运动减弱。

其他5-HT$_4$受体激动药还有莫沙比利(mosapride)、普卡比利(prucalopride),与西沙比利比较,选择性更强,不良反应较轻,主要作用于功能性消化性不良引起的消化道症状。

二、止吐药

内脏及前庭功能紊乱可致呕吐,药物、放疗等刺激延髓CTZ的D$_2$、H$_1$、M和5-HT$_3$受体,也能引起恶心、呕吐。止吐药可通过抑制呕吐反射的不同环节,缓解或防治呕吐的发生。止吐药主要包括:①多巴胺受体阻断药;②5-HT$_3$受体阻断药;③H$_1$受体阻断药;④M胆碱受体阻断药。

1. 多巴胺受体阻断药 吩噻嗪类的氯丙嗪已在相关项目介绍了其止吐作用,甲氧氯普胺、多潘立酮等主要用于肿瘤放、化疗及多种原因引起的呕吐。

2. 5-HT$_3$受体阻断药 为新型高效止吐药,对肿瘤放、化疗引起的呕吐有强大的止吐作用。

常用药物有昂丹司琼(ondansetron,奥丹西隆,枢复宁)可选择性阻断中枢及迷走神经传入纤维5-HT$_3$受体,产生强大的止吐作用。用于预防和治疗肿瘤药物和放疗所引起的恶心、呕吐。对晕动病及多巴胺受体激动剂去水吗啡所引起的呕吐无效。不良反应较少,可有轻度头痛、疲劳、便秘或腹泻。

同类药物还有格拉司琼(granisetron)、托烷司琼(tropisetron)、阿扎司琼(azasetron)、多拉司琼(dolasetron)等。

3. H$_1$受体阻断药 常用的药物有苯海拉明、茶苯海拉明、异丙嗪、美可洛嗪、布可立嗪等。主要用于预防晕动病,也用于内耳眩晕病、妊娠及放射病呕吐(详见项目十九)。

4. M胆碱受体阻断药 以东莨菪碱为代表,防治晕动病有效(详见项目八)。

任务四 泻药和止泻药

一、泻药

泻药是一类能增加肠内水分,软化粪便或润滑肠道、促进肠蠕动、加速排便的药物。临床上主要用于治疗功能性便秘、清洁肠道或加速肠内毒物排出。本类药物分为容积性、接触性和润滑性泻药。

(一)容积性泻药

容积性泻药又称渗透性泻药。

硫 酸 镁

硫酸镁(magnesium sulfate)又称为泻盐。

【药理作用和临床应用】

(1)口服后肠道很少吸收,在肠腔内形成高渗而减少水分吸收,肠内容积增大,刺激肠壁,导致肠蠕动加快,引起泻下。口服治疗便秘,排出肠内毒物,驱肠虫后导泻。

(2)镁盐还能引起十二指肠分泌缩胆囊素,刺激肠液分泌和蠕动。口服高浓度硫酸镁或用导管直接注入十二指肠,因反射性引起胆总管括约肌松弛,胆囊收缩,产生利胆作用。用于阻塞性黄疸、慢性胆囊炎。

(3)注射硫酸镁后,血中Mg^{2+}浓度升高,可抑制中枢和竞争性拮抗Ca^{2+},参与神经接头处乙酰胆碱的释放而使骨骼肌松弛,产生抗惊厥作用。临床上多用于妊娠高血压综合征和破伤风引起的惊厥。

(4)注射给药后Mg^{2+}可竞争性拮抗Ca^{2+},可抑制心脏和松弛血管平滑肌,降低外周阻力,发挥降血压的作用,且降压迅速。临床上用于高血压危象、高血压脑病和妊娠高血压综合征。

(5)本品50%溶液外用热敷患处有消肿作用。

【不良反应及注意事项】 硫酸镁泻下作用较剧,可反射性引起盆腔充血和失水。月经期、妊娠妇女及老人慎用,原因不明的急腹症禁用;硫酸镁少量吸收后,可抑制中枢,故中枢抑制药(如巴比妥类)中毒时不宜选用其导泻;静脉注射过快或过量,易引起Mg^{2+}中毒,表现为血压急剧下降、呼吸抑制,甚至心搏骤停而死亡。如果发生应立即静脉注射钙剂抢救;因主要经肾排泄,肾功能不全者禁用或慎用。

硫酸钠（sodium sulfate） 导泻作用、机制与用法与硫酸镁相似，作用较硫酸镁弱，但较安全，无中枢抑制作用。多用于中枢抑制药中毒时的导泻，心力衰竭和水肿者禁用。

乳果糖（lactulose） 口服不吸收，到结肠后被细菌分解为乳酸，刺激结肠局部，使渗出增加，使粪便容积扩大，肠蠕动加快，用于治疗慢性便秘。

纤维素类（celluloses） 甲基纤维素（methylcellulose）口服后不被肠道吸收，增加肠腔容积，保持粪便湿度，产生良好的通便作用。

（二）接触性泻药

接触性泻药又称刺激性泻药。本类药物或其代谢物直接刺激肠黏膜使肠蠕动增加，也可改变肠黏膜的通透性，使电解质和水分向肠腔扩散，使肠腔水分增加，产生泻下作用。

酚酞（phenolphthalein，果导） 口服后在肠道与碱性肠液形成可溶性钠盐，能促进结肠蠕动，同时抑制肠内水分吸收。服药后6～8 h排出软便，作用温和，适用于慢性便秘。偶有过敏性反应，肠炎、皮炎及出血倾向等。

比沙可啶（bisacodyl，便塞停） 与酚酞同属一类，口服或直肠给药后，转换成有活性的代谢物，通过直接刺激结肠黏膜感觉神经末梢，引起反射性肠蠕动增加而致排便。该药有较强刺激性，可致腹痉挛、直肠炎等。

蓖麻油（castor oil） 在小肠部释放出蓖麻油酸刺激肠蠕动而产生导泻作用，服药后2～3 h排出流质粪便。大剂量可产生恶心、呕吐等不良反应，孕妇及月经期妇女禁用。

蒽醌类如大黄、蕃泻叶和芦荟等植物中含有蒽醌苷类，后者在肠内被细菌分解为蒽醌，此物质能增加结肠推进性蠕动。常用于急慢性便秘。

（三）润滑性泻药

润滑性泻药通过润滑肠壁、软化粪便而引起泻下作用。

液体石蜡（liquid paraffin） 矿物油，肠道不吸收，产生润滑肠壁和软化粪便的作用，使粪便易于排出。适用于老人和儿童便秘，久用妨碍钙、磷吸收。

甘油（glycerol） 以50%浓度的液体灌肠给药。甘油通过高渗透压刺激肠壁引起排便反应，并有局部润滑作用，数分钟内可引起排便。适用于儿童及老年人。一般多用于甘油栓。

临床上常用的开塞露由50%甘油与硫酸镁或山梨醇组成，注入肛门内，由于高渗透压可刺激直肠壁，反射性地引起排便，并有润滑作用，用于轻度便秘。

二、止泻药

腹泻是多种疾病的常见症状，利于毒物的排出，对机体有一定的保护作用。但剧烈而持久的腹泻，可引起脱水和电解质紊乱，因此，在对因治疗的同时，适当给予止泻药以缓解症状。常用的药物可分为抑制肠蠕动止泻药、收敛与吸附止泻药。

1. 抑制肠蠕动止泻药

地芬诺酯（diphenoxylate，苯乙哌啶） 人工合成哌替啶衍生物，对肠道运动的影响类似于阿片类，能提高肠张力，减少蠕动。主要作用在外周，较少引起中枢作用。用于急慢性功能性腹泻，减少大便的频率。不良反应少，长期大量服用可产生成瘾性。

洛哌丁胺（loperamide，易蒙停） 人工合成的阿片样药物，似地芬诺酯，但其止泻作用较地芬诺酯快、强、持久。用于急慢性腹泻，对肠功能紊乱引起的腹泻疗效好，也可用于肛门、直肠手术后患者。不良反应类似地芬诺酯，大剂量时对中枢有抑制作用，儿童更敏感，过量时可用纳洛酮救治。

复方樟脑酊（tincture camphor compound）含阿片（约0.05%）和樟脑，能增强胃、肠平滑肌张力，抑制肠蠕动而止泻。作用强，仅用于严重的非感染性腹泻。有成瘾性，不宜长期使用。

2. 收敛与吸附止泻药

鞣酸蛋白（tannalbin） 在肠中能释放出鞣酸，使肠黏膜表面的蛋白质凝固、沉淀，在肠黏膜表面形成保护膜,从而减轻有害因子对肠道的刺激,降低炎性渗出物,发挥收敛止泻作用。用于各种腹泻的治疗。

药用炭(medicinal charcol) 能吸附肠内细菌、毒物及气体,具有止泻及防止毒物吸收的作用。用于腹泻、胃肠胀气、食物中毒。

双八面体蒙脱石(dioctahedral smectite,思密达) 呈 $1\sim3~\mu m$ 极细的粉末状,有极高的定位能力,覆盖于消化道黏膜,对消化道内的细菌、病毒及其释放的毒素具有非常强的抑制和固定作用,同时也能提高胃肠黏膜对胃酸、胃蛋白酶、胆盐、酒精等的防御功能。用于治疗急慢性功能性腹泻,对儿童急性腹泻疗效尤佳。也用于反流性食管炎、胃炎及肠道菌群失调症等。

次碳酸铋(bismuth subcarbonate)、次水杨酸铋(bismuth subsalicylate)也有收敛止泻作用,保护胃肠黏膜。用于治疗非特异性腹泻、慢性胃肠炎、胃及十二指肠溃疡。

任务五　肝胆疾病辅助用药

消化系统疾病药物还有利胆药、治疗肝性脑病的药物,理论上还应包括肝炎、肝硬化、门脉高压、胰腺炎等消化系统疾病的用药。

利胆药包括:促胆汁分泌药如去氢胆酸(dehydrocholic acid);溶胆石药如熊去氧胆酸(ursodesoxycholic acid)、鹅去氧胆酸(chenodeoxycholic acid);促胆囊收缩排空药如硫酸镁(magnesium sulfate)。

治疗肝性脑病的药物包括:使血氨降低的乳果糖(lactulose)、谷氨酸(glutamic acid);恢复脑功能而易于苏醒的左旋多巴(levodopa)。

知识链接

复方制剂——多酶片

多酶片(multienzyme tablets),本品每片含胃蛋白酶不得少于 48 单位,含胰蛋白酶不得少于 160 单位,含胰淀粉酶不得少于 1900 单位,含胰脂肪酶不得少于 200 单位,为肠溶衣与糖衣的双层包衣片,内层为胰酶,外层为胃蛋白酶。本品所含的胃蛋白酶能将蛋白质水解为蛋白胨,胰蛋白酶则可进一步将蛋白胨水解成短肽等。胰淀粉酶和胰脂肪酶则起消化淀粉和脂肪的作用。本品为助消化药,用于胰腺疾病引起的消化障碍和胃蛋白酶缺乏或消化机能减退引起的消化不良症。

消化性溃疡与漏屋顶学说

Goodwin 提出的漏屋顶学说,是将胃、十二指肠黏膜屏障比喻为屋顶,胃酸比喻为雨。幽门螺杆菌(Hp)感染破坏了黏膜屏障,造成"漏屋顶",下雨(胃酸)就会使房子里面积水(溃疡形成),不下雨(抑制胃酸),房内可无积水(溃疡愈合)。意思是说无胃酸(雨)就无溃疡,但根本措施是修补好屋顶(根除 Hp)。原因是 Hp 损伤胃、十二指肠的黏液屏障和黏膜屏障,使黏膜易受 H^+ 等攻击因子的破坏,从而导致了溃疡的发生。在给予抑制胃酸分泌药后,溃疡愈合,但这只能获得短期的疗效。如果根除 Hp,则溃疡不易复发。

幽门螺杆菌(Hp)的临床推荐治疗方案

2007 年庐山会议提出《第三届全国 Hp 感染处理共识意见(简称庐山共识)》,其中治疗方案如下:质子泵抑制剂(PPI)三联(PPI＋两种抗生素)7 天疗法和雷尼替丁枸橼酸铋(RBC)三联疗法(RBC＋两种抗生素)作为首选一线治疗方案被推荐,抗生素包括阿莫西林(A)、克拉霉素(C)、甲硝唑(M)、四环素(T)及呋喃唑酮(F)等。甲硝唑耐药率在 40% 以下时,首先考虑 PPI＋M＋C(A);克拉霉素耐药率在 15%～20% 时,首先考虑 PPI＋C＋A(M)。

小结

消化系统疾病是常见病、多发病,药物治疗是临床重要的治疗手段之一。抗消化性溃疡药按作用机制分为抗酸药、抑制胃酸分泌药、胃黏膜保护药及抗幽门螺杆菌药。抗酸药为弱碱性药物,口服能中和胃酸;抑制胃酸分泌药通过抑制胃酸分泌的环节而减少胃酸的分泌;胃黏膜保护药能覆盖溃疡面,抵御胃酸等对溃疡面的刺激,促进溃疡的愈合;抗幽门螺杆菌药抑制溃疡产生,促进溃疡愈合。消化功能调节药介绍了助消化药、止吐药、胃肠动力药、泻药、止泻药以及肝胆疾病辅助用药。

情境导入及
分析答案

能力检测

能力检测答案

一、A 型题

1. 西咪替丁抑制胃酸分泌的机制是(　　)。

A. 阻滞 M 受体　　　　　　　　　B. 阻断 H_2 受体　　　　　　　C. 阻断 H_1 受体

D. 保护胃黏膜　　　　　　　　　　E. 中和胃酸

2. 能选择性阻断 M_1 受体、抑制胃酸分泌的药物是(　　)。

A. 阿托品　　　　　　　　　　　　B. 哌仑西平　　　　　　　　　C. 丙谷胺

D. 西咪替丁　　　　　　　　　　　E. 奥美拉唑

3. 有关硫糖铝的叙述,错误是(　　)。

A. pH<4 时,可聚合成胶胨状　　　　　　B. 聚合物可附着于黏膜和溃疡面

C. 能直接与胃蛋白酶结合　　　　　　　　D. 减少胃黏液和碳酸氢盐的分泌

E. 促进黏膜上皮细胞更新

4. 牛奶、抗酸药可干扰其作用的药物是(　　)。

A. 哌仑西平　　　　　　　　　　　B. 丙谷胺　　　　　　　　　　C. 法莫替丁

D. 奥美拉唑　　　　　　　　　　　E. 枸橼酸铋钾

5. 易造成流产的胃黏膜保护药是(　　)。

A. 米索前列醇　　　　　　　　　　B. 硫糖铝　　　　　　　　　　C. 奥美拉唑

D. 枸橼酸铋钾　　　　　　　　　　E. 雷尼替丁

6. 能吸附大量毒物、气体的止泻药是(　　)。

A. 药用炭　　　　　　　　　　　　B. 阿片制剂　　　　　　　　　C. 地芬诺酯

D. 次碳酸铋　　　　　　　　　　　E. 鞣酸蛋白

二、B 型题

(7～9 题共用答案)

A. 多潘立酮　　　　　　　　　　　B. 硫酸镁　　　　　　　　　　C. 米索前列醇

D. 酚酞　　　　　　　　　　　　　E. 奥美拉唑

7. 既可减少胃酸分泌又具有抗幽门螺杆菌作用的药物是(　　)。

8. 慢性便秘可选用(　　)。

9. 对药物所致恶心、呕吐选用(　　)。

(10～11 题共用答案)

A. 硫酸镁　　　　　　　　　　　　B. 地芬诺酯　　　　　　　　　C. 阿片制剂

D. 番泻叶　　　　　　　　　　　　E. 甘油

10. 排出肠内毒物可选用(　　)。

11. 急性功能性腹泻宜选用(　　)。

三、C 型题

12. 有一患者口服苯巴比妥中毒（服药 2 h），为排出肠内毒物，当前给硫酸钠，给药途径为（   ）。

A. 皮下注射　　　　　　　　B. 口服　　　　　　　　C. 舌下

D. 静脉注射　　　　　　　　E. 肌内注射

13. 患者，男，32 岁，婚后 5 年未育。自述近几天嗳气、反酸较严重，并有上腹饱胀感伴有进食后疼痛，钡餐透视示胃溃疡，此时患者不宜选用西咪替丁，可能的原因是（   ）。

A. 对抗雄激素作用　　　　　　　　B. 疗效较差

C. 能抑制细胞色素 P_{450} 活性　　　　D. 引起肝损伤

E. 引起明显头痛、头晕

四、X 型题

14. 抑制胃酸分泌的药是（   ）。

A. 氢氧化铝　　　　　　　　B. 雷尼替丁　　　　　　　　C. 哌仑西平

D. 奥美拉唑　　　　　　　　E. 丙谷胺

15. 硫酸镁注射过量中毒可引起（   ）。

A. 血压下降　　　　　　　　B. 呼吸麻痹　　　　　　　　C. 肌腱反射消失

D. 中枢抑制　　　　　　　　E. 肢体瘫痪

执考真题　　执考真题答案

（吴　虹）

呼吸系统药

学习目标

1. 掌握 β_2 受体激动药、氨茶碱、可待因、乙酰半胱氨酸的药理作用、临床应用、不良反应及注意事项。

2. 熟悉其他平喘药的药理作用、临床应用、不良反应及注意事项。

3. 了解外周性镇咳药和其他祛痰药的作用特点。

4. 具有正确指导患者合理使用该类药物的能力。

扫码看
PPT

咳、痰、喘是呼吸系统疾病的主要临床症状,多为感染或变态反应等多种因素所致。三者或单独出现,或同时并见,或相互加重。因此,在对因治疗的同时,应配合使用镇咳、祛痰、平喘药以缓解症状,减轻患者痛苦及减少并发症的发生。

情境导入及分析

情境导入及分析 1

患者,女,40 岁。慢性支气管炎,在闻到探视者带来的鲜花时,哮喘发作,自感胸闷、气急,有痰不易咳出,有喘憋感,呼吸 30 次/分。给予氨茶碱进行治疗。

试分析:

氨茶碱的不良反应及注意事项。

情境导入及分析 2

患者,男,56 岁。4 个月前曾经患过急性心肌梗死,经正规治疗后基本好转。近十余天未曾用药。最近两天夜里突发剧烈咳嗽、憋气,不能平卧,患者烦躁、大汗淋漓。查体:心率 130 次/分,呼吸 36 次/分,血压正常,两肺可闻及湿啰音。医生给予可待因治疗。

试分析:

1. 可待因的临床应用有哪些?

2. 用药时的注意事项有哪些?

任务一 平 喘 药

哮喘主要是由于免疫或非免疫刺激后,引起气道炎症性病变,导致上皮细胞损伤,血管渗出增多,分泌物增加,黏膜水肿,平滑肌痉挛,气道阻力增高而导致阻塞性呼吸困难。平喘药是一类能作用于哮喘发病的不同环节,以缓解或预防哮喘发作的药物。目前治疗哮喘的药物主要分为三类:①松弛支气管平滑肌的支气管扩张药;②抑制炎症过程为主的抗炎平喘药;③影响免疫过程的抗过敏平喘药。

一、支气管扩张药

(一)β肾上腺素受体激动药

本类药物通过激动呼吸道的 β_2 受体而激活支气管平滑肌的腺苷环化酶,使细胞内环磷腺苷(cAMP)的浓度增加,而产生松弛支气管平滑肌的作用;同时亦能激动肥大细胞上 β_2 受体,抑制肥大细胞及中性粒细胞释放炎性介质,减少渗出,促进黏液分解,有利于哮喘的治疗。

本类药物分为非选择性β受体激动药和选择性 β_2 受体激动药。前一类药物有肾上腺素、异丙肾上腺素、麻黄碱等。其作用特点是,作用迅速、强大而短暂,且有较弱的α受体激动作用,可收缩呼吸道黏膜血管,减轻黏膜水肿,但对 β_1 和 β_2 受体缺乏选择性,平喘同时易兴奋心脏,引起心悸等不良反应,且多数不能口服。其平喘作用详见传出神经系统部分。本任务重点介绍 β_2 受体激动药,该类药物对 β_2 受体有强大的激动作用,对α受体无作用,对 β_1 受体亲和力低,常规剂量给药很少产生心血管系统不良反应。常见药物特点见表 27-1。

表 27-1　常用 β_2 受体激动药的特点

药　物	作 用 特 点	给药途径及应用	不良反应及注意事项
沙丁胺醇(salbutamol,舒喘灵)	强大、快速、持久,对支气管扩张作用较异丙肾上腺素强约 10 倍,对心脏 β_1 受体的较弱	用于防治支气管哮喘、喘息性支气管炎、肺气肿等患者的支气管痉挛,制止发作多用气雾剂吸入,预防发作则可口服	常见手指震颤、恶心、头晕,剂量过大可至心律失常,久用易产生耐受性;心功能不全、高血压、糖尿病、甲亢患者及孕妇慎用
克伦特罗(clenbuterol,氨哮素)	强效 β_2 受体激动药,作用强而持久,其支气管扩张作用比沙丁胺醇强约 100 倍,还能增强纤毛运动,促痰液排出	应用与沙丁胺醇相似,可口服、气雾剂吸入,也可直肠给药	
特布他林(terbutaline,间羟舒喘灵)	其支气管扩张作用与沙丁胺醇相似,对心脏 β_1 受体的作用极小	应用与沙丁胺醇相似,可口服、气雾剂吸入和皮下注射;连续静滴可抑制子宫收缩预防早产	
福莫特罗(formoterol,安通克)	长效 β_2 受体激动药,其支气管扩张作用较沙丁胺醇强且持久,还有明显的抗炎作用	用于慢性哮喘与慢性阻塞性肺病的维持治疗和预防发作,尤适哮喘夜间发作患者,有效预防运动性哮喘的发作。可口服也可气雾剂吸入	
沙美特罗(salmeterol,施立稳)	新型长效 β_2 受体激动药,一次剂量其支气管扩张作用可持续 12 h,还有强大的抑制肥大细胞释放过敏介质的作用	用于哮喘、喘息性支气管炎、可逆性气道阻塞。不适用于急性哮喘发作的患者。可粉雾剂和气雾剂吸入给药	

(二)茶碱类药

茶碱类药物是甲基黄嘌呤类衍生物,能松弛支气管平滑肌,对痉挛状态平滑肌尤为明显。其松弛支气管平滑肌作用与下列机制有关。①抑制磷酸二酯酶(PDE),使细胞内 cAMP 的含量增加而产生支气管舒张作用;②阻断腺苷受体,拮抗腺苷或腺苷受体激动剂引起的哮喘,该机制是发挥平喘作用最重要的机制;③降低细胞内钙浓度和抑制过敏介质释放;④促进内源性儿茶酚胺类物质的释放,间接发挥支气管扩张作用。

此外,茶碱还有强心、利尿及中枢兴奋作用等。茶碱个体差异大,安全范围窄,故现已经少用,而多采用其水溶性衍生物,如氨茶碱、胆茶碱等。

氨茶碱(aminophylline)是茶碱和乙二胺的缩合物,分子中乙二胺的存在能增强支气管的扩张作用及茶碱的水溶性。

【体内过程】 口服吸收较好,1～3 h 达最大效应,维持 5～6 h。对重症哮喘可采用静滴,经 15～30 min 达最大效应,亦可直肠给药。主要经肝代谢,其半衰期个体差异较大,老人及肝硬化患者半衰期会明显延长。

【药理作用和临床应用】

1. 平喘作用 本品对支气管平滑肌有明显的松弛作用,尤其对痉挛的支气管平滑肌作用更强。临床上主要用于支气管哮喘及喘息性支气管炎哮喘,与 β 肾上腺素受体激动药合用可提高疗效,重症哮喘或哮喘的持续患者,采用静滴给药,与肾上腺皮质激素合用可提高疗效。

2. 强心利尿 本品能增强心肌收缩力,增加肾血流量和肾小球滤过率,产生利尿作用。用于急性心功能不全、心源性哮喘和心源性水肿的辅助治疗。

3. 其他作用 能松弛胆道平滑肌,解除胆道痉挛,用于治疗胆绞痛;还能扩张外周血管和兴奋中枢。

【不良反应及注意事项】 本品因碱性较强,口服可致恶心、呕吐,饭后服用可减轻刺激性。静注太快或剂量过大,可致心悸、心律失常、惊厥和血压急降等。其中枢兴奋作用可使少数患者发生激动不安、失眠,儿童对氨茶碱的敏感性较成人高,易致惊厥,应慎用。急性心肌梗死、低血压、休克等患者禁用。

胆茶碱(choline theophyllinate) 是茶碱和胆碱的缩合物,水溶性大。口服吸收迅速,经 3 h 达最大作用,维持时间较长,对胃黏膜刺激较小,作用与适应证同氨茶碱。

二羟丙茶碱(diprophylline,喘定) 茶碱和甘油的缩合物,也称甘油茶碱。胃肠刺激性较小,对心脏的兴奋作用为氨茶碱的 1/20～1/10。主要用于伴有心动过速或不宜使用肾上腺素类药物及不能耐受氨茶碱的哮喘患者。

多索茶碱(doxofylline) 本品对 PDE 有显著的抑制作用,但为非腺苷受体阻断剂。因此无茶碱所致的中枢及胃肠道的不良反应,也不影响心功能;具有茶碱所没有的镇咳作用,且作用时间长,无依赖性。

近年来临床上出现了多种茶碱类药物的缓释和控释制剂,这些制剂的主要优点是口服吸收完全,血药浓度比较稳定,有效血药浓度持续时间延长,可达 12～24 h,能稳定释放茶碱,给药次数减少,不良反应明显减少。适用于慢性反复发作性哮喘,尤其适用于夜间频繁发作的患者。如茶碱的长效缓释制剂优喘平(protheo),每片含茶碱 400 mg,每天 1 次,每次 1 片。

(三)抗胆碱药

各种诱因所致的内源性乙酰胆碱释放可诱发和加重哮喘。阻断呼吸道 M 胆碱受体对哮喘有一定的疗效。最早应用的阿托品类非选择性 M 受体阻断药对支气管平滑肌的 M 受体选择性低,可产生广泛而严重的不良反应,使其应用受限。目前所应用的抗胆碱平喘药均为阿托品衍生物,可对呼吸道 M 胆碱受体具有一定的选择性阻断作用,如异丙托溴铵和氧托溴铵。

异丙托溴铵

异丙托溴铵(ipratropium bromide,异丙阿托品) 本品为阿托品的季铵盐类衍生物,口服不易吸收,常采用气雾剂吸入给药。选择性阻断支气管平滑肌的 M 受体,拮抗乙酰胆碱的支气管痉挛作用,松弛支气管平滑肌作用较强,对呼吸道腺体和心血管系统的作用较弱。主要用于支气管哮喘及喘息型慢性支气管炎等,尤适用于因使用 β 受体激动药产生肌肉震颤、心动过速而不能耐受此类药物的患者。无明显全身不良反应,大剂量应用可有口干、干咳、喉部不适等反应,青光眼患者禁用。

氧托溴铵(oxitropium bromide,氧托品) 本品为一新的抗胆碱类平喘药,为东莨菪碱衍生物。

药理作用与临床用途似异丙托溴铵,作用略强,时间较长。口服不易吸收,须气雾剂吸入给药。

二、抗过敏平喘药

抗过敏平喘药也称过敏介质阻释药。主要通过稳定肥大细胞膜,抑制过敏介质释放而发挥平喘作用。其平喘作用起效慢,不宜用于哮喘急性发作期的治疗,临床上主要用于预防哮喘的发作。

色 甘 酸 钠

色甘酸钠(sodium cromoglycate,咽泰) 肥大细胞膜稳定剂。对支气管平滑肌无直接松弛作用,对炎性介质也无拮抗作用,故对正在发作的哮喘无效。但在接触抗原前 7~10 天给药,可预防哮喘发作。其作用机制是,选择性稳定肺组织肥大细胞膜,阻止细胞外 Ca^{2+} 内流,抑制肥大细胞脱颗粒,减少过敏性介质的释放。此外还可降低哮喘患者对非特异性刺激的敏感性,抑制非特异性支气管高反应性(BHR)。因起效慢,主要用于预防各种支气管哮喘的发作,能防止变态反应或运动引起的速发型或迟发型哮喘,尤适用于抗原明确的青少年患者。色甘酸钠能减少重症哮喘患者的糖皮质激素用量,亦用于过敏性鼻炎、溃疡性结肠炎及其他胃肠过敏性疾病。本药口服无效,采用喷雾吸入药物微粉的方法给药。不良反应较少,少数患者可因粉尘刺激出现咽痛、呛咳等气管刺激症状,甚至诱发哮喘,同时吸入少量异丙肾上腺素可预防。

酮 替 芬

酮替芬(ketotifen,甲哌噻庚酮) 强效抗组胺和过敏介质阻释剂。作用与色甘酸钠相似,抑制过敏介质的释放,并兼有较强的阻断 H_1 受体和抗 5-HT 及磷酸二酯酶抑制剂的作用,疗效优于色甘酸钠。用于哮喘的预防发作,对儿童哮喘的疗效优于成人。对糖皮质激素依赖型哮喘患者,可减少糖皮质激素的用量。也可用于过敏性鼻炎、慢性荨麻疹及食物过敏等。不良反应少,偶有镇静、嗜睡、疲倦、头晕、口干等反应,继续用药可自行缓解,儿童较少发生。孕妇禁用,驾驶员、机械操作人员慎用。

三、抗炎平喘药

抗炎平喘药通过抑制气道炎症反应,可以达到长期防止哮喘发作的效果,已作为一线药物应用于临床。

(一)糖皮质激素类药物

糖皮质激素通过强大的抗炎和抗变态反应等多个环节产生平喘作用,是哮喘持续状态和(或)危重发作的重要抢救用药。因不良反应较多,不宜长期用药,仅用于其他药物无效的哮喘持续状态和重症哮喘。因其有潜伏期,在哮喘急性发作时不能立即奏效,应作为预防性平喘药或与其他速效平喘药联合应用。

糖皮质激素的给药方式主要有两种。①全身给药:包括口服与注射用药,此种给药方式不良反应多且严重,故临床仅用于哮喘的危重发作和哮喘持续状态,不作常规平喘药应用。该类药物有泼尼松(prednisone)、泼尼松龙(prednisolone)、地塞米松(dexamethasone)等。②吸入给药:通过吸入,直接将药物送入气道,充分发挥局部抗炎作用、抗过敏作用,可减少或避免全身用药带来的不良反应,故吸入型糖皮质激素是目前最常用的抗炎平喘药。

目前常用的用于治疗哮喘的吸入用糖皮质激素药有倍氯米松(beclomethasone,BDP)、布地奈德(budesonide,BUD)、曲安奈德(triamcinolone acetonide,TAA)、氟替卡松(fluticasone,FP)、氟尼缩松(flunisolide,FNS)。

倍 氯 米 松

倍氯米松(beclomethasone,二丙酸倍氯松) 本品为地塞米松的同系物,抗炎作用为地塞米松的 500 倍,气雾剂吸入直接作用于气道而发挥平喘作用。机体吸收量很少,几乎无全身性不良反应,长期应用也不会抑制肾上腺皮质功能。主要用于激素依赖性哮喘患者,是治疗哮喘发作间歇期及慢性哮喘的首选药。哮喘持续状态患者,因不能吸入足够的药物,疗效不佳,故不宜使用。常见不良反应是鹅口疮和声音嘶哑,用药后应及时漱口。妊娠早期及婴儿慎用。

布 地 萘 德

布地萘德(budesonide,步地缩松) 本品同为局部应用糖皮质激素,药理作用、临床应用及不良反应与倍氯米松相似。局部抗炎作用更强;因肝内代谢灭活快,所以几乎无全身肾上腺素皮质激素作用。对于皮质激素有依赖性,特别是用量较大的哮喘患者,是比较理想的药物。

(二)抗白三烯类药物

半胱氨酰白三烯(Cys-LTs)是花生四烯酸(AA)经 5-脂氧酶(5-LOX)途径代谢的一组炎性物质,在哮喘时的气道炎症反应过程中起着重要的作用。

抗白三烯药物包括如下两类。①白三烯受体拮抗剂,如扎鲁司特(zafirlukast)、孟鲁司特(montelukast)及普仑司特(pranlukast)等,通过与位于支气管平滑肌等部位的 LTs 受体选择性结合,竞争性地阻断 LTs 的作用,进而阻断器官对 LTs 的反应。②5-脂氧酶活性抑制剂,如齐留通(zileuton)等,可通过抑制 5-脂氧酶的活性而抑制 LTs 的合成。

目前将抗白三烯药物与糖皮质激素合用,不仅可加强后者的抗炎作用,还可以减少糖皮质激素的用量。

任务二 祛 痰 药

祛痰药是一类能使痰液变稀或溶解,使痰液易于咳出的药物。痰液的排出又可减少对呼吸道黏膜的刺激,间接起到镇咳、平喘的作用,有利于控制继发感染。根据作用机制的不同,可分为痰液稀释药、黏痰溶解药、黏痰调节药三类。

一、痰液稀释药

本类药物的作用机制主要是通过刺激消化道黏膜,引起轻度的恶心,反射性增加呼吸道黏膜腺体的分泌,稀释痰液,此类药物也称恶心性祛痰药。

氯 化 铵

氯化铵(ammonium chloride) 本药口服后刺激胃黏膜,反射性地兴奋迷走神经,引起恶心,使支气管腺体分泌增加,黏痰变稀,易于咳出。此外,氯化铵口服吸收后,少量经呼吸道黏膜排出,在支气管内形成高渗带出水分,痰液进一步被稀释。因祛痰作用较弱,较少单用,常与其他药物合用。临床上用于急慢性呼吸道感染,痰黏而不易咳出的患者。氯化铵显酸性,用于酸化尿液和某些碱血症,但过量可致高氯性酸中毒。血氨过高者、消化性溃疡和严重肝肾功能障碍者禁用。

愈创甘油醚(guaifenesin) 有较强的恶心性祛痰作用,还有轻度的镇咳和消毒防腐作用,可减轻痰液恶臭。无明显不良反应。

属于本类的药物还有含皂苷的中药桔梗、远志等。

另有刺激性祛痰药如植物挥发油安息香酊(benzoin tincture)、桉叶油(eucalyptus oil),随蒸汽吸入时,对呼吸道黏膜有温和刺激作用,使气管、支气管分泌增加,痰液稀释而易于排出,还具有消毒防腐及改善局部血液循环的作用。

二、黏痰溶解药

黏痰溶解药的作用是通过不同的作用机制,分解痰中的黏液成分,使其黏度降低而易于咳出。如:①裂解二硫键;②分解多糖纤维素;③分解蛋白酶等。

乙酰半胱氨酸

乙酰半胱氨酸(acetylcysteine,痰易净)结构中的巯基(—SH)能使白色黏痰中黏多糖蛋白多肽链中的二硫键(—S—S—)断裂,具有较强的黏痰溶解作用,使痰液液化,易于咳出。临床上用于大量黏痰阻塞气道引起的呼吸困难的紧急情况,或术后咳痰困难者,故临床上常采用雾化吸入,紧急情况可采用气管滴入或注入等给药方式。注意事项：①本药直接注入或滴入呼吸道,可产生大量的稀痰,需用吸痰器吸引排痰；②本药易使青霉素、头孢菌素、四环素等抗菌药失效,不宜与这些抗菌药配伍；③铁及氧化剂能与其结合而失效,需存放在塑料或玻璃器具内；④本药有特殊蒜臭味及刺激性,可引起恶心、呕吐、口臭、咳呛、支气管痉挛等,哮喘患者尤易发生,加入少量异丙肾上腺素可预防。支气管哮喘患者禁用。

溴 己 新

溴己新(bromhexine) 又名必嗽平(bisolvon)。本药直接作用于支气管腺体,使黏痰中酸性糖蛋白的多糖纤维素分解,并抑制黏多糖蛋白的合成,降低痰液黏稠度；兼有恶心性祛痰作用,并能促进呼吸道黏膜的纤毛运动,促进排痰。主要用于急慢性支气管炎、肺气肿、支气管扩张等有黏痰不易咳出者,脓痰者需加用抗菌药。偶有恶心、胃部不适及转氨酶升高等不良反应。溃疡病患者慎用。

氨溴索(ambroxol)为溴己新的有效代谢物,作用机制似溴己新,但其祛痰作用显著超过溴己新,且毒性小,耐受性好。

另有蛋白分解酶类药如脱氧核糖核酸酶(desoxyribonuclease,DNA 酶),主要通过水解脓痰中的DNA,进而产生继发性蛋白溶解作用,使痰液黏稠度降低。

三、黏痰调节药

黏痰调节药是促进呼吸道黏滞性低的分泌物的分泌,使痰液由黏变稀,易于咳出的药物。

羧 甲 司 坦

羧甲司坦(carbocisteine,羧甲基半胱氨酸) 主要通过调节支气管腺体的分泌,促进低黏度的唾液黏蛋白的分泌,减少高黏度的岩藻蛋白的合成；本药也能裂解黏蛋白多肽链的二硫键,降低痰液黏滞性,使痰液易于咳出。临床上用于各种呼吸道疾病引起的痰液黏稠、咳出困难者,亦用于术后咳痰困难者。有轻度头晕、恶心、胃部不适、胃肠出血、腹泻及皮疹等不良反应。消化道溃疡患者慎用或禁用。

任务三 镇 咳 药

咳嗽是一种保护性防御反射,可促进痰液、炎性产物和异物的排出,但剧烈而频繁的咳嗽可使患者痛苦及引起并发症。镇咳药可通过直接抑制延髓咳嗽中枢,或抑制咳嗽反射弧中的某一环节而产生镇咳作用。按作用机制分为中枢性镇咳药和外周性镇咳药。

一、中枢性镇咳药

中枢性镇咳药通过选择性抑制延髓咳嗽中枢发挥镇咳作用。分为麻醉性与非麻醉性两类。

(一)麻醉性中枢镇咳药

可待因(codeine,甲基吗啡)为阿片生物碱之一,抑制延髓咳嗽中枢,镇咳作用为吗啡的 1/4,镇咳剂量不抑制呼吸。因抑制咳嗽反射,可使痰不易咳出,故本药适用于无痰剧烈的干咳；因它有一定的镇痛作用,对胸膜炎干咳伴胸痛者尤为适用。

反复应用可产生耐受性与依赖性,不宜长期应用。呼吸功能不良者、多痰者和孕妇禁用。

福尔可定(pholcodine,吗啉吗啡)作用与可待因相似,有镇静作用,依赖性及抑制呼吸作用较轻,适用于剧烈的干咳和中等程度的疼痛。

(二)非麻醉性中枢镇咳药

右 美 沙 芬

右美沙芬(dextromethorphan,右甲吗喃)为合成的吗啡类衍生物,镇咳作用与可待因相当或略强。但无镇痛作用,长期应用无耐受性及依赖性,治疗量不抑制呼吸,适用于无痰干咳及因上呼吸道感染、咽喉炎、肺结核等引起的咳嗽。有头晕、嗜睡、口干、便秘等不良反应。心肺功能不全及咳嗽、痰多者慎用,妊娠3个月以内及有精神病史者禁用。

喷托维林

喷托维林(pentoxyverine,咳必清,维静宁) 能选择性抑制延髓咳嗽中枢,兼有轻度阿托品样作用和局部麻醉作用,大剂量直接松弛支气管平滑肌及抑制呼吸道感受器。故兼有外周性镇咳作用,镇咳作用为可待因的1/3,但无依赖性和呼吸抑制。适用于急性上呼吸道感染引起的无痰干咳和百日咳,对小儿疗效优于成人。多痰者宜与祛痰药合用。偶有轻度头痛、头晕、口干、恶心、腹胀、便秘等阿托品样不良反应,心功能不全伴有肺淤血的咳嗽患者及青光眼患者慎用。

氯哌斯汀

氯哌斯汀(cloperastine,咳平)主要抑制咳嗽中枢,同时能阻断 H_1 受体,轻度缓解支气管平滑肌痉挛,减轻黏膜充血和水肿。无耐受性和依赖性。用于急性上呼吸道感染、急慢性支气管炎、肺结核及肺癌所致的频繁咳嗽,偶有轻度嗜睡、口干等不良反应。

二、外周性镇咳药

外周性镇咳药通过抑制咳嗽反射弧中的感受器、传入或传出神经的传导而发挥镇咳作用。本类药物大多具有以下作用:①局部麻醉作用;②支气管平滑肌解痉作用;③呼吸道黏膜保护作用。

苯佐那酯

苯佐那酯(benzonatate,退嗽) 为丁卡因衍生物,有较强的局部麻醉作用,对肺牵张感受器有选择性抑制作用,阻断迷走神经反射,抑制咳嗽冲动的传入而镇咳。口服后 $10\sim20$ min 起效,维持 $2\sim8$ h。镇咳强度略低于可待因,治疗量不影响呼吸中枢,反而增加肺通气量。作用于干咳和阵咳,也用于支气管镜检查前预防咳嗽。有轻度嗜睡、头痛、眩晕,偶见皮疹、鼻塞。服用时勿将药丸咬破以免产生口腔麻木。

苯丙派林

苯丙派林(benproperine,咳快好) 兼有外周和中枢镇咳作用,镇咳机制:①阻滞肺及胸膜感受器的传入感觉神经冲动;②直接抑制咳嗽中枢;③对平滑肌具有解痉作用,为非麻醉性强效镇咳药,奏效迅速,维持时间长,镇咳强度为可待因的 $2\sim4$ 倍。无抑制呼吸作用,有便秘、依赖性、口干、嗜睡、头晕、厌食、腹部不适为常见的不良反应。服用时勿将药丸咬破以免产生口腔麻木。

那可丁

那可丁(noscapine,乐咳平) 通过抑制肺牵张反射,解除支气管平滑肌痉挛,而产生外周性镇咳作用。尚具有呼吸兴奋作用,无依赖性。适用于阵发性无痰干咳。

此外还有呼吸道黏膜保护药,如甘草流浸膏糖浆。此类药物大多含糖,口服后部分覆盖在咽部黏膜上,减弱对咽黏膜的刺激,并促进唾液分泌和吞咽动作,从而缓解咳嗽。

知识链接

"健美猪"与盐酸克伦特罗

"健美猪"指用瘦肉精喂养的猪,它们拱背收腹,屁股浑圆,肌肉结实,这种猪肉几乎没有什么肥肉,因此生猪行业的业内人士把这种瘦肉猪戏称为"健美猪"。养猪户表示,要想喂成"健美猪",就必须在饲料里添加一种特殊的白色粉末,这种白色粉末其实就是"瘦肉精"。

"瘦肉精"的学名叫盐酸克伦特罗,是一种平喘药物,又称氨哮素。能选择性激动 β_2 受体,松弛支气管平滑肌,为临床防治支气管哮喘的常用药。如果作为养殖业的饲料添加剂,使用剂量是人治疗量的 $5\sim10$ 倍时,就能达到提高生猪瘦肉率的效果。人食用这种猪肉后会出现肌肉震颤、心悸、战栗、头痛、恶心、呕吐等症状,对老人、儿童,以及高血压、心脏病、甲亢和前列腺肥大等患者危害更大,严重的可导致死亡。

盐酸克伦特罗也属蛋白同化剂,能减少胴体脂肪合成,促进蛋白质合成,被世界反兴奋剂机构禁止,运动员应避免使用。

小结

　　咳、痰、喘是呼吸系统的三大症状。镇咳、祛痰、平喘是呼吸系统疾病对症治疗的重要措施。

　　平喘药是指能使支气管扩张的药物,此类药物从多个环节作用于支气管,可激动支气管平滑肌细胞膜上的 β_2 受体,直接松弛支气管平滑肌,抗炎、抗免疫、降低气道反应性,选择性阻滞支气管平滑肌上的 M 受体,稳定肥大细胞膜。用于各种原因引起的哮喘及喘息性支气管炎的防治。局部用药可减少全身性的不良反应。

　　祛痰药可增加呼吸道分泌使痰液稀释、分解黏蛋白或减少高黏滞性蛋白质的分泌,降低痰液黏稠度,以利于痰液的排出;祛痰药主要用于各种原因引起的痰液黏稠不易咳出者。

　　镇咳药通过选择性抑制咳嗽中枢和抑制咳嗽反射的外周途径而呈现镇咳作用;主要用于各种刺激性干咳,多痰者禁用。

情境导入及
分析 1 答案

情境导入及
分析 2 答案

能力检测

能力检测答案

一、A 型题

1. 具有成瘾性的镇咳药是(　　　)。

A. 可待因　　　　　　　B. 右美沙芬　　　　　　C. 喷托维林

D. 苯丙哌林　　　　　　E. 苯佐那酯

2. 治疗急性哮喘发作宜选用(　　　)。

A. 茶碱类　　　　　　　B. 沙丁胺醇　　　　　　C. 倍氯米松

D. 色甘酸钠　　　　　　E. 异丙托溴铵

3. 某患者哮喘发作,用异丙肾上腺素治疗,最常出现的不良反应是(　　　)。

A. 心动过缓　　　　　　B. 心动过速　　　　　　C. 嗜睡

D. 血压升高　　　　　　E. 体位性低血压

4. 关于氨茶碱的应用,描述不正确的是(　　　)。

A. 为支气管扩张剂　　　　　　　　　　B. 常用的给药途径为肌内注射

C. 静脉注射应稀释后慢推　　　　　　　D. 可引起头晕、心律失常

E. 浓度过高可导致血压下降、心搏骤停

二、B 型题

(5~7 题共用答案)

A. 心脏毒性　　　　　　B. 肝脏毒性　　　　　　C. 口腔感染

D. 诱发哮喘　　　　　　E. 肺纤维化

5. 倍氯米松的不良反应是(　　　)。

6. 氨茶碱的不良反应是(　　　)。

7. 色甘酸钠的不良反应是(　　　)。

三、C 型题

8. 患者,女,28 岁。因外出春游去植物园,出现咳嗽、咳痰并伴喘息 1 天入院。查体:体温 36.5 ℃,脉搏 90 次/分,呼吸 28 次/分,血压 110/80 mmHg,喘息貌,口唇发绀,肺部可闻及广泛的哮鸣音,对患者采取的护理措施错误的是(　　　)。

A. 每天饮水量应在 2000 mL 以上　　　　B. 在病室内摆放鲜花

C. 遵医嘱给予祛痰药物　　　　　　　　D. 遵医嘱给予糖皮质激素

E. 避免食用鱼、虾等食物

四、X 型题

9. 能选择性兴奋 β_2 受体的平喘药是（　　）。

A. 肾上腺素　　　　　　　　B. 异丙肾上腺素　　　　　　C. 沙丁胺醇

D. 特布他林　　　　　　　　E. 克伦特罗

10. 应用氨茶碱时应注意（　　）。

A. 饭后服药　　　　　　　　B. 缓慢静注　　　　　　　　C. 静注浓度勿过高

D. 为防止失眠合用镇静药　　E. 剂量过大可引起头痛

11. 可待因（　　）。

A. 对胸膜炎干咳适用　　　　B. 对痰多者禁用　　　　　　C. 长期应用有成瘾性

D. 反复用无成瘾性　　　　　E. 为较弱的镇咳药

执考真题　　执考真题答案

（吴　虹）

子宫平滑肌兴奋药和抑制药

扫码看
PPT

学习目标

1. 掌握缩宫素的药理作用、临床应用、不良反应及注意事项。
2. 熟悉麦角新碱的药理作用和临床应用。
3. 了解其他子宫兴奋药和子宫抑制药的药理作用和临床应用。
4. 具有正确指导患者合理使用子宫平滑肌兴奋药和抑制药的能力。

情境导入及分析

患者,女,28岁。妊娠足月,自然分娩,产一女婴,但因胎盘残留,于产后 3 h 出现阴道大量出血,医生开出下列处方。

处方:缩宫素 10 U

用法:10 U,肌内注射,立即

马来酸麦角新碱 0.5 mg×6

用法:一次 0.5 mg,一日 3 次

试分析:

该处方是否合理? 为什么?

任务一 子宫平滑肌兴奋药

子宫平滑肌兴奋药是一类选择性兴奋子宫平滑肌,使子宫产生节律性收缩或强直性收缩的药物。前者主要用于催产或引产,后者主要用于产后止血或促进子宫修复等。其作用可因子宫生理状态、药物种类及使用剂量的不同而有所差异,如果应用不当,可能造成子宫破裂与胎儿窒息的严重后果。故必须根据不同用药目的合理选用药物,严格掌握适应证和剂量。

临床常用的药物有垂体后叶素类、前列腺素类和麦角生物碱类。

一、垂体后叶素类药

缩 宫 素

缩宫素(oxytocin)又名催产素(pitocin),是神经垂体激素的一种成分,为含有二硫键的 9 肽化合物。目前应用的缩宫素为人工合成品或从牛、猪垂体后叶提取分离的制剂,因口服易被酸、碱和消化酶破坏,故临床上常采用肌内注射或静脉滴注给药。肌内注射吸收良好,3～5 min 内生效,作用维持20～30 min,可通过胎盘,大部分经肝、肾破坏。也可经鼻腔和口腔黏膜吸收,但作用较弱。

【药理作用】

1. 兴奋子宫 缩宫素直接兴奋子宫平滑肌,加强其收缩。其作用特点如下。①作用与剂量相关。小剂量缩宫素加强子宫(特别是妊娠末期的子宫)的节律性收缩,使收缩振幅加大,张力稍增加,其收缩与正常分娩相似,使子宫底部肌肉发生节律性收缩,同时又能使子宫颈平滑肌松弛,以促进胎儿娩出。随着剂量加大,可引起子宫肌张力持续增高,最后可致强直性收缩,这对胎儿和母体不利。②子宫平滑肌对缩宫素的敏感性与体内雌激素和孕激素水平有密切关系。雌激素可提高敏感性,孕激素则降低敏感性。在妊娠早期,孕激素水平高,敏感性低,妊娠后期雌激素水平高,敏感性高。临产时子宫最为敏感,分娩后子宫的敏感性又逐渐降低。

2. 促进排乳 通过兴奋乳腺缩宫素受体,使乳腺泡周围的肌上皮细胞(平滑肌)收缩,促进排乳。

3. 其他作用 大剂量还能短暂地松弛血管平滑肌,引起血压下降,并有微弱抗利尿作用。

【临床应用】

1. 催产和引产 对于无产道障碍仅宫缩无力的难产,可用小剂量(2～5 U)缩宫素加强子宫的节律性收缩,促进分娩。对于死胎、过期妊娠、患严重心脏病或肺结核等疾病的孕妇,需提前中断妊娠者,可用缩宫素引产。必须密切观察,根据子宫收缩和胎心情况调整滴注速度。

2. 产后止血 产后出血时立即皮下或肌内注射较大剂量缩宫素(5～10 U),迅速引起子宫强直性收缩,压迫子宫肌层内血管而止血。但缩宫素作用不持久,应加用麦角制剂维持子宫收缩状态。

3. 催乳 哺乳前2～3 min,以枸橼酸缩宫素鼻腔喷雾吸入或滴入,可促进乳汁排出。

【不良反应及注意事项】 偶见恶心、呕吐、面色苍白、血压升高等。生物制品的缩宫素含有杂质,可发生过敏反应。过量使用缩宫素可引起子宫高频率甚至持续性强直收缩,导致胎儿窒息或子宫破裂,因此缩宫素的使用必须注意下列两点:①严格掌握剂量,根据宫缩和胎心情况及时调整滴注速度,避免发生子宫强直性收缩;②严格掌握禁忌证,凡产道异常、胎位不正、头盆不称、前置胎盘,以及三次妊娠以上的经产妇或有剖宫产史者禁用,以防引起子宫破裂或胎儿窒息。

垂体后叶素

垂体后叶素(pituitrin)是从牛、猪的垂体后叶中提取的粗制品,内含缩宫素和加压素,对子宫平滑肌的选择性不高,产科已少用。它所含的加压素能与肾远曲小管和集合管的受体相结合,增加对水分的再吸收,使尿量明显减少,可用于治疗尿崩症。加压素还能收缩血管(特别是毛细血管和小动脉),在肺出血时可用来收缩肺小动脉而止血。能收缩冠状血管。此外,加压素尚有升高血压和兴奋胃肠道平滑肌的作用。

不良反应有面色苍白、心悸、胸闷、恶心、腹痛及过敏反应等。高血压、冠心病、肺心病、心力衰竭者禁用。

二、前列腺素类药

前 列 腺 素

前列腺素(prostaglandins,PGs)是一类广泛存在于体内的不饱和脂肪酸。对心血管系统、呼吸系统、消化系统以及生殖系统等有广泛的生理和药理作用。作为子宫兴奋药的有地诺前列酮(dinoprostone PGE$_2$)、地诺前列素(dinoprost PGF$_{2a}$)、硫前列酮(sulprostone)和卡前列素(carboprost)。

【药理作用和临床应用】 对各期妊娠子宫都有显著兴奋作用,分娩前更敏感。PGE$_2$、PGF$_{2a}$对妊娠初、中期子宫的作用强于缩宫素。引起子宫近似生理性分娩的收缩,同时使宫颈松弛。用于早期、中期流产和足月引产。

【不良反应及注意事项】

1. 消化道兴奋症状 恶心、呕吐、腹痛等胃肠道兴奋现象。

2. 兴奋支气管平滑肌 PGF$_{2a}$可兴奋支气管平滑肌,哮喘者不宜用。

3. 升高眼压 PGE$_2$可升高眼压,青光眼患者不宜使用。

引产时的禁忌证和注意事项同缩宫素。

三、麦角生物碱类药

麦角生物碱

麦角(ergot)是寄生在黑麦中的一种麦角菌的干燥菌核。目前已用人工培养方法生产。麦角中含多种生物碱,均为麦角酸的衍生物。根据其结构可分为两类:①胺生物碱类,麦角新碱和甲基麦角新碱;②肽生物碱类,有麦角胺和麦角毒。

【药理作用】

1. 兴奋子宫 麦角生物碱类能选择性地兴奋子宫平滑肌,其作用取决于子宫的机能状态,妊娠子宫比未妊娠子宫敏感,在临产时或新产后的子宫最敏感。作用强而持久,剂量稍大即引起子宫强直性收缩,对子宫体和子宫颈的兴奋作用无明显差别。因此,不宜用于催产和引产。麦角新碱的作用最快最强。

2. 收缩血管 肽生物碱类,特别是麦角胺,能直接收缩动、静脉血管,大剂量还会损伤血管内皮细胞,长期服用可导致肢端干性坏疽。

3. 阻断 α 受体 肽生物碱类尚有阻断 α 肾上腺素受体的作用,使肾上腺素的升压作用反转,引起不良反应。麦角新碱无此作用。

【临床应用】

1. 子宫出血 产后或其他原因引起的子宫出血都可用麦角新碱止血,它能使子宫平滑肌强直性收缩,机械地压迫血管而止血。

2. 产后子宫复原 产后的最初 10 天子宫复原很快,如复原缓慢容易发生子宫出血或感染。因此,须服用麦角制剂等子宫兴奋药以加速子宫复原。常用麦角流浸膏。

3. 偏头痛 麦角胺能收缩脑血管,减少动脉搏动的幅度,合用咖啡因有协同作用。

【不良反应及注意事项】 注射麦角新碱可致呕吐、血压升高等,伴有妊娠毒血症产妇的产后使用须慎用。麦角流浸膏中含有麦角毒和麦角胺,长期使用可损害血管内皮细胞,特别是肝脏或外周血管有疾病者更为敏感。此外,麦角新碱偶致过敏反应。麦角制剂禁用于催产和引产,血管硬化和冠心病患者慎用。

任务二 子宫平滑肌抑制药

子宫平滑肌抑制药又称为抗分娩药(tocolytic drugs),能抑制子宫平滑肌收缩,主要用于治疗痛经和防治早产。包括 β_2 受体激动药、硫酸镁、钙通道阻滞药、环氧酶抑制药(前列腺素合成酶抑制药)和缩宫素受体拮抗药等。目前临床上应用的主要为前两类。

一、β_2 受体激动药

人体子宫平滑肌中存有 β 肾上腺素受体,以 β_2 受体占优势。当该受体兴奋时可引起妊娠及未孕子宫平滑肌舒张,降低子宫收缩频率和强度,抑制子宫自发性收缩以及缩宫素所致的收缩,可减少子宫活动,延长妊娠期,推迟分娩时间,有利于胎儿发育成熟。临床上主要用于防治妊娠 20~37 周内的早产。也可预防新生儿呼吸窘迫综合征。

β_2 受体激动药沙丁醇胺(salbutamol,舒喘灵)是目前国内最常用于防治早产的药物,其作用温和,不良反应少。克伦特罗(clenbuterol)、利托君(ritodrine)等都具有松弛子宫平滑肌作用,其中利托君对非妊娠和妊娠子宫都有抑制作用,可用于防治 20 周以后的早产,是一种口服、肌内和静脉注射均有效的防止早产药,此药静脉注射可引起较多不良反应,主要表现为心率加快、血压升高及心律失常等,与激动 β 受体有关。

二、硫酸镁

硫酸镁(magnesium sulfate)可激动子宫平滑肌的 β_2 受体,通过拮抗 Ca^{2+} 的作用,抑制子宫收缩,并降低子宫对缩宫素的敏感性,主要用于防治早产和妊娠高血压综合征及子痫发作。此药还具有抗惊厥、导泻等作用。

钙通道阻滞药硝苯地平(nifedipine)、环氧酶抑制药吲哚美辛(indomethacin)、缩宫素受体拮抗药阿托西班(atosiban)也有良好的子宫平滑肌松弛作用。

小结

小剂量缩宫素主要用于催产和引产,大剂量可用于产后出血。麦角新碱主要用于子宫出血和产后子宫复原。用于催产和引产时必须严格掌握适应证及剂量,以免发生子宫强直性收缩而引起胎儿窒息或子宫破裂。前列腺素类可用于妊娠各期的引产和产后出血。子宫平滑肌抑制药利托君可松弛子宫平滑肌,用于治疗早产。

情境导入及
分析答案

能力检测

能力检测答案

一、A 型题

1. 缩宫素适用于(　　)。
A. 产道、胎位均正常,但宫缩乏力　　　B. 产道障碍　　　C. 有头盆不称
D. 有前置胎盘　　　E. 有剖宫产史

2. 能降低子宫平滑肌对缩宫素的敏感性的药物是(　　)。
A. 雌激素　　　B. 孕激素　　　C. 糖皮质激素
D. 维生素　　　E. 抗生素

3. 小剂量缩宫素对子宫的作用特点是(　　)。
A. 对子宫体兴奋作用强而对子宫颈作用弱　　　B. 引起强直性收缩
C. 作用强度不受雌激素的影响　　　D. 作用强度不受孕激素的影响
E. 引起非节律性收缩

4. 麦角新碱用于产后止血是因为(　　)。
A. 收缩血管　　　B. 子宫产生强直性收缩　　　C. 促进凝血过程
D. 对子宫颈有强大的兴奋作用　　　E. 促进子宫内膜修复

二、B 型题

(5~6 题共用答案)
A. 麦角新碱　　　B. 麦角毒　　　C. 麦角胺
D. 二氢麦角碱　　　E. 缩宫素

5. 产后子宫复原宜选用(　　)。

6. 用于催产时宜采用(　　)。

三、C 型题

7. 患者,女,26 岁。足月妊娠,昨晚 8 时发动分娩,开始时子宫收缩力良好,但当宫口打开至 3 cm 时,宫缩减弱,持续时间缩短,间歇时间长,每当阵缩达高峰时按压子宫壁,感觉不够硬且可被压下陷,宫颈不再持续扩张。宜选用的催产药物是(　　)。
A. 小剂量缩宫素静脉滴注　　　B. 大剂量缩宫素肌内注射　　　C. 麦角新碱
D. 麦角胺　　　E. 垂体后叶素

8. 患者,女,25 岁。足月自然产一男婴,在胎儿娩出后 4 h 出现阴道大量出血,应该选择(　　)。

A. 麦角新碱＋缩宫素　　　　B. 米非司酮　　　　　　　　C. 前列腺素

D. 麦角新碱＋前列腺素　　　E. 利托君

四、X型题

9. 缩宫素的临床用途有(　　　)。

A. 避孕　　　　　　　　　　B. 镇痛　　　　　　　　　　C. 催产

D. 产后止血　　　　　　　　E. 引产

（吴　虹）

模块六　内分泌系统药

肾上腺皮质激素类药

学习目标

1. 掌握糖皮质激素的药理作用、临床应用、不良反应及注意事项。
2. 熟悉糖皮质激素的用法与疗程。
3. 了解盐皮质激素的药理作用、临床应用、不良反应及注意事项;促皮质素及皮质激素抑制药的临床应用、不良反应及注意事项。
4. 具有正确指导患者合理使用肾上腺皮质激素类药的能力。

肾上腺皮质激素(adrenocortical hormones)简称皮质激素,是肾上腺皮质所分泌激素的总称,在化学结构上均属甾体(steroid,类固醇)化合物。肾上腺皮质由外向内依次分为球状带、束状带及网状带三层。球状带合成盐皮质激素,束状带合成糖皮质激素,网状带合成性激素。肾上腺皮质激素的分泌和生成受促肾上腺皮质激素(ACTH,促皮质素)的调节,而 ACTH 的分泌则受昼夜节律的影响。临床上常用的肾上腺皮质激素主要是糖皮质激素。

情境导入及分析

患者,女,43 岁。主诉:下肢散在淤点、紫癜一周。诊断为特发性血小板减少性紫癜,医生给予地塞米松进行治疗。

试分析:

1. 该药的不良反应及注意事项有哪些?
2. 糖皮质激素类药的用法有哪些?

任务一　糖皮质激素类药

糖皮质激素的作用广泛而复杂,且随剂量不同而变化。生理情况下的糖皮质激素主要影响正常物质代谢过程。缺乏时,引起代谢失调以致死亡。当应激状态时,机体分泌大量的糖皮质激素,通过允许作用等,调节机体适应内外环境变化所产生的强烈刺激。超出生理剂量时,糖皮质激素除影响物质代谢之外,还具有多种药理作用,临床应用广泛,但使用不当或者长期大剂量使用会出现多种不良反应和并发症,甚至危及生命。按其作用时间长短分为短效、中效和长效三类(表 29-1)。

本类药物主要在肝内代谢,大部分由肾排泄。可的松和泼尼松需在肝内分别转化为氢化可的松和泼尼松龙才能发挥作用,故严重肝病患者宜使用氢化可的松或泼尼松龙。

表 29-1 常用糖皮质激素类药物作用比较

分类	药 物	水盐代谢（比值）	糖代谢（比值）	抗炎作用（比值）	等效剂量/mg	半衰期/h
短效	氢化可的松	1.0	1.0	1.0	20	8～12
8～12	可的松		0.8	0.8	0.8	25
中效	泼尼松	0.6	3.5	3.5	5	12～36
12～36	泼尼松龙		0.6	4.0	4.0	5
长效	地塞米松	0	30	30	0.75	36～54
36～54	倍他米松		0	30～35	25～35	0.60
外用	氟氢可的松	125		12		
	氟氢松			40	—	—

【药理作用】

1. 对物质代谢的影响

（1）糖代谢 糖皮质激素促进糖原异生；减慢葡萄糖分解为 CO_2 的氧化过程；减少机体组织对葡萄糖的利用，故能增加肝糖原、肌糖原含量并升高血糖。

（2）蛋白质代谢 糖皮质激素促进胸腺、骨、肌肉等组织的蛋白质分解，增高尿中氮的排泄，并抑制蛋白质的合成，长期应用可导致生长减慢、肌肉消瘦、皮肤变薄、骨质疏松、淋巴组织萎缩和伤口愈合延缓等。因此，在治疗蛋白质严重损失的肾病患者时，要合用蛋白质同化类激素，来促进蛋白质合成和减少氨基酸分解，促进肌肉增生。

（3）脂肪代谢 糖皮质激素可促进脂肪分解，抑制其合成。长期大剂量应用能增高血中胆固醇含量，并激活四肢皮下的脂酶，使四肢皮下脂肪分解，重新分布于面部、胸、背及臀部，形成向心性肥胖，表现为"满月脸，水牛背"。症状为脸圆、背厚、躯干部发胖、四肢消瘦。

（4）水和电解质代谢 糖皮质激素也有较弱的盐皮质激素的作用，能保钠排钾，但较弱。此外，它能增加肾小球滤过率和拮抗抗利尿激素，故可利尿。肾上腺皮质功能不全的患者，排水能力明显降低，严重时可出现"水中毒"，如补充适量的糖皮质激素即可得到缓解。糖皮质激素过多时还可引起低血钙，长期应用可致骨质脱钙。

（5）核酸代谢 糖皮质激素对各种代谢的影响，主要是通过影响敏感组织中的核酸代谢来实现的。

2. 允许作用 糖皮质激素对有些组织细胞虽无直接活性，但可给其他激素发挥作用创造有利条件，称为允许作用。如糖皮质激素可增强儿茶酚胺的血管收缩作用和胰高血糖素的血糖升高作用等。

3. 抗炎作用 糖皮质激素有强大的抗炎作用，能对抗各种原因如物理、化学、生理、免疫等所引起的炎症。在炎症早期可减轻渗出、水肿、毛细血管扩张、白细胞浸润及吞噬反应，从而能改善红、肿、热、痛等症状；在炎症后期可抑制毛细血管和纤维母细胞的增生，延缓肉芽组织生成，防止粘连及瘢痕形成，减轻后遗症。但必须注意，炎症反应是机体的一种防御性反应，炎症后期的反应更是组织修复的重要过程。因此，糖皮质激素在抑制炎症、减轻症状的同时，也会降低机体的防御功能，可导致感染扩散、阻碍创口愈合。

现认为糖皮质激素的抗炎作用机制是基因效应。糖皮质激素与靶细胞胞浆内的糖皮质激素受体结合后，通过诱导或抑制参与炎症的靶基因转录，影响 mRNA 及蛋白质的合成而产生以下主要抗炎效应。

（1）抑制炎症介质的产生和释放 糖皮质激素通过增加脂皮素的合成与释放而抑制白三烯、前列腺素及血小板活化因子等脂质结构炎症介质的生成而抑制急性炎症。糖皮质激素还能诱导血管紧张素转化酶而降解缓激肽，引起血管收缩，产生抗炎作用。

（2）抑制一氧化氮生成 一氧化氮合成增多可增加炎症部位的血浆渗出、水肿形成及组织损伤，加重炎症症状。糖皮质激素对一氧化氮合成酶的抑制作用可延缓炎症的发展。

（3）抑制细胞因子的产生　糖皮质激素可抑制与慢性炎症有关的细胞因子转录,从而强烈地抑制细胞因子介导的炎症。此外,糖皮质激素还能通过增加 mRNA 的断裂,使白介素 1、白介素 3、粒细胞-巨噬细胞集落因子合成减少,抑制白介素 2 受体合成;以及通过调节活化转录因子活化蛋白 1 等机制而发挥对抗细胞因子的效应。

（4）抑制黏附分子的作用　黏附分子可促进炎症细胞向炎症部位移行和浸润,糖皮质激素通过抑制细胞因子而减少黏附分子的生成,从而减轻炎症反应。

（5）诱导炎性细胞的凋亡　糖皮质激素可引起炎症细胞内细胞增殖相关基因表达下调,特异性核酸内切酶表达增加,随后发生细胞凋亡,从而抑制单细胞、中性粒细胞和巨噬细胞向炎症部位的聚集和吞噬作用。

4. 抗免疫作用　糖皮质激素对免疫过程的许多环节均有抑制作用:①抑制巨噬细胞对抗原的吞噬和处理;②使敏感动物由于淋巴细胞破坏和解体,导致血中淋巴细胞迅速减少;③干扰淋巴组织在抗原作用下的分解和增殖,阻断致敏 T 淋巴细胞所诱发的单核细胞和巨噬细胞的聚集等能减少过敏介质的产生,因而减轻过敏性症状。

5. 抗休克作用　大剂量的皮质激素类药物具有抗休克的作用,特别是中毒性休克的治疗,一般认为其作用与下列因素有关:①扩张痉挛收缩的血管和加强心脏收缩;②降低血管对某些缩血管活性物质的敏感性,使微循环血流动力学恢复正常,改善休克状态;③稳定溶酶体膜,减少心肌抑制因子的形成;④提高机体对细菌内毒素的耐受力。

6. 抗毒作用　糖皮质激素可提高机体对内毒素的耐受力,减轻其对机体造成的损伤,缓解毒血症症状。但其既不杀灭细菌和病毒,也不能中和、破坏细菌内毒素,对细菌外毒素无效。

7. 其他作用

（1）血液与造血系统　糖皮质激素能刺激骨髓造血功能,使红细胞和血红蛋白含量增加,大剂量可使血小板增多并提高纤维蛋白原浓度,缩短凝血时间;糖皮质激素可促使中性粒细胞增多,但却降低其游走、吞噬、消化及糖酵解等功能,因而减弱对炎症区的浸润与吞噬活动,使淋巴组织萎缩,淋巴细胞减少。

（2）中枢神经系统　能提高中枢神经系统的兴奋性,出现欣快、激动、失眠等,偶可诱发精神失常。对儿童,大剂量应用糖皮质激素可导致惊厥。

（3）消化系统　能使胃酸和胃蛋白酶分泌增多,提高食欲,促进消化,但大剂量应用可诱发或加重溃疡。

（4）骨骼　长期大量应用糖皮质激素类药物可出现骨质疏松,特别是出现脊椎骨,故可发生腰背痛,甚至发生压缩性骨折、楔形及鱼骨样畸形的可能。其作用机制可能是糖皮质激素抑制成骨细胞的活力,减少骨中胶原的合成,促进胶原和骨基质的分解,使骨质形成发生障碍。

（5）退热作用　用于严重的中毒性感染,常有迅速而良好的退热作用,这可能与其能抑制体温中枢对致热源的反应、稳定溶酶体膜,减少内源性致热源的释放有关。因此在发热诊断未明前,不可滥用,以免掩盖症状使诊断发生困难。

【临床应用】

1. 替代疗法　用于急、慢性肾上腺皮质功能减退症(包括肾上腺危象、艾迪生病)、脑垂体前叶功能减退,以及用于肾上腺次全切除术后的替代疗法。

2. 严重感染或炎症

（1）严重急性感染　如中毒性菌痢、暴发型流行性脑膜炎、中毒性肺炎、重症伤寒、急性粟粒性肺结核、猩红热及败血症等,在应用有效的抗菌药物治疗感染的同时,可用糖皮质激素作为辅助治疗,因其能够提高机体对于有害刺激的耐受性,减轻中毒反应,有利于争取抢救时间。

病毒性感染一般不选用糖皮质激素,因为目前缺乏有效的抗病毒药物,用了糖皮质激素后可降低机体的防御能力反而使感染扩散而加剧。但对严重传染性肝炎、流行性腮腺炎、麻疹和乙型脑炎等,病情危急时,糖皮质激素有缓解症状的作用。

（2）防止某些炎症后遗症　对于人体重要器官或组织的炎症如结核性脑膜炎、脑炎、心包炎、风湿性心瓣膜炎、损伤性关节炎、睾丸炎以及烧伤后瘢痕挛缩等，为了防止组织粘连或者瘢痕的形成等后遗症的发生，应早期应用皮质激素，达到预防后遗症发生的目的。对虹膜炎、角膜炎、视网膜炎和视神经炎等非特异性眼炎，使用后也可迅速消炎止痛、防止角膜混浊和瘢痕粘连的发生。有角膜溃疡的患者禁用。

3. 自身免疫缺陷疾病、过敏性疾病及器官移植的排斥反应

（1）自身免疫缺陷疾病　如严重风湿热、风湿性心肌炎、风湿性及类风湿关节炎、全身性红斑狼疮、结节性动脉周围炎、皮肌炎、慢性活动性肝炎、重症肌无力、与自主免疫有关的慢性溃疡性结肠炎、自身免疫性贫血和肾病综合征等应用糖皮质激素后可缓解症状但不能根治。对于多发性皮肌炎，糖皮质激素为首选药物。一般采用综合疗法，不宜单用，以免引起不良反应。

（2）过敏性疾病　如荨麻疹、枯草热、血清热、血管神经性水肿、过敏性鼻炎、支气管哮喘和过敏性休克等，此类疾病一般发作快，消失也快，应以肾上腺受体激动药和抗组胺药治疗，病情严重或无效时，也可应用皮质激素辅助治疗，能抑制抗原-抗体反应所致的组织损害和炎症过程。吸入型糖皮质激素防治哮喘效果较好，且安全可靠，极少有副作用。

（3）器官移植的排斥反应　异体器官移植手术后所产生的免疫性排斥反应，也可使用糖皮质激素进行预防。一般术前1~2日开始口服泼尼松，每日 100 mg，术后第一周改为每日 60 mg，以后逐渐减量。若已发生排斥反应，治疗时可采用大剂量氢化可的松静脉滴注，排斥反应控制后再逐步减少剂量至最小维持量，并改为口服。如与其他免疫抑制剂合用，疗效更好。

4. 抗休克治疗　感染中毒性休克时，在有效的抗菌药物治疗下，可及早、短时间突击使用大剂量糖皮质激素，待微循环改善、脱离休克状态时停用；且尽可能在抗菌药物之后使用，应在撤去抗菌药物之前停药。对过敏性休克，糖皮质激素为次选药，可与首选药肾上腺素合用；对于病情严重或者发展较快的过敏性休克患者，可同时静脉滴注氢化可的松 200~400 mg（5%~10%葡萄糖 100~200 mL 稀释）；以后视病情决定用药剂量，好转后逐渐减量。对心源性休克，须结合病因治疗；对低血容量性休克，在补液补电解质或输血后效果不佳者，可合用超大剂量的糖皮质激素。

5. 血液病　可用于急性淋巴细胞性白血病、再生障碍性贫血、粒细胞减少症、血小板减少症和过敏性紫癜等的治疗，但停药后易复发。较多应用于治疗儿童急性淋巴细胞性白血病，目前采取与抗肿瘤药联合的多药并用的方案。但对急性非淋巴细胞白血病的疗效较差。

6. 局部应用　对接触性皮炎、湿疹、肛门瘙痒、牛皮癣等都有疗效。多采用氢化可的松或氟轻松等软膏、霜剂或洗剂等局部用药。对天疱疮及剥脱性皮炎等严重病例仍需全身用药。当肌肉韧带或关节劳损时，可将醋酸氢化可的松或醋酸氢化泼尼松混悬液加入1%普鲁卡因注射液，肌内注射，也可注入韧带压痛点或关节腔内以消炎止痛。

【不良反应及注意事项】

1. 长期大剂量应用引起的不良反应

（1）医源性肾上腺皮质功能亢进　又称类肾上腺皮质功能亢进综合征，因物质代谢和水盐代谢紊乱所致，表现为满月脸、水牛背、向心性肥胖、皮肤变薄、痤疮、多毛、水肿、低血钾、高血压、糖尿等。停药后可自行消退，必要时采取对症治疗，如应用降压药、降糖药、氯化钾、低盐、低糖、高蛋白质饮食等。糖尿病、肾上腺皮质功能亢进症的患者禁用。

（2）消化系统并发症　使胃酸、胃蛋白酶分泌增加，抑制胃黏液分泌，降低胃肠黏膜的抵抗力，故可诱发或加剧胃、十二指肠溃疡，甚至造成消化道出血或穿孔。溃疡的特点是多发、表浅，易发生在幽门前胃窦部，症状少，呈隐匿性，出血或穿孔率高，被称为甾体激素溃疡。长期应用可考虑用抗酸药或者抗胆碱药物，不宜与能引起胃出血的药物如阿司匹林等合用。对少数患者可诱发胰腺炎或脂肪肝。活动性消化性溃疡病，新近胃肠吻合术患者禁用。

（3）诱发或加重感染　因糖皮质激素抑制机体防御功能所致。长期应用常可诱发感染或使体内潜在病灶扩散，特别是在原有疾病已使抵抗力降低如肾病综合征者更易产生。还可使原来静止的结核病灶扩散、恶化。故结核病患者必要时应并用抗结核病药。抗菌药不能控制的感染如水痘、霉菌感染等禁用。

（4）心血管系统并发症　长期应用可引起高血压和动脉粥样硬化。严重高血压患者禁用。

（5）骨质疏松、肌肉萎缩、伤口愈合迟缓等　与激素促进蛋白质分解、抑制其合成及增加钙、磷排泄有关。骨质疏松多见于儿童、老人和绝经妇女，严重者可有自发性骨折。因抑制生长素分泌和造成负氮平衡，还可影响生长发育。故骨折、创伤修复期患者禁用。

（6）其他　有精神病或癫痫病史者禁用或慎用。白内障、青光眼等，均需引起注意。对孕妇偶可引起畸胎。

2. 停药反应

（1）医源性肾上腺皮质功能不全　糖皮质激素长期应用尤其是连续给药的患者，减量过快或突然停药时，由于糖皮质激素的反馈性抑制脑垂体前叶对 ACTH 的分泌，可引起肾上腺皮质萎缩和机能不全。多数患者可无表现。肾上腺皮质功能恢复的时间与剂量、用药期限和个体差异有关。停用激素后垂体分泌 ACTH 的功能需经 3～5 个月才能恢复，因此不可骤然停药。停药后少数患者在感染、创伤、手术时可发生肾上腺危象，如恶心、呕吐、乏力、低血压、休克等，需及时抢救。这种皮质功能不全需半年甚至 1～2 年才能恢复。

（2）反跳现象　因患者对激素产生了依赖性或病情尚未完全控制，突然停药或减量过快可导致原病复发或恶化。常需加大剂量再行治疗，待症状缓解后再逐渐减量、停药。

【用法及疗程】　宜根据患者、病情、药物的作用和不良反应特点确定制剂、剂量、用药方法及疗程。

（1）大剂量冲击疗法　用于严重中毒性感染及各种休克等急性、重度、危及生命的疾病的抢救。常用氢化可的松静脉给药；首次剂量可静脉滴注 200～300 mg，一日量可达 1 g 以上，疗程一般不超过 3 日。对于休克，有人主张用超大剂量，每次静脉注射 1 g，一日 4～6 次。在治疗与免疫异常有关的急症如急进性肾炎、狼疮性肾炎、溶血性危象，以及急性移植排异等时，甲泼尼龙开始可用至 1.0～1.5 g/d，连用 3 日，然后根据情况转入常规治疗。要注意的是，大剂量使用时宜加用氢氧化铝凝胶等以防止急性消化道出血。

（2）一般剂量长期疗法　用于结缔组织病、肾病综合征、顽固性支气管哮喘、中心性视网膜炎、各种恶性淋巴瘤、淋巴细胞性白血病等反复发作、病程范围广泛的慢性病。一般开始时用泼尼松口服 10～20 mg 或相应剂量的其他糖皮质激素制剂，每日 3 次，产生临床疗效后，逐渐减量，一般每隔 3～7 日，减少剂量 5～10 mg，直至最小维持量（相当于氢化可的松 37.5 mg），持续数月。

维持量有两种给药方法。①每日晨给药法：每日晨 7～8 时给药一次，使用短效糖皮质激素类药物如可的松、氢化可的松。②隔晨给药法：每隔一日，7～8 时给药一次，使用中效的糖皮质激素类药物如泼尼松、泼尼松龙；此时不用长效的糖皮质激素类药物治疗，以免引起对下丘脑-垂体-肾上腺轴的抑制。维持量给药方法源于体内糖皮质激素的分泌的节律性。皮质激素的分泌具有昼夜节律性，每日上午 8～10 时为分泌高潮（约 450 nmol/L），随后逐渐下降（下午 4 时约为 110 nmol/L），午夜 12 时为低潮，这是由 ACTH 昼夜节律所引起的。临床用药可随这种节律进行，即长期疗法中对某些慢性病采用隔日一次给药法，将一日或两日的总药量在隔日早晨一次给予，此时正值激素正常分泌高峰，对肾上腺皮质功能的抑制较小。实践证明，外源性皮质激素类药物对垂体-肾上腺皮质轴的抑制性影响，在早晨最小，午夜最大。

在长期使用糖皮质激素治疗的过程中，遇到下列情况之一者，应当撤去或停用糖皮质激素：①因治疗效果差，不宜再用糖皮质激素，应改换药物；②因严重不良反应或并发症，难以继续用药的患者；③维持量已经降至正常基础需要量，如泼尼松每日 5.0～7.5 mg，经过长期观察，病情已经稳定的患者。

（3）小剂量替代疗法　用于垂体前叶功能减退、艾迪生病及肾上腺皮质次全切除术后。这是一种针对病因的治疗，须长期应用，剂量一般在生理日分泌剂量范围，如可的松每日 12.5～25 mg，或氢化可的松每日 10～20 mg。

【禁忌证】 严重的精神病(过去或现在)和癫痫、角膜溃疡、活动性消化性溃疡病、新近胃肠吻合术、骨折、创伤修复期、肾上腺皮质机能亢进症、糖尿病、严重高血压、怀孕、抗菌药物不能控制的感染如麻疹、水痘、霉菌感染等。

任务二 盐皮质激素类药

盐皮质激素(mineralocorticoid)是由肾上腺皮质球状带细胞分泌的类固醇激素,主要有醛固酮和去氧皮质酮两种。主要生理作用是维持人体内水和电解质的平衡。

醛固酮主要促进远曲小管中 Na^+、Cl^- 的重吸收和 K^+、H^+ 的排出,其中保 Na^+ 的作用是原发的。此外,醛固酮对唾液腺、汗腺、肌肉和胃肠道黏膜细胞也同样有保 Na^+、排 K^+ 的作用。故醛固酮分泌过多可使唾液、汗液和粪便中 Na^+ 降低而 K^+ 增高。去氧皮质酮在机体内分泌量微,具有与醛固酮相似的保钠排钾作用。但对糖代谢几乎无影响。

临床上,去氧皮质酮与糖皮质激素(如可的松或氢化可的松)合用作为替代疗法,治疗慢性肾上腺皮质机能减退症,以纠正患者失钠、失水和钾潴留等,从而恢复水和电解质的平衡。替代疗法的同时,须每日补充食盐 6～10 g。如伴有其他疾病如活动性结核病者,尚需积极进行抗结核等原发疾病的治疗。

任务三 促皮质素及皮质激素抑制药

一、促皮质素

促皮质素(促肾上腺皮质激素,ACTH)是维持肾上腺正常形态和功能的重要激素,垂体前叶在下丘脑促皮质素释放激素(CRH)的作用下,在腺垂体嗜碱性粒细胞内合成。糖皮质激素对下丘脑及垂体前叶起着长效负反馈作用,抑制 CRH 及 ACTH 的分泌。在生理情况下,下丘脑、垂体和肾上腺三者处于相对的动态平衡中,ACTH 缺乏,将引起肾上腺皮质萎缩、分泌功能减退。ACTH 还有控制本身释放的短效负反馈调节,ACTH 口服后在胃内被胃蛋白酶破坏而失效,只能注射给药。血浆半衰期约为 10 min。一般在 ACTH 给药后 2 h,肾上腺皮质才开始分泌氢化可的松。临床上可用于诊断脑垂体前叶-肾上腺皮质功能状态及检测长期使用糖皮质激素的停药前后皮质功能水平,以防因停药而发生皮质功能不全。

二、皮质激素抑制药

皮质激素抑制药(肾上腺皮质激素合成阻滞药)可代替外科的肾上腺皮质切除术,临床上常用的药物有米托坦、美替拉酮、氨鲁米特、酮康唑。此类药物的主要不良反应是引起食欲减退、恶心、呕吐、嗜睡、共济失调等,偶有皮疹和发热反应。

米 托 坦

米托坦能选择性地作用于肾上腺皮质细胞,对肾上腺皮质的正常细胞或瘤细胞都有损伤作用。尤其是它能选择性地作用于肾上腺皮质束状带及网状带细胞,使其萎缩、坏死。用药后血、尿中氢化可的松及其他代谢物减少。但是不影响球状带,所以醛固酮分泌不受影响。

口服可以吸收,分布于全身各部。主要用于无法切除的皮质癌、切除复发癌以及皮质癌术后辅导治疗。不良反应有食欲不振、恶心、腹泻、头痛、嗜睡、眩晕、中枢抑制、运动失调、皮疹等,减少剂量这些症状可以消失。若由于严重肾上腺功能不全而出现休克,或出现严重的创伤时,可给予肾上腺皮质激素类药物。

美 替 拉 酮

美替拉酮又称甲吡酮,能抑制 11β-羟化酶,该酶作用于糖皮质激素生物合成途径的最终反应,抑制该酶的活性,可以干扰皮质酮、皮质醇的合成,使体内氢化可的松的生成减少。

临床上用于治疗肾上腺皮质肿瘤和产生 ACTH 的肿瘤所引起的氢化可的松过多症和皮质癌。还可用于垂体释放 ACTH 功能试验。不良反应较少,可有眩晕、消化道反应等。

氨 鲁 米 特

氨鲁米特可以阻断类固醇生物合成的第一个反应,从而对氢化可的松和醛固酮的合成产生抑制作用。本品能有效减少肾上腺肿瘤和 ACTH 过度分泌时氢化可的松的增多。也能与美替拉酮合用,治疗由垂体所致 ACTH 过度分泌诱发的库欣综合征。为了防止肾上腺皮质功能不足,可给予生理剂量的氢化可的松。

酮 康 唑

酮康唑可以阻断真菌类固醇的合成,是一种抗真菌的药,但人体对其敏感性远较真菌低,因此它对人体类固醇合成的抑制作用仅仅在高剂量的时候才会出现。目前,酮康唑主要用于治疗肾上腺皮质功能亢进综合征(库欣综合征)和前列腺癌。

任务四　糖皮质激素类药的应用

糖皮质激素类药物的药理作用广泛,长期或大剂量应用时,临床不良反应多见而且严重,不恰当的临床应用还可以掩盖疾病的某些重要症状,导致临床判断失误,因此合理应用糖皮质激素类药物非常必要。合理应用糖皮质激素的基本原则主要涉及以下几个方面。

1. 严格控制禁忌证　凡是患有重度高血压、严重糖尿病、老年骨质疏松症、骨折、创伤修复期、角膜溃疡、肾上腺皮质功能亢进、活动性消化性溃疡、抗菌药物不能控制的病毒感染或真菌感染、妊娠早期、严重精神病和癫痫等,都属于糖皮质激素的绝对禁忌证,这些患者应尽量避免使用糖皮质激素。特殊情况,病情危急的适应证伴有上述症状,不得不使用时,待危急情况过去后,应尽早停药或减少药量。

2. 严格掌握适应证、制订合理治疗方案　糖皮质激素有抑制自身免疫的药理作用,但并不适用于所有自身免疫病治疗如慢性淋巴细胞浸润性甲状腺炎(桥本病)、1 型糖尿病、寻常型银屑病等。给药剂量也很重要,生理剂量和药理剂量的糖皮质激素具有不同的作用,应按不同治疗目的选择剂量。①小剂量替代疗法用于垂体前叶功能减退、原发性慢性肾上腺皮质功能减退症及肾上腺皮质次全切除术后。一般须终生用药,剂量要求一般在生理日分泌剂量范围。②大剂量冲击疗法仅用于严重中毒性感染、过敏性休克、严重哮喘持续状态、过敏性喉头水肿、狼疮性脑病、重症大疱性皮肤病、重症药疹等急性、重度、危及生命的疾病的抢救,疗程小于 5 日。冲击治疗须配合其他有效治疗措施,可迅速停药,若无效,大部分情况下不可在短时间内重复冲击治疗。并且要注意的是,大剂量应用时宜防止急性消化道出血。③一般剂量短程治疗,疗程小于 1 个月,包括应激性治疗。适用于感染或变态反应类疾病,如结核性脑膜炎及胸膜炎、剥脱性皮炎或器官移植急性排斥反应等。短程治疗须配合其他有效治疗措施,停药时需逐渐减量至停药。④一般剂量中程治疗,疗程 3 个月以内。适用于病程较长且多器官受累性疾病,如风湿热等。生效后减至维持剂量,停药时需要逐渐递减。⑤一般剂量长程治疗,疗程大于 3 个月。适用于器官移植后排斥反应的预防和治疗及反复发作、多器官受累的慢性自身免疫缺陷疾病,如系统性红斑狼疮、溶血性贫血、系统性血管炎、结节病、大疱性皮肤病等。维持治疗可采用每日或隔日给药,停药前亦应逐步过渡到隔日疗法后逐渐停药。在长期应用糖皮质激素治疗的过程中,如遇下列情况之一者,应当撤去或停用糖皮质激素。①因治疗效果差,不宜再用糖皮质激素,应改换药物。②因严重不良反应或并发症,难以继续用药的患者。③维持量已经降至正常基础需要量,如泼尼松每日 5.0~7.5 mg,经过长期观察,病情已经稳定的患者。

3. 根据病情选择适宜药物 糖皮质激素制剂包括短效的可的松、氢化可的松;中效的泼尼松、泼尼松龙、甲基泼尼松龙和长效的地塞米松、倍他米松,以及用于吸入治疗的二丙酸倍氯米松等,需要根据病情选用适宜的糖皮质激素。各种糖皮质激素的药效学和药动学特点不同,应根据不同疾病和各种糖皮质激素的特点正确选用糖皮质激素品种。如严重肝病患者不宜使用可的松和泼尼松,因为它们需要在肝内分别转化为氢化可的松和泼尼松龙才能发挥作用,宜直接使用氢化可的松或泼尼松龙。

4. 严防不良反应 糖皮质激素长期应用不良反应较多,包括:①引起类肾上腺皮质功能亢进综合征;②诱发或加重感染;③诱发或加剧胃、十二指肠溃疡,甚至造成消化道出血或穿孔;④引起或加重高血压和动脉粥样硬化;⑤容易造成老人和绝经妇女发生骨质疏松、肌肉萎缩、伤口愈合迟缓等情况,严重者可有自发性骨折。糖皮质激素的不良反应与用药品种、剂量、疗程、剂型及用法等明显相关,在使用中应密切监测不良反应,如感染、代谢紊乱、体重增加、出血倾向、血压异常、骨质疏松、股骨头坏死等,小儿应监测生长和发育情况,出现严重不良反应时应及时处理。

5. 避免突然停药 凡是连续使用糖皮质激素剂量超过 5~7 日者不应突然停药,以免引起发热、肌痛、关节痛、乏力,或造成原有疾病复发或病情转向恶化等反跳现象。长期或大剂量使用激素可导致机体产生依赖性,减量过快或突然停药会造成肾上腺皮质功能不全,一旦遇到感染、创伤、手术等严重应激情况时,患者可能会出现恶心、呕吐、乏力、低血压、休克等肾上腺危象。

6. 注意与其他药物的相互作用 ①非甾体消炎镇痛药可加强糖皮质激素的致溃疡作用。②可增强对乙酰氨基酚的肝毒性。③与强心苷合用,可增加洋地黄毒性及心律紊乱的发生。④与两性霉素 B 或碳酸酐酶抑制剂合用时,可加重低钾血症,应注意血钾和心脏功能变化,长期与碳酸酐酶抑制剂合用,易发生低血钙和骨质疏松。⑤与排钾利尿药合用,可致严重低血钾,并由于水钠潴留而减弱利尿药的排钠利尿作用。⑥与制酸药合用,可减少强的松或地塞米松的吸收。⑦与抗胆碱能药(如阿托品)长期合用,可致眼压增高。⑧三环类抗抑郁药可使糖皮质激素引起的精神症状加重。⑨与降糖药如胰岛素合用时,因可使糖尿病患者血糖升高,应适当调整降糖药剂量。⑩甲状腺激素可使糖皮质激素的代谢清除率增加,故甲状腺激素或抗甲状腺药与糖皮质激素合用时,应适当调整后者的剂量。

7. 重视疾病的综合治疗 许多情况下,糖皮质激素治疗仅是疾病综合治疗的一部分,应结合患者实际情况,联合应用其他治疗手段,如严重感染者,在积极有效地进行抗感染治疗和各种支持治疗的前提下,为缓解症状,确实需要时才可使用糖皮质激素。

8. 避免儿童、妊娠、哺乳期妇女滥用糖皮质激素 ①儿童长期使用糖皮质激素更应严格掌握适应证。应根据年龄、体重(或体表面积)、疾病严重程度和患儿对治疗的反应确定糖皮质激素治疗方案。更应注意密切观察不良反应,以避免或降低糖皮质激素对患儿生长和发育的影响。②大剂量使用糖皮质激素的妇女不宜怀孕。孕妇慎用糖皮质激素。特殊情况如慢性肾上腺皮质功能减退症及先天性肾上腺皮质增生症患者妊娠期应坚持糖皮质激素的替代治疗,严重的妊娠疱疹、妊娠性类天疱疮也可考虑使用糖皮质激素。③哺乳期妇女使用生理剂量或维持剂量的糖皮质激素对婴儿一般无明显不良影响。哺乳期妇女接受糖皮质激素中等剂量、中等疗程方案时不应哺乳,以避免对婴儿造成不良影响。

知识链接

皮质激素的构效关系

肾上腺皮质激素的基本结构为甾核(环戊烷多氢菲),由 3 个六元环和 1 个五元环组成,其 C_3 的酮基、C_{20} 的羰基、C_4 至 C_5 的双键及 C_{21} 羟基是保持生理功能的必需基团。

内源性可的松的 C_{11} 为氧,氢化可的松的 C_{11} 为羟基,在此基础上,分别在 C_1 至 C_2 引入双键、C_6 引入甲基、C_9 引入氟、C_{16} 引入甲基或羟基,可得到一系列糖皮质激素类衍生物,其抗炎作用进一步加强,水盐代谢作用则减弱。

内　毒　素

内毒素是革兰阴性菌死亡溶解后释放出来的一种非蛋白质脂多糖,有极强的毒性作用。可引起机体发热、白细胞数减少以及内毒素性休克。20世纪40年代青霉素对脑膜炎奈瑟菌引起的流行性脑膜炎疗效非常显著。因此,对这类患者,当时一律优选青霉素进行治疗,结果发生了许多患者因休克而死亡。后经研究发现,其病菌属革兰阴性菌,致病物质为内毒素,而内毒素是在病菌死亡后释放的。如用大剂量青霉素一下子将病菌全部杀死,就会引起大量内毒素一次性放出,导致内毒素性休克。

→ 小结

情境导入及
分析答案

糖皮质激素类药物影响糖、脂肪、蛋白质、水盐等物质代谢,并具有四抗作用:抗炎、抗免疫、抗休克、抗毒。临床上用于严重感染性疾病、自身免疫缺陷疾病、血液系统疾病、抗休克及替代疗法等。长期使用可出现类肾上腺皮质功能亢进症、诱发或加重溃疡、感染、糖尿病、精神病、高血压等;突然停药,可以出现医源性肾上腺皮质功能不全、反跳等现象。合理应用糖皮质激素非常必要,基本原则主要包括严格控制禁忌证,严格掌握适应证及用法,根据病情选择适宜药物,严防不良反应,避免突然停药,注意与其他药物的相互作用,重视疾病的综合治疗及避免儿童、妊娠、哺乳期妇女滥用糖皮质激素。米托坦、美替拉酮、氨鲁米特、酮康唑常用于治疗库欣综合征。

→ 能力检测

能力检测答案

一、A 型题

1. 糖皮质激素类药物与蛋白质代谢相关的不良反应是(　　)。
A. 向心性肥胖　　　　　B. 高血压　　　　　C. 精神失常
D. 多毛　　　　　E. 骨质疏松

2. 糖皮质激素类药物与水盐代谢相关的不良反应是(　　)。
A. 痤疮　　　　　B. 多毛　　　　　C. 胃、十二指肠溃疡
D. 向心性肥胖　　　　　E. 高血压

3. 急性严重中毒性感染时,糖皮质激素治疗采用(　　)。
A. 大剂量突击静脉滴注　　　　　B. 大剂量肌内注射　　　　　C. 小剂量多次给药
D. 一次负荷量,然后给予维持量　　　　　E. 较长时间大剂量给药

4. 糖皮质激素对血液和造血系统的作用是(　　)。
A. 刺激骨髓造血功能　　　　　B. 使红细胞与血红蛋白减少　　　　　C. 使中性粒细胞减少
D. 使血小板减少　　　　　E. 淋巴细胞增加

二、B 型题

(5~7 题共用答案)
A. 肾病综合征　　　　　B. 鹅口疮　　　　　C. 肾上腺皮质次全切除术后
D. 过敏性休克　　　　　E. 中毒性菌痢

5. 大剂量糖皮质激素突击治疗用于(　　)。

6. 糖皮质激素隔日清晨一次适量给药用于(　　)。

7. 小剂量糖皮质激素替代治疗用于(　　)。

三、C 型题

8. 女性,50 岁,有轻度甲状腺功能亢进病史 2 年,并患有支气管哮喘,用下列药物半年,出现皮肤变薄,多毛,糖尿,引起该不良反应的药物是(   )。

   A. 卡比马唑　　　　　　　　B. 强的松　　　　　　　　C. 沙丁胺醇
   D. 甲硫氧嘧啶　　　　　　　E. 氨茶碱

四、X 型题

9. 糖皮质激素的"四抗"作用是(   )。

   A. 抗炎　　　　B. 抗毒　　　　C. 抗免疫　　　　D. 抗休克　　　　E. 抗病毒

10. 糖皮质激素类药物可以治疗的血液病有(   )。

   A. 再生障碍性贫血　　　　　B. 粒细胞增多症　　　　　C. 粒细胞减少症
   D. 血小板减少症　　　　　　E. 急性淋巴细胞性白血病

11. 长期使用糖皮质激素类药物可引起的代谢紊乱有(   )。

   A. 负氮平衡　　　　　　　　B. 血钾降低　　　　　　　C. 血糖升高
   D. 向心性肥胖　　　　　　　E. 水钠潴留

执考真题　　执考真题答案

（田守琴）

甲状腺激素与抗甲状腺药

学习目标

1. 掌握抗甲状腺药(硫脲类、碘及碘化物、放射性碘)的药理作用、临床应用、不良反应及注意事项。

2. 熟悉甲状腺激素类药的药理作用、临床应用、不良反应及注意事项。

3. 了解甲状腺激素的合成、贮存、分泌与调节。

4. 具有正确指导患者合理使用甲状腺激素和抗甲状腺药的能力。

甲状腺是人体内最大的内分泌器官,其滤泡上皮细胞所分泌的激素有两种:甲状腺素(thyroxin;四碘甲状腺原氨酸,T_4)和三碘甲状腺原氨酸(triiodothyronine,T_3),对维持机体正常代谢、促进生长发育十分重要,分泌过多或过少均可引起疾病。当甲状腺功能低下,甲状腺激素合成、分泌减少时,婴幼儿可引起呆小病(克汀病),成年人可引起黏液性水肿,需要用甲状腺激素类药物治疗。而甲状腺激素合成、分泌增多时,可引起弥漫性甲状腺肿或毒性结节性甲状腺肿大等甲状腺功能亢进症(甲亢),需要用抗甲状腺药治疗。

 情境导入及分析

患者,女,20岁。因近1个月脾气急、怕热、多汗、多食、失眠去医院就诊,查体:甲状腺Ⅰ度肿大。两手微抖,眼球有轻度突出,心率90次/分。实验室检查:T_3 6.5 mmol/L,T_4 263 mmol/L,均高于正常。诊断为甲状腺功能亢进症,选用甲硫咪唑治疗。

试分析:

甲硫咪唑的临床应用、不良反应及注意事项。

任务一 甲状腺激素

甲状腺激素为碘化酪氨酸的衍化物,包括甲状腺素(T_4)和三碘甲状腺原氨酸(T_3)。正常人每日释放 T_4 与 T_3 量分别为 75 μg 及 25 μg。T_3 是甲状腺激素主要生理活性物质,其活性是 T_4 的 4 倍。T_4 需转变成 T_3 后才具有活性。

【甲状腺激素的合成、储存、分泌与调节】

T_3、T_4 的合成与储存部分是在甲状腺球蛋白(TG)上进行的,其过程如下。

1. 合成

(1) 碘的摄取 将血液循环中的碘离子(I^-)通过碘泵主动摄取到甲状腺细胞。

（2）碘的活化　碘离子在过氧化物酶的作用下被氧化成活性碘。

（3）酪氨酸的碘化　活性碘与甲状腺球蛋白（TG）上的酪氨酸残基结合，生成一碘酪氨酸（MIT）和二碘酪氨酸（DIT）。

（4）碘化酪氨酸的偶联　在过氧化物酶的作用下，1 分子 MIT 和 1 分子 DIT 偶联生成 T_3，1 分子 MIT 和 1 分子 DIT 偶联成 T_4。

2. 储存与分泌　合成的 T_3、T_4 储存于甲状腺滤泡腔内的胶质中，在蛋白水解酶作用下，TG 分解并释出 T_3、T_4 进入血液。

3. 调节　受下丘脑-垂体-甲状腺轴的调节。在下丘脑分泌的促甲状腺释放激素（THR）的作用下，腺垂体分泌促甲状腺激素（TSH），TSH 能促进甲状腺细胞增生，合成 T_3、T_4，并释放其入血。同时，当血中游离的 T_3、T_4 浓度过高时，又可对下丘脑与腺垂体产生负反馈性调节作用，以降低血中的 T_3、T_4 浓度。

【体内过程】　口服易吸收，T_3 及 T_4 的生物利用度分别为 $50\%\sim75\%$ 及 $90\%\sim95\%$，与血浆蛋白结合率均高达 99% 以上。T_3 作用快而强，维持时间短，T_4 则作用慢而弱、维持时间长。T_4 的半衰期为 5 日，T_3 的半衰期为 2 日，主要在肝、肾线粒体内脱碘，并与葡萄糖醛酸或硫酸结合而经肾排泄。甲状腺激素可通过胎盘，也可进入乳汁，妊娠和哺乳期妇女应慎用。

【药理作用】

1. 维持生长发育　甲状腺激素为人体正常生长发育所必需物质，能促进蛋白质的合成，对骨骼和中枢神经系统的生长发育起着重要的作用。甲状腺功能不足时，躯体与智力发育均受影响，婴幼儿可引起呆小病（克汀病）。成人甲状腺功能不全时，表现为中枢神经兴奋性降低，记忆力减退等，严重时组织间隙因黏多糖大量堆积可引起黏液性水肿。

2. 促进新陈代谢　甲状腺激素能促进糖、脂肪、蛋白质和水盐代谢，促进物质氧化，增加氧耗，提高基础代谢率（BMR），使产热增多，而又不能很好地利用。故甲状腺功能亢进时可出现怕热、多汗等症状。

3. 提高交感神经系统的敏感性　甲状腺激素能维持中枢神经系统和交感神经的兴奋性，提高机体对儿茶酚胺的敏感性，当甲状腺功能亢进时患者常出现神经过敏、急躁、手震颤、失眠、心率加快、血压增高、心输出量增加等神经和心血管系统的症状。

【临床应用】

1. 呆小病　呆小病的甲状腺功能减退开始于胎儿或新生儿期。如果能尽早诊治，则可发育正常，若治疗过晚，由于神经系统发育缺陷，智力会明显低下，须终生治疗。

2. 黏液性水肿　一般服用甲状腺片，从小量开始，逐渐增大至足量。剂量不宜过大，以免增加心脏负担而加重心脏疾病。2～3 周后待基础代谢率恢复正常，症状缓解，可逐渐减量至维持量。黏液性水肿昏迷者必须立即静注大量 T_4，待患者苏醒后改为口服，同时给予足量的氢化可的松。

知识链接

呆 小 症

呆小症又称"克汀病"，是一种先天甲状腺发育不全或功能低下造成的幼儿发育障碍的代谢性疾病，主要表现为生长发育过程明显受到阻滞，特别是骨骼系统和神经系统。患儿常表现为身材矮小，上身长，下身短，常伴有四肢骨畸形，并表情淡漠，精神呆滞，动作迟缓，智力低下等。呆小症患儿出生时身高、体重与正常婴儿无明显异常，至 3～6 个月时，出现生长发育明显迟缓等症状。如果能在出生 3 个月左右明确诊断，开始补充甲状腺素，可以使患儿发育基本正常。一旦发现过晚，贻误了早期治疗时机，则治疗难以生效。

黏液性水肿

黏液性水肿也称真性黏液性水肿，是由甲状腺功能不全导致的甲状腺素缺乏，发生于幼年或成年时期的甲状腺功能减退性疾病。也可见于甲亢切除术后或放疗对甲状腺破坏太多者。常伴有其他内分泌疾病。患者常因体内蛋白质合成减少,皮肤与内脏组织细胞间亲水性黏蛋白增多,吸收大量水分而形成全身性水肿(浮肿)。常表现为面部蜡样水肿,皮肤呈非凹陷性水肿,特征性的面部表现为表情淡漠、呆板,面及眼睑水肿,鼻宽,唇厚,舌大,言语缓慢费力等。患者也多伴有内脏器官功能障碍(如消化功能紊乱或心脏扩大)和代谢率降低(如反应迟钝、记忆力减退、体温低、基础代谢率低下)等。

3. 单纯性甲状腺肿　其治疗常取决于病因。因缺碘所致者应从食盐、食物中补碘。临床上无明显原因者可给予适量甲状腺激素,以补充内源性激素的不足,并可抑制促甲状腺激素过多分泌,以缓解甲状腺组织代偿性增生、肥大。

【不良反应及注意事项】　过量可引起甲状腺功能亢进,在老人和心脏病患者中,可发生心绞痛和心肌梗死,宜用 β 受体阻断药对抗,并应停用甲状腺激素。

任务二　抗甲状腺药

甲状腺功能亢进症(甲亢)是多种原因导致的甲状腺激素分泌过多引起的临床综合征。抗甲状腺药是一类能干扰甲状腺激素的合成与释放,暂时或长期消除甲状腺功能亢进症的药物。常用的药物有硫脲类、碘和碘化物、放射性碘、β 受体阻断药。

一、硫脲类药物

硫脲类药物常分为两类:① 硫氧嘧啶类,包括甲硫氧嘧啶(methylthiouracil),丙硫氧嘧啶(propylthiouracil);②咪唑类,包括甲巯咪唑(thiamazole,他巴唑),卡比马唑(carbimazole,甲亢平)。

【体内过程】　硫氧嘧啶类药物口服后吸收迅速,生物利用度约为 80%。血浆蛋白结合率约为 75%,在体内分布较广,但甲状腺组织中药物浓度较高,易进入乳汁和通过胎盘。主要在肝内代谢。半衰期为 2 h。甲巯咪唑的血浆半衰期为 6～13 h,但在甲状腺组织中药物浓度可维持 16～24 h。

【药理作用】

1. 抑制甲状腺激素的合成　硫脲类通过抑制甲状腺细胞内过氧化物酶活性,阻止酪氨酸的碘化及碘化酪氨酸的偶联,从而抑制甲状腺激素(T_3、T_4)的生物合成。但对已合成的甲状腺激素无效,需待已合成的激素被消耗后才能完全生效。一般用药 2～3 周甲亢症状开始减轻,1～3 个月基础代谢率才恢复正常。长期使用本类药物,可使血清甲状腺激素水平显著下降,反馈性增加 TSH 分泌而引起腺体代偿性增生,腺体增大、充血,重者可产生压迫症状。

2. 抑制外周组织 T_4 转化为 T_3　丙硫氧嘧啶可抑制外周组织的 T_4 转化为 T_3,能迅速控制血清中生物活性较强的 T_3 水平,在重症甲亢、甲亢危象时为首选药。

3. 免疫抑制作用　现认为甲亢与自体免疫机制异常有关。硫脲类通过抑制免疫球蛋白的生成,使血液循环中甲状腺刺激性免疫球蛋白(TSI)下降,对甲亢患者除能控制高代谢症状外,对病因也有一定的治疗作用。

【临床应用】　主要用于甲状腺功能亢进。

1. 内科药物治疗　适用于轻症和不宜手术或 [131]I 治疗者,如儿童,青少年,术后复发者,年老体弱者或合并有心、肝、肾、出血性疾病等中、重度患者。开始治疗时给予大剂量,以产生最大抑制作用,1～3 个月后症状明显减轻、基础代谢率接近正常时,可逐渐减量至维持量,疗程 1～2 年。

2. 手术前准备　为减少甲状腺次全切除手术患者在麻醉和手术后的合并症,防止术后发生甲状腺危象。在手术前应先服用硫脲类药物,以促进甲状腺功能的恢复或接近正常。但该类药物能使甲状腺增生、充血、变软,不利于手术。所以在术前两周应加服碘制剂,使腺体缩小变硬,以利于手术并减少术中出血。

3. 甲状腺危象的辅助治疗 甲状腺危象是甲亢患者由于精神刺激、感染、手术等诱因,引起甲状腺激素短时大量地释放入血,导致病情急剧恶化而产生的综合征。患者常因高热、虚脱、心力衰竭、肺水肿、电解质紊乱而死亡。临床上除使用大剂量碘剂和采取其他综合措施外,大剂量硫脲类常作为辅助治疗,以阻断新的甲状腺激素的合成。

【不良反应及注意事项】

1. 过敏反应 常见的有皮肤瘙痒、药疹等,少数伴发热。多数情况下不需停药可消失。

2. 粒细胞缺乏症 为严重的不良反应,发生率为 0.3%,一般发生在治疗后的 2～3 个月内。若用药后出现咽痛、发热、肌痛、感染等症状,应立即停药并检查血象。

3. 甲状腺功能减退症 长期过量应用时可发生。应定期复查,及时调整药量。孕妇慎用,哺乳期妇女禁用。

4. 甲状腺肿大 硫脲类能促使甲状腺激素分泌增加,刺激甲状腺组织增生、血管扩张,严重时可产生压迫症状。也可使结节性甲状腺肿合并甲亢的患者有癌变的可能。

【药物相互作用】 本类药物之间有交叉过敏反应。磺胺类、对氨水杨酸、对氨苯甲酸、保泰松、巴比妥类、磺酰脲类、维生素 B_{12} 等药物可抑制甲状腺功能和引起甲状腺肿大,合用时应注意。与阿司匹林和其他抗凝药合用时可增强抗凝作用,易发生出血。高碘性食物或碘制剂能延缓显效时间,并可使甲亢症状加重,应避免同服。

二、碘和碘化物

碘和碘化物是治疗甲状腺病最古老的药物,不同剂量的碘化物对甲状腺功能可产生不同的作用。临床上常用的有碘化钾、碘化钠、复方碘溶液(卢戈液)。

【药理作用】

1. 小剂量的碘用于治疗单纯性甲状腺肿 小剂量碘是合成甲状腺激素的必要原料,可防治单纯性甲状腺肿。对早期病例疗效较好,腺体太大已有压迫症状者,应考虑手术治疗。在食盐中加入适量比例的碘化物可有效预防该病发生。

2. 大剂量的碘有抗甲状腺作用 大剂量碘对甲亢患者和正常人都能产生抗甲状腺作用,且作用快而强,用药 1～2 天起效,10～15 天达最大效应。此药通过抑制 T_4、T_3 释放入血,抑制促甲状腺激素(TSH)的分泌,使腺体缩小、变硬、血管减少,有利于手术的顺利进行。与硫脲类配合,可用于甲亢术前准备及甲状腺危象的治疗。碘的抗甲状腺作用有自限性,腺泡细胞内碘离子浓度高到一定程度时,细胞摄碘能力自动降低,因而失去上述效应,病情又可复发。

【临床应用】

1. 防治单纯性甲状腺肿 在缺碘地区食盐中添加万分之一或十万分之一的碘化钾或碘化钠,可有效防止发病。

2. 甲状腺手术前准备 一般在术前 2 周给予复方碘溶液,因为大剂量碘能抑制 TSH 的腺体增生促进作用,使腺体缩小变韧、血管减少,以利于手术进行及减少出血。

3. 甲状腺危象的治疗 可将碘化物加到 10% 葡萄糖溶液中静脉滴注,也可服用复方碘溶液,其抗甲状腺作用发生迅速,应在 2 周内逐渐停服,需同时配合服用硫脲类药物。

【不良反应及注意事项】

1. 过敏反应 可于用药后立即或几小时后发生,主要表现为血管神经性水肿,上呼吸道水肿及严重喉头水肿。停药后可消退,必要时给予抗过敏治疗。

2. 慢性碘中毒 表现为口腔及咽喉烧灼感、唾液分泌增多,眼刺激症状等。

3. 诱发甲状腺功能紊乱 长期服用碘化物可诱发甲亢,也可诱发甲状腺功能减退和甲状腺肿。碘还可进入乳汁并通过胎盘引起新生儿甲状腺肿,故孕妇及乳母应慎用。

三、放射性碘

临床应用的放射性碘是[131]I,能释放 β 射线(99%)和 γ 射线(1%),选择性地破坏滤泡上皮细胞,使其萎缩,分泌减少,产生类似于手术切除的效果。同时也可降低腺泡内淋巴细胞,减少抗体的产生。β射线射程短,为 0.5~2 mm,因增生的甲状腺组织对辐射更为敏感,故辐射作用仅限于甲状腺内,而较少波及周围正常组织。γ 射线射程远,穿透力强,可在体外测得,故常用于检测甲状腺摄碘功能。[131]I的半衰期为 8 天,用药 2 个月后可消除其放射性的 99% 以上。

【临床应用】

1. 治疗甲状腺功能亢进　[131]I适用于不宜手术或手术后复发及硫脲类无效或过敏的甲亢患者。一般用药 1 个月见效,3~4 个月后甲状腺功能恢复正常。

2. 检查甲状腺功能　小剂量[131]I可用于检查甲状腺功能。甲状腺功能亢进时,摄碘率高,摄碘高峰时间前移。甲状腺功能减退时,摄碘率低,摄碘高峰时间后延。

【不良反应及注意事项】　易致甲状腺功能低下,故应严格掌握剂量和密切观察有无不良反应,一旦发生甲状腺功能低下可补充甲状腺激素与之进行对抗。[131]I对儿童有致癌作用,故年龄在 20 岁以下者、妊娠或哺乳期妇女、严重肝肾功能不全者、重度甲亢患者禁用。

四、β 受体阻断药

【药理作用】　普萘洛尔等 β 受体阻断药是甲亢及甲状腺危象的辅助治疗药。通过阻断 β 受体而改善甲亢所致的心率加快、心收缩力增强等交感神经激活症状,也能适当减少甲状腺素的分泌。普萘洛尔与氧烯洛尔还能减少 T$_3$ 生成。

【临床应用】　适用于不宜用其他抗甲状腺药、不宜手术的甲亢患者;甲状腺危象时,静脉注射能帮助患者度过危险期;通常选用无内在拟交感活性的药物。应用大量 β 受体阻断药做甲状腺术前准备,不会致腺体增大变脆,2 周后即可进行手术,本类药物常与硫脲类合用进行术前准备。

【不良反应及注意事项】　(略)。

小结

　　甲状腺激素具有维持生长发育和促进代谢等作用,临床上用作替代疗法。主要用于小儿呆小症,成人黏液性水肿,单纯性甲状腺肿大。抗甲状腺药有硫脲类、碘及碘化物、放射性碘和 β 受体阻断药等,主要用于甲状腺功能亢进症的治疗。硫脲类通过抑制甲状腺过氧化物酶的活性而抑制甲状腺激素的合成,适用于甲亢的内科治疗及甲亢手术前准备。大剂量的碘和碘化物是通过抑制蛋白水解酶的活性,减少甲状腺激素的释放而发挥抗甲状腺激素作用的,临床上用于甲亢手术前准备和甲亢危象的治疗。放射性碘[131]I能释放 β 射线(99%)和 γ 射线(1%),选择性地破坏滤泡上皮细胞,使其萎缩,分泌减少,产生类似于手术切除的效果。β 受体阻断药如普萘洛尔等为甲亢及甲状腺危象的辅助治疗药。

情境导入及
分析答案

能力检测

能力检测答案

一、A 型题

1. 硫脲类药物的基本作用是(　　　)。

A. 直接作用于甲状腺组织,使之萎缩、坏死　　　B. 抑制甲状腺球蛋白水解酶的活性

C. 抑制下丘脑-垂体-甲状腺轴,使 T$_3$、T$_4$ 合成下降

D. 抑制碘泵,使碘化物摄取入甲状腺细胞受阻　　　E. 抑制过氧化物酶,使 T$_3$、T$_4$ 合成受抑制

2. 硫氧嘧啶类严重不良反应是(　　　)。

A. 粒细胞减少　　　　　　　B. 骨质疏松　　　　　　　C. 高血压

D. 低血糖　　　　　　　　　E. 中性粒细胞增多

3. 下列药物中不属于抗甲状腺药的是(　　)。

A. 甲基硫氧嘧啶   B. 丙基硫氧嘧啶   C. 卡比马唑

D. 甲巯咪唑   E. 苯乙双胍

4. 下列有关碘剂作用的正确说法是(　　)。

A. 小剂量促进甲状腺激素的合成,大剂量促进甲状腺激素的释放

B. 小剂量抑制甲状腺激素的合成,大剂量抑制甲状腺激素的释放

C. 大剂量促进甲状腺激素的合成,小剂量促进甲状腺激素的释放

D. 小剂量促进甲状腺激素的合成,也促进甲状腺激素的释放

E. 小剂量促进甲状腺激素的合成,大剂量抑制甲状腺激素的释放

二、B 型题

(5～6 题共用答案)

A. 甲基硫氧嘧啶   B. 丙基硫氧嘧啶   C. 卡比马唑

D. 甲状腺素   E. 碘制剂

5. 治疗黏液性水肿的药物是(　　)。

6. 治疗呆小症的药物是(　　)。

三、C 型题

7. 患者,62 岁,有甲状腺功能低下病史 7 年,黏液性水肿 2 年。本次发病前患者表现为怕冷、乏力、皮肤干燥无汗、食欲不振、便秘、嘶哑、嗜睡,进而呼吸频率减慢,心率 55 次/分,血压 90/60mmHg,腱反射消失,昏迷。处理措施是静脉注射(　　)。

A. 肾上腺素   B. 多巴胺   C. 胰岛素

D. 甲状腺素   E. 布美他尼

8. 患者,女,35 岁,患原发性甲状腺功能亢进症 3 年,经多方治疗病情仍难控制,需行甲状腺部分切除术。用于术前准备,可使腺体缩小变硬、血管减少而有利于手术进行的药物是(　　)。

A. 甲巯咪唑   B. 丙基硫氧嘧啶   C. ^{131}I

D. 卡比马唑   E. 碘化物

9. 患者,女,甲状腺肿大伴多汗、多食、消瘦、心悸、烦躁,根据放射性核素扫描及血 T_3、T_4检查,诊断为甲状腺功能亢进症。该患者应选用丙基硫氧嘧啶进行治疗,治疗期间应定期复查(　　)。

A. 尿常规   B. 肝肾功能   C. 血常规

D. 心电图   E. 甲状腺扫描

四、X 型题

10. 治疗甲亢的药物有(　　)。

A. 硫脲类   B. 放射性碘   C. 碘和碘化物

D. β 受体阻断药   E. 钙拮抗剂

执考真题   执考真题答案

(田守琴)

降 血 糖 药

学习目标

1. 掌握胰岛素的药理作用、临床应用、不良反应及注意事项。
2. 熟悉口服降血糖药的药理作用、临床应用、不良反应及注意事项。
3. 了解口服降糖药的分类及代表药物。
4. 具有正确指导患者合理使用胰岛素和口服降血糖药的能力。

糖尿病已成为全世界发病率和死亡率最高的五种病之一。它是由环境、遗传、免疫等诸多因素引起的胰岛素分泌相对或绝对不足所导致的代谢紊乱性疾病,临床上以慢性高血糖为主要表现,伴有与高血糖有关的"三多一少",即多饮、多食、多尿和体重下降。起病隐匿,病情进展缓慢,常合并有心血管、神经系统和视网膜等慢性病变,晚期可出现糖尿病酮症酸中毒及高渗性非酮症糖尿病昏迷。

糖尿病分为如下两种。①胰岛素依赖型糖尿病(IDDM,1型),为胰岛 B 细胞破坏,胰岛素分泌绝对不足,需要终生使用胰岛素治疗,多见于青少年。②非胰岛素依赖型糖尿病(NIDDM,2型),包括胰岛素抵抗、胰岛素相对缺乏或胰岛素分泌不足,多数经严格控制饮食或口服降血糖药后可控制,多见于 40 岁以上的中老年人。

由于目前还不能根治糖尿病,所以治疗的目的主要是控制高血糖,纠正代谢紊乱,防止或延缓慢性并发症,降低病死率。主要采用饮食疗法、适当运动和药物治疗的综合措施。治疗药物包括胰岛素和口服降血糖药。

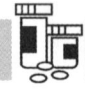

情境导入及分析

患者,女,50岁。患有 1 型糖尿病,在使用胰岛素治疗过程中出现饥饿、软弱无力、出汗、心悸、精神不安,意识模糊等症状。

试分析:

胰岛素的不良反应和用药注意事项。

任务一　胰　岛　素

胰岛素(insulin,INS,普通胰岛素,正规胰岛素)是胰腺中胰岛 B 细胞合成分泌的肽类激素。药用胰岛素有三种来源:① 动物胰岛素,多由猪、牛胰腺提取制得;②重组人胰岛素,通过重组 DNA 技术利用大肠杆菌合成;③半合成人胰岛素,将猪胰岛素 B 链第 30 位的丙氨酸用苏氨酸代替而获得。人胰岛素纯度最高,几乎无抗原性。

【体内过程】 胰岛素为酸性蛋白质,口服易被消化酶破坏,所以无效,必须注射给药。皮下注射吸收快,较常用,但作用不持久,半衰期为 10 min。为延长胰岛素的作用时间,常与锌和碱性蛋白质(如精蛋白)结合制成中、长效制剂,在注射部位发生沉淀,缓慢释放被吸收。中、长效制剂均为混悬剂,不可静脉注射。根据起效快慢和作用维持时间长短将胰岛素制剂分为短效、中效和长效三类(表31-1)。

表 31-1 常用胰岛素制剂和用法

分类	药 物	给药途径	作用时间/h			给 药 时 间
			开始	高峰	维持	
短效	普通胰岛素 (regular insulin)	静脉注射 皮下注射	立即 0.5～1	0.5 2～4	2 6～8	急救时 餐前 0.5 h,3 次/日
中效	低精蛋白锌胰岛素 (isophane insulin)	皮下注射	3～4	8～12	18～24	餐前 0.5 h,3 次/日
长效	珠蛋白锌胰岛素 (globin zinc insulin)	皮下注射	2～4	6～10	12～18	餐前 0.5 h,3 次/日
	精蛋白锌胰岛素 (protamine zinc insulin)	皮下注射	3～6	14～20	24～36	早餐前 1 h,1 次/日

【药理作用】 胰岛素对三大物质代谢过程具有广泛的影响。

1. 糖代谢 胰岛素可增加葡萄糖的转运,加速葡萄糖的有氧氧化和无氧酵解,促进糖原的合成和储存,增加血糖的去路;抑制糖原分解和异生,减少血糖来源,而产生降血糖作用。

2. 脂肪代谢 胰岛素能促进脂肪合成,促进糖转化为脂肪,增加脂肪酸的转运;抑制脂肪分解,减少游离脂肪酸和酮体的生成。

3. 蛋白质代谢 胰岛素可促进核酸、蛋白质的合成;抑制蛋白质的分解。对人体生长过程有促进作用,与生长激素有协同作用。

4. 促进钾离子转运 能激活 Na^+-K^+-ATP 酶,促进 K^+ 内流,增加细胞内 K^+ 浓度。

【临床应用】

1. 糖尿病 对胰岛素缺乏的各型糖尿病均有效。主要用于下列情况。①1 型糖尿病包括重型、消瘦、营养不良者,是唯一的有效治疗药物,须终生用药。②2 型糖尿病如轻型、中型、经饮食控制或口服降血糖药未能控制者或无效者。③合并严重代谢紊乱,如酮症酸中毒(因糖代谢减弱脂肪代谢增强,导致酮体增多的昏迷)或高渗性非酮症糖尿病昏迷(因高血糖引起的大量排尿导致的血浆高渗透性昏迷)。④合并重度感染、消耗性疾病(如肺结核、肝硬化)、高热、进行性视网膜、肾和神经等病变以及急性心肌梗死、脑血管意外者。⑤合并妊娠、分娩以及大手术的各型糖尿病。

2. 细胞内缺钾 将葡萄糖、胰岛素、氯化钾三者配成极化液(GIK),通过促进 K^+ 内流,既可纠正心肌细胞内缺钾,又可减少缺血心肌中游离脂肪酸,并能提供能量。用于防止心肌梗死时的心律失常。

【不良反应及注意事项】

1. 低血糖反应 最常见的副作用。多为胰岛素应用过量、用药后未按时进餐、运动过量等所致。患者可出现饥饿感、面色苍白、出冷汗、心跳加快、焦虑、震颤等症状,严重者可引起昏迷、惊厥、休克甚至死亡。较轻者可饮用糖水,严重者须立即静脉注射 50% 葡萄糖 20～40 mL 进行抢救。

2. 过敏反应 多数为动物胰岛素(牛胰岛素)所致。一般反应轻微而短暂,表现为注射部位红斑、瘙痒,个别患者可出现荨麻疹、血管神经性水肿,偶可引起过敏性休克。可改用其他种属动物胰岛素(猪胰岛素)或人胰岛素。必要时用 H_1 受体阻断药和糖皮质激素治疗。

3. 胰岛素耐受性 机体对胰岛素的敏感性降低称为胰岛素耐受性(胰岛素抵抗)。分为两种类型。

(1) 急性耐受　糖尿病患者在感染、创伤、手术、情绪激动等应激状态下,使血中抗胰岛素物质增多(如胰高血糖素、儿茶酚胺等);或酮症酸中毒时,血中大量游离脂肪酸和酮体的存在妨碍了葡萄糖的摄取和利用;或 pH 值降低减少了胰岛素与受体的结合等,极大地降低了胰岛素的作用,可产生急性耐受性。诱因消除后抵抗可自行消失。

(2) 慢性耐受　有些患者可能因体内产生了抗胰岛素受体抗体,靶细胞膜上胰岛素受体数目减少(如高胰岛素血症时,靶细胞膜上胰岛素受体数目减少);还可能是靶细胞膜上葡萄糖转运系统失常,从而产生慢性耐受。可采取换用其他动物胰岛素或改用高纯度胰岛素制剂;避免间断使用胰岛素;对 2 型糖尿病患者加用口服降血糖药,并适当调整剂量等措施常可有效。

4. 局部反应　为多次注射部位的皮下脂肪萎缩或皮下硬结。更换注射部位或使用高纯度制剂可减少。

【药物相互作用】　能增强胰岛素作用的药物:①口服抗凝血药、水杨酸盐、磺胺类药物、甲氨蝶呤等可与胰岛素竞争血浆蛋白,使血中游离胰岛素含量升高。②雄激素、蛋白同化激素能增强胰岛素的作用。③保泰松通过置换作用而增强胰岛素的作用。④β 受体阻滞剂普萘洛尔可拮抗肾上腺素升高血糖的反应,可增加低血糖的危险,并能掩盖心率加快等早期低血糖症状,应避免与胰岛素同时使用。能拮抗胰岛素作用的药物:①肾上腺皮质激素、甲状腺素、生长激素、口服避孕药、苯妥英钠等均能升高血糖,合用时能对抗胰岛素的降血糖作用。②噻嗪类、呋塞米等利尿药,能抑制内源性胰岛素分泌,可降低胰岛素的降血糖作用。

任务二　口服降血糖药

胰岛素不能口服,必须注射给药,应用时极不方便,因此人工合成了大量口服有效、服用方便的降血糖药物。目前临床上常用的口服降血糖药包括磺酰脲类、双胍类、胰岛素增敏剂、α-葡萄糖苷酶抑制剂和餐时血糖调节剂。

一、磺酰脲类药物

磺酰脲类药物是最早治疗糖尿病的口服降血糖药,通过刺激胰岛 B 细胞释放胰岛素而降低血糖。常用的药物分为三代:第一代有甲苯磺丁脲(tolbutamide,D_{860},甲糖宁)、氯磺丙脲(chlorpropamide);第二代有格列本脲(glyburide,优降糖,glibenclamide)、格列吡嗪(glipizide,美吡达)、格列美脲(glimepiride)、格列喹酮(gliquidone,糖适平);第三代有格列齐特(gliclazide,达美康)等。常用磺酰脲类药物各自的药动学参数特点见表 31-2。

表 31-2　常用磺酰脲类药物的药动学参数

药　　物	半衰期/h	持续时间/h	给药次数	效价强度	代谢形式
甲苯磺丁脲(D_{860})	4～6	6～8	2～3	＋	肝代谢
氯磺丙脲	25～40	35～60	1	＋＋＋	肾排泄
格列本脲(优降糖)	10～16	10～24	1～2	＋＋＋＋	肝代谢
格列吡嗪(美吡达)	3～7	10～24	1～2	＋＋＋＋	肝代谢
格列美脲	2.7～7	24	1～2	＋＋＋＋	肝代谢
格列喹酮(糖适平)	1.5	8～24	1～2	＋＋＋	胆汁代谢
格列齐特(达美康)	10～12	24	1～2	＋＋＋＋	肝代谢

【药理作用】

1. 降血糖作用　本类药物只对正常人和胰岛功能尚存(30％以上)的糖尿病患者有降血糖作用,

对胰岛功能完全丧失(1型糖尿病、严重糖尿病、已切除胰腺患者)者无效。其降血糖机制可能与增加胰岛素受体的数量、增加胰岛素受体的结合力、减少胰岛素与血浆蛋白结合以及减慢肝脏对胰岛素的消除有关,但最主要的作用机制是,该类药物是通过刺激胰岛 B 细胞释放内源性胰岛素而产生降血糖作用的。

2. 抗利尿作用 格列本脲、氯磺丙脲能促进抗利尿激素(ADH)分泌和增强其作用而产生抗利尿作用。常与氢氯噻嗪合用治疗尿崩症。

3. 对凝血功能的影响 格列齐特、格列吡嗪能抑制血小板黏附、聚集,减少血小板数目,刺激纤溶酶原的合成并恢复纤溶活性,改善微循环,对防治和减轻糖尿病血管并发症有一定作用。

【临床应用】

1. 糖尿病 用于胰岛功能尚存的非胰岛素依赖型糖尿病且单用饮食控制无效者;对胰岛素产生耐受的患者用后可刺激内源性胰岛素的分泌而减少胰岛素的用量。

2. 尿崩症 选用氯磺丙脲,常与氢氯噻嗪合用。

【不良反应及注意事项】

1. 胃肠反应 较为常见,可有胃肠不适、恶心、腹痛、腹泻等。减量或饭后服药可缓解。

2. 过敏反应 可出现皮疹、粒细胞减少、血小板减少、胆汁淤积性黄疸及肝损害。一般在服药后2个月内发生。因此需定期检查肝功能和血象。对磺胺类药物过敏者禁用。

3. 中枢神经系统反应 大剂量氯磺丙脲可引起中枢神经系统症状,如精神错乱、嗜睡、眩晕、共济失调等。

4. 低血糖 也可引起持久性的低血糖症,尤以氯磺丙脲、格列本脲为甚,严重时可导致不可逆性脑损伤或死亡。常因药物过量所致。老人及肝、肾功能不良者较易发生,可注射葡萄糖进行解救。因此老年糖尿病患者不宜用氯磺丙脲。新型磺酰脲类较少引起低血糖。

【药物相互作用】

(1) 磺酰脲类能与其他蛋白结合率高的药物(如保泰松、水杨酸钠、吲哚美辛、青霉素、双香豆素等)发生蛋白结合位点竞争,使其游离型药物浓度增多,作用增强而诱发低血糖反应。

(2) 氯丙嗪、糖皮质激素、噻嗪类利尿药、口服避孕药均可降低磺酰脲类药物的降血糖作用。应警惕高血糖反应。

(3) β-受体阻断剂(普萘洛尔)能增强本类药物的降血糖作用,并掩盖低血糖症状,可增加低血糖的危险。

(4) 与乙醇同服,可引起恶心、呕吐、腹部疼痛、头痛、面色潮红以及低血糖等。

二、双胍类药

国内常用的双胍类药有甲福明(metformin,二甲双胍)和苯乙福明(phenformin,苯乙双胍)。

【药理作用与临床应用】 本类药物对有无胰岛功能障碍的糖尿病患者都有效,但对正常人的血糖则无影响。其降糖作用的机制可能是减少葡萄糖在肠道吸收及糖原异生、促进组织摄取和利用葡萄糖、增加胰岛素与受体的结合,并能增强机体对胰岛素的敏感性等。主要用于经饮食控制无效的轻症糖尿病,尤其适用于肥胖的患者。

【不良反应及注意事项】 常见有食欲下降、恶心、口苦、口臭、口中金属味等。由于该类药物能增加葡萄糖无氧酵解,使乳酸产生过多,可引起危及生命的酮血症和乳酸血症。苯乙福明的发生率较高,甲福明一般较少发生。目前欧美国家已禁止使用该类药物。

三、胰岛素增敏剂

2型糖尿病患者具有遗传性胰岛素抵抗性,常需要给予提高胰岛素敏感性的药物进行治疗。临床上常用的胰岛素增敏药物有罗格列酮(rosiglitazone)、吡格列酮(pioglitazone)等,为噻唑烷酮类化合物。

本类药物能改善胰岛素抵抗、降低胰高血糖血症、降低高血糖和纠正脂质代谢紊乱,并能预防2

型糖尿病血管并发症。临床上常用于对胰岛素抵抗的糖尿病和 2 型糖尿病。常见不良反应有嗜睡、水肿和胃肠道反应等。

四、α-葡萄糖苷酶抑制药

α-葡萄糖苷酶抑制药是一类新型口服降血糖药,临床上应用的有阿卡波糖(acarbose)、伏格列波糖(voglibose)、米格列醇(miglitol)等。本类药物可通过在小肠竞争性抑制水解糖类的 α-葡萄糖苷酶,减慢水解及产生葡萄糖的速度,并延缓葡萄糖的吸收而产生降血糖作用。主要表现为降低餐后血糖,须与食物同服才能有效。临床上多用于轻度 2 型糖尿病,也可与胰岛素、口服降血糖药合用控制餐后血糖不理想的糖尿病。常见副作用为胃肠道反应。服药期间应增加糖类的比例,并限制单糖的摄入量,以提高药物的疗效。

五、餐时血糖调节剂

瑞格列奈(repaglinide)可通过刺激胰岛分泌胰岛素而降低血糖,主要优点是促进胰岛素类似生理性释放,并能保护功能受损的胰岛细胞,常用于 2 型糖尿病患者。

小结

糖尿病是由环境、遗传、免疫等诸多因素引起的胰岛素分泌相对或绝对不足所导致的代谢紊乱性疾病,临床上以慢性高血糖为主要表现。由于目前还不能根治糖尿病,所以治疗的目的主要是控制高血糖,纠正代谢紊乱,防止或延缓慢性并发症,降低病死率。主要采用饮食疗法、适当运动和药物治疗的综合措施。治疗药物包括胰岛素和口服降血糖药。

情境导入及
分析答案

能力检测

能力检测答案

一、A 型题

1. 胰岛素药理作用的描述,下列不正确的是(   )。

A.促进糖原分解　　　　　　　　　B.促进氨基酸的转运和蛋白质合成

C.促进脂肪合成并抑制其分解　　　D.抑制蛋白质分解

E.促进葡萄糖的氧化和酵解

2.可促进抗利尿激素分泌的降血糖药是(   )。

A.格列齐特　　　　　　B.格列吡嗪　　　　　　C.甲苯磺丁脲

D.二甲双胍　　　　　　E.氯磺丙脲

3. 胰岛素在临床上不可用于(   )。

A.胰岛素依赖型糖尿病　　　　　　B.糖尿病并发各种症状

C.非胰岛素依赖型糖尿病用口服降血糖药未控制者

D.合并重度感染、消耗性疾病等糖尿病

E.尿崩症

4. 可造成乳酸血症的降血糖药是(   )。

A.格列吡嗪　　　　　　B.氯磺丙脲　　　　　　C.格列本脲

D.甲苯磺丁脲　　　　　　E.二甲双胍

二、B 型题

(5～7 题共用答案)

A.二甲双胍　　　　　　B.氯磺丙脲　　　　　　C.胰岛素

D.罗格列酮　　　　　　E.阿卡波糖

5. 尿崩症患者宜选用( )。

6. 肥胖糖尿病患者宜选用( )。

7. 合并重度感染的糖尿病患者应选用( )。

三、X型题

8. 极化液的组成包括( )。

A. 胰岛素   B. 10%葡萄糖   C. 氯化钾

D. 氯化钙   E. 氯化钠

9. 胰岛素的不良反应有( )。

A. 低血糖   B. 过敏反应   C. 胰岛素抵抗

D. 脂肪萎缩   E. 高血糖

执考真题   执考真题答案

（田守琴）

性激素类药及避孕药

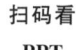
性激素为男女两性性腺分泌的激素,包括雌激素、雄激素和孕激素。目前临床上应用的性激素类药物主要是人工合成品及其衍生物。常用的避孕药多属于雌激素和孕激素的复合制剂。

性激素分泌受下丘脑-垂体前叶的调节。下丘脑分泌促性腺激素释放激素(CnRH),促进垂体前叶分泌促卵泡素(FSH)和黄体生成素(LH)。FSH 促进卵巢的卵泡生长发育,在 FSH 和 LH 共同作用下,使成熟的卵泡分泌雌激素和孕激素,对男性可促进睾丸间质细胞分泌雄激素。

情境导入及分析

患者,女,50 岁,阵发性潮热、心悸 3 个月。既往体健,已停月经 2 个月。诊断为围绝经期综合征。医生给予雌二醇治疗。

试分析:

该药的不良反应及注意事项。

任务一 性激素类药

性激素为性腺分泌的甾体激素,包括雌激素、雄激素和孕激素,临床上所用的性激素类药物大多为人工合成品及其衍生物。计划生育常用的避孕药大多属于性激素类药物制剂。

性激素对垂体前叶分泌功能呈正、负反馈调节,主要取决于药物剂量和机体性周期。排卵前血中雌激素水平较高,可直接或通过下丘脑促进腺垂体分泌 LH,导致排卵,称为正反馈。在月经周期的分泌期,由于血中雌激素和孕激素的水平都较高,从而减少 GnRH 的分泌,抑制排卵,称为负反馈。

一、雌激素类药

卵巢分泌的雌激素(estrogens)主要是雌二醇(estradiol),从孕妇尿中提出的有雌酮(estrone)和雌三醇(estriol)等,多为雌二醇的代谢产物。近年来以雌二醇为母体,人工合成许多高效的衍生物,如炔雌醇(ethinyl estradiol)、炔雌醚(quinestrol)等。

天然雌激素(如雌二醇)易在肝被破坏,而人工合成的炔雌醇则被破坏较慢,口服效果较好,作用较持久。油溶液制剂肌内注射,可以延缓吸收,延长其作用时间。

【生理及药理作用】

1. 对未成年女性 促使女性第二性征和性器官发育成熟,如子宫发育、乳腺腺管增生及脂肪分布变化等。

2. 对成年女性 除保持女性性征外,还参与月经周期形成,使子宫内膜增殖变厚,并在黄体酮的协同作用下,使子宫内膜进而转变为分泌期状态,提高子宫平滑肌对缩宫素的敏感性。同时使阴道上皮增生,浅表层细胞发生角化。

3. 内分泌功能调节 较大剂量时,可作用于下丘脑-垂体系统,抑制 GnRH 的分泌,发挥抗排卵作用,并能抑制乳汁分泌。

4. 水盐代谢 有轻度水钠潴留作用。能增加骨骼钙盐沉积,加速骨骺闭合。大剂量可使甘油三酯和磷脂升高而胆固醇降低,也使糖耐量降低。

【临床应用】

1. 绝经期综合征 雌激素可抑制垂体促性腺激素的分泌从而减轻绝经期各种症状。老年性骨质疏松症可用雌激素与雄激素合并治疗。此外,老年性阴道炎及女阴干枯症等,局部用药也有效。

2. 卵巢功能不全和闭经 原发性或继发性卵巢功能低下患者以雌激素替代治疗,可促进外生殖器、子宫及第二性征的发育。与孕激素类合用,可产生人工月经周期。

3. 功能性子宫出血 可用雌激素促进子宫内膜增生,修复出血创面。也可适当配伍孕激素,以调整月经周期。

4. 乳房胀痛 部分妇女停止授乳后可发生乳房胀痛,可用大剂量雌激素制剂抑制乳汁分泌,缓解胀痛,俗称回奶。

5. 晚期乳腺癌 绝经五年以上的乳腺癌可用雌激素制剂治疗,缓解率为 40% 左右。但绝经期以前的患者禁用,因为此时应用可能促进肿瘤的生长。

6. 前列腺癌 大剂量雌激素类可改善症状,使肿瘤病灶退化。这是其抑制垂体促性腺激素分泌,使睾丸萎缩而抑制雄激素的产生所致。

7. 痤疮 青春期痤疮是由于雄激素分泌过多所致,故可用雌激素类抑制雄激素分泌而缓解症状。

8. 避孕 与孕激素合用。

【不良反应及注意事项】

(1) 常见恶心、呕吐、食欲不振等。小剂量开始,逐渐增加剂量可减轻此反应。

(2) 长期大量应用可引起子宫内膜过度增生及子宫出血,故有子宫出血倾向者及子宫内膜炎患者慎用。

(3) 可引起胆汁淤积性黄疸,故肝功能不良者慎用。

(4) 长期大量应用可导致水钠潴留,引起高血压、水肿、加重心力衰竭。

二、雌激素拮抗药

氯米芬(clomiphene,氯酚胺)为雌激素拮抗药,具有较弱的雌激素活性,能与雌激素受体结合,发挥竞争性拮抗雌激素的作用。能促进垂体前叶分泌促性腺激素,使卵泡发育,诱发排卵。临床上用于不孕症、闭经、乳房纤维囊性疾病和晚期乳癌等。连续服用大剂量可引起卵巢肥大,故卵巢囊肿患者禁用。

三、雄激素类药

(一)雄激素类药

天然雄激素(androgens)主要是由睾丸间质细胞分泌的睾酮(testosterone,睾丸素)。临床上常用药物多为人工合成的睾酮衍生物如甲睾酮(methyltestosterone)、丙酸睾酮(testosterone propionate)等。

【体内过程】 睾酮口服无效,一般用其油溶液肌内注射或植于皮下。睾酮的酯类化合物吸收缓慢,如植入皮下,作用可长达 6 周。

【生理及药理作用】

1. 生殖系统 促进男性副性征和生殖器官发育,并保持其成熟状态,促进精子的形成。

2. 抗雌激素作用 大剂量可反馈性抑制腺垂体功能。

3. 同化作用 雄激素能明显地促进蛋白质合成,使肌肉增长,体重增加,降低氮质血症。

4. 刺激骨髓造血功能 在骨髓功能低下时,大剂量雄激素可促进细胞生长,尤其是红细胞生成明显增多。

【临床应用】

1. 睾丸功能不全 无睾症或类无睾症,可使用雄激素替代疗法。

2. 功能性子宫出血 抗雌激素作用使子宫平滑肌及其血管收缩,内膜萎缩而止血。对严重出血病例,可用己烯雌酚、黄体酮和丙酸睾酮等三种混合物注射,以收止血之效,停药后则出现撤退性出血。

3. 乳腺癌和卵巢癌 经治疗可使部分病例病情得到缓解,可能与其抗雌激素作用有关。治疗效果与癌细胞中雌激素受体含量有关,受体浓度高者,疗效较好。此外,丙酸睾酮能阻止肌瘤的生长。

4. 再生障碍性贫血 大剂量丙酸睾酮或甲睾酮可使骨髓功能改善,可用于一些慢性疾病伴发的贫血。

【不良反应及注意事项】

1. 男性化 长期使用,女性患者可能引起痤疮、多毛、声音变粗、闭经、乳腺退化、性欲改变等。一旦发现应立即停药。

2. 黄疸 多数雄激素具有肝毒性,能干扰肝内毛细胆管的排泄功能,引起胆汁淤积性黄疸。一旦发现黄疸,应立即停药。

妊娠期妇女及前列腺癌患者禁用。因有水钠潴留作用,肾炎、肾病综合征、肝功能不良、高血压及心力衰竭患者慎用。

(二)同化激素类药

同化激素类药是人工合成的睾酮衍生物,其雄激素活性大为减弱,而促进蛋白质合成的同化作用增强,用于女性患者,男性化现象明显减少。临床上应用的同化激素有苯丙酸诺龙(nandrolone phenylpropionate)、司坦唑醇(stanozolol,康力龙)等。

临床上主要用于蛋白质合成或吸收不足、蛋白质分解亢进或损失过多等慢性消耗性疾病,如严重烧伤、手术恢复期、营养不良、骨折不易愈合、老年性骨质疏松、小儿发育不良等,服用时应同时增加食物中的蛋白质成分。本类药物属体育竞赛的一类违禁药品。

长期使用可引起水钠潴留及女性轻微男性化现象。肾炎、心力衰竭和肝功能不良者慎用,妊娠期妇女及前列腺癌患者禁用。

四、孕激素类药

孕激素(progestogens)主要由卵巢黄体分泌,自黄体分离出的天然孕激素为黄体酮(progesterone)。临床上使用的为人工合成品及其衍生物,如甲羟孕酮(medroxyprogesterone acetate)、甲地孕酮(megestrol)、氯地孕酮(chlormadinone)、炔诺酮(norethisterone)等。

【生理及药理作用】

1. 生殖系统

(1)月经后期,在雌激素作用的基础上,促使子宫内膜继续增厚、充血、腺体增生并分支,由增殖期转为分泌期,有利于孕卵着床和胚胎发育。

(2)降低子宫对缩宫素的敏感性,抑制子宫的收缩。

(3)大剂量可抑制垂体前叶 LH 的分泌,从而抑制卵巢的排卵;使子宫口闭合,黏液变稠,精子不易通过,有利于避孕。

（4）促进乳腺腺泡发育。

2. 代谢 竞争性地对抗醛固酮,从而促进 Na^+ 和 Cl^- 的排泄并利尿。

3. 体温 影响下丘脑体温调节中枢的散热过程,使正常妇女体温轻度升高。

【临床应用】

1. 功能性子宫出血 因黄体功能不足而引起的子宫出血,应用孕激素类可使子宫内膜协调一致地转为分泌期,维持正常的月经。

2. 痛经和子宫内膜异位症 通过抑制排卵并减轻子宫痉挛性收缩而止痛,也可使异位的子宫内膜退化。与雌激素制剂合用,疗效更好。

3. 先兆流产与习惯性流产 黄体功能不足可致先兆流产与习惯性流产,孕激素类有安胎作用,可用于先兆流产;对习惯性流产疗效不确切。

4. 其他 子宫内膜腺癌、前列腺肥大或前列腺癌。

【不良反应及注意事项】 偶见头晕、恶心及乳房胀痛等。长期使用可引起子宫内膜萎缩,月经量减少。

五、抗孕激素类药

抗孕激素类药可干扰孕酮的合成和影响孕酮的代谢,本类药物有米非司酮(mifepristone)、孕三烯酮(gestrinone)、环氧斯坦(epostane)等。

米非司酮是孕激素受体阻断剂,同时具有抗孕激素和抗皮质激素活性,还具有较弱的雄激素活性。由于米非司酮可对抗黄体酮对子宫内膜的作用,具有抗着床作用,可用于房事后避孕。具有抗早孕作用,用于终止早期妊娠(常与米索前列醇合用),引起子宫出血期延长,一般无需特殊处理。

任务二 避 孕 药

生殖过程包括精子和卵子的生成和成熟、排卵、受精、着床、胚胎、发育等多个环节。阻断其中任何一个环节均可达到避孕的目的。目前临床上应用的避孕药以女用避孕药为主。

一、抑制排卵药

此类为最主要的女性避孕药,由不同类型的雌激素和孕激素组成的复方甾体激素。

【药理作用】

1. 抑制排卵 避孕作用的主要原理。雌激素和孕激素通过负反馈机制,抑制下丘脑 GnRH 的释放,从而减少 FSH 分泌,使卵泡的生长和成熟过程受到抑制,同时孕激素抑制 LH 释放而抑制排卵,停药后卵巢功能可很快恢复。

2. 抑制子宫内膜增生 大剂量雌激素和孕激素抑制子宫内膜正常增殖,使腺体数目减少,分泌不足,使受精卵不易着床。此外,可改变输卵管的功能,使孕卵不易着床;还可使宫颈黏液黏度增加,不利于精子穿透。

【常用制剂及用法】

1. 短效口服避孕药 由雌激素和孕激素配伍而成,主要抑制排卵。其特点为,避孕效果好,使用方便,应用广泛,按规定服药,避孕效果可达 99% 以上。

2. 长效口服避孕药 主要成分为高效、长效雌激素类药物炔雌醚,主要抑制排卵,避孕有效率可达 98%。

3. 长效注射避孕药 主要抑制排卵。如复方己酸孕酮注射液等,肌内注射后可储存于局部,缓慢释放而达到长效避孕作用。

【不良反应及注意事项】

1. 类早孕反应 如恶心、呕吐、择食等。

2. 子宫不规则出血 见于用药最初几个周期中,可加服炔雌醇。

3. 闭经 有不正常月经史者更易发生。如连用两个月闭经,应停药。

4. 血凝功能亢进 可诱发血栓性静脉炎、肺栓塞或脑梗死等。

5. 其他反应 可有皮肤色素沉着、血压升高;哺乳期的妇女可使乳汁减少。

二、抗孕卵着床药的应用

此类也称探亲避孕药,能快速抑制子宫内膜的发育和分泌功能,使其发生各种功能和形态变化,干扰孕卵着床。本类药物的优点是使用时间灵活,不受月经周期的限制,起效迅速,效果较好。一般于同居当晚或事后服用,同居14日以内必须连服14片,如超过14天,应接服1号或2号口服避孕药。常用药物有甲地孕酮(探亲避孕1号片)、炔诺孕酮(探亲避孕片)等。

三、抗早孕药

米非司酮为孕激素受体拮抗药,并能增加子宫对前列腺的敏感性,妊娠早期使用,可破坏蜕膜,子宫平滑肌收缩增强,宫颈软化、扩张,诱发流产。临床上用于抗早孕、房事后紧急避孕,也可用于诱发分娩。少数用药者可发生严重出血,应在医生指导下用药。本来药物还有前列腺素衍生物(卡前列素、吉美前列素、硫前列酮等)。

四、外用避孕药

目前常用的外用避孕药多为一些具有较强杀精作用的药物,由阴道给药,通过杀精或使精子灭活达到避孕目的。常用药物有孟苯醇醚(menfegol)、烷苯醇醚(alfenoxynol)等。

五、男性避孕药

棉酚(gossypol)是作用于睾丸细精管的生精上皮,可使精子数量减少,甚至无精子的男性避孕药。停药可逐渐恢复。

 小结

情境导入及
分析答案

性激素主要包括雌激素、雄激素和孕激素。目前临床上应用的性激素类药物是人工合成及其衍生物。常用的避孕药大多数属于雌激素和孕激素的复合制剂。性激素的分泌受下丘脑-垂体前叶的调节。下丘脑分泌促性腺激素释放激素,促进垂体前叶分泌 FSH 和 LH。在 FSH 和 LH 共同作用下,使成熟的卵泡分泌雌激素和孕激素,对男性可促进睾丸间质细胞分泌雄激素。避孕药是目前避孕方法中一种安全、有效且使用方便的较理想的避孕方式。现在的避孕药大多为女性避孕药,男用药较少。

能力检测

能力检测答案

一、A 型题

1. 雌激素的临床用途有(　　)。

A. 痛经 　　　　　　　　B. 功能性子宫出血 　　　　　　C. 消耗性疾病

D. 先兆流产 　　　　　　E. 绝经期前的乳腺癌

2. 雌激素类药和孕激素类药均可用于(　　)。

A. 前列腺癌 　　　　　　B. 绝经期综合征 　　　　　　　C. 乳房胀痛

D. 晚期乳腺癌 　　　　　E. 痤疮

3. 主要抑制排卵的短效口服避孕药是(　　)。

A. 苯丙酸诺龙 　　　　　B. 丙酸睾丸素 　　　　　　　　C. 复方炔诺酮

D. 炔诺酮　　　　　　　　　　E. 炔雌醇

4. 抑制排卵避孕药的较常见的不良反应是（　　）。

A. 子宫不规则出血　　　　B. 闭经　　　　　　　C. 类早孕反应

D. 哺乳妇女乳汁减少　　　E. 乳房肿块

5. 孕激素避孕的主要环节是（　　）。

A. 抑制排卵　　　　　　　B. 抗孕卵着床　　　　C. 影响子宫收缩

D. 影响胎盘功能　　　　　E. 杀灭精子

二、C 型题

6. 患者,女,60 岁,患老年性阴道炎,该患者询问护士发病原因,护士告知直接影响阴道自净作用的激素下降,该激素是（　　）。

A. 雌激素　　　　　　　　B. 孕激素　　　　　　C. 促性激素

D. 促卵泡素　　　　　　　E. 促性激素释放激素

7. 患者,女,46 岁,近期月经紊乱,潮热,出汗,情绪低落,记忆力减退。诊断:围绝经期(更年期)综合征,予以补充雌激素替代疗法,替代疗法的禁忌证是（　　）。

A. 不明原因的子宫出血　　B. 冠心病　　　　　　C. 子宫肌瘤切除

D. 骨质疏松　　　　　　　E. 更年期绝经综合征

执考真题　　　　执考真题答案

（田守琴）

模块七　化学治疗药

抗 菌 药

学习目标

1. 掌握抗菌药物的常用术语。
2. 熟悉抗菌药物的作用机制、耐药性及抗菌药的合理应用。
3. 了解机体、抗菌药物及病原微生物的相互作用关系。
4. 具有对患者、家属进行抗菌药合理应用宣教的能力。

病原体包括病原微生物(细菌、螺旋体、衣原体、支原体、立克次体、放线菌、真菌、病毒等)、寄生虫及恶性肿瘤细胞。应用化学药物抑制或杀灭机体内的病原体,消除或缓解由他们所致疾病的治疗称为化学治疗(chemotherapy),简称化疗。化疗过程中所用的药物称为化疗药物,包括抗病原微生物药(抗菌药、抗真菌药和抗病毒药)、抗寄生虫药和抗恶性肿瘤药。化学治疗的目的是利用他们对病原体具有强大的选择性抑制或杀灭作用,而对机体无显著毒性和损害性,在临床上发挥其对病原体所致疾病的防治作用。

在应用抗菌药时,应注意到机体、药物及病原体三者之间的相互关系。感染性疾病的罹患与康复是病原体与机体相互斗争的结果。病原体在疾病的发生上无疑起着重要作用,但人体的免疫功能与反应性对疾病的发生、发展与转归也有重要作用。抗菌药可杀灭或抑制病原体,但如果使用不当,可使病原体对药物产生耐药性,药物也可对机体产生不良反应。因此,必须注意抗菌药、机体与病原体的相互关系,使三者关系向有利于机体方面转化(图 33-1)。

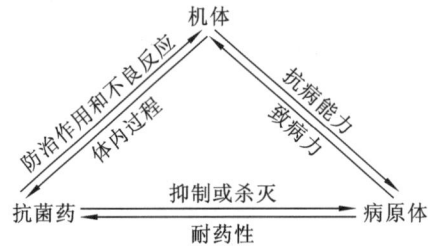

图 33-1　机体、抗菌药及病原体三者之间的相互关系

 情境导入及分析

患者,男,30 岁,平素体健。淋雨后发热,体温 39℃,头痛,全身肌肉酸痛,咳嗽 2 天,咳铁锈色痰。考虑该患者为肺炎球菌性肺炎,给予青霉素治疗。

试分析:

1. 何谓抗菌谱?青霉素对肺炎球菌是否敏感?
2. 简述抗菌药的抗菌作用机制。

任务一 常用术语

1. 抗菌药(antibacterial drugs) 对细菌有抑制或杀灭作用的药物,包括抗生素及人工合成抗菌药。

2. 抗生素(antibiotics) 某些微生物(细菌、真菌和放线菌)产生的具有抑制或杀灭其他微生物作用的物质(代谢产物),包括天然抗生素和人工半合成抗生素。人工半合成抗生素是对天然抗生素进行结构改造后的产品。

3. 抗菌谱(antibacterial spectrum) 抗菌药的抗菌范围,是临床选用抗菌药的重要依据。某些抗菌药仅作用于某一菌种或局限于某一菌属,称为窄谱抗菌药,如异烟肼只对结核分枝杆菌有效,对其他细菌无效。另一些抗菌药抗菌范围广,称为广谱抗菌药,如四环素和氯霉素等,它们不仅对革兰阳性细菌和革兰阴性细菌有抗菌作用,而且对衣原体、支原体、立克次体及某些原虫等也有抑制作用。

4. 抗菌活性(antibacterial activity) 抗菌药抑制或杀灭细菌的能力。凡能够抑制细菌生长的最低药物浓度称为最低抑菌浓度(minimal inhibitory concentration,MIC);凡能够杀灭细菌的最低药物浓度称为最低杀菌浓度(minimal bactericidal concentration,MBC)。MIC 和 MBC 可供临床用药参考。

5. 抑菌药(bacteriostatic drugs) 仅具有抑制细菌生长繁殖的能力而无杀灭作用的药物,如四环素类、磺胺类、氯霉素和红霉素等。

6. 杀菌药(bactericidal drugs) 具有杀灭细菌作用的药物,如青霉素类、头孢菌素类、氨基糖苷类等。

7. 化疗指数(chemotherapeutic index,CI) 衡量化疗药物临床应用价值和安全性的重要参数,常以化疗药物的半数致死量(median lethal dose,LD_{50})与治疗感染实验动物的半数有效量(median effective dose,ED_{50})之比(LD_{50}/ED_{50})表示,或者以 5% 的致死剂量(LD_5)与 95% 的有效治疗剂量(ED_{95})之比(LD_5/ED_{95})表示。一般认为化疗指数大于 3~5 才有临床意义。化疗指数愈大,表明该化疗药物的治疗效果愈好,而对机体的毒性愈小,则临床应用的价值也就愈高。但并非化疗指数大的药物是绝对安全的,如青霉素化疗指数极大,对机体几乎无毒性,但其引起的过敏性休克可能导致死亡。

8. 抗菌后效应(post antibiotics effect,PAE) 抗菌药与细菌短暂接触,当药物浓度下降至 MIC 以下甚至消失时,细菌的生长繁殖仍受到持续抑制的效应。一般 PAE 时间越长,其抗菌活性越强。

任务二 抗菌药作用机制

抗菌药选择性作用于细菌某些特殊的靶位,干扰细菌正常的生化代谢过程,影响其结构和功能,致使其失去生长繁殖的能力而达到抑制、杀灭的作用。常用抗菌药的作用机制可归纳为以下几个方面(图 33-2)。

一、抑制细菌细胞壁的合成

细菌细胞壁主要由肽聚糖(也称为黏肽)层及以外的脂蛋白、外膜和脂多糖共同构成,肽聚糖层为主要构成成分,决定细菌形状,保护细菌不被菌体内高渗透压破坏。革兰阳性菌的细胞壁厚,黏肽含量高,胞浆渗透压高;革兰阴性菌细胞壁黏肽层较薄,黏肽含量少,胞浆渗透压较低。如 β-内酰胺类抗生素与细胞膜上的作用靶点青霉素结合蛋白(PBPs)结合,抑制转肽酶的转肽作用,影响黏肽的最终合成,导致细胞壁的缺损,菌体因内部高渗,水分不断进入,引起菌体膨胀破裂而死亡。

二、影响细菌胞浆膜的通透性

细菌的胞浆膜是一种半透膜,具有选择性运输和屏障作用,可以阻止细胞质内的重要生命物质漏

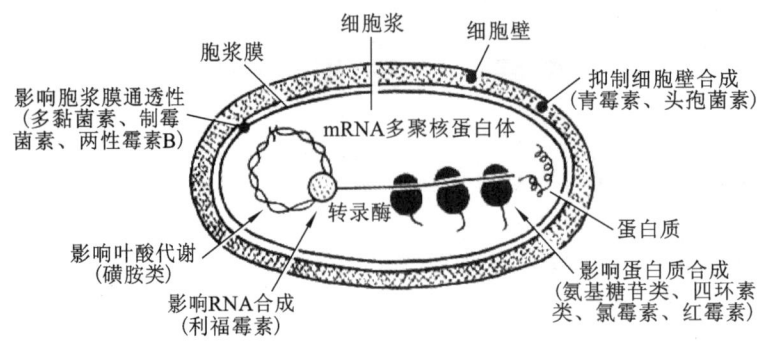

图 33-2 细菌结构与抗菌药作用部位示意图

出膜外。通过抑制胞浆膜功能发挥抗菌作用的抗生素主要包括多黏菌素等,能选择性地与胞浆膜内的磷脂相结合,使胞浆膜的通透性增加,细菌体内重要的成分外漏,导致细菌死亡。

三、影响细菌蛋白质的合成

细菌核糖体为 70S,由 30S 和 50S 亚基组成。某些抗生素对细菌核糖体具有高度选择性,抑制蛋白质的合成,产生抑菌或杀菌作用。其中氯霉素、林可霉素类及大环内酯类抗生素作用于 50S 亚基,而四环素类和氨基糖苷类抗生素则作用于 30S 亚基。哺乳动物细胞的核糖体为 80S,由 40S 和 60S 亚基组成,二者的生理、生化功能不同,故上述药物在常用剂量下对人体细胞蛋白质合成过程影响小。

四、影响细菌叶酸的代谢

细菌生长繁殖所需的叶酸必须由细菌利用对氨基苯甲酸为原料自身合成。磺胺类与甲氧苄啶可分别抑制细菌叶酸合成过程中的二氢叶酸合成酶和二氢叶酸还原酶的活性,妨碍细菌体内的叶酸代谢,使叶酸缺乏,细菌体内氨基酸、核苷酸的合成受阻,最终核酸、核蛋白的合成受到影响,细菌生长繁殖被抑制。

五、影响细菌核酸的代谢

喹诺酮类主要抑制细菌 DNA 复制过程中的 DNA 回旋酶,阻碍细菌 DNA 复制而产生杀菌作用。利福平抑制依赖于 DNA 的 RNA 多聚酶,从而阻碍 mRNA 的合成而杀灭细菌。

任务三　细菌耐药性及其产生机制

一、细菌耐药性

耐药性又称抗药性,一般是指细菌与药物反复接触后,细菌对药物的敏感性下降甚至消失,致使药物对耐药菌的疗效降低或无效。细菌的耐药性可分为固有耐药性(天然耐药性)和获得耐药性。随着抗菌药的大量、广泛使用,细菌耐药株也相应增多,应当引起高度重视。

二、细菌耐药性产生机制

(一)产生灭活酶

细菌可产生改变药物结构的酶,使抗菌药在与细菌作用前,就被细菌产生的酶所破坏,从而失去抗菌活性。

1. 水解酶　细菌对 β-内酰胺类抗生素(青霉素类和头孢菌素类)的耐药主要是能产生 β-内酰胺酶,使β-内酰胺环裂开(水解)而丧失抗菌作用。β-内酰胺酶分为如下两种。

(1)青霉素酶　主要水解青霉素类抗生素的酶,属窄谱 β-内酰胺酶。

(2)头孢菌素酶　既能水解青霉素类又能水解头孢菌素类抗生素的酶,属广谱 β-内酰胺酶。

2. 合成酶(钝化酶)　可将某些化学基团结合到抗菌药的某些基团上,使抗菌药失活,不能进入细菌体内,也不易与靶部位结合。氨基糖苷类抗生素主要的耐药机制与此酶有关。

（二）降低细胞膜通透性

细菌细胞膜主要是由类脂质和蛋白质分子构成的一种半透膜,具有渗透屏障和运输物质的功能。多黏菌素类抗生素具有表面活性物质,能选择性地与细菌细胞膜中的磷脂结合。它们能使细胞膜通透性增加,导致菌体内的蛋白质、核苷酸、氨基酸、糖和盐类等重要物质外漏,从而导致细菌死亡。

（三）改变靶位结构

降低靶蛋白与抗菌药的亲和力,或产生新的低亲和力的结合蛋白。如革兰阳性菌对 β-内酰胺类抗生素耐药,是菌体内作用靶位青霉素结合蛋白(PBPs)与药物结合亲和力下降,PBPs 数量减少,或出现新的低亲和力的 PBPs,使药物不能与靶部位结合。对链霉素耐药的细菌,是由于细菌体内核糖体 30S 亚基上链霉素作用靶点 P_{10} 蛋白发生构象变化,使链霉素不能与之结合而发生耐药,从而使抗菌药不能发挥其抗菌作用而产生耐药的。

（四）药物主动外排系统活性增强

使药物进入菌体内的速度小于排出速度,药物在菌体内浓度降低而产生耐药性。

（五）细菌改变代谢途径

如对磺胺类药物耐药的细菌,对氨基苯甲酸产量增多,也可能与耐药菌株直接利用外源性叶酸有关。

任务四　抗菌药的应用

抗菌药是个双刃剑,它一方面使许多致死感染性疾病得以控制,另一方面又引起各种不良反应与药源性疾病,甚至致残或危及生命,所以抗菌药临床的合理应用颇为重要。

一、抗菌药临床应用的基本原则

1. 严格根据适应证选药　要做到对症用药,判断医嘱用药是否是通过细菌学诊断确定的,是否考虑了体外药敏试验及临床诊断资料。对于原因不明的发热或病毒性感染,不宜轻易应用抗菌药,因易掩盖临床典型的疾病症状和难于检出病原菌而延误正确的诊断及治疗。

2. 足量用药、疗程适当　剂量过小,不但无治疗作用,反而易使细菌产生耐药性;剂量过大,不仅造成资源浪费,还会带来严重的毒副作用。

3. 因人而异选用药物　不同生理功能、病理状态下药物的体内过程存在着较大的差异,在选择抗菌药时,应充分考虑患者的生理功能与病理状态。老年人应用抗菌药尤其是氨基糖苷类时宜减少剂量,或根据监测血药浓度调整剂量。早产儿、新生儿体内酶系发育不完全,抗菌药应依体重计算给药,氯霉素应禁用于早产儿、新生儿;氨基糖苷类和 β-内酰胺类抗生素也应按日龄调整给药剂量或给药间隔时间。

4. 注意避免局部用药　除了主要供局部使用的磺胺米隆、磺胺嘧啶银、杆菌肽等外,应尽量避免抗菌药用于皮肤、黏膜的局部位置的治疗,因易产生耐药菌或发生过敏反应。

5. 预防性应用抗菌药应限于可能出现的且其后果严重的细菌感染　目前多数抗菌药的预防性用药实属不合理用药或滥用。预防应用应有明确的指征,且限于经临床实践证实确实有效的少数情况。

二、抗菌药联合应用

1. 联合用药的目的　利用药物间的协同作用而减少用药剂量并提高疗效,从而减少或降低药物的不良反应,延迟和减少细菌耐药性的产生。

2. 联合用药的结果　在体外或动物实验中可发生无关、相加、增强和拮抗四种情况。无关是指联合应用后的作用强度未超过其中较强的单一药物的作用;相加是指联合用药后的作用强度仅是各药作用之和;增强是指联合用药后的作用强度超过各药之和;拮抗是指联合应用后的作用强度小于其中较弱的单一药物的作用。

根据抗菌药作用性质可将抗菌药分为四种类型。

一类（Ⅰ类）是细菌繁殖期杀菌药,如β-内酰胺类抗生素等。

二类（Ⅱ类）是细菌静止期杀菌药,如氨基糖苷类抗生素等。

三类（Ⅲ类）是快速抑菌药,如大环内酯类抗生素等。

四类（Ⅳ类）是慢效抑菌药,如磺胺类抗菌药等。

一类抗菌药与二类抗菌药合用,抗菌作用增强。

一类抗菌药和三类抗菌药合用,抗菌作用拮抗。

一类抗菌药与四类抗菌药合用,多数情况为作用相加。

二类抗菌药与三类抗菌药合用,多数情况为作用相加或增强。

上述不同类型的抗菌药合用的结果,不是绝对的,只是在体外或特定的动物实验条件下观察的结果,对临床应用有一定的指导意义,但与临床应用不完全一致。

3. 联合用药的指征 未明确病原菌的严重细菌感染,在明确病原菌之前,为扩大抗菌谱而联合用药,一经确诊即须调整用药;单一抗菌药难以控制的混合感染、败血症、心内膜炎等;长期用药易产生耐药性的疾病,如结核病、慢性骨髓炎等;减少药物的不良反应,降低药物的毒性,如两性霉素B治疗隐球菌性脑膜炎时与氟胞嘧啶合用,可减少两性霉素B的用量,降低其毒性;脑膜炎、骨髓炎等特殊部位的细菌感染,可联合渗透性较强的药物,如用青霉素治疗细菌性脑膜炎时,可联合易穿透血脑屏障的磺胺类药物等。

三、肝、肾功能损害时抗菌药应用

肝脏是人体对药物进行代谢的最重要的器官,肝功能不良时,肝脏对药物的代谢作用降低,游离药物增加,使药物作用增强或不良反应增加。对有慢性肝病或肝功能减退的患者,应避免应用或禁用、慎用主要经肝代谢（磺胺类、哌拉西林、酮康唑等）,具有肝肠循环（四环素类、红霉素等）及对肝脏有损害（利福平、异烟肼、林可霉素、两性霉素B等）的抗菌药。肝功能不良时,氯霉素代谢减少,血药浓度升高,半衰期延长,可增加对造血系统的毒性。

肾脏是人体最主要的药物排泄器官,肾功能不良可造成许多抗菌药及其代谢产物在体内的蓄积,发生毒性反应,因此,对有肾功能不全患者抗菌药的应用宜根据肾功能减退的轻、中、重程度,分别给予常用量的$1/2 \sim 2/3$、$1/5 \sim 1/2$和$1/10 \sim 1/5$。对主要经肾排泄或对肾脏有损害的抗菌药宜采用不同的方法。①避免使用氯霉素、磺胺类、四环素。②林可霉素类、两性霉素B及青霉素对中度肾功能减退者应减少剂量。③万古霉素、多黏菌素、头孢菌素等应按肾功能减退程度调整给药剂量或调整给药间隔时间。④氨基糖苷类最好能监测血药浓度而制订个体化给药。

→ 小结

化疗药物包括抗病原微生物药、抗寄生虫药和抗恶性肿瘤药。应用化学药物抑制或杀灭机体内的病原体,消除或缓解由它们所致疾病的治疗方法称为化学治疗,简称化疗。抗菌药包括抗生素及人工合成抗菌药,常用于防治细菌所致疾病。使用时注意抗菌药、机体与病原体三者之间的相互关系。常用抗菌药的作用机制可归纳为以下几个方面:抑制细菌细胞壁的合成,影响细菌胞浆膜通透性,影响细菌蛋白质的合成,影响叶酸代谢,影响核酸代谢。不合理使用抗菌药,细菌容易产生耐药性,须注意抗菌药的合理使用。

情境导入及
分析答案

→ 能力检测

能力检测答案

A 型题

1. 下列有关抗菌药、机体、病原体三者之间关系的叙述,错误的是( )。

A. 抗菌药对机体有防治作用和不良反应   B. 机体对病原体有抵抗能力

C. 机体对抗菌药有耐药性   D. 抗菌药对病原体有抑制作用或杀灭作用

E. 病原体对抗菌药有耐药性

2. 化学治疗药的概念是( )。

A. 治疗各种疾病的化学药物   B. 治疗恶性肿瘤的化学药物

C. 人工合成的化学药物   D. 防治病原微生物引起感染的化学药物

E. 防治病原微生物、寄生虫和恶性肿瘤的药物

3. 化疗指数是指( )。

A. ED_{50}/LD_{50} B. ED_{90}/LD_{90} C. LD_{50}/ED_{50}

D. LD_{90}/ED_{90} E. ED_{95}/LD_{95}

4. 抗菌药的抗菌范围称为( )。

A. 抗菌谱   B. 抗菌活性   C. 耐药性

D. 抗菌机制   E. 化疗指数

5. 抗菌药抑制或杀灭病原微生物的能力称为( )。

A. 抗菌药物   B. 抗菌谱   C. 抗菌活性

D. 耐受性   E. 抗生素后效应

6. 对细菌耐药性的叙述,正确的是( )。

A. 细菌毒性大

B. 细菌与抗菌药多次接触后,对抗菌药敏感性下降甚至消失

C. 细菌与抗菌药一次接触后,对抗菌药敏感性下降

D. 是抗菌药不良反应的一种表现

E. 是抗菌药对细菌缺乏选择性

执考真题　　执考真题答案

(王宝春)

抗 生 素

学习目标

1. 掌握青霉素类和头孢菌素类的抗菌谱、抗菌作用、临床应用、不良反应及注意事项；大环内酯类、氨基糖苷类、四环素类药物和氯霉素的药理作用、临床应用、不良反应及注意事项；氨基糖苷类抗生素的共性。

2. 熟悉半合成青霉素、头孢菌素类抗生素的特点、分类和代表药物，林可霉素类药物、四环素类药物和氯霉素的抗菌特点。

3. 了解其他类药物的抗菌特点和临床应用，氨基糖苷类抗生素的耐药性，四环素和氯霉素的作用机制和体内过程。

4. 具有正确指导患者合理使用β-内酰胺类、大环内酯类、林可霉素类、氨基糖苷类和多肽类、四环素类抗生素和氯霉素的能力。

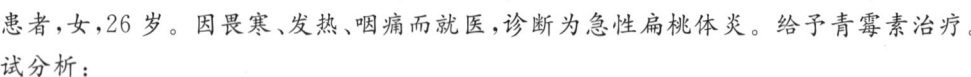

情境导入及分析 |

患者，女，26岁。因畏寒、发热、咽痛而就医，诊断为急性扁桃体炎。给予青霉素治疗。

试分析：

青霉素的药理作用、临床应用、不良反应及注意事项。

任务一　β-内酰胺类抗生素

β-内酰胺类抗生素是指分子结构中含有β-内酰胺环的一类抗生素，包括青霉素类、头孢菌素类和其他β-内酰胺类抗生素。

β-内酰胺类抗生素中，除极少数为纯天然品外，绝大多数是由培养液中获取母核，再经半合成改造制得，形成了许多抗菌谱和临床药理学特性各异的抗生素。它们杀灭繁殖期细菌能力强、毒性低、适应证广、品种多，是临床上最常用的抗生素之一。

多数β-内酰胺类抗生素为繁殖期杀菌药，具有相似的抗菌机制，通过抑制细菌细胞壁黏肽的合成，致细菌细胞壁缺损而发挥抗菌作用。细菌通过产生β-内酰胺酶等途径对此类抗生素可产生耐药性。

一、青霉素类抗生素

本类抗生素的基本结构是由母核 6-氨基青霉烷酸（6-APA）和侧链组成，母核中的β-内酰胺环对抗菌活性起重要作用。

（一）天然青霉素

青 霉 素 G

青霉素 G(penicillin G)因含有苄基,又称苄青霉素,由青霉菌培养液中提取获得,常用其钠盐或钾盐,其晶粉在室温中稳定,易溶于水,但水溶液不稳定,在室温中放置 24 h 大部分降解生成具有抗原性的产物而失效,常做成粉针剂。故临床应用时需临时新鲜配制,用注射用水或等渗氯化钠注射液溶解。易被酸、碱、醇和金属离子破坏,严禁与碱性药液如碳酸氢钠、氨茶碱配伍。

青霉素 G 不耐酸,口服易被破坏,多注射给药。主要分布于细胞外液,并能广泛分布于关节腔、浆膜腔、肝、肾等组织中。房水和脑脊液中的含量较低,但炎症时,透入脑脊液和房水的量可提高并达有效浓度。原形经肾排泄,肾功能不良者半衰期延长。

为了延长青霉素 G 的作用时间,可采用溶解度小的普鲁卡因青霉素或苄星青霉素,但仅用于轻症患者或预防感染。本品也可与丙磺舒合用,后者能与青霉素 G 竞争肾小管分泌,从而提高青霉素 G 的血药浓度,延长其作用时间。

【抗菌作用】 青霉素 G 的抗菌谱较窄,抗菌作用很强。对下列细菌有高度抗菌活性:①革兰阳性球菌,如溶血性链球菌、敏感的肺炎链球菌和厌氧的阳性球菌、不产青霉素酶的金黄色葡萄球菌;②革兰阳性杆菌,如白喉棒状杆菌、炭疽芽胞杆菌、破伤风梭菌、产气荚膜梭菌等;③革兰阴性球菌,如脑膜炎奈瑟球菌、淋病奈瑟球菌;④螺旋体,如梅毒螺旋体、钩端螺旋体等;⑤放线菌属。青霉素 G 对病毒、真菌、立克次体、阿米巴原虫无效。

青霉素的杀菌特点如下。①对革兰阳性细菌杀菌作用强,革兰阴性细菌作用弱:因革兰阳性细菌细胞壁黏肽含量高,约占 60%,菌体内渗透压较高,因此青霉素对其作用强;而革兰阴性细菌的细胞壁主要由磷脂蛋白和脂多糖组成,黏肽含量少,不到 10%,且菌体内渗透压较低,外层又具有青霉素不易透过的大量的磷脂蛋白,故青霉素对革兰阴性细菌不敏感。②对繁殖期正大量合成细胞壁的细菌作用强,是繁殖期杀菌剂,对静止期细菌无作用:青霉素只抑制细菌细胞壁的合成,对已经合成了的细胞壁无作用,所以对繁殖期细菌的作用较对静止期强。③对敏感菌有杀灭作用,对人及哺乳动物毒性小,因其无细胞壁。④青霉素 G 对 β-内酰胺酶不稳定,金黄色葡萄球菌等产酶细菌对青霉素 G 耐药。

【临床应用】 本药肌内注射或静脉滴注为治疗敏感的革兰阳性球菌和杆菌、革兰阴性球菌、螺旋体、放线菌所致感染的首选药。

1. 革兰阳性球菌感染

(1) 溶血性链球菌引起的咽炎、扁桃体炎、中耳炎、蜂窝织炎、丹毒、心内膜炎、猩红热、产后热等。草绿色链球菌引起的心内膜炎,由于病灶部位形成赘生物,药物难以透入,常需特大剂量静脉滴注才能奏效。

(2) 肺炎链球菌引起的大叶性肺炎、支气管炎、脓胸等。

(3) 敏感葡萄球菌引起的疖、痈、败血症等。对耐药金葡菌引起的感染可选用耐酶的青霉素制剂或头孢菌素类。

2. 革兰阳性杆菌感染 治疗白喉、破伤风、气性坏疽的首选药,但因青霉素对这些细菌所产生的外毒素无效,所以必须及时配合相应的抗毒素血清。

3. 革兰阴性球菌感染 如脑膜炎奈瑟菌引起的流行性脑脊膜炎,青霉素和磺胺嘧啶并列为首选药(青霉素也可用于肺炎克氏菌、肺炎链球菌等引起的脑膜炎)。淋病奈瑟菌所致的生殖道淋病因耐药菌株增多,应根据药敏试验确定是否使用。

4. 螺旋体感染 梅毒的首选药。钩端螺旋体病必须早期使用。

5. 放线菌病 宜大剂量、长疗程使用,必要时需做外科引流或切开感染灶。

【不良反应及注意事项】

1. 过敏反应 青霉素 G 引起的过敏反应是所有抗生素中较为常见且居首位的不良反应。可见药热、药疹、血管神经性水肿、血清病样反应、溶血性贫血、粒细胞减少、剥脱性皮炎等,最严重、危及患者生命的是过敏性休克,症状为呼吸困难、发绀、血压下降、昏迷、肢体强直,最后惊厥,可短时间内导致死亡。各种给药途径均可引起过敏反应,其中以注射给药发生率最高。

防治措施如下。①详细询问病史(用药史、过敏史、家族史),对青霉素过敏者禁用。②皮肤过敏试验,阳性反应者禁用,本类药物存在交叉过敏,不同批次的药物可能含有的致敏原不同,故更换药物品种或生产批次不同的同一品种或停药 1 天以上者,须重新做皮肤过敏试验。③注射液需临用现配。④避免饥饿时注射或局部用药。⑤注射后观察 30 min,无反应后方可离去。⑥备好急救药品和器材,如肾上腺素、氢化可的松(或地塞米松)、血管活性药物等,此外尚需备好气管插管、气管切开包等。⑦一旦发生过敏性休克,应就地抢救,立即肌内或皮下注射 0.1% 肾上腺素 0.5~1 mL(小儿酌减),必要时可重复注射或用 5% 葡萄糖生理盐水稀释进行静脉注射,并根据需要进行输液、给氧、静脉滴注肾上腺皮质激素等。影响到呼吸功能的严重患者,行人工呼吸或气管切开术,保证呼吸功能。

2. 局部反应 肌内注射青霉素钾盐可引起疼痛、硬结或红肿,可改用钠盐。少数者发生周围神经炎。

3. 赫氏反应 青霉素治疗梅毒、钩端螺旋体病、炭疽病等时,可出现症状加剧的现象,一般发生在开始治疗后 6~8 h,表现为全身不适、寒战、发热、咽痛、肋间痛、心率加快,于 12~24 h 后消失。偶有病情加重甚至危及生命者。

4. 水、电解质紊乱 大剂量使用青霉素钠或钾盐,可致高血钠、高血钾等表现。尤其是肾功能不全者易出现。应注意监测血清离子浓度。

5. 青霉素脑病 鞘内注射或大剂量静脉滴注,可引起腱反射亢进、肌肉痉挛、抽搐、昏迷等神经系统反应,多见于老年人、婴儿及肾功能不全者。

(二)半合成青霉素

为弥补青霉素抗菌谱窄、不耐酸、不耐酶、易发生过敏反应等特点,在青霉素母核上引入不同侧链,可得到多种半合成青霉素。根据半合成青霉素的特点,可分为耐酸、耐酶、广谱、抗革兰阴性菌、抗铜绿假单胞菌等不同品种。其抗菌机制、不良反应与青霉素 G 相似并有交叉过敏反应,故使用前都使用青霉素 G 进行皮试。

1. 耐酸青霉素类

青霉素 V

青霉素 V 又称苯氧甲青霉素,是广泛使用的口服青霉素类药物,耐酸,但不耐青霉素酶,抗菌谱与青霉素 G 相同,抗菌活性较青霉素 G 弱,用于溶血性 A 型链球菌、肺炎球菌引起的感染及敏感细菌所致的软组织感染,风湿热等,但不宜用于严重感染。

2. 耐酶青霉素类 包括苯唑西林(oxacillin,新青霉素 Ⅱ)、氯唑西林(cloxacillin)、双氯西林(dicloxacillin)和氟氯西林(flucloxacillin)等。

对产青霉素酶金黄色葡萄球菌的抗菌作用,以双氯西林最强,其次为氟氯西林、氯唑西林和苯唑西林。本类青霉素耐酸、耐酶,可口服,胃肠吸收好,以双氯西林吸收最好,氯唑西林次之,对革兰阳性菌的作用不及青霉素 G,对革兰阴性肠道杆菌或肠道球菌亦无明显作用,主要用于耐青霉素 G 的金黄色葡萄球菌和表皮葡萄球菌所致的多种感染以及需长期用药的慢性感染。如皮肤软组织感染、败血症、心内膜炎、肺炎、肝脓肿等。

3. 广谱青霉素类 对革兰阳性和革兰阴性菌均有效,耐酸,不耐酶,对耐药金黄色葡萄球菌和假单胞菌无效。

氨苄西林

氨苄西林(ampicillin)对革兰阳性菌的杀菌效果略逊于青霉素 G,对草绿色链球菌及肠球菌作用较佳,其他作用则较差。对革兰阴性菌的作用较强,对肠球菌的作用优于青霉素 G。对流感杆菌、大肠杆菌、伤寒及副伤寒杆菌、痢疾杆菌有效,但易产生耐药性。肺炎杆菌、吲哚变形杆菌、铜绿假单胞菌对氨苄西林不敏感。胆汁中药物浓度为血清浓度的数倍,透过血脑屏障能力差,但炎症时透过增强。

本药临床上主要用于治疗敏感菌所致的呼吸道、胃肠道、泌尿生殖道、软组织感染,心内膜炎、脑膜炎、败血症等。

阿 莫 西 林

阿莫西林(amoxycillin,羟氨苄青霉素)抗菌活性与氨苄西林相似,但杀菌作用较迅速且强,对肺炎球菌和变形杆菌的杀菌作用比氨苄西林强。

本药临床上主要用于敏感菌引起的呼吸系统、泌尿生殖系统感染,伤寒杆菌和其他沙门菌属感染,肺炎链球菌、溶血性链球菌、流感杆菌等引起的耳鼻喉科感染、皮肤软组织感染等。亦可联合其他药物作为慢性活动性胃炎、十二指肠溃疡幽门螺杆菌根除疗法。

4. 抗铜绿假单胞菌广谱青霉素类 羧基类广谱青霉素抗铜绿假单胞菌的作用,以呋布西林最强,其次分别为替卡西林、磺苄西林和羧苄西林。

羧 苄 西 林

羧苄西林(carbenicillin)对革兰阳性菌的作用类似氨苄西林但稍弱,对革兰阴性菌的抗菌谱较氨苄西林广,尤其对铜绿假单胞菌有特效。不耐青霉素酶,对耐药金黄色葡萄球菌无效。不耐酸,口服不吸收,适用于铜绿假单胞菌感染,变形杆菌、大肠埃希菌等所致的尿路感染,肺部及胸腔感染,败血症、胆道感染及细菌性脑膜炎。但其抗菌活性低,单用易产生耐药性,常与庆大霉素合用,有协同作用,但不能混合静脉注射,以防药物相互作用而降低药效。

哌 拉 西 林

哌拉西林(piperacillin)口服不吸收,可肌内注射和静脉滴注给药。对铜绿假单胞菌等革兰阴性菌的抗菌作用强大,比氨苄西林和羧苄西林强;对革兰阳性菌的作用与氨苄西林相似,脆弱类杆菌和多种厌氧菌对本药也敏感。不耐酶,对产青霉素酶的金黄色葡萄球菌无效。

本药临床上主要用于铜绿假单胞菌感染以及其他敏感菌引起的呼吸道、泌尿道、胆道感染及败血症的治疗。

情境导入及
分析1答案

5. 抗革兰阴性菌的青霉素类 本类药物供口服的有匹美西林(pivmecillinam,美西林双酯),供注射的有美西林(mecillinam)、替莫西林(temocillin)等。

主要作用于革兰阴性菌,对某些肠杆菌科细菌抗菌活性较强,如对大肠杆菌抗菌活性较氨苄西林强10倍至数10倍;肺炎杆菌、枸橼酸杆菌、沙门菌属及志贺菌属对本类药物较敏感,而大多数革兰阳性菌等则已产生耐药性。

临床上主要用于革兰阴性杆菌引起的泌尿生殖系统、皮肤及软组织感染的治疗。

 情境导入及分析2

患者,男,35岁。局部化脓就医,细菌学培养显示为金黄色葡萄球菌感染。给予头孢氨苄治疗。

试分析:

头孢菌素类抗生素常见的不良反应有哪些?

二、头孢菌素类抗生素

头孢菌素类(cephalosporins)是指化学结构中有7-氨基头孢烷酸(7-ACA)母核的一类抗生素。天然品由头孢子菌培养液中获得;将7-ACA侧链加以半合成改造而得到的一系列抗菌谱广、抗菌作用强、对β-内酰胺酶稳定、过敏反应少(与青霉素类有部分交叉过敏反应)的抗生素。

根据头孢菌素的抗菌谱、对β-内酰胺酶的稳定性、抗革兰阴性菌活性、对肾脏的毒性作用及临床应用的差异,可将头孢菌类分为四代产品。

第一代头孢菌素有头孢噻吩(cefalotin)、头孢唑啉(cefazolin)、头孢氨苄(cefalexin)、头孢拉定(cefradine)等。

第二代头孢菌素有头孢呋辛(cefuroxime)、头孢孟多(cefamandole)、头孢克洛(cefaclor)、头孢丙烯(cefprozil)等。

第三代头孢菌素有头孢噻肟(cefotaxime)、头孢曲松(ceftriaxone)、头孢他定(ceftazidime)、头孢哌酮(cefoperazone)等。

第四代头孢菌素有头孢匹罗(cefpirome)、头孢吡肟(cefepime)、头孢利定(cefradine)、头孢噻利(cefoselis)等。

【体内过程】 大多需注射给药,但头孢拉定、头孢氨苄、头孢克洛耐酸,可口服。能透入多种组织中,且能通过胎盘屏障。第三代头孢菌素可透过血脑屏障,在脑脊液中能达到有效药物浓度。多数头孢菌素半衰期较短,在 0.5～3 h 之间,第三代药物头孢曲松的半衰期可达 8 h。主要经肾脏排泄,尿中浓度较高,能影响青霉素排泄的药物也能影响头孢菌素的排泄。头孢曲松、头孢哌酮主要由肝胆系统排泄。

【抗菌作用】 头孢菌素类药物为杀菌药,抗菌机制与青霉素类相似。细菌对头孢菌素类药物可产生耐药性,与青霉素存在部分交叉耐药性。作用特点如下。

第一代头孢菌素 ①抗菌谱较窄,对革兰阳性菌包括对青霉素耐药的产酶金黄色葡萄球菌的抗菌作用较第二、第三代强,对革兰阴性菌的作用较弱,对铜绿假单胞菌和厌氧菌无效。②对青霉素酶稳定,但可被革兰阴性菌的 β-内酰胺酶所破坏。③脑脊液浓度低,有一定的肾毒性。

第二代头孢菌素 ①抗菌谱较广,对革兰阳性菌的作用稍逊于第一代头孢菌素,对多数革兰阴性菌的作用却明显增强,部分对厌氧菌有高效,但对铜绿假单胞菌无效。②对多种 β-内酰胺酶较稳定。③肾毒性比第一代有所降低。

第三代头孢菌素 ①抗菌谱更广,对革兰阳性球菌的抗菌作用不如第一代和第二代头孢菌素,对革兰阴性菌的作用较第二代更广泛、强大。对消化球菌、铜绿假单胞菌、厌氧菌等均有不同程度的抗菌作用。其中,头孢他定是最强的抗铜绿假单胞菌药。②血浆半衰期较长,体内分布广泛,组织穿透力强,有少量渗入脑脊液中。③对多种 β-内酰胺酶高度稳定,几乎无肾毒性。

第四代头孢菌素 ①抗菌谱更为广泛,对革兰阴性菌的抗菌作用优于第三代,部分品种抗葡萄球菌的作用增强,对铜绿假单胞菌的作用强于头孢他定,对某些第三代头孢菌素耐药菌仍有抗菌活性,对多数厌氧菌有抗菌活性。②对多种 β-内酰胺酶高度稳定。③基本无肾毒性。

【临床应用】

第一代头孢菌素 口服制剂用于敏感菌引起的轻度和单纯中度感染,包括呼吸道、泌尿道、皮肤及软组织感染;注射制剂用于治疗敏感菌引起的中度和重度感染。

第二代头孢菌素 敏感菌所致的肺炎、胆道感染和其他组织器官感染。部分药物如头孢呋辛、头孢孟多对脑膜炎、败血症也有效。

第三代头孢菌素 多种革兰阳性菌、革兰阴性菌所致的尿路感染及危及生命的败血症、脑膜炎(包括新生儿脑膜炎和肠杆菌科细菌所致成人脑膜炎)、骨髓炎、肺炎等。为避免细菌对第三代头孢菌素产生耐药性,第三代头孢菌素一般不作首选药物。

第四代头孢菌素 对第三代头孢菌素耐药的细菌引起的感染,或者由敏感菌引起的用其他抗菌药物难以控制的严重感染。

【不良反应及注意事项】

1. 过敏反应 多为皮疹,过敏性休克罕见,与青霉素类有交叉过敏现象。用药前须做皮肤过敏试验,对青霉素类过敏或过敏体质者慎用。如发生过敏性休克,可参照青霉素过敏性休克处理方法进行抢救。

2. 肾毒性 第一代头孢菌素可损害近曲小管,大剂量使用时可出现。绝大多数头孢菌素经肾排泄,虽第二、第三代头孢菌素对肾脏很少或基本无毒性,但仍偶见血尿素氮增高、血肌酐增高、少尿、蛋白尿等。与氨基糖苷类抗生素、强效利尿药等药物合用时,可加重肾脏损害。长期使用应定期检查肾功能。

3. 胃肠道反应及菌群失调 口服给药可有恶心、食欲减退、腹泻等反应。有胃肠道疾病史者特别是溃疡性结肠炎或抗生素相关性结肠炎者慎用。大剂量长期应用第三代、第四代头孢菌素偶可致菌群失调,从而可引起二重感染如伪膜性肠炎、念珠菌感染等。

4. 双硫仑("戒酒硫"或"醉酒样")样反应 患者表现为面部潮红、发热、头痛、恶心、呕吐、口中有大蒜样气味等,甚至休克,严重者可致呼吸抑制、心肌梗死、急性心力衰竭、惊厥及死亡,一般在用药与饮酒后 15～30 min 发生。故应用本类药物治疗期间或停药后 3 天内,均应避免饮酒或进食含乙醇制品。

5. 凝血功能障碍及造血系统毒性 头孢哌酮、头孢孟多可致低凝血酶原症或血小板减少,患者可有出血症状,可用维生素 K 防治。偶见红细胞或白细胞减少,血小板减少,嗜酸性细胞增多等。

6. 其他 ①肝脏毒性,第二代头孢菌素类药物头孢克洛可致氨基转移酶增高,大剂量使用可致转氨酶、碱性磷酸酶、血胆红素等升高。②大剂量使用可能发生头晕、头痛、可逆性中毒性精神病等中枢神经系统反应。

三、其他 β-内酰胺类抗生素

1. 头霉素类 临床上常用药物有头孢西丁、头孢美唑、头孢替坦、头孢拉宗及头孢米诺等。头孢西丁是代表药物,抗菌谱和抗菌活性与第二代头孢菌素类相似,对革兰阳性菌和革兰阴性菌均有较强的杀菌作用,对厌氧菌作用强,对 β-内酰胺酶高度稳定,故对耐青霉素金黄色葡萄球菌、头孢菌素的耐药菌有较强的抗菌作用。沙雷菌属、肠杆菌、铜绿假单胞菌对其耐药。临床上主要用于革兰阴性菌和厌氧菌混合所致的腹腔、盆腔及妇科的感染等。本药不良反应有皮疹、静脉炎、蛋白尿、嗜酸性粒细胞增多症等,肌内注射局部疼痛明显。

2. 碳青霉烯类 亚胺培南(imipenem)抗菌活性极高,易被肾肽酶(脱氢肽酶-1)水解失效。西司他丁为肾肽酶抑制剂,本身无抗菌作用,具有保护亚胺培南在肾脏中不受或较少破坏,并抑制亚胺培南进入肾小管上皮组织,减少其排泄和肾毒性。两药合用,使亚胺培南具有了真正的实用价值。对革兰阴性及阳性菌的需氧和厌氧菌都有抗菌作用。对 β-内酰胺酶较稳定,与其他 β-内酰胺类相比,较少出现交叉耐药性现象。

临床上常用的是亚胺培南与西司他丁 1 : 1 配伍的制剂,称泰能(tienam),只供注射用。同类药物有帕尼培南、美罗培南等。

本药临床上主要用于敏感菌引起的腹膜炎、肝胆系感染、妇科感染、尿路感染、皮肤和软组织感染、骨关节感染,心内膜炎、败血症及各种手术感染的预防和治疗。

消化道不良反应有恶心、呕吐、腹泻等。大剂量应用,可见肌痉挛、精神障碍,特别是原有中枢神经系统损伤和肾功能不全患者。不宜用于中枢神经系统感染及 3 个月以下的婴儿感染,且哺乳妇女应用时应停止哺乳。

3. 单环 β-内酰胺类 氨曲南(aztreonam)是人工合成的第一个应用于临床的单环 β-内酰胺类抗生素,对革兰阴性菌有强大的抗菌作用,对革兰阳性菌作用弱,抗菌活性相当于第三代头孢菌素,对 β-内酰胺酶稳定,临床疗效好,不良反应少。与氨基糖苷类抗生素有协同作用。

本药在临床上主要用于治疗由革兰阴性需氧菌引起的感染。

不良反应少且轻,主要为皮疹、胃肠不适等。

4. 氧头孢烯类 拉氧头孢(latamoxef)抗菌性能与第三代头孢菌素相似,抗菌谱广,革兰阳性菌对其中度敏感,对革兰阴性菌作用强,如流感杆菌、大肠杆菌、枸橼酸杆菌、沙雷杆菌对它高度敏感。对厌氧菌中的脆弱类杆菌的作用较头孢西丁强 2～8 倍,对 β-内酰胺酶稳定性高。但因其减少凝血酶原造成血小板功能障碍导致出血,严重者可导致死亡,所以临床应用受到了很大限制。主要用于敏感菌引起的败血症、脑膜炎,以及呼吸道、肝胆道、泌尿生殖道的严重感染。

四、β-内酰胺酶抑制药及复方制剂

β-内酰胺酶抑制药的自身抗菌作用微弱,但能与β-内酰胺酶形成稳定复合物,抑制酶的活性,与β-内酰胺类抗生素产生协同作用,扩大其抗菌谱,增强其抗菌作用。抗菌作用增强程度取决于配伍使用的β-内酰胺类抗菌药。复方中含青霉素类者需做皮肤过敏试验。代表药有克拉维酸,舒巴坦,他唑巴坦等。

克 拉 维 酸

克拉维酸(clavulanic acid,棒酸)是由链霉菌培养液中获得的,为广谱β-内酰胺酶抑制药。抗菌谱广,抗菌活性低,口服吸收好,且不受食物、牛奶和氢氧化铝等影响,与多种β-内酰胺类抗生素合用可增强抗菌作用。已上市的有口服克拉维酸/阿莫西林(奥格门汀,augmentin),与替卡西林合用的注射剂有替门汀(timentin),临床上主要用于耐药金黄色葡萄球菌引起的感染。

舒 巴 坦

舒巴坦(sulbactam,青霉烷砜)为半合成的β-内酰胺酶抑制剂,化学稳定性优于克拉维酸。已上市的联合注射剂有舒巴坦/氨苄西林(优立新,unasyn)、舒巴坦/头孢哌酮(舒普深,sulperazone)和舒巴坦/头孢噻肟(新治菌,newcefotaxin)。上述制剂已被用于治疗混合性腹内和盆腔感染。

他 唑 巴 坦

他唑巴坦(tazobactam,三唑巴坦)为舒巴坦衍生物,抑酶作用强于克拉维酸和舒巴坦,已上市的联合注射剂有他唑巴坦/哌拉西林(他唑星,tazocin)。

情境导入及分析 2 答案

任务二　大环内酯类、林可霉素类及其他抗生素

情境导入及分析 3

某女,10 岁,出现咳嗽、气促、咽喉红肿、高热等症状。到医院就诊,经检查诊断为支原体肺炎,给予罗红霉素治疗。3 天后患者症状明显减轻,5 天后症状消失。

试分析:

罗红霉素的作用特点及临床应用?

一、大环内酯类抗生素

大环内酯类(Macrolides)抗生素是化学结构中含有一个 14～16 元大环内酯母核的抗生素,按药物来源,可分为天然及半合成两类,其中红霉素、螺旋霉素、麦迪霉素等为天然品,克拉霉素、罗红霉素、阿奇霉素等为半合成品。其共同特点如下。

1. 抗菌谱略广于青霉素 G　主要作用于需氧革兰阳性菌及革兰阴性菌等,对某些革兰阴性菌如流感嗜血杆菌、卡他莫拉菌等有效,增强了对厌氧菌、空肠弯曲菌、军团菌、弓形虫、衣原体和支原体等病原体的作用。

2. 抗菌作用机制相同　大环内酯类抗生素不可逆地与细菌核糖体 50S 亚基(大环内酯类药物作用靶点)结合,抑制蛋白质合成,从而显现抑制细菌的效应。

3. 属碱性抗生素　天然大环内酯类不耐酸,口服其酯衍生物可增加生物利用度;碱性环境可增加其抗菌活性,治疗尿路感染常需碱化尿液;血中药物浓度低,但组织中浓度相对较高,皮下组织、胆汁

及痰中明显超过血中药物浓度;半合成大环内酯类的药代动力学性质得到改进,对胃酸稳定,口服生物利用度明显提高,其中某些半衰期显著延长(如阿奇霉素半衰期可长达 48 h),可不必碱化尿液,血液、体液及组织细胞内药物浓度高,其中以罗红霉素的血药浓度为最高。

4. 其他 细菌对本类药物间有不完全的交叉耐药性,但半合成大环内酯类对耐红霉素菌株仍有良好效果。

红 霉 素

红霉素(erythromycin)不耐酸,在酸性溶液中易被破坏而活性降低,口服制剂为肠溶片或酯化产物。肠溶型药物生物利用度不高,静脉给药能提高血药浓度。体内分布广泛,能扩散进入前列腺,并能在肝脏和巨噬细胞聚积,胆汁中浓度约为血药浓度的 30 倍,不能通过血脑屏障,但脑膜有炎症时,药物可进入脑脊液。红霉素经胆汁排泄,有肝肠循环,不足 10% 的药物原形从尿中排泄,少量药物也可经乳汁和粪便排泄。

【抗菌作用】 红霉素为快速抑菌药,抗菌谱与青霉素相似而略广,对革兰阳性菌如葡萄球菌、化脓性链球菌、草绿色链球菌、肺炎链球菌、白喉杆菌等有较强的抑制作用,对部分革兰阴性菌如脑膜炎奈瑟菌、淋病奈瑟菌、百日咳杆菌、军团菌、流感嗜血杆菌等高度敏感。此外对某些螺旋体、立克次体、肺炎支原体及螺杆菌也有抗菌作用,金黄色葡萄球菌对红霉素易产生耐药性。

【临床应用】 本品是临床上治疗支原体肺炎、军团菌病、百日咳、白喉带菌者的首选药。常用于治疗耐青霉素的金黄色葡萄球菌感染和对青霉素过敏者。亦用于治疗厌氧菌引起的口腔感染和肺炎支原体、衣原体等非典型病原体所致的呼吸道、泌尿生殖道感染。

【不良反应及注意事项】

1. 胃肠道反应 表现为恶心、呕吐、腹痛、腹胀、腹泻等。

2. 局部刺激 肌注局部刺激性大,可引起疼痛及硬结,静脉注射可发生静脉炎。静脉滴注不宜过快,浓度不应超过 0.1%,以减少血栓性静脉炎的发生。红霉素为白色或类白色的结晶或粉末,应先以注射用水溶解乳糖酸红霉素,切不可用生理盐水或其他无机盐溶液溶解,因无机离子可引起沉淀。待溶解后则可用等渗葡萄糖注射液或生理盐水稀释供静脉滴注。

3. 肝损害 红霉素酯化物的肝损害发生率较高,表现为转氨酶升高、肝肿大及胆汁淤积性黄疸等。应定期检查肝功能。肝功能不良者禁用。

4. 耳毒性 大剂量(大于 4.0 g/d)应用时,老年及肾功能不良者易于发生,可见听力下降、耳鸣、暂时性耳聋、前庭功能也可受累。孕妇、哺乳妇、老年人、肾功能不良者慎用。

5. 心脏毒性 在静脉滴注速度过快时易于发生。出现心电图异常、严重心律失常及尖端扭转型室性心动过速,可致晕厥或猝死。

6. 过敏反应 主要表现为药热、过敏性药疹、荨麻疹、嗜酸性粒细胞增多等。

阿 奇 霉 素

阿奇霉素(azithromycin)与红霉素相比,抗菌谱有所扩大,抗菌活性增强。对某些细菌表现为快速的杀菌作用。除保留抗革兰阳性菌作用外,对革兰阴性菌、厌氧菌以及支原体、衣原体、螺旋体、弓形体等也有强大的抗菌作用。组织穿透力强,组织中浓度明显高于血药浓度,半衰期可达 35~48 h,是大环内酯类药物中最长者。

本药多用于较严重的敏感菌所致的呼吸道、皮肤、软组织及泌尿生殖系统感染。肝功能不良、孕妇及哺乳期妇女慎用,过敏者禁用。

罗 红 霉 素

罗红霉素(roxithromycin)抗菌谱及抗菌作用与红霉素相似。对肺炎支原体、衣原体有较强的作用;对淋病奈瑟菌、脑膜炎奈瑟菌、百日咳杆菌、螺旋体的抑制作用较弱。血药浓度明显高于红霉素,是大环内酯类抗生素中最高的,组织和体液中有较高浓度,肺组织浓度最高。

主要用于敏感菌所致的急性呼吸系统感染,五官科感染及儿科各种感染。也用于支原体肺炎,衣原体引起的尿路感染等。

克 拉 霉 素

克拉霉素(clarithromycin)为罗红霉素甲基衍生物,抗菌谱与之相似。克拉霉素对需氧革兰阳性球菌、嗜肺军团菌,肺炎衣原体的抗菌活性最强。对沙眼衣原体、肺炎支原体和流感杆菌、厌氧菌的作用亦强于红霉素。还可在治疗消化性溃疡时,用于防治幽门螺杆菌感染。

主要用于呼吸道感染、泌尿生殖系统感染及皮肤软组织感染的治疗。

乙酰螺旋霉素

乙酰螺旋霉素(acetylspiramycin)耐酸,口服吸收在体内变成具有抗菌活性的螺旋霉素,在胆汁、尿液、支气管分泌物、肺组织及前列腺中的药物浓度高,并能透过胎盘。主要用于防治呼吸道和皮肤软组织感染,亦可用于军团菌病、弓形体病的治疗。

二、林可霉素类抗生素

林可霉素类抗生素包括林可霉素(lincomycin,洁霉素)和克林霉素(clindamycin 氯洁霉素),两药有相同的抗菌谱和抗菌机制,但克林霉素抗菌作用更强,口服吸收好,且毒性较低,故临床常用。

本品为窄谱抑菌剂,抗菌谱与红霉素相似而较窄。对革兰阳性菌如金黄色葡萄球菌(包括耐青霉素的菌株)、化脓性链球菌、肺炎链球菌及大多数厌氧菌有良好的抗菌作用。抗菌机制与大环内酯类相同。大多数细菌对林可霉素和克林霉素存在完全交叉耐药性,也与大环内酯类存在部分交叉耐药性。

本类药主要用于对 β-内酰胺类抗生素无效或过敏的金黄色葡萄球菌感染,对金黄色葡萄球菌引起的骨髓炎和关节感染为首选药;亦可用于厌氧菌或厌氧菌与需氧菌的混合感染,如盆腔炎、腹膜炎、吸入性肺炎等。

口服或注射常发生胃肠道反应,表现为恶心、呕吐、腹泻等,一般轻微;严重时可引起伪膜性肠炎,这与难辨梭状芽胞杆菌大量繁殖和产生外毒素有关,有致死的可能。大剂量静滴或静注过快,可致血压下降,甚至心跳停止、呼吸暂停,故不宜大量快速静脉给药。

三、万古霉素及去甲万古霉素

万古霉素类属糖肽类抗生素,包括万古霉素(vancomycin)、去甲万古霉素(norvancomycin)和替考拉宁(teicoplanin)。三种药物作用相似,过去使用很少,但近年来因能够杀灭耐甲氧西林金黄色葡萄球菌(MRSA)和耐甲氧西林表皮葡萄球菌(MRSE)而得到广泛应用。

万古霉素和去甲万古霉素口服不吸收,肌注可引起剧烈疼痛和组织坏死,故只宜稀释后缓慢静脉给药。

抗菌谱窄,对革兰阳性菌有强大的杀菌作用,尤其是对 MRSA、MRSE。抗菌机制是万古霉素与细胞壁前体肽聚糖结合,阻断细胞壁合成,造成细胞壁缺损而杀灭细菌,特别是对正在分裂增殖的细菌呈现快速杀菌作用。一般不易产生耐药性,与其他抗生素也无交叉耐药性。但近年来已发现对万古霉素耐药的葡萄球菌、肠球菌及乳酸杆菌,应引起注意。

临床上一般不作为一线药物应用,仅用于严重革兰阳性菌感染,特别是 MRSA、MRSE 和肠球菌属所致感染,可用于对 β-内酰胺过敏的患者。

不良反应多且严重。主要表现为耳毒性、肾毒性。耳毒性为本品最严重的毒性反应,大剂量使用出现耳鸣、听力减退甚至耳聋,监测听力常能较早发现耳毒性;及早停药尚能恢复功能,部分患者停药后仍可继续进展至耳聋。有一定肾毒性,与氨基糖苷类药物合用更易发生。其他尚有过敏反应、注射部位静脉炎等。

情境导入及
分析 3 答案

任务三　氨基糖苷类和多黏菌素类抗生素

患儿,男,4岁。因听力减退由其母亲领来就诊,患儿身体发育良好。经听力检查,双耳听力严重减退。据患儿母亲叙述:该患儿1年前曾患肺炎,当地医生给予静脉滴注阿米卡星治疗1周,其后不久,家人发现孩子回答问题缓慢、不爱说话,一年来日益加重,引起家长警觉,随后来院就诊。

试分析:

1. 患儿听力减退与曾用过阿米卡星是否相关?为什么?

2. 使用氨基糖苷类药物的注意事项有哪些?

一、氨基糖苷类抗生素

氨基糖苷类抗生素分为天然和半合成两大类。天然来源的有庆大霉素、链霉素、卡那霉素、妥布霉素、大观霉素、新霉素、西索米星、小诺米星等,半合成的有阿米卡星、奈替米星等。由于结构上的共性,决定这类抗生素具有一些共同特点。

【化学性质】　氨基糖苷类抗生素为有机碱,除链霉素水溶液性质不稳定外,其他药物水溶液性质均稳定,解离度大,脂溶性小。在碱性溶液抗菌活性增强,其盐易溶于水。

【体内过程】　本类药物极性大,脂溶性小,口服难吸收,仅用于肠道感染。全身感染必须注射给药,吸收迅速完全,30~90 min达到峰浓度。除链霉素外,很少与血浆蛋白结合。穿透力弱,难透血脑屏障,甚至脑膜有炎症时也难在脑脊液中达到有效浓度。主要分布于细胞外液,在肾皮质及内耳内、外淋巴中浓度高,为引起肾、耳毒性的主要原因。可通过胎盘,孕妇慎用。在体内不代谢,主要以原形经肾排泄,尿药浓度高而有利于尿路感染治疗。在碱性环境中,抗菌作用增强,Ca^{2+}、Mg^{2+}等阳离子可抑制其抗菌活性。

【抗菌作用】

1. 抗菌谱　对各种需氧革兰阴性杆菌,如大肠埃希菌、克雷伯菌属、变形杆菌及肠杆菌属、志贺菌属等有强大抗菌活性;对枸橼酸菌属、沙雷菌属、不动杆菌属也有一定的抗菌活性;对革兰阴性球菌如脑膜炎奈瑟菌、淋病奈瑟菌等作用较差;对厌氧菌无效。

铜绿假单胞菌对庆大霉素、妥布霉素、阿米卡星、奈替米星敏感;结核分枝杆菌对链霉素敏感,对阿米卡星、卡那霉素较敏感。

2. 抗菌机制　本类药能阻碍细菌蛋白质合成的多个环节,抑制蛋白质合成或造成蛋白质合成紊乱,并能增加细菌细胞膜的通透性,使细菌体内重要物质外漏而死亡,为静止期杀菌剂。

3. 耐药性　细菌在各药间存在部分或完全交叉耐药性。

【临床应用】　本类药物主要用于敏感需氧革兰阴性杆菌所致的全身性感染,如呼吸道、泌尿道、胃肠道、皮肤软组织、烧伤、创伤及骨关节感染等。

【不良反应及注意事项】　所有氨基糖苷类均有耳毒性和肾毒性,尤其是儿童和老人更易引起。毒性的产生与服药剂量和时程有关,也随药物不同而异,甚至在停药后,亦可出现不可逆的毒性反应。

1. 耳毒性　包括前庭功能障碍和耳蜗听神经损伤。前庭功能障碍表现为头昏、恶心、呕吐、视力减退、眼球震颤和共济失调,其发生率依次为,新霉素>卡那霉素>链霉素>西索米星>庆大霉素>妥布霉素>奈替米星。耳蜗听神经损伤表现为耳鸣、听力减退和永久性耳聋,其发生率依次为,新霉素＞卡那霉素＞阿米卡星＞西索米星＞庆大霉素＞妥布霉素＞链霉素。但这两类症状并非绝对，有可能两者兼有。有时临床自觉症状不明显，需要仪器检查前庭功能或听力才可发现，这些"亚临床耳毒性反应"的发生率为 10%～20%。本类药物可通过胎盘屏障，造成胎儿第八对脑神经损害，成为先天性耳聋的重要原因。

耳毒性发生机制与高浓度的药物阻碍了内耳柯蒂氏器内、外毛细胞的糖代谢和能量利用，导致细胞膜 Na^+-K^+-ATP 酶功能障碍，与毛细胞受损有关。

防治措施：①使用本类抗生素时应注意询问患者是否有耳鸣、眩晕等先兆症状；②定期做听力监测，"亚临床耳毒性"表现为先高频听力受影响，然后波及低频听力；③避免同时使用有耳毒性的药物（呋塞米、依他尼酸、红霉素、甘露醇、镇吐药、顺铂等），H_1 受体阻断剂苯海拉明等可掩盖其耳毒性，也应避免合用；④注意给药剂量，最好监测治疗剂量的血药浓度；⑤老年人、儿童、肾功能不全者慎用。本药可通过胎盘屏障，所以孕妇慎用或禁用。

2. 肾毒性 由于本类药物主要以原形由肾脏排泄和在肾皮质内蓄积的关系，主要损害近曲小管上皮细胞，轻则引起肾小管肿胀，重则产生肾小管急性坏死，但一般不损伤肾小球。肾毒性通常表现为蛋白尿、管型尿、血尿等，严重时可产生氮质血症和导致肾功能减退。肾功能减退可使氨基糖苷类抗生素血浆浓度升高，这又进一步加重了肾功能损伤和耳毒性。药物对肾小管的损害程度取决于药物在肾皮质中的蓄积量和其对肾小管的损伤能力，其发生率依次为，新霉素＞卡那霉素＞庆大霉素＞妥布霉素＞阿米卡星＞奈替米星＞链霉素。

肾毒性大多数为可逆性，停药后可逐渐恢复，应注意及时停药。定期检查肾功能，避免同时应用头孢菌素类、万古霉素、多黏菌素、杆菌肽、两性霉素 B 等能增加肾毒性的药物，并注意给药剂量，监测血药浓度。

3. 神经肌内阻滞作用 与剂量及给药途径有关。常见于大剂量腹膜内或胸膜内应用后，偶见于肌内或静脉注射后。可引起心肌抑制、血压下降、肢体瘫痪和呼吸衰竭，此毒性在临床上易被误诊为过敏性休克，需注意鉴别。原因可能是药物与钙离子络合，或与钙离子竞争，抑制神经末梢乙酰胆碱的释放并降低突触后膜对乙酰胆碱的敏感性，造成神经肌肉接头传递阻断，引起呼吸肌麻痹，可致呼吸停止。肾功能减退、血钙过低、同时使用肌松剂、全身麻醉药时易发生，重症肌无力患者尤易发生。

防治措施：此类药物不宜静脉推注；避免合用肌肉松弛药、全麻药等；血钙过低、重症肌无力患者禁用或慎用；一旦发生神经肌肉阻滞，立即注射新斯的明和葡萄糖酸钙。

4. 过敏反应 可有皮疹、发热、血管神经性水肿。其中链霉素过敏反应发生率较高，可引起过敏性休克，发生率仅低于青霉素，应予注意。接触性皮炎是新霉素局部应用最常见的不良反应。

给药前应询问过敏史，做皮肤过敏试验，给药中注意观察过敏反应发生的先兆并准备好急救所需药品及器械。一旦发生，应静注肾上腺素、葡萄糖酸钙等抢救。

庆 大 霉 素

庆大霉素（gentamicin）口服吸收极少，肌内注射吸收快而完全，局部应用或局部冲洗后也可经体表少量吸收。吸收后主要分布于细胞外液，蛋白结合率低，支气管分泌物、脑脊液、蛛网膜下腔、眼组织及房水中药物浓度低，可通过胎盘屏障，在肾皮质中可蓄积，药物浓度达血药浓度的多倍。在体内极少被代谢，药物原形经肾小球滤过，从尿中排泄，尿中药物浓度高，停药 20 日仍可在尿中检测到庆大霉素。血液透析和腹膜透析可清除药物。

【抗菌作用】 对革兰阴性杆菌和金黄色葡萄球菌具有抗菌作用，是治疗各种革兰阴性杆菌感染的主要抗菌药，在氨基糖苷类抗生素中为首选药。抗菌谱包括肠杆菌属、变形杆菌、克雷伯杆菌、沙雷菌属、沙门菌属、铜绿假单胞菌、志贺菌属、金黄色葡萄球菌，以及肺炎链球菌、化脓性链球菌、肠球菌等。庆大霉素与 β-内酰胺类抗生素联合对肠球菌有协同抗菌作用。

【临床应用】 本药临床上主要用于敏感细菌引起的感染。

1. 治疗严重革兰阴性杆菌感染，或病因未明的革兰阴性杆菌混合感染 与广谱半合成青霉素类或头孢菌素类抗生素合用。

2. 铜绿假单胞菌所致的严重感染　与羧苄西林合用,但两药不可同时混合滴注,因羧苄西林可使庆大霉素的活力降低。

3. 治疗肠球菌或革兰阴性杆菌或铜绿假单胞菌所致的心内膜炎　与青霉素或氨苄西林或其他β-内酰胺类抗生素联合应用。

4. 盆腔、腹腔需氧与厌氧菌混合感染　与甲硝唑或氯霉素联合应用。

5. 预防术后感染　用于尿路、人工心瓣膜手术前。

6. 局部用药　用于眼科、皮肤科、耳鼻喉科和外科的局部感染,但因可致光敏感反应,大面积应用易致吸收毒性,故少做局部应用。

7. 肠道感染或肠道术前准备　口服可用于敏感菌所致的肠炎、胃炎、菌痢,及术前清洁肠道。

【不良反应及注意事项】　不良反应有前庭神经功能损害,但较链霉素少见,对肾脏毒性则较多见,对前庭功能的损伤大于对听神经的损伤,一般为双侧受累,多于用药1～2周内发生,少数患者于停药数周后迟发。肾毒性次于耳毒性,表现为蛋白尿、多尿,少尿和急性肾功能衰竭少见,肾毒性可部分恢复,个别患者发展为尿毒症,甚至死亡。此外,庆大霉素也可有消化道反应如恶心、呕吐、食欲减退等。

链 霉 素

链霉素(streptomycin)肌内注射吸收快而完全,主要分布于细胞外液,渗透性较好,可进入胸腔、腹腔、结核性空洞及干酪化脓腔,且可达有效药物浓度。不易透过血脑屏障,当脑膜炎时,可进入脑脊液中。可透过胎盘屏障,尿中浓度较高。药物主要经肾小球滤过从尿中排泄,少量经胆汁、乳汁、唾液和汗液排泄。大部分药物可经血液透析而清除。

【抗菌作用】　抗菌谱广,对多数革兰阴性菌如大肠杆菌、肺炎杆菌、肠杆菌属、沙门菌属、志贺菌属、布鲁菌属、克雷伯菌属、巴斯德菌属、奈瑟菌属、流感嗜血杆菌、鼠疫杆菌等有较好的抗菌作用。具有强大的抗结核分枝杆菌活性。对铜绿假单胞菌的抗菌活性最低。革兰阳性球菌中除少数敏感金黄色葡萄球菌对链霉素敏感外,各类链球菌均对其耐药。链霉素与青霉素联合对敏感肠球菌(高度耐药肠球菌除外)呈协同抗菌作用。

【临床应用】

1. 首选药　土拉菌病(兔热病)、鼠疫(与四环素联合)。

2. 布鲁杆菌病　与四环素联合应用。

3. 感染性心内膜炎　与青霉素合用治疗草绿色链球菌、肠球菌引起的感染性心内膜炎。

4. 治疗多重耐药的结核病　与异烟肼、利福平联合,用于结核病的初治阶段,延缓耐药性的发生。

5. 预防呼吸、胃肠及泌尿系统术后敏感细菌感染　与氨苄西林合用。

【不良反应及注意事项】　毒性反应与药物剂量、疗程相关,每日剂量小于1 g,疗程短于1个月,不良反应较少。链霉素治疗时常可出现前庭功能损害,少数患者可出现迟发性或进行性听神经损害,听力下降甚至永久性耳聋。还可发生过敏性休克,通常于注射后10 min内突然出现,发生率虽较青霉素少,但死亡率却很高。因此,注射前应做皮试,阴性者才能用药。对肾脏的毒性虽为氨基糖苷类中最轻者,但肾功能不全者仍应慎用。

卡 那 霉 素

卡那霉素(kanamycin)的毒性在本类抗生素中仅次于新霉素且耐药性多见,已不作为细菌感染治疗的首选药,不宜长期、大剂量使用。可口服做腹部术前的肠道消毒。有减少肠道细菌产氨的作用,对肝硬化所致的肝性脑病有一定的预防治疗效果。肌内注射用于敏感菌引起的感染,如肺炎、败血症、尿路感染等。可与其他抗结核病药合用于结核病患者的治疗。

阿 米 卡 星

阿米卡星(amikacin,丁胺卡那霉素)是抗菌谱最广的氨基糖苷类抗生素,其突出优点是对许多肠道革兰阴性菌和铜绿假单胞菌所产生的钝化酶稳定,故对一些耐常用氨基糖苷类的菌株(包括铜绿假单胞菌)所致感染仍然有效,为治疗此类感染的首选药物,与羧苄西林或头孢噻吩合用,治疗中性粒细胞减少或其他免疫缺陷者感染,疗效满意。与β-内酰胺类有协同作用。

妥布霉素

妥布霉素(tobramycin)的抗菌作用与庆大霉素相似,但对铜绿假单胞菌的作用较庆大霉素强2～5倍,而且对庆大霉素耐药者仍有效。主要用于各种严重的革兰阴性杆菌感染,但一般不作为首选药。对铜绿假单胞菌感染或需较长时间用药者,可与抗铜绿假单胞菌的青霉素类或头孢菌素类药物合用。本药的不良反应与庆大霉素相似,较庆大霉素为轻。

奈 替 米 星

奈替米星(netilmicin)的显著特点是对多种氨基糖苷类钝化酶稳定,因此对耐甲氧西林的金黄色葡萄球菌(MRSA)及对常用氨基糖苷类耐药菌有较好抗菌活性。临床上用于敏感菌所致的严重感染,但不用于非复杂性、初发、其他安全有效口服抗菌药物能有效控制的尿路感染。其耳、肾毒性均较低,但不可任意加大剂量或延长疗程。若每日剂量在 6 mg/kg 以上或疗程长于 15 日,则有可能发生耳、肾毒性。

小 诺 霉 素

小诺霉素(micronomicin)的临床耐药性更小,对氨基糖苷类中阿米卡星耐药的菌株对该药仍然敏感。该药的抗菌谱与庆大霉素相似,对支原体也有效。

二、多黏菌素类抗生素

多黏菌素类(polymyxins)是从多黏杆菌培养液中提取的一组抗生素,有多黏菌素 A、B、C、D、E、M 等多种,其中多黏菌素 B、E 和 M 已用于临床,其余因毒性过大而被淘汰。多黏菌素 B、E 的毒性亦大,目前主要供局部使用,全身应用时多被氨基糖苷类抗生素、氟喹诺酮类及 β-内酰胺类抗生素所取代。

【抗菌作用】 属窄谱抗生素,对某些革兰阴性杆菌有强大抗菌活性,对大肠杆菌、肠杆菌属、克雷伯菌属、铜绿假单胞菌高度敏感。但沙门菌属、变形杆菌、脆弱类杆菌、革兰阴性球菌和革兰阳性菌均对其耐药。主要作用于细菌细胞膜,其多肽上带正电荷的氨基与细胞外膜的磷脂中带负电荷的磷酸根结合,可使细胞膜结构破坏,通透性增大,使核酸等重要物质外漏而死亡;也可进入细胞质,影响核质和核糖体的功能;属慢效杀菌药,对生长繁殖期和静止期细菌均有杀菌作用。

多黏菌素类抗生素一般不易产生耐药性,若产生则在多黏菌素 B、多黏菌素 E 间表现为交叉耐药。

【临床应用】 多黏菌素类一般不作为首选药物,目前主要用于治疗耐新型氨基糖苷类抗生素和β-内酰胺类抗生素的铜绿假单胞菌和其他敏感的革兰阴性杆菌引起的严重感染。对严重原发的铜绿假单胞菌败血症、尿路感染或烧伤创面的铜绿假单胞菌感染有较好的疗效。对其他抗菌药物耐药的革兰阴性杆菌,如大肠杆菌、肺炎杆菌引起的脑膜炎、败血症有一定的疗效。与利福平、磺胺类抗菌药物合用,有产生协同抗菌作用,用于多重耐药的革兰阴性杆菌引起的院内感染。口服可用于肠道手术前准备或白血病伴有中性粒细胞缺乏者,以预防细菌感染。局部给药可用于敏感的革兰阴性杆菌引起的创面、皮肤、五官等部位的感染。

虽然目前临床上已很少使用,但因其抗菌作用强和不易产生耐药性,故当敏感革兰阴性杆菌感染时,对其他抗菌药耐药或疗效不佳时,仍可选为治疗药;口服用于肠道手术前消毒、大肠杆菌性肠炎及对其他抗菌药耐药的细菌性痢疾;局部常用于敏感菌的眼、耳、皮肤、黏膜感染及烧伤后皮肤铜绿假单胞菌感染。

【不良反应及注意事项】

1. 肾毒性 常见不良反应。表现为蛋白尿、血尿、管型尿,严重者可出现血肌酐、尿素氮升高甚至可有急性肾小管坏死,停药可恢复,常发生于用药 4 日内,也有停药后肾损害继续存在并加重者。不宜与其他肾毒性药物(如氨基糖苷类、万古霉素、甲氧西林等)合用,静脉滴注速度不宜过快,注射剂量不宜过大,疗程不宜超过 14 日,肾功能减退者慎用。

2. 神经毒性 多黏菌素引起的神经毒性也常见,轻者表现为面部麻木、头晕和周围神经炎,重者可出现共济失调、意识障碍、昏迷等,滴耳可引起耳聋。大量或快速静脉滴注可发生神经肌肉阻滞的呼吸抑制,常无先兆,且症状发展迅速。为非竞争性阻滞,不能用新斯的明治疗,只能进行人工呼吸抢救。

3. 变态反应 主要表现为皮疹、药物热、瘙痒等,吸入气管可引起支气管痉挛。

4. 其他 肌内注射可引起长时间的局部疼痛,静脉注射可引起静脉炎,偶见肝毒性和白细胞减少。

三、杆菌肽

杆菌肽对革兰阳性菌有强大的抗菌作用,对脑膜炎奈瑟菌、淋病奈瑟菌等革兰阳性球菌、螺旋体、放线菌等亦具一定作用。杆菌肽可阻碍细胞壁的合成,对细菌细胞膜也有损伤作用。

情境导入及
分析 4 答案

临床上可用于耐青霉素金黄色葡萄球菌所致的各种感染,但因全身用药肾毒性严重,故目前临床仅限于局部使用。

任务四 四环素类抗生素与氯霉素

情境导入及分析 5

男,65 岁,高热,畏寒,剧烈头痛入院,用青霉素无效,发病第 5 天,除面部外于胸肩等处出现鲜红色斑丘疹,于内衣见有瘟虮,发病 10 天,外斐试验效价 1∶400,诊断为斑疹伤寒。

试分析:

1. 该患者应如何选药?
2. 四环素类药物的不良反应及注意事项有哪些?

一、四环素类抗生素

四环素类(tetracyclines)属广谱抗生素,可分为天然品和半合成品两类,天然品有四环素(tetracycline)、土霉素(terramycin)等,半合成品有多西环素(doxycycline,强力霉素)、米诺霉素(minocycline,二甲胺四环素)和美他环素(metacycline,甲烯土霉素)等。本类药物在碱性溶液中易被破坏,在酸性溶液中较为稳定。水溶液不稳定,需临时配制。

(一)天然四环素类

四环素(tetracycline)和土霉素(terramycin)二者均由链霉菌培养液提取,特性基本相似。

【体内过程】 口服吸收不完全,易受食物、胃酸、药物等的影响,多价金属离子 Ca^{2+}、Mg^{2+}、Fe^{2+}、Al^{3+} 等可与四环素形成络合物,影响其吸收。口服吸收量有一定限度,每次 0.5 g,每日 4 次,超过此剂量也不会增加血药浓度。血浆蛋白结合率较高,为 $55\%\sim70\%$,吸收后可广泛分布于组织和体液中,易渗入胸水、腹水中,可透过胎盘屏障,也能分布到乳汁,易沉积于骨和牙组织,但不易透过血脑屏障。四环素在胆汁中浓度高于血药浓度 $10\sim20$ 倍,半衰期为 8.5 h,60% 以原形经肾脏排泄,尿中浓度较高。

【抗菌作用】 四环素类属快速抑菌剂,但在高浓度时对某些细菌呈杀菌作用。对肺炎支原体、立克次体、衣原体、螺旋体有强大抑制作用,对阿米巴原虫亦有间接抑制作用,对革兰阳性菌抑制作用强于对革兰阴性菌。

抗菌机制是与细菌核糖体 30S 亚基的 A 位靶点特异性结合,从而阻碍肽链的延长,抑制蛋白质的合成。

细菌对该类药物耐药状况严重,金黄色葡萄球菌、大肠埃希菌、痢疾志贺菌、肺炎球菌普遍对其耐药。天然品之间存在交叉耐药性。

【临床应用】 由于细菌对四环素耐药性明显增多和其他高效低毒的新型抗菌药陆续应用于临床,以及本类药物的特殊不良反应,四环素的临床应用明显受到限制。目前仍可作为立克次体感染(斑疹伤寒、恙虫病)、支原体肺炎及衣原体所致鹦鹉热、性病淋巴肉芽肿、非淋菌性尿道炎等的首选药。

【不良反应及注意事项】

1. 胃肠道反应 多因药物直接刺激胃肠神经所致,表现为恶心、呕吐、腹泻、腹胀等,并随剂量增加而加剧,饭后服用可减轻。因局部刺激性大,不宜用于肌内注射,稀释后可用于静脉给药。与含有钙、镁、铁等离子的药物合用时,可与离子形成不溶性络合物,减少药物吸收,所以四环素类不与含有多价金属离子的药物同服,也不宜与牛奶、豆制品等同服。

2. 二重感染 正常人的口腔、鼻腔、肠道等处有多种微生物寄生,由于相互竞争而维持相对平衡的共生状态。长期使用广谱抗生素时,敏感菌株的生长受到抑制,不敏感菌株则在体内大量繁殖,从而造成新的感染,称为二重感染或菌群交替症。四环素类为广谱抗生素,在肠道吸收不完全,在肠腔药物浓度高,易引起二重感染。常见的有念珠菌性口腔炎、难辨梭状芽胞杆菌引起的伪膜性肠炎,一般多发生于老年人、儿童及体弱者,一旦发生应立即停药,并给予其他有效抗菌药或抗真菌药治疗。

3. 对骨骼和牙齿生长的影响 四环素类易与新形成的牙及骨骼组织中沉积的钙结合,从而引起牙釉质变黄和发育不全。四环素对乳牙影响最大的时期为妊娠中期至出生后 4~6 个月,对恒牙影响最大的时期为出生 6 个月至 5 岁,8 岁以前儿童均易受到四环素类的影响,以 1 岁以内最为严重。故 8 岁以下儿童禁用。

4. 肝、肾损害 大剂量口服或静脉给药(2 g/d 以上)可致肝、肾损伤,易发生于孕妇,特别是伴有肾盂肾炎的孕妇,易出现致死性肝中毒,故孕妇禁用。肝、肾功能不全者慎用。

5. 其他 偶见过敏反应,也可引起光过敏反应和前庭反应,停药 24~48 h 可恢复。

(二)半合成四环素类

多西环素(doxycycline,强力霉素)和米诺环素(minocycline,二甲胺四环素)脂溶性高,口服吸收快而完全,受食物和多价金属离子影响小,生物利用度为 90%,穿透力较强,广泛分布于组织和体液,在胸导管淋巴液、腹水、眼和前列腺中浓度较高,胆汁中浓度最高(为血药浓度的 10~20 倍)。有效血药浓度可维持 24 h,每日服用一次即可。抗菌谱和抗菌机制与四环素相似,抗菌强度为四环素的 2~10 倍,与天然四环素类药物之间无明显交叉耐药性。米诺环素对耐天然四环素和耐青霉素类的金黄色葡萄球菌、大肠埃希菌、链球菌等仍然有效。多西环素的临床适应证和四环素相同,是四环素类药物中的首选药。

本类药物不良反应与天然四环素相似。多西环素胃肠道反应常见,可有恶心、呕吐、厌食、口腔炎、舌炎等,应饭后服用。二重感染、皮疹少见。米诺环素可产生前庭反应,首次服用时出现迅速,停药 24~48 h 后症状可消失。因此服药期间不宜从事高空作业、驾驶等。

二、氯霉素

氯 霉 素

氯霉素((chloramphenicol)是从委内瑞拉链丝菌培养液中提取的抗生素。

【体内过程】 氯霉素口服在肠道上部吸收迅速而完全,分布广泛,脑脊液中药物浓度较其他抗生素高。主要在肝内代谢,经肾脏从尿中排泄。

【抗菌作用】 本药属广谱抗生素,其抗菌活性对革兰阴性菌较革兰阳性菌强。伤寒、副伤寒、肺炎支原体、沙眼衣原体及立克次体对氯霉素敏感。对厌氧菌如脆弱类杆菌、梭形杆菌、产气荚膜梭菌、破伤风杆菌等也有较强的作用。但对分枝杆菌、真菌、病毒和原虫无作用。

本药的抗菌机制主要是药物与细菌 50S 亚基结合,抑制肽链延长,阻碍蛋白质合成,属速效抑菌剂。

【临床应用】 氯霉素虽有严重不良反应和已出现的耐药菌株,但其易于透过血脑屏障和血眼屏障、组织穿透力强和对细胞内病菌有效等特性,目前临床上仍应用于治疗某些严重感染。

1. 细菌性脑膜炎和脑脓肿 对脑膜炎奈瑟菌、肺炎链球菌和流感嗜血杆菌引起的脑膜炎,因在脑脊液中有较高浓度而具有杀菌作用,特别是用于对耐氨苄西林菌株或对青霉素过敏患者的感染。氯霉素和青霉素联用是治疗脑脓肿的首选方案。

2. 伤寒、副伤寒 氯霉素曾经是治疗伤寒、副伤寒的首选药,现因氟喹诺酮类和第三代头孢菌素类具有高效低毒、复发少等特点,已不再作为首选药。

3. 细菌性眼部感染 局部滴眼用于敏感菌引起的沙眼、角膜炎、结膜炎、眼内感染及全眼感染。

【不良反应及注意事项】

1. 血液系统毒性

(1)可逆性血细胞减少 主要表现为贫血、白细胞减少症或血小板减少症,少数可发展为粒细胞性白血病。此毒性较为常见,儿童多于成人,发生率和严重程度与剂量、疗程呈明显正相关,可在治疗过程中出现,停药 2～3 周后可自行恢复。

(2)再生障碍性贫血 为特异性反应,与服药剂量和疗程无关,一般是不可逆的,发生率低,但死亡率高于 50%。为防止血液系统毒性,用药期间应严密监测血象,每隔 3 日检查血象一次,一旦出现红细胞、白细胞和血小板数量减少,应及时停药;每日剂量小于 1 g,疗程一般不超过 7 日。

2. 灰婴综合征 新生儿和早产儿在用药 2～9 日内发生的循环衰竭,患儿出现呕吐、呼吸困难、血压下降、代谢性酸中毒、皮肤发绀、苍白等,称为"灰婴综合征"。40%患者在出现症状 2 日左右死亡。主要原因是新生儿或早产儿肝脏葡萄糖醛酸转移酶缺乏,肾脏排泄功能低下,氯霉素代谢缓慢,在体内蓄积而引起中毒所致。严重肝病和肝功能极度低下患者也可能发生类似不良反应。

3. 其他 有二重感染、皮疹、药物热、血管神经性水肿等,偶见球后视神经炎、视力障碍、中毒性精神病等,也可发生溶血性贫血。

本品孕妇禁用,肝肾功能减退者、6-磷酸葡萄糖脱氢酶缺乏者、婴儿、哺乳期妇女及老年患者慎用。

知识链接

青霉素的发现

1928 年,英国细菌学家弗莱明在自己的实验室里研究一种病菌——葡萄球菌。那一年的夏天,弗莱明把细菌培养基放在桌上度假去了。当他度完假回来时,惊讶地发现,由于培养皿的盖子没有盖好,培养细菌用的琼脂上附了一层青霉菌(青霉孢子),周围的葡萄球菌消失了。弗莱明断定青霉会产生某种对葡萄球菌有害的物质。他分离出能抗菌的青霉提取液,把它命名为青霉素。1929 年弗莱明在《英国实验病理学杂志》上报道了其发现。

1941 年前后英国牛津大学病理学家霍华德•弗罗里与德国生物化学家钱恩进一步研究改进,实现对青霉素的分离与纯化,在美国进行大规模的生产。生产出来的青霉素首先被用于拯救盟军受伤战士,避免因受伤感染导致的死亡,据估计救了 12%～15% 战士的生命。战争结束后,青霉素即转为民用。

在美国学者麦克•哈特所著的《影响人类历史进程的 100 名人排行榜》中,弗莱明名列第 43 位。

1945 年,弗莱明、钱恩、弗罗里共同获得诺贝尔医学或生理学奖。

军团菌病的由来

1976年7月,美国退伍军人协会美国军团宾夕法尼亚分团,在宾州费城举行第58届美国退伍军人年会。大会期间暴发了原因不明的传染病,共有221人染病,死亡34人,病死率达15.4%。主要症状为发热、寒战、咳嗽、胸痛、呼吸困难和腹泻等,胸部X线片显示有肺炎征象的占90%。半年后,微生物学家从死者的肺组织中分离到一种革兰阴性杆菌,证实该菌是导致本次事件的元凶。由于这种细菌与当时人类已知的所有细菌都不相同,且在本次事件中感染的对象大多为美国退伍老兵,所以在1978年被正式命名为嗜肺军团菌,由此导致的疾病称为军团菌肺炎。在人们发现军团病的流行之后,大量事实证明肺炎军团菌病与空调等关系密切。军团菌的流行形式有暴发与散发两种。肺炎军团菌病暴发时发病率达到6.8%,非肺炎型发病率可高达90%~100%。

→ 小结

情境导入及
分析5答案

　　抗生素按化学结构不同可分为β-内酰胺类抗生素,大环内酯类、林可霉素类及其他抗生素,氨基糖苷类和多黏菌素类抗生素,四环素类抗生素与氯霉素。β-内酰胺类抗生素又包括青霉素类、头孢菌素类和其他β-内酰胺类。β-内酰胺类抗生素通过阻碍细菌细胞壁的合成发挥了杀菌作用,是繁殖期的杀菌剂,是主要抗革兰阳性菌感染的抗生素,具有过敏反应发生率高的特点。大环内酯类抗生素主要是抗革兰阳性细菌,具有胃肠反应发生率高的特点,临床上应用的主要有红霉素、螺旋霉素、麦迪霉素等天然品及罗红霉素、克拉霉素、阿奇霉素等半合成品;氨基糖苷类抗生素主要是抗革兰阴性感染的抗生素,具有耳毒性、肾毒性和阻断神经肌肉的传导的毒性反应;四环素类抗生素和氯霉素是广谱抗生素。大环内酯类抗生素、氨基糖苷类抗生素、四环素类抗生素和氯霉素都是通过抑制菌体蛋白质的合成发挥抗菌作用,但作用环节不同,除氨基糖苷类抗生素为杀菌剂外,其他皆为抑菌剂。四环素容易发生二重感染,损坏骨骼和牙齿,氯霉素容易发生骨髓造血功能抑制和灰婴综合征。

→ 能力检测

能力检测答案

一、A型题

1. 禁做青霉素皮试的前提条件是（　　　）。

A. 从未用过青霉素　　　　　B. 直系亲属对青霉素过敏

C. 曾用过青霉素已停药7天　　D. 过敏体质　　　　　E. 有青霉素过敏史

2. 对接受青霉素治疗的患者,停药超过（　　　）须重做皮试。

A. 8天　　　B. 7天　　　C. 6天　　　D. 5天　　　E. 1天

3. 为了预防青霉素过敏反应,青霉素溶液应（　　　）。

A. 前一班为下一班溶解好备用　　B. 上班后自己溶解好备用　　C. 现配现用

D. 溶解后放冰箱内备用1天　　E. 溶解后放冰箱,7天内均可用

4. β-内酰胺类抗菌药物作用机制是（　　　）。

A. 影响叶酸代谢　　　　　B. 增加细胞膜的通透性

C. 阻碍细菌DNA合成　　　D. 影响细菌蛋白质的合成

E. 抑制细菌细胞壁的合成

5. 青霉素G最严重的不良反应是（　　　）。

A. 过敏性休克　　　　　B. 腹泻、恶心、呕吐　　　　　C. 听力减退

D. 二重感染　　　　　　　　　　E. 肝、肾损害

6. 治疗梅毒和钩端螺旋体病首选(　　)。

A. 四环素　　　　B. 红霉素　　　　C. 青霉素 G　　　　D. 庆大霉素　　　　E. 头孢孟多

7. 红霉素的主要不良反应是(　　)。

A. 肝损害　　　　B. 过敏反应　　　　C. 胃肠道反应　　　　D. 二重感染　　　　E. 骨髓抑制

8. 治疗急、慢性骨及关节感染宜首选的口服药物是(　　)。

A. 青霉素 G　　　　B. 多黏霉素 B　　　　C. 克林霉素　　　　D. 红霉素　　　　E. 阿莫西林

9. 支原体肺炎治疗应选择的抗生素是(　　)。

A. 青霉素　　　　B. 氨苄西林　　　　C. 头孢噻肟　　　　D. 庆大霉素　　　　E. 红霉素

10. 不属于氨基糖苷类抗生素的药物是(　　)。

A. 链霉素　　　　B. 妥布霉素　　　　C. 西索米星　　　　D. 奈替米星　　　　E. 阿奇霉素

11. 对氨基糖苷类抗生素无效的细菌是(　　)。

A. 厌氧菌　　　　　　　　B. 铜绿假单胞菌　　　　　　　　C. 结核杆菌

D. 革兰阴性菌　　　　　　　　E. 革兰阳性菌

12. 氨基糖苷类抗生素主要分布于(　　)。

A. 脑脊液　　　　B. 浆膜腔　　　　C. 血浆　　　　D. 细胞内液　　　　E. 细胞外液

13. 氨基糖苷类药物中过敏性休克发生率最高的是(　　)。

A. 庆大霉素　　　　B. 链霉素　　　　C. 新霉素　　　　D. 卡那霉素　　　　E. 妥布霉素

14. 链霉素与呋塞米合用会引起(　　)。

A. 肾毒性增加　　　　　　　　B. 耳毒性增加　　　　　　　　C. 抗菌作用增强

D. 利尿作用增强　　　　　　　　E. 无明显作用

15. 鼠疫和兔热病治疗首选(　　)。

A. 链霉素　　　　　　　　B. 庆大霉素　　　　　　　　C. 丁胺卡那霉素

D. 妥布霉素　　　　　　　　E. 新霉素

16. 四环素首选用于(　　)感染。

A. 葡萄球菌　　　　B. 大肠杆菌　　　　C. 伤寒杆菌　　　　D. 肺炎球菌　　　　E. 立克次体

17. 四环素类的不良反应中,错误的是(　　)。

A. 口服引起胃肠道反应　　　　　　　　B. 可导致幼儿乳牙釉质发育不全、牙齿发黄

C. 可引起二重感染　　　　　　　　D. 不引起过敏反应

E. 长期大量静滴,可引起严重肝损害

18. 易导致新生儿灰婴综合征的是(　　)。

A. 链霉素　　　　B. 庆大霉素　　　　C. 红霉素　　　　D. 氯霉素　　　　E. 氨苯蝶啶

19. 8 岁以下儿童不宜服用四环素类,其原因是(　　)。

A. 影响骨牙发育　　　　　　　　B. 抑制骨髓功能　　　　　　　　C. 灰婴综合征

D. 咳嗽　　　　　　　　E. 耳鸣

二、B 型题

(20～23 题共用答案)

A. 链霉素　　　　B. 克林霉素　　　　C. 红霉素　　　　D. 青霉素　　　　E. 氯霉素

20. 易引起耳毒性的药物是(　　)。

21. 可产生二重感染的药物是(　　)。

22. 可出现赫氏反应的药物是(　　)。

23. 可致灰婴综合征的药物是(　　)。

(24～27 题共用答案)

A. 抑制细菌蛋白质合成　　　　　　　　B. 抑制细菌细胞壁合成　　　　　　　　C. 影响胞浆膜通透性

D. 抑制二氢叶酸合成酶　　　　　　　E. 抑制 DNA 回旋酶

24. 头孢菌素类药物的作用机制是（　　　）。

25. 氨基糖苷类药物的作用机制是（　　　）。

26. 四环素类药物的作用机制是（　　　）。

27. 大环内酯类药物的作用机制是（　　　）。

三、C 型题

28. 患者，男，28 岁，以突然畏寒、高热、咳嗽 1 天就诊。体检：右下肺呼吸音低，可闻及湿啰音，胸片示右下肺有大片炎性阴影，拟诊为肺炎链球菌肺炎，首选的药物为（　　　）。

　　A. 头孢菌素　　　B. 林可霉素　　　　C. 链霉素　　　　　D. 青霉素 G　　　E. 氯霉素

29. 患者，因感冒体温达 39.5 ℃，医嘱青霉素皮试，皮试后 5 min 患者突然倒地，面色苍白，呼吸微弱，脉搏细弱，意识丧失。首先应（　　　）。

　　A. 立即通知医生　　　　　　　B. 立即针刺人中　　　　　　　C. 肌内注射洛贝林

　　D. 皮下注射肾上腺素　　　　　E. 氧气吸入，保暖

30. 患者，女，10 岁，因高热伴呼吸困难 5 天入院，查体可闻及广泛小水疱，诊断为"支气管肺炎"，青霉素皮试阳性，可选用（　　　）。

　　A. 阿奇霉素　　　B. 四环素　　　　C. 头孢噻肟　　　　D. 多西环素　　　　E. 氯霉素

四、X 型题

31. 有关头孢菌素的各项叙述，正确的是（　　　）。

　　A. 第一代头孢菌素对 G^+ 菌作用较第二、三代强　　　B. 第三代头孢菌素几乎没有肾毒性

　　C. 口服第一代头孢菌素可用于尿路感染　　　　　　　D. 第二代头孢菌素对各种 β-内酰胺酶均稳定

　　E. 第三代头孢菌素抗铜绿假单胞菌作用较强

32. 氨基糖苷类抗生素常见的不良反应是（　　　）。

　　A. 肾毒性　　　　　　　　B. 肝毒性　　　　　　　　C. 过敏反应

　　D. 耳毒性　　　　　　　　E. 神经肌肉阻断作用

33. 影响四环素吸收的因素有（　　　）。

　　A. 与氢氧化铝、三硅酸镁同服　　　B. 与铁剂同服　　　　　　C. 饭后服用

　　D. 与维生素 C 同服　　　　　　　　E. 与维生素 B_1 同服

执考真题　　　执考真题答案

（王宝春）

人工合成抗菌药

学习目标

1. 掌握喹诺酮类、磺胺类、甲氧苄啶的药理作用、临床用途、不良反应及注意事项。

2. 熟悉喹诺酮类药、磺胺类药、甲氧苄啶的抗菌机制及耐药性。

3. 了解硝基呋喃类的作用特点及临床应用。

4. 具有正确指导患者合理使用人工合成抗菌药的能力。

人工合成的抗菌药物包括喹诺酮类、磺胺类、甲氧苄啶及硝基呋喃类等。磺胺类药物不良反应较多,且近年来耐药性增加,临床上部分用途已被其他抗菌药物所取代。但因价格低廉、性质稳定等优点而仍在使用。硝基呋喃类有良好的抗厌氧菌作用,且对一些革兰阴性菌和革兰阳性菌均有作用,但对产气杆菌、铜绿假单胞菌、变形杆菌等不敏感,目前较为少用。

情境导入及分析 |

患者,男,52岁,因尿频、尿痛、尿急2天入院,经检查诊断为尿路感染,医生给予环丙沙星治疗。

试分析:

环丙沙星的药理作用、临床应用。

任务一 喹诺酮类药

喹诺酮类(quinolones)药是人工合成的抗菌药,根据其临床应用的先后及抗菌性能分为四代,各代药物药动学特点、抗菌作用及不良反应等方面均有不同。第一代以萘啶酸(nalidixic acid)为代表,1962年应用于临床,因抗菌谱窄、副作用多,仅用于尿路感染,现已被淘汰;第二代以吡哌酸(pipemidic acid)为代表,抗菌活性强于萘啶酸,抗菌谱也有所扩大,不良反应较少,用于敏感菌所致的泌尿道感染与肠道感染;第三代为含氟的喹诺酮类药物,称为氟喹诺酮(fluoroquinolone),具有抗菌谱广、抗菌活力强、口服吸收好、不良反应少等特点,常用的有诺氟沙星、培氟沙星、环丙沙星、氟罗沙星等;第四代多指20世纪90年代后期研制的,如莫西沙星、吉米沙星等,是最新的氟喹诺酮类药,抗菌谱进一步扩大,抗菌活性更强,对绝大多数致病菌都有效。

【体内过程】 含氟的喹诺酮类药物大部分口服吸收好,血药浓度高。除诺氟沙星和环丙沙星外,其余药物生物利用度均达到了80%以上。血浆蛋白结合率低,体内分布广,在全身组织和体液中均可达有效抗菌浓度。半衰期相对较长,大多数药物主要以原形经肾从尿中排泄,尿中药物浓度高。氧氟沙星和环丙沙星在胆汁中药物浓度可高出血药浓度几倍。

【抗菌作用】 本类药物为杀菌剂,抗菌后效应较长。第一代产品抗菌谱较窄,仅对大肠埃希菌、沙门菌属、变形杆菌属、志贺菌属的部分菌株有抗菌活性,对铜绿假单胞菌抗菌活性较低。第二代产品对肠杆科细菌具有强大抗菌活性,如产气杆菌、克雷伯菌、伤寒沙门菌属、志贺菌属、变形杆菌属等,对不动杆菌属和铜绿假单胞菌抗菌活性较第一代强,但对肠杆菌较弱。第三代产品除对革兰阴性菌抗菌活性进一步增强外,抗菌谱扩大到金葡菌、溶血链球菌、肺炎链球菌、肠球菌等革兰阳性菌,以及支原体、衣原体、结核杆菌和军团菌等。第四代产品抗菌谱还包括厌氧菌,对革兰阳性菌和铜绿假单胞菌抗菌活性明显提高。

抗菌机制主要是抑制 DNA 回旋酶,使 DNA 解旋切口不能封口,单链 DNA 暴露,导致 mRNA 及蛋白质合成失控,细菌死亡。哺乳动物细胞内不含 DNA 回旋酶,而含有与之结构相似的拓扑异构酶。喹诺酮类药也可与哺乳动物细胞内的拓扑异构酶相结合,除第一代药物外,本类药物与细菌 DNA 回旋酶的亲和力远大于与哺乳动物细胞拓扑异构酶的亲和力,故在治疗剂量下,药物的毒性甚低。

喹诺酮类药与其他抗菌药之间不存在交叉耐药性,但同类药物之间存在交叉耐药性。

【临床应用】 目前临床上主要应用作用强、毒性低的含氟喹诺酮类。可用于治疗各种敏感菌引起的感染。伤寒沙门菌对该类药物敏感性高,可取代氯霉素作为治疗伤寒、副伤寒的首选药;也可替代青霉素类和头孢菌素类等用于治疗全身感染。

【不良反应及注意事项】 氟喹诺酮类不良反应发生率低,平均仅为 5%,能被大多数患者所耐受。

1. 胃肠道反应 最常见不良反应,主要表现为恶心、呕吐、食欲减退、上腹部不适、稀便等。

2. 中枢神经系统反应 发生率仅次于胃肠道反应,主要表现有头昏、头痛、失眠、嗜睡等,以失眠最为多见。少数严重者可出现复视、抽搐、幻觉、幻视等,有中枢神经系统疾病,特别是患癫痫者应避免使用。

3. 变态反应 可出现皮肤瘙痒、皮疹和血管神经性水肿,个别患者出现过敏性皮炎。用药期间应避免阳光和紫外线照射。

4. 致畸及影响幼儿软骨发育 孕妇和 14 岁以下儿童不宜使用。

5. 其他 偶见血清转氨酶、血清淀粉酶、血肌酐、血尿素氮和碱性磷酸酶升高。

诺氟沙星

诺氟沙星(norfloxacin)又名氟哌酸,为第一个含氟的喹诺酮类药物。口服吸收迅速,生物利用度为 35%~45%,尿道、肠道、胆汁中药物浓度高于血药浓度。临床上主要用于敏感细菌引起的泌尿道、胆道、肠道、皮肤、耳、鼻、喉、口腔等部位的感染,对无并发症的急性淋病有效。

环丙沙星

环丙沙星(ciprofloxacin)又名环丙氟哌酸,为氟喹诺酮类中应用最广的药物,生物利用度为 60%~70%,在组织中的浓度常超过血药浓度,胆汁中药物浓度可高出血药浓度 10 倍左右,脑脊液中的浓度可达血药浓度 30% 以上,尿中药物浓度高。

本药是广谱、高效杀菌药。对革兰阴性菌体外抑菌作用是喹诺酮类中最强的药物之一,对肠杆科细菌、铜绿假单胞菌、军团菌、链球菌、耐甲氧西林的金黄色葡萄球菌等的抗菌活性强,对某些耐氨基糖苷类抗生素、第三代头孢菌素类抗生素的革兰阴性及阳性菌仍然敏感,对结核杆菌敏感,且与其他抗结核分枝杆菌的药物之间无交叉耐药性。临床上主要用于治疗敏感细菌引起的泌尿道、呼吸道、胆道、骨关节、皮肤软组织等部位感染。

氧氟沙星

氧氟沙星(ofloxacin)又名氟嗪酸,为高效广谱抗菌药。吸收快而完全,生物利用度高,体内分布广泛,在全身组织和体液中均可达有效抗菌浓度。脑脊液中药物浓度高,可达血药浓度的 30%~

50％。75％～90％的药物以原形经肾从尿中排泄，尿中药物浓度高，居喹诺酮类药物之首。临床上主要用于敏感细菌引起的泌尿道、胃肠道、呼吸道、胆道感染。对伤寒、副伤寒感染，包括多重耐药菌株所致感染疗效肯定，对结核分枝杆菌抗菌作用强，与其他抗结核病药联合应用于多重耐药结核分枝杆菌感染的治疗。

左氧氟沙星

左氧氟沙星（levofloxacin）为氧氟沙星的左旋光学异构体，生物利用度高（接近100％）。抗菌活性是氧氟沙星的2倍。最突出特点是不良反应远低于氧氟沙星，发生率仅为2.8％，是目前临床上应用的氟喹诺酮类药物中最小者，主要为胃肠道反应。

氟罗沙星

氟罗沙星（fleroxacin）口服吸收完全，生物利用度可达到100％。体内抗菌活性远远超过诺氟沙星、氧氟沙星和环丙沙星。临床上主要用于敏感菌及衣原体引起的呼吸道、泌尿道、胆道等的感染，如淋球菌尿道炎、细菌性肠炎等。不良反应发生率可高达20％，主要是胃肠道反应和神经系统反应。

司帕沙星

司帕沙星（sparfloxacin）具有广谱、强效、长效等特点。体内分布广，半衰期约为16 h。对革兰阳性菌、革兰阴性菌，以及厌氧菌、分枝杆菌、衣原体、支原体均具有很强的抗菌作用，其中对革兰阳性菌抗菌活性是环丙沙星的2～4倍。对耐青霉素、头孢菌素的肺炎链球菌仍然有效。主要用于呼吸道、泌尿道、肠道、胆道、皮肤软组织等感染，也用于治疗耐异烟肼、利福平的结核分枝杆菌感染。

曲伐沙星

曲伐沙星（trovafloxacin）为第四代喹诺酮类抗菌药，口服吸收良好，分布广泛，主要经胆汁排泄。曲伐沙星对革兰阴性菌和厌氧菌的抗菌活性较其他喹诺酮类药物明显增强，对耐青霉素肺炎链球菌、化脓性链球菌、粪肠球菌抗菌活性是喹诺酮类中最强的药物。对多数革兰阳性菌和厌氧菌的抗菌活性明显优于环丙沙星和司帕沙星。对肠杆菌、铜绿假单胞菌的抗菌活性与环丙沙星相似。

莫西沙星

莫西沙星（moxifloxacin）为第四代喹诺酮类广谱抗菌药。此药既保留了前三代对革兰阴性菌的抗菌活性，又明显增强了对革兰阳性菌的抗菌活性，特别是增强了对厌氧菌的抗菌活性，对结核分枝杆菌、支原体、衣原体也具有较强抗菌活性。临床上可应用于敏感菌所致的急慢性支气管炎和上呼吸道感染、社区获得性肺炎和医院获得性肺炎、耐多药的肺结核病，也可用于泌尿生殖系统和皮肤软组织感染等。

情境导入及
分析1答案

任务二　磺胺类药与甲氧苄啶

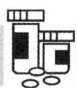

情境导入及分析2

患者，女，6岁，突发高热、惊厥、神志不清、颈项强直，病理反射（＋），脑脊液压力高，脓性。诊断为普通型流行性脑脊髓膜炎。

试分析：

1. 该患者应选何种磺胺类药？

2. 该类药的不良反应及注意事项有哪些？

一、磺胺类药物

磺胺类药物属抑菌剂,是第一个用于人体的人工合成抗菌药。近年来由于耐药菌株增多,不良反应较多及抗生素的问世,临床应用逐渐减少。但由于本类药物对流脑、鼠疫等感染性疾病具有独特的疗效,且能人工合成而价廉,性质稳定,尤其是与甲氧苄啶(TMP)合用,抗菌活性增强,耐药性减小,使临床疗效提高而重新受到重视。

【分类】 根据口服吸收程度和临床应用,可将磺胺类药分为三类。

1. 肠道易吸收的磺胺药 根据半衰期长短分为短效、中效和长效类。①短效类:半衰期为 $5\sim6\ h$,如磺胺二甲嘧啶(SM$_2$)、磺胺异噁唑(SIZ)。②中效类:半衰期为 $10\sim24\ h$,如磺胺嘧啶(SD)、磺胺甲噁唑(SMZ)。③长效类:半衰期为 $24\ h$ 以上,如磺胺甲氧嘧啶(SMD)、磺胺多辛(SDM)等。

2. 肠道难吸收的磺胺药 柳氮磺吡啶(SASP)、磺胺噻唑(PST)。

3. 外用磺胺药 磺胺醋酰(SA)、磺胺嘧啶银盐(SD-Ag)、磺胺米隆。

【体内过程】 肠道易吸收类,吸收快而完全,分布广泛,易透过血脑屏障,主要用于全身感染。肠道难吸收类,因口服难吸收而在肠腔内保持高浓度,仅用于肠道感染或肠道术前预防感染。

【抗菌作用】 磺胺类药抗菌谱较广,对大多数革兰阳性菌和革兰阴性菌有良好的抑制作用,对链球菌、肺炎球菌、脑膜炎奈瑟菌、淋球菌、鼠疫杆菌和流感杆菌较敏感,其次是大肠杆菌、变形杆菌属、志贺菌属和沙门菌属,对沙眼衣原体、疟原虫也有抑制作用。对病毒、支原体、立克次体和螺旋体无效。

磺胺类药通过抑制细菌叶酸代谢而呈现抑菌作用。细菌不能直接利用环境中的叶酸,只能利用对氨基苯甲酸(PABA)和二氢蝶啶为原料,在二氢叶酸合成酶的作用下生成二氢叶酸,在二氢叶酸还原酶催化下,二氢叶酸被还原为四氢叶酸。四氢叶酸作为一碳基团载体的辅酶参与核酸代谢(图35-1)。

磺胺类药的化学结构与 PABA 结构相似,能竞争性地与二氢叶酸合成酶结合,阻碍二氢叶酸的合成,产生抑菌作用。PABA 与二氢叶酸合成酶的亲和力较磺胺类药强数千倍,故应用磺胺类药时应首剂加倍。脓液及坏死组织内含大量 PABA,局麻药普鲁卡因在体内也可水解产生 PABA,它们均能降低磺胺类药的疗效。

细菌对磺胺类药物容易产生耐药性,特别是在用量不足、用药不规律时更易产生。磺胺类药物之间有交叉耐药性。

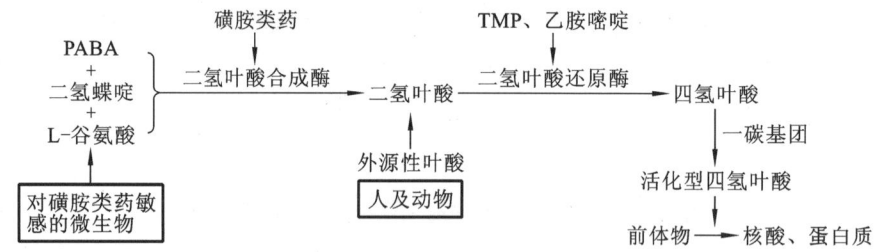

图 35-1 磺胺类药和甲氧苄啶抗菌机制

【临床应用】

1. 全身感染 磺胺嘧啶口服易吸收,血浆蛋白质结合率低,易透过血脑屏障,在脑脊液中浓度可达血药浓度的 80%,为治疗或预防脑膜炎球菌所致的流行性脑膜炎的首选药。与甲氧苄啶合用(双嘧啶片)抗菌活性增强。

磺胺甲噁唑又名新诺明,脑脊液中浓度低于磺胺嘧啶,但仍可用于预防流行性脑膜炎。尿中浓度与磺胺嘧啶相似,故也适用于敏感细菌引起的尿路感染。主要和甲氧苄啶合用(复方新诺明)产生协同抗菌作用。

2. 肠道感染 柳氮磺吡啶,本身无抗菌活性,肠道难吸收,在肠道细菌的作用下水解成磺胺吡啶和5-氨基水杨酸,发挥抗菌、抗炎和免疫抑制作用。适用于治疗慢性炎症性肠道疾病,如节段性回肠炎和溃疡性结肠炎。

3. 局部感染 磺胺米隆,抗菌谱广,对铜绿假单胞菌有效,其抗菌作用不受脓液和坏死组织的影响,又能渗入烧伤的焦痂中,外用于烧伤和大面积创伤后感染。

磺胺嘧啶银又名烧伤宁,对铜绿假单胞菌抗菌作用强于磺胺米隆,其抗菌作用同样不受脓液和坏死组织的影响,银盐有收敛作用,易使创面干燥结痂,外用于烧伤和烫伤创面的感染。

磺胺醋酰,其钠盐无刺激性,穿透力强,滴眼用于眼部感染如沙眼、结膜炎和角膜炎。

【不良反应及注意事项】

1. 泌尿系统损害 可引起结晶尿、血尿、管型尿,以 SD 较常见。因磺胺类药及其乙酰化物在尿中溶解度小,尤其在酸性尿中易析出结晶而损害肾脏。大量久服磺胺类药物时,宜加服等量碳酸氢钠,以碱化尿液增加磺胺类药物及其乙酰化物的溶解度,同时应多饮水以降低尿中药物浓度。用药期间应定期做尿常规检查。

2. 过敏反应 如皮疹、药热、固定性药疹等。用药前需询问过敏史。

3. 造血系统反应 偶见粒细胞减少、血小板减少、再生障碍性贫血等。葡萄糖-6-磷酸脱氢酶缺乏者易引起溶血性贫血。

4. 神经系统反应 少数患者出现头晕、头痛、乏力、精神不振及全身乏力等,驾驶员及高空作业者慎用。

5. 其他 可引起恶心、呕吐、上腹部不适和食欲不振,餐后服用或同服碳酸氢钠可减轻反应。

二、甲氧苄啶

甲氧苄啶(trimethoprim,TMP)又名磺胺增效剂,属抑菌药,是二氢叶酸还原酶抑制剂,抗菌谱与磺胺类相似,抗菌作用较强。TMP 口服吸收快而完全,分布广泛,脑脊液中药物浓度较高,尿中药物浓度是血药浓度的 100 倍。TMP 与细菌二氢叶酸还原酶亲和力高,故对人体毒性小。长期大剂量使用 TMP 时,可出现白细胞、血小板减少,巨幼红细胞性贫血。可能有致畸作用,妊娠早期禁用。本药单独使用易产生耐药性,临床上常与 SMZ 及 SD 配伍,复方制剂分别称为复方新诺明和双嘧啶片。

情境导入及分析 2 答案

TMP 与磺胺类合用的意义:①抗菌谱相似,主要适应证相同;②合用可使细菌叶酸代谢受到双重阻断作用,可大大增强抗菌作用,甚至可达杀菌作用(图 35-1);③减少耐药菌产生;④药代动力学特性相似,吸收后药物全身分布,主要器官内药物浓度均可达到有效治疗浓度;⑤TMP 毒性小,合用可减少磺胺类药和自身用量,减少不良反应发生。

任务三 硝基呋喃类药物

硝基呋喃类药物的抗菌谱广,不易引起耐药性,常用的有呋喃妥因和呋喃唑酮。

呋喃妥因(nitrofurantoin,呋喃坦啶)为杀菌药,抗菌谱广,对多数革兰阳性和阴性菌有较强作用,对铜绿假单胞菌无效。口服吸收迅速,50%在组织内破坏,其余部分原形经肾排出。在尿中浓度高,特别是在酸性尿中抗菌活性增强,适用于尿路感染。常见不良反应为胃肠道反应,长期应用可出现肺纤维化。葡萄糖-6-磷酸脱氢酶缺乏者禁用。

呋喃唑酮(furazolidone,痢特灵)口服吸收很少(约 5%),故肠道内保持着较高的药物浓度。主要用于防治细菌性痢疾、霍乱等肠道感染,亦可用于幽门螺杆菌所致的胃窦炎的治疗。不良反应主要为胃肠道反应。

> **小结**

氟喹诺酮类药物是近年来发展较快的人工合成抗菌药,具有高效、广谱、吸收快而完全、生物利用度高、穿透力强、分布广、不良反应少等特点。本类药物对革兰阴性菌具有强大抗菌活性,对革兰阳性菌也有良好抗菌作用,某些药物对铜绿假单胞菌、结核杆菌、支原体、衣原体和厌氧菌也有作用。其抗菌机制主要是抑制细菌 DNA 回旋酶。临床上应用广泛,可用于治疗各种敏感菌所致的感染。不良反应主要有胃肠道反应、中枢神经系统反应、变态反应、致畸及影响幼儿软骨发育等。

　　磺胺类药物因耐药性和不良反应多,现临床应用逐渐减少。该类药属广谱抑菌药,对大多数革兰阳性菌和革兰阴性菌有良好的抗菌活性。抗菌机制主要为抑制细菌二氢叶酸合成酶,干扰叶酸合成。用于全身感染的药物,在脑脊液和尿液中的药物浓度较高,故临床上主要用于敏感菌引起的脑膜炎、脑脓肿或尿路感染。甲氧苄啶主要和磺胺类药物合用。

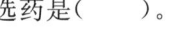

能力检测

能力检测答案

一、A 型题

1. 治疗流行性脑脊髓膜炎的首选药是(　　)。

A. 头孢菌素　　　　　　　　　B. 红霉素　　　　　　　　　C. 多西环素

D. 磺胺嘧啶　　　　　　　　　E. 磺胺甲噁唑

2. 患者,男,43 岁,因肠道感染服用磺胺类药物,护士指导其服药后多饮水的目的是(　　)。

A. 增加溶解量　　　　　　　　　　　B. 减轻服药引起的恶心

C. 避免结晶析出,结晶可堵塞肾小管　　D. 增加药物疗效

E. 避免损害肝脏功能

二、C 型题

3. 患者,女,近段时间感觉阴道瘙痒、分泌物增多,医生诊断为阴道滴虫病,首选的治疗药物是(　　)。

A. 甲硝唑　　　B. 利福平　　　C. 红霉素　　　D. 呋喃坦啶　　　E. 诺氟沙星

4. 某患者,突发高热伴发冷、寒战,继之出现腹痛、腹泻和里急后重,大便开始为稀便,很快转变为黏液脓血便,有左下压痛及肠鸣音亢进,诊断为急性细菌性痢疾,宜选用的最佳治疗药物是(　　)。

A. 利福平　　　B. 诺氟沙星　　　C. 红霉素　　　D. 氨苄青霉素　　　E. 呋喃妥因

执考真题　　执考真题答案

(王宝春)

抗结核病药和抗麻风病药

学习目标

1. 掌握一线抗结核病药异烟肼、利福平的药理作用、临床应用、不良反应、注意事项及抗结核病药的应用原则。

2. 熟悉对氨基水杨酸的临床应用、不良反应及注意事项。

3. 了解抗麻风病药的作用特点。

4. 具有正确指导患者合理使用抗结核病药的能力。

 情境导入及分析

患者,女,23岁。主诉:劳累、半个月后反复咯血伴疲乏,时有夜间盗汗,食欲下降。3天前下夜班后,感胸部闷痒,咳嗽、咯血,诊断为结核病。

试分析:

1. 异烟肼的作用特点有哪些? 是否需要联合用药?

2. 异烟肼常见的不良反应及注意事项有哪些?

任务一 抗结核病药

结核病是由结核分枝杆菌引起的慢性传染病,可累及全身各个组织和器官,其中以肺结核最多见。此外,还有骨结核、肠结核、肾结核、结核性脑膜炎、结核性胸膜炎等,统称肺外结核。抗结核病药能抑制或杀灭结核分枝杆菌,是综合治疗结核病的主要措施之一。

临床上常将疗效高、不良反应较少的异烟肼、利福平、乙胺丁醇、吡嗪酰胺、链霉素等称为第一线抗结核病药,大多数结核病患者用第一线抗结核病药可以治愈。其余毒性较大、疗效较低的称为第二线抗结核病药,如对氨基水杨酸、丙硫异烟胺等,主要用于对第一线抗结核病药产生耐药性时的替换治疗。

一、第一线抗结核病药

异 烟 肼

异烟肼(isoniazid,INH)又名雷米封(rimifon),具有选择性高、杀菌力强、疗效好、毒性小、口服方便、价格低廉等优点。

【药理作用】 本品有强大的抗结核分枝杆菌作用,使结核分枝杆菌细胞壁的脂质减少,细胞壁的屏障作用降低,对结核分枝杆菌有高度选择性。

【临床应用】 本品为目前治疗各种类型结核病的首选药,单用治疗或预防早期轻症肺结核,为增强疗效、缩短疗程、延缓耐药性的产生,常与其他第一线抗结核病药联用。对急性粟粒性结核和结核性脑膜炎需大剂量,必要时采用静脉滴注,静脉点滴时应新鲜配制。

【不良反应及注意事项】

1. 神经系统毒性 长期或大剂量使用可导致周围神经炎和中枢神经症状,表现为四肢麻木、刺痛、震颤以及头痛、头晕、兴奋甚至惊厥、神经错乱等,同服维生素 B_6 可以防治该不良反应的发生。

2. 肝毒性 用药期间可出现转氨酶升高、黄疸、多发性肝小叶坏死,故用药期间应定期查肝功能,如出现发热,肝区不适等要及时报告医生。肝功能不良者慎用。

3. 其他 可致过敏反应,如药热、皮疹;偶尔可引起粒细胞缺乏、血小板减少、再生障碍性贫血等。因本品可抑制乙醇代谢,故用药期间不宜饮酒。因本品可干扰正常糖代谢,糖尿病患者要注意血糖的变化,防止糖尿病病情恶化。癫痫、精神病患者及孕妇慎用。

利 福 平

利福平(rifampicin)是人工半合成的利福霉素类衍生物。具有高效、低毒、口服方便等优点。

【药理作用】 本品抗菌谱广,对结核分枝杆菌、麻风杆菌、革兰阳性菌尤其是耐药金黄色葡萄球菌有较强的抗菌作用;对革兰阴性菌、某些病毒和沙眼衣原体也有抑制作用。单用利福平易产生耐药性,但与其他抗结核病药无交叉耐药。在体内利福平可增强异烟肼和链霉素的抗结核分枝杆菌作用,与异烟肼、乙胺丁醇等合用有协同作用,并能延缓耐药性的产生。

【临床应用】 本品是目前治疗结核病最有效的药物之一,常与其他抗结核病药合用以增强疗效,防止耐药性的产生,治疗各种结核病及重症患者。本药还可治疗麻风病及重症胆道感染,局部用药可用于沙眼、病毒性角膜炎和急性结膜炎的治疗。

【不良反应及注意事项】 本品胃肠道反应包括恶心、呕吐、腹痛等,多不严重。可有肝损伤,表现为黄疸、肝肿大、慢性肝病、酒精中毒,与异烟肼合用时较易发生,用药期间应定期检查肝功能。偶有皮疹、药热、血小板和白细胞减少等过敏反应。有致畸胎作用,妊娠早期的妇女禁用和肝功能不良者慎用。利福平胶囊遇湿不稳定,光照易发生氧化,一旦发现药物变色、变质不宜服用。因药物及其代谢物为橘红色,用药者的粪、尿、泪、汗、痰、乳汁等可染成橘红色,应告知患者。

乙 胺 丁 醇

乙胺丁醇(ethambutol)口服吸收良好,体内分布广,半衰期为 $3\sim4$ h。主要以原形经肾脏排泄,对肾脏有一定毒性,肾功能不全时可引起蓄积中毒,应禁用。

【药理作用】 本品对几乎所有类型的结核分枝杆菌均具有高度抗菌活性,对繁殖期结核分枝杆菌有较强的抑制作用。对大多数耐异烟肼和链霉素的结核分枝杆菌仍有效,称为抗结核病药的"增敏剂"。单用可产生耐药性,使疗效降低。

【临床应用】 本品用于各种类型肺结核和肺外结核,特别适用于经链霉素和异烟肼治疗无效的患者。与异烟肼和利福平合用治疗初治患者,与利福平和卷曲霉素合用治疗复治患者。

【不良反应及注意事项】 本品长期大量用药可致视神经炎,表现为弱视、视力下降、视野缩小、出现中央及周围盲点、红绿色盲。建议服药期间 $2\sim4$ 周做一次眼科检查,注意患者视力的变化及红绿色的分辨力,出现异常应立即停药,数周至数月症状可自行消失。也可出现胃肠道反应,偶见过敏反应、肝功能损害,高尿酸血症等。本品对动物有致畸作用,怀孕早期妇女禁用,年幼或色觉不清者慎用。

吡 嗪 酰 胺

吡嗪酰胺(pyrazinamide)口服吸收迅速,分布于各组织与体液,细胞内和脑脊液中浓度较高。

【药理作用】 本品对人型结核分枝杆菌有较好的抗菌作用,而对其他非典型分枝杆菌不敏感。抗结核分枝杆菌的作用易受环境因素的影响,在酸性环境(pH $5\sim5.5$)中杀菌作用最强,在中性、碱性环境中几乎无抑菌作用。对处于酸性环境中缓慢生长的吞噬细胞内的结核杆菌是目前最佳杀菌药物。

【临床应用】 本品是一种口服有效的抗结核病药,用于第一线抗结核病药产生耐药性的患者。单用易产生耐药性,与其他抗结核病药无交叉耐药性,应与其他抗结核病药联合应用。

【不良反应及注意事项】 本品长期大剂量使用时可发生中毒性肝炎,造成严重肝细胞坏死,黄疸和血浆蛋白减少。常规用量下较少发生肝损害,老年人、酗酒和营养不良者肝损害的发生率增加,肝功能异常者禁用。代谢物抑制尿酸在肾脏的排泄,可诱发痛风样关节炎,与利福平合用可减少本品所致的关节痛,应注意患者关节症状,定期检查血尿酸情况。可见胃肠症状和过敏反应,偶可引起溃疡病发作、低色素性贫血与溶血反应。

链 霉 素

链霉素(streptomycin)肌内注射吸收快而完全,主要分布于细胞外液,渗透性较好,可进入胸腔、腹腔、结核性空洞及干酪化脓腔,且可达有效药物浓度。

【药理作用】 本品为最早用于临床的抗结核病药,其抗结核病作用仅次于异烟肼和利福平。不易透过细胞膜,故主要对细胞外结核分枝杆菌有效,对结核性脑膜炎疗效差,对巨噬细胞内的结核杆菌几乎无效。不易透过血脑屏障,故对结核性脑膜炎效果较差。不易进入纤维化、干酪化和厚壁空洞病灶,故对这些病灶中的结核分枝杆菌不易发挥抗菌作用。

【临床应用】 本品适用于各型活动性结核病,如浸润性肺结核、粟粒性肺结核、肾结核等。结核分枝杆菌对链霉素易产生耐药性,目前多联合用药治疗重症结核病,如播散性结核、结核性脑膜炎等。

【不良反应及注意事项】 本品长期使用,注意对第八对脑神经的耳毒性反应。

二、第二线抗结核病药

对氨基水杨酸

对氨基水杨酸(para-aminosalicylic acid,PAS)口服吸收快而完全,广泛分布于全身组织、体液及干酪样病灶中,但不易透入脑脊液及细胞内。

【药理作用及临床应用】 本品对结核分枝杆菌具有抑菌作用,单用疗效差。因耐药性出现缓慢,与其他抗结核病药合用,可以延缓耐药性的发生并增强疗效。

【不良反应及注意事项】 本品口服对胃刺激性大,宜饭后服用或加服抗酸药,可以减轻反应,胃十二指肠溃疡痛者禁用。易在尿中析出结晶而损害肾脏,加服碳酸氢钠碱化尿液可防止,服用期间应嘱咐患者多饮水,以防止出现结晶尿或血尿。剂量过大可抑制凝血酶原生成,与口服抗凝血药合用时应注意出血。因影响利福平的吸收,若需合用时不能同时服用。可干扰甲状腺摄碘,使腺体肿大,停药后可恢复。

三、抗结核病药的合理使用

结核病治疗的五项原则是早期、联合、适量、规律和全程用药。

1. 早期用药 结核病一旦诊断就应及时、早期给予抗结核病药物的治疗。结核病早期病灶部位血液供应丰富,药物容易渗入病灶达到有效浓度,同时早期病灶内结核分枝杆菌生长旺盛,对药物敏感。此外,早期患者抵抗力强,故早期用药可获得较好疗效。

2. 联合用药 可以提高疗效、降低毒性、延缓耐药性,并可交叉消灭对其他药物耐药的菌株。联合用药一般在异烟肼的基础上加其他药物,可根据病情的严重程度合用两种、三种或四种药物,一般至少两种药物联合使用,但毒性相似的药物不宜合用。

3. 适量用药 在制定个体抗结核病药物的化疗方案中,对每一个抗结核病药物的剂量选择适当。

4. 规律用药 结核病的治疗要坚持规律用药。结核病的治疗一旦开始,就应严格按照规定的抗结核病治疗方案进行,不能随意更改化疗方案或间断服药,甚至中断治疗。不规则用药,如时用时停或随意变换剂量,是结核病化疗失败的主要原因,且容易产生耐药性或导致复发。目前提倡采用6~9个月的短程强化疗法,主要是利福平和异烟肼联合,大多用于单纯性结核病的初治。如病灶广泛、病情严重则应采用三联甚至四联。最初2个月每日给予异烟肼、利福平与吡嗪酰胺,以后4个月每日给予异烟肼和利福平。异烟肼耐药地区在上述三联与二联的基础上分别增加链霉素与乙胺丁醇。对营养不良、恶性病而免疫功能低下者,宜用 12 个月的疗程,对选药不当,不规则治疗或细菌产生耐药者,可选用或增加二线药,复发而有合并症者,宜用 18～24 个月的治疗方案。

5. 全程用药　在制定了一个有效的抗结核病的化疗方案后,就应按照化疗方案连续不间断地进行治疗,直至完成所规定的疗程。

知识链接

世界防治结核病日

结核病是由结核分枝杆菌感染引起的慢性传染病。结核菌可能侵入人体全身各种器官,但主要侵犯肺脏,称为肺结核病。结核病又称为痨病和"白色瘟疫",是一种古老的传染病,自有人类以来就有结核病。

结核病属于慢性传染病,由结核分枝杆菌引起,其中肺结核病最为常见。历史上,结核病曾在全世界范围内广为流行。1882 年 3 月 24 日,德国科学家罗伯特·科赫宣布发现结核分枝杆菌是导致结核病的病原菌,从而给防治结核病带来了突破。此后,随着抗结核病药研制成功,结核病的流行得到有效控制,并在一些地区绝迹。为了纪念科赫的伟大发现,世界卫生组织与国际预防结核病和肺部疾病联盟在 1982 年决定,将每年的 3 月 24 日确定为世界防治结核病日。

任务二　抗麻风病药

麻风病是由麻风杆菌引起的慢性传染病,临床表现为麻木性皮肤损害、神经粗大,严重者甚至肢端残废。目前治疗麻风病的药物有氨苯砜、苯丙砜、醋氨苯砜、氯法齐明等,多采用联合疗法。

一、砜类药

氨　苯　砜

氨苯砜(dapsone,DDS)口服吸收较慢,但吸收完全。半衰期为 10～50 h,有效抑菌浓度可持续 10 天左右。广泛分布于全身组织和体液,肝和肾浓度最高,其次是皮肤和肌肉,皮肤病变部位的浓度远高于正常部位。主要经肝乙酰化,并有肝肠循环,消除缓慢,70%～80% 经尿排泄,故易蓄积,宜周期性间隔给药,以免发生蓄积中毒。

【药理作用】　本品对麻风杆菌有较强的抑制作用,对其他微生物几乎无作用,其抗菌机制与磺胺类药物相似。

【临床应用】　本品主要用于麻风病的治疗,为治疗麻风病的首选药。用药 3～6 个月后,患者的自觉症状好转,鼻、口、咽喉和皮肤病变逐渐恢复,麻风杆菌逐渐消失,需连续用药治疗 1～3 年。神经病变的恢复和瘤型麻风病患者的麻风杆菌的消失需要更长时间的治疗,甚至需服药 5 年。鉴于治疗麻风病的长期性,为防止耐药性的产生,氨苯砜常与利福平或氯法齐明合用。

【不良反应及注意事项】　本品常见不良反应为胃肠道刺激症状及头痛、失眠、精神症状,停药后即可消失。较易引起溶血和发绀,偶尔可出现溶血性贫血。剂量过大可致肝损伤和剥脱性皮炎。治疗早期或增量过快可出现麻风病症状,称为"砜综合征",表现为发热、全身不适、皮疹、剥脱性皮炎、淋巴结肿大、肝坏死和贫血等。此时应减量或改用其他抗麻风病药,"砜综合征"可用沙利多胺或糖皮质激素类药物治疗。

二、其他药

氯　法　齐　明

氯法齐明(clofazimine)又名氯苯吩嗪。

【药理作用】 本品对麻风杆菌有抑制作用,干扰核酸代谢,抑制菌体蛋白合成,作用较氨苯砜缓慢。与其他抗分枝杆菌药合用对结核分枝杆菌、溃疡分枝杆菌亦有效。

【临床应用】 本品常与氨苯砜或利福平合用于治疗各种类型麻风病。

【不良反应及注意事项】 本品主要不良反应为皮肤及角膜色素沉着,使沉着部位呈红棕色至黑色,也可使用药者的尿、痰和汗液呈红色;本品还可透过胎盘及乳腺,使新生儿皮肤染色。

知识链接

麻风病在我国的现状

每年1月的最后一个星期日是"世界防治麻风病日",也叫做国际麻风节。麻风病是世界三大古老的慢性传染病之一,患病后会导致严重的皮肤损害和肢体畸残。目前,我国麻风病的患病人数已经从建国初期的52万人,减少到现在的6300多人。全国每年新发麻风病1600多例,60%以上集中在云南、贵州、四川、湖南和西藏等地。在20世纪80年代以前发现的麻风病患者,一般都要在专门的麻风村里进行隔离治疗。当人长时间与麻风病患者接触时,可能会通过呼吸道或破损的皮肤吸入而感染麻风病,但麻风病不会遗传给下一代。如果出现麻风病症状,要及时到县及县以上的疾病预防控制中心或者皮肤病防治所就诊。只要早发现早治疗,麻风病是可以被治愈的。

小结

情境导入及
分析答案

结核病是由结核分枝杆菌引起的慢性传染病,可累及全身各个组织和器官,其中以肺结核最多见。临床上常将疗效高、不良反应较少的异烟肼、利福平、乙胺丁醇、吡嗪酰胺、链霉素等称为第一线抗结核病药,大多数结核病患者用一线抗结核病药可以治愈。其余毒性较大、疗效较低的称为二线抗结核病药,如对氨基水杨酸、丙硫异烟胺等,主要用于对一线抗结核病药产生耐药性时的替代治疗。

麻风病是由麻风杆菌引起的慢性传染病,临床表现为麻木性皮肤损害、神经粗大,严重者甚至肢端残废。目前治疗麻风病的药物有氨苯砜、苯丙砜、醋氨苯砜、氯法齐明等,多采用联合疗法。

能力检测

能力检测答案

一、A型题

1. 主要毒性为产生视神经炎的抗结核病药物是(   )。

A.利福平　　　　　　　B.链霉素　　　　　　　C.异烟肼

D.乙胺丁醇　　　　　　E.吡嗪酰胺

2. 异烟肼导致的周围神经炎是由于(   )。

A.维生素A缺乏　　　　B.维生素C缺乏　　　　C.维生素E缺乏

D.维生素B_6缺乏　　　E.维生素B_{12}缺乏

3. 下列抗结核病药物中属于广谱抗生素的药物是(   )。

A.异烟肼　　　　　　　B.吡嗪酰胺　　　　　　C.链霉素

D.利福平　　　　　　　E.乙胺丁醇

4. 不属于第一线抗结核病药物的是(   )。

A.异烟肼　　　　　　　B.链霉素　　　　　　　C.对氨基水杨酸

D.吡嗪酰胺　　　　　　E.乙胺丁醇

5. 最常用的抗麻风病药物是(   )。

A. 吡嗪酰胺　　　　　　　　　B. 氨苯砜　　　　　　　　　C. 利福平

D. 异烟肼　　　　　　　　　　E. 对氨基水杨酸

二、C 型题

6. 患者,男,30 岁,有癫痫病史,现确诊为肺结核,选用抗结核病药物时应慎用的药物是(　　)。

A. 利福平　　　　　　　　　　B. 吡嗪酰胺　　　　　　　　C. 乙胺丁醇

D. 异烟肼　　　　　　　　　　E. 对氨基水杨酸

7. 患者,肺结核 3 年,给予利福平口服,应交代患者应注意的事项是(　　)。

A. 患者服用后尿、痰、眼泪等可变为橘红色,属正常现象

B. 避免用药后晒太阳　　　　　　　　C. 饭后立即服用

D. 观察患者服药后是否出现尿频症状　　　E. 服药后避免进行高空作业

8. 患者,肺结核复发,给予异烟肼与利福平,合用易造成(　　)。

A. 胃肠道反应　　　　　　　　B. 中枢损害增加　　　　　　C. 过敏反应

D. 肝毒性增加　　　　　　　　E. 肾脏损害增加

执考真题　　　　执考真题答案

（李海华）

抗真菌药和抗病毒药

学习目标

　　1. 掌握抗真菌药两性霉素 B、酮康唑、伊曲康唑的临床应用、不良反应及注意事项。

　　2. 熟悉抗病毒药齐多夫定、拉米夫定、利巴韦林和干扰素的临床应用、不良反应及注意事项。

　　3. 了解特比萘芬、氟胞嘧啶、阿糖腺苷的作用特点。

　　4. 具有正确指导患者合理使用抗真菌药和抗病毒药的能力。

情境导入及分析

　　患者,男,43 岁,足跖及足侧皮损初起有针尖大小的深在水疱,疱液清,壁厚而发亮,不易破溃,诊断为真菌感染.

　　试分析:

　　该患者应如何选药? 该药的不良反应及注意事项有哪些?

任务一　抗真菌药

　　真菌感染一般分为浅表真菌感染和深部真菌感染。浅表真菌感染通常是由各种癣菌引起的,主要侵犯皮肤、毛发、指(趾)甲等,引起各种癣症,发病率高,危险性小。深部真菌感染主要由念珠菌、隐球菌等引起,主要侵犯内脏器官和深部组织,发病率低,但危险性大,常危及生命。

一、抗生素类抗真菌药

两性霉素 B

　　两性霉素 B(amphotericin B)是多烯类抗真菌抗生素,具有嗜脂性和嗜水性两种特性。

　　【体内过程】　口服、肌内注射均难吸收,需静脉给药。生物利用度仅为 5%,不易透过血脑屏障,主要在肝内代谢,药物在体内消除缓慢。

　　【抗菌作用】　两性霉素 B 为广谱抗真菌药,对多种深部真菌如新型隐球菌、球孢子菌、白色念珠菌及荚膜组织胞浆菌等有强大抑制作用,高浓度时有杀菌作用。抗真菌机制为选择性地与真菌细胞膜上的麦角固醇结合,增加膜的通透性,导致胞内重要物质外漏而使真菌死亡。细菌的细胞膜不含麦角固醇,故对细菌无效。

　　【临床应用】　本药目前仍是治疗深部真菌感染的首选药。主要用于各种真菌性肺炎、脑膜炎、心内膜炎等。治疗真菌性脑膜炎除静脉给药外,还需鞘内注射给药,疗效较好。口服仅用于肠道真菌感染。局部应用可治疗皮肤、指甲及黏膜等浅部真菌感染。

【不良反应及注意事项】 毒性大,不良反应多。静脉滴注时可出现寒战、高热、头痛、恶心、呕吐,有时可有血压下降、眩晕等。肾毒性呈剂量依赖型,几乎见于所有患者,表现为尿中可见红细胞、白细胞、蛋白质,血中尿素氮及肌酐升高。血液系统毒性反应可发生红细胞性贫血、血小板减少等。心血管系统反应,静脉滴注过快可引起心动过速、心室颤动或心搏骤停。神经系统毒性,鞘内注射可引起严重头痛、发热、颈项强直、下肢疼痛等。大量钾离子排出,可致低血钾。用药期间应注意监测血钾、血常规、尿常规、心电图、肝肾功能等。

制 霉 菌 素

制霉菌素(nystatin)为广谱抗真菌抗生素,对白色念珠菌的抗菌活性最强,对隐球菌、滴虫有抑制作用。对皮肤癣菌无作用。口服不吸收,用于防治消化道念珠菌感染。局部用药对口腔、皮肤、阴道念珠菌病有效。静脉给药毒性过大,故不用于全身感染。较大剂量口服时,可有恶心、呕吐、腹泻等。局部用药刺激性小,阴道用药可见白带增多。

二、唑类抗真菌药

克 霉 唑

克霉唑(clotrimazole)又名三苯甲咪唑,为人工合成的咪唑类抗真菌药。抗真菌作用与两性霉素B相似。口服吸收差,仅局部用于治疗浅表真菌病或皮肤黏膜的念珠菌感染,如体癣、手足癣及阴道炎等,对头癣无效。

酮 康 唑

酮康唑(ketoconazole)属咪唑类广谱抗真菌药,吸收后可渗透至皮肤的角质层,对深部真菌有强大抗菌活性。常用于治疗多种浅表和深部真菌感染,效果相当于或优于两性霉素B。也可用于真菌性败血症、肺炎等。对免疫功能低下和真菌性脑膜炎患者效果不佳。

不良反应多见,主要有胃肠道反应、肝损伤、性激素代谢紊乱、皮疹等。现本品主要供外用。

氟 康 唑

氟康唑(fluconazole)属三唑类抗真菌药,具有广谱、高效、低毒的特点。对白色念珠菌、新型隐球菌、皮炎芽生菌、荚膜组织胞浆菌及多种皮肤癣菌抗菌作用均较明显。体内抗菌活性强度是酮康唑的10～20倍,口服和静脉给药均有效。主要用于治疗各种念珠菌、新型隐球菌引起的脑膜炎及艾滋病患者口腔、消化道念珠菌感染。还可用来治疗各种皮肤癣、甲癣。也可用来预防器官移植、白血病、白细胞减少等患者出现的真菌感染。本药毒性较低,常见的症状为胃肠道反应,偶见脱发、一过性的尿素氮、肌酐及转氨酶升高。禁用于哺乳期妇女与儿童,妊娠期妇女慎用。

伊 曲 康 唑

伊曲康唑(itraconazole)属三唑类衍生物,广谱抗真菌药。主要应用于深部真菌感染,对孢子菌、芽生菌、组织胞浆菌、曲霉菌、隐球菌感染均有明显疗效。也可用于浅表真菌感染,如体癣、股癣、手足癣、指(趾)甲癣等。不良反应较轻,主要表现为胃肠道反应、头痛、皮肤瘙痒等,偶见一过性转氨酶升高。

三、丙烯胺类抗真菌药

特 比 萘 芬

特比萘芬(terbinafine)为合成的烯丙胺类抗真菌药,作为第二线药使用。具有选择性高、杀菌作用强、抗菌谱广、毒性低等特点。对各种浅表真菌如表皮癣菌属、小孢子菌属、毛癣菌属等作用强,对白色念珠菌作用稍差。可应用于体癣、股癣、手足癣及甲癣的治疗。不良反应较少,有胃肠道反应、头痛等,也可出现荨麻疹及一过性转氨酶升高。

四、嘧啶类抗真菌药

氟 胞 嘧 啶

情境导入及
分析 1 答案

氟胞嘧啶(flucytosine)口服吸收良好,分布广泛,可透过血脑屏障。对隐球菌、念珠菌和拟酵母菌等抗菌活性高,主要用于念珠菌和隐球菌感染,单用易产生耐药性,与两性霉素 B 合用可产生协同效应。不良反应较少,主要为胃肠道反应,表现为恶心、呕吐、腹泻等。有骨髓抑制作用,导致白细胞、血小板减少。孕妇禁用。

任务二 抗 病 毒 药

病毒包括 DNA 及 RNA 病毒,病毒吸附至宿主细胞并穿入后,利用宿主细胞代谢系统进行增殖代谢,按照自身基因提供的遗传信息合成核酸和蛋白质,病毒颗粒装配成熟后从细胞内释放出来。理想的抗病毒药物能深入宿主细胞,抑制病毒复制的同时又不损害宿主细胞的功能。病毒严格的胞内寄生特性及复制时依赖宿主细胞的许多功能,使得抗病毒药物发展缓慢且疗效欠佳。抗病毒药按作用机制分为以下几类:①阻断病毒与宿主细胞受体的结合,如免疫球蛋白等;②阻止病毒穿入细胞或脱壳,如盐酸金刚烷胺、金刚乙胺等;③抑制病毒的生物合成,如利巴韦林、阿昔洛韦、阿糖腺苷等;④产生增强宿主抗病能力的效应蛋白,如干扰素等。

一、抗人类免疫缺陷病毒药

齐 多 夫 定

齐多夫定(zidovudine,ZDV)为脱氧胸苷衍生物,1987 年获准的第一个用于治疗艾滋病的药物。对人类免疫缺陷病毒(HIV)有抑制作用,可降低 HIV 患者的发病率,并可延长其生命,也可减少母婴垂直感染。竞争性地抑制细胞的 RNA 逆转录酶,并能插入到病毒 DNA 链中而抑制 DNA 链的延长,起到抑制病毒复制的作用。

本药为治疗艾滋病(获得性免疫缺陷综合征,AIDS)的首选药,与其他核苷类和非核苷类 HIV 逆转录酶抑制剂合用可获较好疗效。对于已怀孕的感染者,需从怀孕第 14 周给药至第 34 周。此外,齐多夫定也能治疗 HIV 诱发的痴呆、血栓性血小板减少症。最常见的不良反应是骨髓抑制,可出现贫血、中性粒细胞减少和血小板减少等,也可有胃肠道反应、头痛等。剂量过大可出现焦虑、精神错乱、震颤。肝功能不良者更易发生不良反应。

拉 米 夫 定

拉米夫定(lamivudine,3TC)为胞嘧啶衍生物,对乙型肝炎病毒(HBV)抑制作用强大,对 HIV 也有抑制作用,是目前治疗 HBV 感染最有效的药物之一,与干扰素合用有协同作用。与齐多夫定合用治疗 HIV 感染,但停药后可复发。不良反应主要有乏力、失眠、头痛、咳嗽、胃肠不适等,一般较轻并可自行缓解。孕妇禁用。

去 羟 肌 苷

去羟肌苷(didanosine)为脱氧腺苷衍生物,为治疗 HIV 感染的一线药物,可应用于不能耐受齐多夫定或齐多夫定治疗无效的 AIDS 患者。不良反应发生率较高,儿童高于成人,主要有外周神经炎、胰腺炎等。

司 坦 夫 定

司坦夫定(stavudine)为脱氧胸苷衍生物,抗 HIV 作用较强,主要应用于不能耐受齐多夫定或齐多夫定治疗无效的患者。与去羟肌苷或拉米夫定合用有协同作用。不良反应主要是外周神经炎,偶见胰腺炎、关节痛等。

HIV 蛋白酶抑制剂

HIV 蛋白酶抑制剂包括沙奎那韦（saquinavir）、茚地那韦（indinavir, IDV）、利托那韦（ritonavir, RTV）、奈非那韦（nelfinavir, NFV）等，是目前联合用药治疗艾滋病的主要药物。HIV 蛋白前体在蛋白酶的催化下裂解为有感染性的蛋白质，HIV 蛋白酶抑制剂阻止前体蛋白的裂解，导致无感染性蛋白前体的堆积，而产生抗病毒作用。由于本类药物生物利用度低（其中沙奎那韦最低，仅 4%），不良反应多，易产生耐药性，所以较少单用。可与逆转录酶抑制剂合用产生协同作用。

二、其他抗病毒药

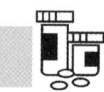 **情境导入及分析 2**

患者，男，阴茎包皮、冠状沟及其周围的皮肤，先发生疱疹，破溃后成为浅表溃疡，局部疼痛；诊断为病毒感染。

试分析：

该患者应选何种抗病毒药？该药的不良反应及注意事项有哪些？

利 巴 韦 林

利巴韦林（ribavirin）又名三唑核苷、病毒唑，为广谱抗病毒药，对多种病毒包括 DNA 病毒和 RNA 病毒均有抑制作用。抗 RNA 病毒作用较强，对甲型、乙型流感病毒最敏感，对呼吸道合胞病毒、副流感病毒、麻疹病毒、拉萨热病毒、甲型肝炎病毒（HAV）和丙型肝炎病毒（HCV）等均有抑制作用。本药气雾吸入用于幼儿呼吸道合胞病毒性肺炎和支气管炎，也可用于流感，其他病毒感染则通过静脉给药进行治疗。对甲型及丙型肝炎有一定疗效，治疗丙肝时常与 α-干扰素合用。不良反应主要有胃肠道反应，血清胆红素升高，大剂量长期应用可引起贫血、白细胞减少。有致畸作用，孕妇禁用。

阿 昔 洛 韦

阿昔洛韦（aciclovir, ACV）又名无环鸟苷，具有广谱抗疱疹病毒作用，对单纯疱疹病毒、水痘带状疱疹病毒和 EB 病毒有强大抑制作用，是治疗单纯疱疹病毒感染的首选药。临床上局部用于治疗疱疹性角膜炎、单纯疱疹和带状疱疹，静脉给药可用于治疗疱疹性脑膜炎、生殖器疱疹，对免疫缺陷或免疫抑制患者，可预防单纯疱疹病毒、水痘病毒和带状疱疹病毒感染的发生。与免疫调节剂（α-干扰素）合用于乙型肝炎有效。

常见不良反应有胃肠道反应，偶有皮疹和头痛。静脉给药偶有局部刺激症状、静脉炎。孕妇禁用。

更 昔 洛 韦

更昔洛韦（ganciclovir）对巨细胞病毒抑制作用强，对单纯疱疹病毒和带状疱疹病毒抑制作用与阿昔洛韦相近。因对骨髓抑制作用较强，发生率高，所以临床上只用于严重巨细胞病毒感染的治疗和预防。用药期间注意监测血象。

阿 糖 腺 苷

阿糖腺苷（vidarabine, ara-A）为嘌呤类衍生物，具有广谱抗病毒作用。对疱疹病毒、水痘病毒有明显抑制作用。本药可用于单纯疱疹病毒脑炎、新生儿单纯疱疹病毒感染及免疫缺陷患者的水痘和带状疱疹病毒感染，但目前上述适应证大多数已被阿昔洛韦取代，后者更安全有效。局部用药可治疗单纯疱疹病毒性角膜炎。

不良反应常见的有消化道反应，静脉注射时可出现震颤、共济失调、眩晕等神经系统反应。动物实验有致畸和致突变作用，孕妇、婴儿禁用。

干 扰 素

干扰素(interferon,IFN)是宿主细胞在病毒感染或受到其他刺激后,体内产生的具有抗病毒效应的蛋白质,称为"抗病毒蛋白"。干扰素具有广谱抗病毒作用,对多种病毒有非特异性抑制作用,还有免疫调节和抗恶性肿瘤作用。本药主要用于带状疱疹病毒感染、小儿病毒性肺炎、流行性腮腺炎、病毒性脑膜炎、慢性活动性肝炎、巨细胞病毒感染等。也可用于免疫缺乏合并其他病毒感染引起的感冒等。不良反应少,少数患者可出现发热、寒战、乏力、肌痛等。也可致白细胞减少、血小板减少、氨基转移酶增高等。

→ 小结

情境导入及
分析 2 答案

抗真菌药两性霉素 B 是治疗深部真菌感染的首选药,但其毒性较大。克霉唑、酮康唑等属广谱抗真菌药,主要应用于浅表真菌感染。不良反应主要为胃肠道反应。

抗病毒药齐多夫定、拉米夫定和 HIV 蛋白酶抑制剂主要抑制 HIV 病毒,是治疗 AIDS 的主要用药,拉米夫定对 HBV 病毒也有效,它们的主要不良反应是胃肠道反应。利巴韦林等属广谱抗病毒药,对大多数病毒有效。干扰素既具有广谱抗病毒作用,还有免疫调节和抗恶性肿瘤作用。

→ 能力检测

能力检测答案

一、A 型题

1. 对表浅和深部真菌都有效的药物是(   )。

A. 两性霉素 B   B. 灰黄霉素   C. 异烟肼

D. 制霉菌素   E. 红霉素

2. 主要用于急性疱疹性角膜炎的药物是(   )。

A. 利福平   B. 阿昔洛韦   C. 利巴韦林

D. 碘苷   E. 吗啉胍

3. 通常只采用静脉滴注的药物是(   )。

A. 制霉菌素   B. 两性霉素 B   C. 克霉唑

D. 酮康唑   E. 特比萘芬

4. 可能引起内分泌异常的抗真菌药是(   )。

A. 伊曲康唑   B. 两性霉素 B   C. 克霉唑

D. 酮康唑   E. 氟康唑

5. 以下所列药物中为广谱抗病毒药的是(   )。

A. 去羟肌苷   B. 利巴韦林   C. 拉米夫定

D. 氟胞嘧啶   E. 齐多夫定

6. 既可抗乙肝病毒又可以抗 HIV 病毒的药物是(   )。

A. 阿昔洛韦   B. 利巴韦林   C. 拉米夫定

D. 干扰素   E. 阿糖腺苷

二、C 型题

7. 患者,近几天出现干咳、胸痛、呼吸短促、声音嘶哑、发热、盗汗、体重减轻,稍有发绀,间或咯血。X 线检查可见肺野有多数散在的浸润或结节性病变,肺门淋巴结肿大。诊断为组织胞浆菌感染。应首选的药物是(   )。

A. 制霉菌素   B. 氟康唑   C. 克霉唑

D. 酮康唑   E. 伊曲康唑

8. 患者,器官移植后出现昏睡、淡漠或谵语,体温呈稽留热,高达 40 ℃,胶冻样痰、黏稠。肺部体征包括叩诊浊音和听诊呼吸音增强,可有管状呼吸音和中小水泡音。X 线主要表现为双肺中下叶小斑片状或不规则片状影,诊断为深部真菌性肺炎。选用两性霉素 B,该药的毒性不包括(   )。

A. 高血钾   B. 肝肾功能损害   C. 呕吐、厌食

D. 低血压、贫血   E. 寒战、发热、头痛

9. 患者,有吸毒史,近几天出现发烧、头晕、无力、咽痛、关节疼痛、皮疹、全身浅表淋巴结肿大等症状,诊断为艾滋病。应选用的药物是(   )。

A. 利巴韦林   B. 更昔洛韦   C. 齐多夫定

D. 阿昔洛韦   E. 干扰素

10. 患者,面部、生殖器等局部皮肤黏膜成簇出现单房性的小水疱,诊断为单纯疱疹病毒感染,应首选的药物是(   )。

A. 利福平   B. 阿昔洛韦   C. 利巴韦林

D. 碘苷   E. 吗啉呱

执考真题   执考真题答案

(李海华)

抗寄生虫药

扫码看
PPT

学习目标

1. 掌握氯喹、伯氨喹、乙胺嘧啶、甲硝唑等的药理作用、临床应用、不良反应及注意事项。

2. 熟悉阿苯达唑、甲苯咪唑的驱虫谱、临床应用、不良反应及注意事项。

3. 了解常用抗阿米巴病、抗血吸虫病药的作用特点、临床应用、不良反应及注意事项。

4. 具有正确指导患者合理使用抗寄生虫药的能力。

情境导入及分析

患者,男,44 岁,因寒战、高热等症状周期性发作入院治疗,询问病史时发现该患者发病前曾到非洲旅游。随后在血涂片中查到疟原虫。

试分析:

1. 应该首选何药治疗?

2. 治疗过程中的注意事项有哪些?

任务一 抗 疟 药

疟疾是由疟原虫引起的、由雌性按蚊传播的寄生虫性传染病,以周期性、定时性发作的寒战、高热、汗出热退,以及贫血和脾肿大为特点。

抗疟药是用于防治疟疾的药物。我国常见寄生于人类的疟原虫有三种:间日疟原虫、三日疟原虫和恶性疟原虫,前两种疟原虫引起的疟疾称为良性疟,后一种疟原虫引起的疟疾称为恶性疟。常用的抗疟药可分为:①主要用于控制症状的抗疟药,如氯喹、奎宁、甲氟喹、青蒿素等;②主要用于控制疟疾复发及传播的抗疟药,如伯氨喹等;③主要用于病因性预防的抗疟药,如乙胺嘧啶等。

一、主要用于控制症状的抗疟药

氯 喹

氯喹(chloroquine)为人工合成的 4-氨基喹啉类衍生物,口服吸收快而完全。在红细胞中内浓度为血浆浓度的 10～20 倍,在肝、脾、肺等组织内的浓度更高,是血浆浓度的 200～700 倍。氯喹在肝代谢,其代谢物亦有部分抗疟作用,仅小部分的氯喹原形经肾排泄,酸化尿液可加速排泄。

【药理作用和临床应用】

1. 抗疟作用 临床上作为首选药用于控制各种疟疾的临床症状,红细胞内期裂殖体具有杀灭作用,其特点是强效、速效、长效。临床上主要用于控制疟疾的急性发作和根治恶性疟。

2. 抗肠道外阿米巴病作用 对阿米巴痢疾无效,但对阿米巴肝脓肿有效。

3. 免疫抑制作用 大剂量能抑制免疫反应,可治疗类风湿关节炎、系统性红斑狼疮。

【不良反应及注意事项】 本品治疗量可引起恶心、呕吐、腹泻及头昏、头痛、皮肤瘙痒、皮疹等反应,停药后可消失。长期大剂量用药可引起角膜浸润,表现为视物模糊,少数影响视网膜,导致视力障碍,用药中应嘱咐患者戴墨镜,密切观察患者的视力情况,定期进行眼科检查。静脉滴注速度快会引起严重低血压和心律失常,故应慢速点滴,并密切观察患者的心脏和血压的变化。有致畸作用,孕妇禁用。

奎 宁

奎宁(quinine)是从金鸡纳树皮中提取的一种生物碱。

【药理作用和临床应用】 本品对各种疟原虫的红内期裂殖体都有杀灭作用,对红外期疟原虫无明显作用。对间日疟原虫和三日疟原虫的配子体有效,但对恶性疟原虫的配子体无效。奎宁作用较弱而毒性较大,对一般疟疾控制症状已不作首选药,主要用于耐氯喹或对多种药物耐药的恶性疟,尤其是脑疟;因其生效快,对脑型或其他重型疟疾不能口服给药时,可选二盐酸奎宁稀释后缓慢静脉滴注治疗,有利于昏迷患者的抢救。

【不良反应及注意事项】

1. 金鸡纳反应 奎宁及从金鸡纳树皮中提取的其他生物碱,在治疗剂量时可引起一系列反应,称金鸡纳反应。表现为恶心、呕吐、耳鸣、头痛、听力和视力减弱,甚至发生暂时性耳聋。多见于重复给药时,停药后一般能恢复。

2. 心血管反应 用药过量或静脉给药速度过快时可致严重低血压和致死性心律失常。用于危急病例时,静脉滴注速度应缓慢,并密切观察患者心脏和血压变化。

3. 特异质反应 少数恶性疟患者尤其是缺乏葡萄糖-6-磷酸脱氢酶者,很小剂量也能引起急性溶血,发生寒战、高热、背痛、血红蛋白尿(黑尿)和急性肾功能衰竭,甚至死亡。

4. 子宫兴奋作用 奎宁对妊娠子宫有兴奋作用,故孕妇忌用。

5. 中枢神经抑制 可引起头晕、精神不振等症状。

6. 其他 能刺激胰岛 B 细胞,可引起高胰岛素血症和低血糖。

甲 氟 喹

甲氟喹(mefloquine)为人工合成的 4-喹啉-甲醇衍生物。能有效杀灭疟原虫红细胞内期裂殖体,特别是对成熟滋养体和裂殖体有强效杀灭作用,具有长效抗疟作用。

【药理作用和临床应用】 本品能有效杀灭红细胞内期滋养体,能控制疟疾临床症状,但疗效弱于氯喹,且不良反应多、毒性大,但不易产生抗药性,可静脉给药。主要用于耐氯喹或耐多种药物的恶性疟,尤其是脑型疟疾,静脉滴注,作用快,疗效显著。与磺胺多辛和乙胺嘧啶合用,可增强疗效、延缓耐药性的发生。

【不良反应及注意事项】 本品常见不良反应有恶心、呕吐、腹痛、腹泻,与给药剂量有关。半数患者可出现神经精神症状,如头痛、眩晕、共济失调、视力或听力障碍、忧虑、失眠、幻觉等,与血药浓度无关。

青 蒿 素

青蒿素(artemisinin)是从黄花蒿(*Artemisia annua* L.)中提取的一种倍半萜内酯过氧化物,为高效、迅速、低毒的抗疟药。

【药理作用和临床应用】 本品对红细胞内期滋养体有杀灭作用,对氯喹耐药的虫株感染也有效。主要用于治疗间日疟和恶性疟,特别是对耐氯喹恶性疟疗效明显。易透过血脑屏障,对脑型恶性疟有效。缺点是复发率高,与伯氨喹合用可降低复发率。

【不良反应及注意事项】 本品不良反应少见,偶见四肢麻木、心动过速、胃肠反应,孕妇禁用。

二、主要用于控制复发及传播的抗疟药

伯 氨 喹

伯氨喹(primaquine)又名伯氨喹啉,是人工合成的 8-氨基喹啉类衍生物,常用其磷酸盐。

【药理作用和临床应用】 本品对良性疟的红细胞外期及各种疟原虫的配子体有杀灭作用,可作为控制复发和阻止疟疾传播的首选药。对红细胞内期裂殖体无作用,要根治良性疟疾,与氯喹合用可提高疗效,减少耐药株的产生。

【不良反应及注意事项】 本品毒性较大,治疗量即可引起头晕、恶心、呕吐、腹痛等,停药后可消失。偶见轻度贫血、发绀等,大剂量时上述症状加重,多数患者可导致高铁血红蛋白血症。少数特异质者在小剂量时也可发生急性溶血性贫血和高铁血红蛋白血症。患者用药时如出现深色尿应立即报告医师,如有贫血或溶血需立即停药。有粒细胞缺乏倾向,蚕豆病史及家族史者禁用本药。

三、主要用于病因性预防的抗疟药

乙 胺 嘧 啶

乙胺嘧啶(pyrimethamine)又名息疟定,是目前用于病因性预防的首选药。

【药理作用和临床应用】 本品可抑制疟原虫的二氢叶酸还原酶,因而干扰疟原虫的叶酸正常代谢,对恶性疟及间日疟原虫红细胞前期有效,常用作病因性预防药。此外,也能抑制疟原虫在蚊体内的发育,故可阻断传播。临床上用于预防疟疾和休止期抗复发治疗。毒性较小,治疗量安全,是目前用于疟疾病因性预防的首选药。

【不良反应及注意事项】 本品毒性低,治疗剂量不良反应少,但长期较大量口服可引起恶心、呕吐、腹痛及腹泻,严重者可出现巨幼细胞性贫血或白细胞减少。超剂量可引起惊厥、抽搐,甚至死亡。长期用药应定期检查血象,并嘱咐患者多食富含叶酸的食物,以防止叶酸的缺乏,发现问题及早停药,并用甲酰四氢叶酸钙治疗。本品可透过血胎屏障并可进入乳汁,引起胎儿畸形和干扰叶酸代谢,孕妇和哺乳期妇女禁用。

情境导入及
分析 1 答案

任务二 抗阿米巴病药与抗滴虫病药

阿米巴病是溶组织阿米巴原虫感染引起的疾病,原发病变在结肠黏膜,结肠壁中的阿米巴原虫可顺血管进入肝、肺、脑等脏器引起继发性脓肿。抗阿米巴病药物可分三类:对肠外阿米巴有效的药物,如甲硝唑和氯喹;对肠内阿米巴有效的药物,如二氯尼特和卤化喹啉类;对肠内、外阿米巴都有效的药物,如依米丁。

 情境导入及分析 2

患者,男,57 岁,术后用甲硝唑抗感染治疗,住院期间出去喝酒,导致面部潮红、眼结膜充血、视觉模糊、头晕,恶心、呕吐、胸痛、出现严重的呼吸困难。

试分析:

1. 这是什么原因?

2. 治疗过程的注意事项有哪些?

一、抗阿米巴病药

甲 硝 唑

甲硝唑(metronidazole)又名灭滴灵,为咪唑衍生物。

【药理作用和临床应用】

1. 抗阿米巴作用 对阿米巴大小滋养体均有杀灭作用,对急性阿米巴痢疾及肠外阿米巴感染效果显著,阿米巴肝脓肿首选;但对肠腔内阿米巴小滋养体和包囊无效,故不能单用甲硝唑治疗阿米巴痢疾,须与肠腔内浓度比较高的抗阿米巴病药合用。

2. 抗阴道毛滴虫作用 对阴道滴虫有强大的杀灭作用,治愈率达90%以上,是治疗阴道滴虫病的首选药。口服后可出现在阴道分泌物、精液和尿中,对女性和男性泌尿生殖道滴虫感染都有良好的疗效,但须夫妻同服。

3. 抗厌氧菌作用 对厌氧性革兰阳性和阴性杆菌及球菌都有较强的抗菌作用,对厌氧菌引起的盆腔、腹腔、口腔等感染都有良好防治作用。长期应用不会诱发二重感染,至今未发现耐药菌株。

4. 抗贾第鞭毛虫作用 是目前治疗贾第虫病最有效的药物,治愈率达90%以上。

【不良反应及注意事项】 本品最常见不良反应为恶心和口腔金属味,偶见呕吐、腹泻、腹痛、头痛、眩晕、肢体麻木。少数患者出现白细胞减少,极少数患者可出现脑病、共济失调和惊厥。如发生四肢麻木和感觉异常应报告医生,立即停药。甲硝唑服药期间应禁酒,因甲硝唑干扰乙醛代谢,饮酒会出现乙醛中毒。长期应用可致畸,孕妇禁用。

依 米 丁

依米丁(emetine)又名吐根碱,是吐根中提取的异喹啉生物碱。

【药理作用和临床应用】 本品对溶组织内阿米巴有直接杀灭作用,对滋养体作用强,对包囊作用差。注射给药,在肠道内药物浓度较低,对肠腔内小滋养体和包囊无效。主要用于急性阿米巴痢疾和阿米巴肝脓肿。能杀灭肠黏膜下层滋养体,消除肠内阿米巴感染症状,但不能根治,停药后复发率高或转为慢性,故单用依米丁治疗阿米巴痢疾效果差。对肠外阿米巴病尤其是阿米巴肝脓肿疗效较好。选择性低,能抑制真核细胞蛋白质的合成,因此毒性较大,已渐被氯喹、甲硝唑等药取代。

【不良反应及注意事项】 本品通常深部肌内注射,不可静注;对心肌毒性较大,注射前后2h必须卧床休息,如心率超过110次/分、心电图明显变化等应立即停药。

二、抗滴虫病药

乙 酰 胂 胺

乙酰胂胺(acetarsol)为五价胂剂,可直接杀灭滴虫,其复方制剂称滴维净。

【药理作用和临床应用】 本品对阴道滴虫及阿米巴原虫均有抑制作用,对甲硝唑耐药虫株,可考虑选用乙酰胂胺。

情境导入及
分析 2 答案

【不良反应及注意事项】 本品有局部轻度刺激,使阴道分泌物增加。月经期间禁用。

任务三　抗血吸虫病药与抗丝虫病药

一、抗血吸虫病药

血吸虫病俗称"大肚子病",是由于人或牛、羊、猪等哺乳动物感染了血吸虫所引起的一种传染性寄生虫病。在我国流行的是日本血吸虫病,治疗血吸虫病应用最早的药物是酒石酸锑钾,疗效虽高但毒性也大,且必须静脉给药,现已逐渐被20世纪70年代发现的吡喹酮所取代。

吡 喹 酮

吡喹酮（praziquantel）又名环吡异喹酮，为吡嗪异喹啉衍生物，是新型广谱抗血吸虫药和驱绦虫药，对血吸虫有杀灭作用。

【药理作用】 本品对血吸虫的成虫有极强且迅速的杀灭作用，但对幼虫作用弱，对沉积在肝内的虫卵无影响，但能使虫卵周围炎性病变明显减轻。达到有效血药浓度时，可使虫体挛缩不动，呈痉挛性麻痹状态，使其不能吸附于组织而脱落，迅速随血流进入肝内而被消灭。另外，吡喹酮对虫体糖代谢有明显抑制作用，影响虫体摄入葡萄糖，促进糖原分解，致能量耗竭，使虫体死亡。

【临床应用】 本品为目前防治血吸虫病的首选药，对华支睾吸虫病、姜片虫病、肺吸虫病等有不同程度的疗效。另外，对绦虫感染也有一定的疗效。

【不良反应及注意事项】 表现为腹部不适、腹痛、恶心、头昏、乏力、肌震颤等。少数患者出现心悸、胸闷、心电图改变等，停药后可自行消失。冠心病和心肌炎患者慎用，孕妇禁用。

二、抗丝虫病药

我国流行的丝虫病为班氏丝虫病和马来丝虫病，分别由班氏丝虫和马来丝虫寄生于人体淋巴系统而引起。乙胺嗪是目前最主要的抗丝虫病药，其疗效高、毒性低。

乙 胺 嗪

乙胺嗪（diethylcarbamazine）的枸橼酸盐称为海群生（hetrazan）。

【药理作用】 本品在体外对丝虫成虫或微丝蚴都无直接杀灭作用，但在体内能迅速使血中微丝蚴聚集到肝微血管中，大部分被吞噬细胞所消灭，同时也能杀死寄生在淋巴系统的部分成虫。大剂量或长时期治疗也能杀灭丝虫成虫，起到预防和减轻症状的作用。本药对成虫作用弱，必须连续数年反复治疗，才能彻底杀灭成虫。

【临床应用】 本品治疗马来丝虫病的疗效优于班氏丝虫病。

【不良反应及注意事项】 本品毒性较低，可引起厌食、恶心、呕吐、头痛、无力等。

任务四　抗肠蠕虫病药

情境导入及分析3

患儿，5岁，时常有腹痛，为脐周不定时反复腹痛，无压痛及腹肌紧张，伴食欲减退、恶心、便秘，大便中排出蛔虫。

试分析：

1. 该患儿可选用哌嗪驱蛔虫吗？

2. 在用药过程中应注意哪些问题？

肠蠕虫病是常见的一类寄生虫病，在肠道寄生的蠕虫有线虫类（如蛔虫、蛲虫、钩虫、鞭虫等）、绦虫类（猪肉绦虫、牛肉绦虫等）和吸虫类（布氏姜片吸虫、异形吸虫等）。我国以肠道线虫最为普遍，它不仅可引起消化功能紊乱，而且可引起并发症，如胆道蛔虫症或蛔虫性肠梗阻，对人体危害很大。

一、广谱驱肠虫药

甲 苯 达 唑

甲苯达唑（mebendazol）为高效、广谱抗肠蠕虫病药。

【药理作用】 本品直接抑制虫体对葡萄糖的摄取,导致虫体内储存的糖原耗尽,虫体 ATP 缺乏,影响其生长繁殖而最终死亡。

【临床应用】 本品为蛔虫病、蛲虫病、钩虫病及鞭虫病的首选药。对蛔虫、钩虫、蛲虫、鞭虫、绦虫和粪类圆线虫有效,对钩虫卵、蛔虫卵和鞭虫卵及幼虫有杀灭作用,用于上述肠道蠕虫单独或混合感染。

【不良反应及注意事项】 一般不良反应少,少数患者有短暂的恶心、腹痛、腹泻、嗜睡、皮肤瘙痒等症状。具致畸作用,孕妇禁用。

阿 苯 达 唑

阿苯达唑(albendazole)又名丙硫咪唑,具有广谱、高效、低毒的特点。能杀灭多种肠道线虫、绦虫和吸虫的成虫及虫卵,用于多种线虫混合感染,疗效优于甲苯达唑。

【药理作用】 本品作用机制基本上同甲苯达唑,对蛔虫、蛲虫、钩虫、鞭虫和绦虫均有杀灭作用,对幼虫和虫卵亦有效。

【临床应用】 本品具有广谱、高效、低毒的特点,是抗蛔虫和抗线虫首选药。可用于治疗蛔虫病、蛲虫病、钩虫病和鞭虫病,也可治疗囊尾蚴病、棘球蚴病等;对蛲虫、钩虫、鞭虫和粪类圆线虫,绦虫类的猪肉绦虫、牛肉绦虫及肠道外寄生虫病也有较好疗效;对脑囊虫症,也有较缓和的治疗作用。

【不良反应及注意事项】 本品副作用少,常见不良反应有上腹痛、恶心、呕吐、腹泻、头痛、嗜睡等,可自行缓解。动物实验有胚胎毒性和致畸作用,孕妇禁用。

左 旋 咪 唑

左旋咪唑(levamisole)又名驱钩蛔。

【药理作用】 本品对多种线虫有杀灭作用,对蛔虫作用强,抑制虫体琥珀酸脱氢酶活性,阻止延胡索酸还原为琥珀酸,减少能量生成,使虫体肌肉发生痉挛性麻痹,失去附着能力而排出体外。

【临床应用】 本品主要用于治疗蛔虫病、钩虫病和蛲虫病,对丝虫病和囊虫症也有一定疗效。

【不良反应及注意事项】 本品不良反应多为暂时性的,小剂量治疗蛔虫病时,可见恶心、呕吐、腹部不适、头痛、头晕、乏力等,可自行缓解;大剂量反复用药时,可出现发热、肌痛、关节痛、中性粒细胞和血小板减少或过敏反应。妊娠早期、肝功能异常者慎用。活动性肝炎患者禁用。

噻 嘧 啶

噻嘧啶(pyrantel)又名抗虫灵,为广谱驱线虫药。

【药理作用】 本品能抑制虫体乙酰胆碱,造成神经-肌肉接头处乙酰胆碱堆积,神经肌肉兴奋性增高,肌张力增强,使虫体肌肉麻痹,从而排出体外。

【临床应用】 本品对钩虫、绦虫、蛲虫、蛔虫、毛圆线虫感染均有较好疗效,但对鞭虫无效。本药用于治疗蛔虫病、钩虫病、蛲虫病及它们的混合感染,虫卵阴转率达 80%～90%。

【不良反应及注意事项】 本品口服吸收少,全身毒性很小。偶有腹部不适、恶心、呕吐、腹痛、腹泻等胃肠道反应。也可见头晕、头痛、胸闷、皮疹和氨基转移酶升高等。孕妇与婴幼儿不宜服用。急性肝炎、肾炎、严重心脏病、动脉硬化及有严重溃疡病史者慎用。

二、其他驱肠虫药

哌 嗪

哌嗪(piperazine)为常用驱蛔虫药,临床上常用枸橼酸哌嗪(驱蛔灵)。

【药理作用】 本品通过阻断神经肌肉接头处的胆碱受体,阻碍了乙酰胆碱对虫体肌肉的兴奋作用,引起虫体肌肉松弛麻痹,随肠蠕动而排出体外。

【临床应用】 本品对蛔虫和蛲虫有较强的驱除作用,尤其适合于儿童使用。合并有溃疡病、早期胆道蛔虫症者或不完全性肠梗阻者均可使用。

【不良反应及注意事项】 本品副作用小,毒性低。偶见恶心、呕吐、荨麻疹等。剂量大时,可引起头晕、震颤、乏力、共济失调等症状,严重者可见癫痫发作、视力障碍、脑电图异常等神经系统反应。有肝、肾功能不全,神经系统疾病或癫痫史者禁用。

氯硝柳胺

氯硝柳胺(niclosamide)又名灭绦灵。

【药理作用】 本品能抑制绦虫线粒体内 ADP 的无氧磷酸化作用,阻碍产能过程,也抑制葡萄糖摄取,从而杀死绦虫头节和近端节片,但不能杀死节片中的虫卵。

【临床应用】 本品对牛肉绦虫、猪肉绦虫、阔节裂头绦虫和短膜壳绦虫感染都有良好的疗效,尤其是对牛肉绦虫的疗效佳。

【不良反应及注意事项】 本品使用时偶见头晕、胸闷、恶心、腹部不适、发热、瘙痒等不良反应。

恩波维铵

恩波维铵(pyrvinium embonate)又名扑蛲灵,本药口服不易吸收,肠道内可保持较高浓度。

【药理作用和临床应用】 本品具有杀蛲虫作用,其抗虫机制系干扰蛲虫的呼吸酶系统,抑制需氧呼吸,并阻碍虫体对葡萄糖的吸收,影响虫体生长和繁殖,是治疗蛲虫病的首选药。

【不良反应及注意事项】 本品使用时偶有恶心、呕吐、腹泻、腹痛、肌肉痉挛和荨麻疹,服后粪便染成鲜红色。胃肠道有炎症时不宜服用,以免增加吸收而造成严重反应(图 38-1)。

表 38-1 抗肠虫病药的驱虫谱

药 物	蛔虫	钩虫	蛲虫	鞭虫	绦虫	粪圆线虫	其 他
甲苯哒唑	+	+	+	+	+	+	致畸、胚胎毒
阿苯达唑	+	+	+	+	+	+	致畸、胚胎毒
左旋咪唑	+.	+	+				免疫调节
噻嘧啶	+	+	+				
哌嗪	+		+				
氯硝柳胺					+ *		杀灭钉螺,预防血吸虫病
恩波维铵			+ *				
吡喹酮					+ *		抗血吸虫

注:+有效,+ * 首选。

小结

疟原虫、阿米巴原虫、肠线虫、绦虫和血吸虫、丝虫等均可感染人类,引起不同的寄生虫病。抗寄生虫病药根据寄生虫感染的疾病分为抗疟药、抗阿米巴病药与抗滴虫药、抗血吸虫病药与抗丝虫病药、抗肠蠕虫病药几类。甲硝唑可对抗阿米巴原虫、阴道滴虫及厌氧菌感染,特别是抗厌氧菌作用在临床上得到广泛应用,但应注意其适应证及不良反应。肠蠕虫感染,应针对其对不同药物的敏感性不同,正确选药。

情境导入及
分析 3 答案

能力检测

一、A 型题

1. 防止疟疾复发和传播的首选药物是(   )。

A.二盐酸奎宁 　　　　　　B.磷酸氯喹 　　　　　　C.磷酸伯氨喹

D.乙胺嘧啶 　　　　　　E.青蒿素

2. 进入疟区时,用于病因性预防的首选药是(   )。

A.伯氨喹 　　　　　　B.氯喹 　　　　　　C.乙氨嘧啶

能力检测答案

D. 周效磺胺   E. 奎宁

3. 红细胞内 G-6-PD(葡萄糖-6-磷酸脱氢酶)缺乏引起急性溶血性贫血的药物是(　　)。

A. 青蒿素   B. 乙胺嘧啶   C. 氯喹

D. 伯氨喹   E. 磺胺嘧啶

4. 控制疟疾临床症状的首选药是(　　)。

A. 氯喹   B. 伯氨喹   C. 奎宁

D. 青蒿素   E. 乙胺嘧啶

5. 能抑制乙醇代谢的抗阿米巴药是(　　)。

A. 甲硝唑   B. 依米丁   C. 喹碘仿

D. 氯喹   E. 巴龙霉素

6. 抗血吸虫病效果最好的药物是(　　)。

A. 喹诺酮类   B. 酒石酸钾   C. 吡喹酮

D. 乙胺嗪   E. 氯喹

二、B 型题

(7~8 题共用答案)

A. 甲硝唑   B. 依米丁   C. 青蒿素

D. 二氯尼特   E. 氯喹

7. 治疗急性阿米巴痢疾的药物是(　　)。

8. 治疗阴道滴虫病首选的药物是(　　)。

三、C 型题

9. 李某,因腹痛入院,检查为蛔虫感染。下列对蛔虫有作用的药物是(　　)。

A. 吡喹酮   B. 哌嗪   C. 噻替哌

D. 哌唑嗪   E. 咪唑类

10. 张某,因腹痛入院,诊断为蛔虫和钩虫混合感染,宜选用的药物是(　　)。

A. 吡喹酮   B. 哌嗪   C. 氯硝柳胺

D. 乙胺嗪   E. 甲苯咪唑

执考真题   执考真题答案

(李海华)

抗恶性肿瘤药

学习目标

1. 掌握抗恶性肿瘤药的作用机制、分类、不良反应及注意事项。
2. 理解抗恶性肿瘤药的药理作用与临床应用。
3. 了解抗恶性肿瘤药的作用特点。
4. 具有正确指导患者合理使用抗恶性肿瘤药的能力。

恶性肿瘤是严重威胁人类健康的常见病、多发病,是世界各国医学科学领域中的重大科研课题,目前尚无满意的防治措施。治疗恶性肿瘤的方法仍为手术切除、放射治疗和化学治疗,后者仍为临床治疗的重要方法。抗恶性肿瘤药对癌细胞和人体正常细胞的选择性差别不大,因而应用过程中的不良反应广泛而严重。另外,易产生耐药性也是治疗过程中的问题之一。近年来,在分子生物学、细胞动力学、免疫学的理论指导下以及采用联合用药的方法,恶性肿瘤化学治疗的疗效显著提高,并明显减少了不良反应及耐药性的发生。

随着恶性肿瘤分子生物学研究的开展,如对生长因子(血小板衍生的生长因子)、生长抑制因子(干扰素)、原癌基因以及癌促进因子等的研究,新的抗恶性肿瘤药及基因疗法已开始出现。近年来,对癌细胞分化诱导剂维甲酸的研究,在实验研究方面也已取得了较大进展,经临床初步试用,取得了一定的效果。

情境导入及分析

患者,男,70岁,胃癌晚期,医生给予氟尿嘧啶进行治疗。

试分析:

该药的临床应用及注意事项。

任务一　抗恶性肿瘤药概述

抗恶性肿瘤药的主要作用是杀伤癌细胞,阻止其分裂繁殖。

一、细胞增殖周期及药物对细胞增殖周期的影响

肿瘤组织主要由增殖细胞群和非增殖细胞(G_0)群组成(图39-1),前者可不断地按指数分裂增殖,这部分细胞在肿瘤全部细胞群的比例称为生长比率(growth fraction,GF)。增长迅速的肿瘤(如急性白血病等)GF值较大,接近1,对药物最敏感,药物疗效也好;增长慢的肿瘤(如多数实体瘤),GF值较小,为0.01～0.5,对药物敏感性低,疗效较差。同一种肿瘤早期的GF值较大,药物的疗效也较好。

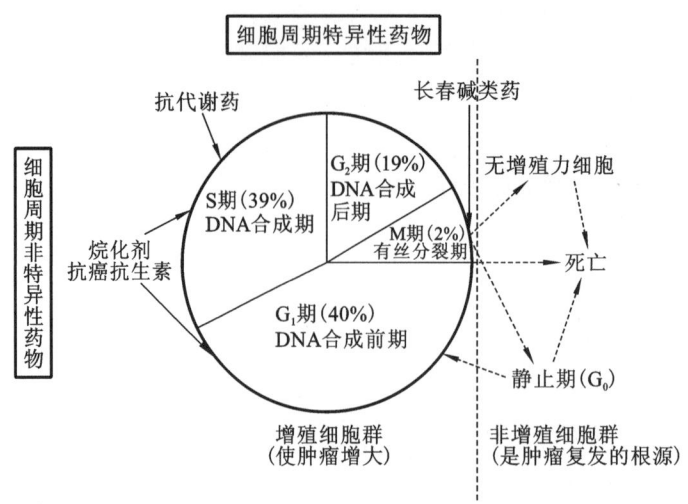

图 39-1　细胞增殖周期及药物作用示意图

1. 周期非特异性药物　主要杀灭增殖细胞群中各期细胞,如烷化剂。

2. 周期特异性药物　仅对增殖周期中的某一期有较强的作用,如抑制核酸合成药对 S 期作用显著;长春碱等作用于 M 期。

二、抗恶性肿瘤药的分类

1. 影响核酸(DNA,RNA)生物合成的药物　核酸是一切生物的重要生命物质,它控制着蛋白质的合成。核酸的基本结构单位是核苷酸,而核苷酸的合成需要嘧啶类前体和嘌呤类前体及其合成物,所以这一类型作用的药物又可分为如下几种。①阻止嘧啶类核苷酸形成的抗代谢药,如 5-氟尿嘧啶等。②阻止嘌呤类核苷酸形成的抗代谢药,如 6-巯嘌呤等。③抑制二氢叶酸还原酶的药,如甲氨蝶呤等。④抑制 DNA 多聚酶的药,如阿糖胞苷。⑤抑制核苷酸还原酶的药,如羟基脲。

2. 直接破坏 DNA 并阻止其复制的药物　有烷化剂、丝裂霉素 C、博来霉素等。

3. 干扰转录过程,阻止 RNA 合成的药物　有多种抗癌抗生素,如放线菌素 D 及蒽环类的柔红霉素、阿霉素等。

4. 影响蛋白质合成的药物　①影响纺锤丝形成的药物,如长春碱类和鬼臼毒素类,纺锤丝是一种微管结构,由微管蛋白的亚单位聚合而成。②干扰核蛋白体功能的药物,如三尖杉酯碱。③干扰氨基酸供应的药物,如 L-门冬酰胺酶。

5. 影响激素平衡发挥抗癌作用的药物　有肾上腺皮质激素、雄激素、雌激素等。

三、抗恶性肿瘤药的不良反应

(一) 共有的毒性反应

1. 骨髓造血功能抑制　除激素类、博来霉素和门冬酰胺酶外,大多数抗恶性肿瘤药均有不同程度的骨髓抑制。血细胞中寿命越短者,越易受其影响。通常白细胞最早出现减少,其次是血小板水平降低,甚至粒细胞、红细胞及白细胞减少,导致出血倾向、贫血及感染等。一旦发生,应停药或更换骨髓抑制作用较小的药如长春新碱、博来霉素等;同时,中西医结合,应用升高白细胞、血小板水平的药物和预防感染等。

2. 消化道毒性反应　恶心、呕吐是最常见的毒性反应,5-HT 受体拮抗药奥丹西隆有较好的止吐效果。此外,还易引起口腔炎、口腔溃疡、舌炎、食管炎等。

3. 脱发　正常的头皮有 85%～90% 生发细胞处于活跃的生长期,因此大多数抗恶性肿瘤药都会引起不同程度的脱发。对症处理:给患者戴冰帽,冷却头皮,使局部血管痉挛,以降低脱发部位的药物浓度而减轻脱发,一般停止化疗后头发可再生。

（二）特有的毒性反应

1. 过敏反应 多肽类或蛋白质类抗肿瘤药如 L-门冬酰胺酶静脉注射易引起过敏反应。

2. 心、肺、肝、泌尿系统及神经系统的毒性 心脏毒性以阿霉素常见,可引起心肌退行性病变和心肌间质性水肿;大剂量的博来霉素可引起肺纤维化;L-门冬酰胺酶、放线菌素 D 及环磷酰胺等可引起肝脏的损害;L-门冬酰胺酶、顺铂可致肾小管坏死,引起蛋白尿、血尿等;大剂量环磷酰胺可引起膀胱炎;顺铂还有神经毒性等。

（三）远期毒性反应

1. 致突变、致癌及免疫抑制作用 部分可能诱发与化疗相关的第二原发恶性肿瘤。

情境导入及
分析 1 答案

2. 引起不育症或致畸胎 抗恶性肿瘤药尤其是烷化剂可影响生殖内分泌系统功能,干扰生殖细胞的产生而发生不育和致畸作用。男性患者睾丸生殖细胞的数量明显减少,可引起不育;女性患者则产生暂时性卵巢功能障碍,如闭经,孕妇可致流产或畸胎。

任务二　抗恶性肿瘤药及类别

情境导入及分析 2

患者,男,39 岁。因"无明显诱因出现乏力伴胸闷、气急,活动后症状加重 3 周"就诊。实验室检查:Hb 77 g/L,WBC 61.8×10⁹/L,PLT 183×10⁹/L,异常细胞88%。为进一步诊治收入血液科病房。确诊为"急性白血病",予 DAH 方案化疗(D-柔红霉素、A-阿糖胞苷、H-三尖杉酯碱)。

试分析:

阿糖胞苷的药理作用、临床应用及不良反应。

一、干扰核酸合成药

干扰核酸合成药又称抗代谢药,是模拟正常代谢物质,如叶酸、嘌呤碱、嘧啶碱等的化学结构所合成的类似物,与有关代谢物质发生特异性的拮抗作用,从而干扰核酸尤其是 DNA 的生物合成,阻止肿瘤细胞的分裂繁殖。它们是细胞周期特异性药物,主要作用于 S 期。

5-氟尿嘧啶

5-氟尿嘧啶(5-fluorouracil,5-FU)是尿嘧啶 5 位的氢被氟取代的衍生物,是抗嘧啶药。

【体内过程】 口服吸收不规则。常静脉给药。分布于全身体液,肿瘤组织中的浓度较高,易进入脑脊液内。由肝代谢灭活,变为 CO_2 和尿素,分别由肺和尿排出。

【药理作用】 在细胞内转变为 5-氟尿嘧啶脱氧核苷酸(5F-dUMP)而抑制脱氧胸苷酸合成酶,阻止脱氧尿苷酸(dUMP)甲基化为脱氧胸苷酸(dTMP),从而影响 DNA 的合成。另外,5-FU 在体内转化为 5-氟尿嘧啶核苷(5-FUR)后,也能掺入 RNA 中干扰蛋白质合成,故对其他各期细胞也有作用。

【临床应用】 对多种肿瘤有效,特别是对消化道癌症和乳腺癌疗效较好;对卵巢癌、宫颈癌、绒毛膜上皮癌、膀胱癌等也有效。

【不良反应及注意事项】 主要为胃肠道反应、骨髓抑制、脱发、共济失调等。因刺激性可致静脉炎或动脉内膜炎。偶见肝、肾功能损害。

6-巯嘌呤

6-巯嘌呤(6-mercaptopurine,6-MP)是腺嘌呤 6 位上的—NH₂被—SH 所取代的衍生物,为抗嘌呤药。

情境导入及分析 2 答案

【体内过程】 口服吸收良好。分布到各组织,部分在肝内经黄嘌呤氧化酶催化为无效的硫尿酸(6-thiouric acid),与原形物一起由尿排泄。静脉注射的半衰期约为 90 min。抗痛风药别嘌醇可干扰 6-MP 变为硫尿酸,故能增强 6-MP 的抗肿瘤作用及毒性,合用时应注意减量。

【药理作用】 在体内先经酶催化变成硫代肌苷酸,它阻止肌苷酸转变为腺苷酸和鸟苷酸,干扰嘌呤代谢,阻碍核酸合成,对 S 期细胞及其他期细胞有效。肿瘤细胞对 6-MP 可产生耐药性,因耐药性细胞中 6-MP 不易转变成硫代肌苷酸或产生后迅速降解之故。

【临床应用】 对儿童急性淋巴性白血病疗效好,因起效慢,多作维持药用。大剂量用于治疗绒毛上皮癌时有一定疗效。

【不良反应及注意事项】 多见胃肠道反应和骨髓抑制;少数患者可出现黄疸和肝功能障碍。偶见高尿酸血症。

甲 氨 蝶 呤

甲氨蝶呤(methotrexate,MTX)又名氨甲蝶呤,化学结构与叶酸相似,是抗叶酸药。

【体内过程】 口服吸收良好。1 h 血中浓度达峰值,3～7 h 后已不能测到。与血浆蛋白结合率为 50%;半衰期约 2 h。由尿中排出的原形占 50%;少量通过胆道从粪排出。MTX 不易透过血脑屏障。

【药理作用】 MTX 对二氢叶酸还原酶有强大而持久的抑制作用,使 5,10-甲基四氢叶酸合成不足,脱氧胸苷酸(dTMP)合成受阻,影响 DNA 合成;MTX 也可阻止嘌呤核苷酸的合成,因为嘌呤环上的第 2 和第 8 碳原子是由 FH₄携带的一碳基团(如—CHO—)供给的,所以它能干扰 RNA 和蛋白质的合成。

【临床应用】 用于儿童急性白血病和绒毛膜上皮癌。甲酰四氢叶酸能拮抗 MTX 治疗中的毒性反应,现主张先用很大剂量 MTX,以后再用甲酰四氢叶酸作为救援剂,以保护骨髓正常细胞,对成骨肉瘤等有较好效果。

【不良反应及注意事项】 较多。可致口腔及胃肠道黏膜损害,如口腔炎、胃炎、腹泻、便血甚至死亡。骨髓抑制可致白细胞、血小板减少,还可导致脱发、皮炎等。可致孕妇畸胎、死胎。大剂量长期用药可致肝、肾损害。

近年发现癌细胞可对 MTX 产生耐药性,主要是基因扩增产生更多二氢叶酸还原酶所致,与 MTX 等有关。

 情境导入及分析 3

患儿,男,10 岁。因急性淋巴细胞白血病入院。治疗方案中有环磷酰胺。

试分析:

环磷酰胺的药理作用、临床应用及不良反应。

阿 糖 胞 苷

【体内过程】 阿糖胞苷(cytarabine,AraC)因不稳定,口服易被破坏。静脉注射(5～10 mg/kg)20 min 后多数患者血中已测不到。主要在肝中被胞苷酸脱氨酶催化为无活性的阿糖尿苷,迅速由尿排出。

【药理作用】 在体内经脱氧胞苷激酶催化成二磷酸胞苷或三磷酸胞苷,进而抑制 DNA 多聚酶的活性而影响 DNA 合成,也可进入 DNA 中干扰其复制,使细胞死亡。S 期细胞对之最敏感,属周期特异性药物。

【临床应用】 治疗成人急性粒细胞或单核细胞白血病的有效药物。对实体瘤单独应用疗效不满意。

【不良反应及注意事项】 对骨髓的抑制可引起白细胞及血小板减少。久用后胃肠道反应明显。对肝功能有一定影响,出现转氨酶水平升高。

羟 基 脲

【药理作用】 羟基脲(hydroxycarbamide,hydroxyurea,HU)能抑制核苷酸还原酶,阻止胞苷酸转变为脱氧胞苷酸,从而抑制 DNA 的合成。它能选择性地作用于 S 期细胞。口服吸收很快,1 h 血药浓度达峰值,6 h 消失。能透过红细胞膜和血脑屏障。主要由肾排泄。

【临床应用】 对慢性粒细胞白血病疗效确切,也可用于急性患者。对转移性黑色素瘤有暂时缓解作用。用药后可使瘤细胞集中于 G_1 期,故常作为同步化药物以提高肿瘤对化疗或放疗的敏感性。

【不良反应及注意事项】 主要为骨髓抑制,也可有胃肠道反应。可致畸胎,孕妇忌用,肾功能不良者慎用。

二、抑制蛋白质合成药

长 春 碱 类

主要有长春碱(vincaleuko blastinum,VLB)及长春新碱(vincristine,VCR),它们为夹竹桃科长春花植物所含的生物碱。

【药理作用】 可使细胞有丝分裂停止于中期。对有丝分裂的抑制作用,VLB 较 VCR 强,但后者的作用不可逆。作用机制在于药物与纺锤丝微管蛋白结合,使其变性,从而影响微管装配和纺锤丝的形成,是作用于 M 期的药物。

【临床应用】 VLB 主要用于急性白血病、霍奇金病及绒毛膜上皮癌。VCR 对小儿急性淋巴细胞白血病疗效较好,起效较快,常与强的松合用作诱导缓解药。对淋巴瘤类也有效,并常与其他类型抗癌药合用于多种癌瘤的治疗。

【不良反应及注意事项】 VLB 可引起骨髓抑制、白细胞及血小板减少,也可导致脱发、恶心等。偶有外周神经症状。静脉注射因刺激导致血栓性静脉炎。VCR 对骨髓抑制不明显,主要引起神经症状,表现为指、趾麻木,腱反射迟钝或消失,外周神经炎等。

鬼 臼 毒 素

鬼臼毒素(podophyllotoxin)是从植物西藏鬼臼中提取出来的成分,经改造半合成又得到依托泊苷(VP16)。鬼臼毒素能与微管蛋白相结合而破坏纺锤丝的形成。但 VP16 不同,它能干扰 DNA 拓扑异构酶,阻止 DNA 复制。VP16 单用虽也有效,但临床上常与顺铂联合用于治疗肺癌及睾丸肿瘤,有良好效果。也用作淋巴瘤类的二级治疗。同类药鬼臼噻吩苷(VM26)治脑瘤有效。不良反应有骨髓抑制及胃肠道反应。

三 尖 杉 酯 碱

三尖杉酯碱(harringtonine)是从三尖杉属植物的枝、叶和树皮中提取得到的生物碱。其作用机制是抑制蛋白质合成的起步阶段,并使核蛋白体分解,释出新生肽链,但对 mRNA 或 tRNA 与核蛋白体的结合并无阻抑作用。它对急性粒细胞白血病疗效较好,对急性单核细胞白血病也有效。只作缓慢静脉滴注用。不良反应有白细胞减少、胃肠道反应、心率加快、心肌缺血等。

L-门冬酰胺酶

L-门冬酰胺是重要氨基酸,某些肿瘤细胞不能自行合成,需从细胞外摄取。L-门冬酰胺酶(L-asparaginase)可将血清门冬酰胺水解而使肿瘤细胞缺乏门冬酰胺供应,使其生长受抑。正常细胞能合成门冬酰胺,受影响较少。主要用于急性淋巴细胞白血病,缓解率约为 60%,但不持久。常见的不良反应有胃肠道反应及精神症状。也可有血浆蛋白水平低下及出血。偶见过敏反应,应做皮试。

三、直接影响 DNA 结构与功能的药物

(一)烷化剂

烷化剂(alkylating agents)又称烃化剂,是一类化学性质很活泼的化合物。它们具有活泼的烷化基团,能与细胞中 DNA 或蛋白质中的氨基、羟基和磷酸基等起作用,常可形成交叉联结或引起脱嘌呤作用,使 DNA 链断裂,在下一次复制时,又可使核苷酸对错码,造成 DNA 结构和功能的损害,重者可致细胞死亡。

氮　芥

氮芥(nitrogen mustard,mechlorethamine,HN_2)是最早应用的烷化剂,选择性低,局部刺激性强,必须静脉注射。作用迅速而短暂(数分钟),但对骨髓等抑制的后果却较久。目前主要利用其疗效快速的特点,用于纵隔压迫症状明显的恶性淋巴瘤的化学治疗,以及区域动脉内给药或半身化疗(压迫主动脉阻断下身循环),治疗头颈部等肿瘤,以提高肿瘤局部的药物浓度和减少毒性反应。可有恶心、呕吐、眩晕、视力减退、脱发、黄疸、月经失调和皮疹等不良反应。

环 磷 酰 胺

环磷酰胺(cyclophosphamide,endoxan,cytoxan,CTX)为氮芥与磷酰胺基结合而成的化合物。

情境导入及
分析 3 答案

【体内过程】　口服吸收良好,1 h 后血中药物达峰浓度,17%～31%的药物以原形由粪便排出。30%以活性形式由尿排出,对肾和膀胱有刺激性。静脉注射 6～8 mg/kg 后,血浆半衰期约为 6.5 h。在肝及肝癌组织中分布较多。

【药理作用】　环磷酰胺在体外无活性,在体内经肝细胞色素 P_{450} 氧化、裂环生成中间产物醛磷酰胺。它在肿瘤细胞内,分解出有强效的磷酰胺氮芥,才与 DNA 发生烷化,形成交叉联结,抑制肿瘤细胞的生长繁殖。环磷酰胺抗瘤谱较广,对恶性淋巴瘤疗效显著。对多发性骨髓瘤、急性淋巴细胞白血病、卵巢癌、乳腺癌等也有效。

【不良反应及注意事项】　环磷酰胺可口服或注射;呕吐、恶心反应较轻,静脉注射大剂量时仍多见;脱发发生率比其他烷化剂高,为 30%～60%,多发生于服药 3～4 周后;抑制骨髓,对粒细胞的影响更明显;对膀胱黏膜有刺激,可致血尿、蛋白尿;偶可影响肝功能,导致黄疸;还致凝血酶原减少;久用可致闭经或精子减少。

噻 替 哌

噻替哌(thio-tepa,triethylene thiophosphoramide,TSPA)结构中含有三个乙撑亚胺基,能形成有活性的碳三离子,与细胞内 DNA 的碱基结合,影响瘤细胞的分裂。其选择性较高,抗瘤谱较广,主要用于乳腺癌、卵巢癌、肝癌和恶性黑色素瘤等,对骨髓有抑制作用,引起白细胞和血小板减少,但较氮芥轻。胃肠道反应少见,局部刺激小,可作静脉注射、肌内注射,以及动脉内给药、胸(腹)腔内给药。

白 消 安

白消安(busulfan)又名马利兰,属磺酸酯类,在体内解离后起烷化作用。小剂量即可明显抑制粒细胞生成,对慢性粒细胞白血病疗效显著(缓解率为 80%～90%)。剂量提高可抑制全血常规。对慢性粒细胞白血病急性病变及急性白血病无效。对其他肿瘤疗效不明显。口服吸收良好。静脉注射后 3 min 内 90%药物自血中消失。绝大部分代谢成甲烷磺酸由尿排出。本药的胃肠道反应少,对骨髓有抑制作用。久用可致闭经或睾丸萎缩,偶见出血、再生障碍性贫血及肺纤维化等严重反应。

(二)抗生素类

丝裂霉素 C

【药理作用】　丝裂霉素 C(mitomycin C,MMC)化学结构中有乙撑亚胺及氨甲酰酯基团,具有烷

化作用。能与 DNA 的双链交叉联结。可抑制 DNA 复制,也能使部分 DNA 断裂。属周期非特异性药物。注射后迅速从血浆消失,经肾排泄。

【临床应用】 抗瘤谱广,可用于胃、肺、乳癌、慢性粒细胞白血病、恶性淋巴瘤等。

【不良反应及注意事项】 骨髓抑制以白细胞和血小板下降最为明显,也常有恶心、呕吐、腹泻等症状。注射局部刺激性较大。偶见心脏毒性。

博 来 霉 素

博来霉素(平阳霉素,bleomycin,BLM)为多种糖肽抗生素的混合物。

【药理作用】 能与铜或铁离子络合,使氧分子转成氧自由基,从而使 DNA 单链断裂,阻止 DNA 复制,干扰细胞分裂繁殖。属周期非特异性药物,作用于 G_2 期及 M 期,并延缓 S/G_2 边界期及 G_2 期时间。

【体内过程】 给药后广泛分布到各组织,以肺及鳞癌较多,在该处不易被灭活,而其他组织的水解酶能使之迅速灭活。肉瘤使其灭活较癌瘤者快。主要由肾排泄。

【临床应用】 主要用于鳞状上皮癌(头、颈、口腔、食管、阴茎、外阴、宫颈等)。与 DDP 及 VLB 合用治疗睾丸癌,可达根治效果。也用于淋巴瘤的联合治疗。

【不良反应及注意事项】 对骨髓和免疫的抑制及胃肠道反应均不严重;约有 1/3 的患者用药后可有发热、脱发等症状。少数患者可有皮肤色素沉着。最严重的是肺纤维化,与剂量有关。

(三)顺铂及卡铂

顺 铂

顺铂(顺氯氨铂,cisplatin,DDP)先将自身所含的氯解离,然后与 DNA 上的鸟嘌呤、腺嘌呤和胞嘧啶形成 DNA 单链内两点的交叉联结,也可能形成双链间的交叉联结,从而破坏 DNA 的结构和功能。对 RNA 和蛋白质合成的抑制作用较弱。属周期非特异性药物。它在体内主要聚积于肝、肾及膀胱。在血浆中与蛋白质的结合率约为 90%,1 h 后残留在血浆的铂不足 10%,主要以原形经肾排泄,排泄较慢。主要不良反应有肾毒性,呕吐、恶心的发生率较高。还能致听力减退及神经症状。顺铂抗瘤谱广。对睾丸肿瘤,顺铂与 BLM 及 VLB 联合化疗,可以根治;对卵巢癌、肺癌、鼻咽癌、淋巴瘤、膀胱癌等有效。

卡 铂

卡铂(carboplatin)的抗癌作用与顺铂相似,但其不良反应不同,主要是骨髓抑制。新的铂类抗肿瘤药草酸铂(oxaliplatin)具有高效和低毒的特点。

四、干扰转录过程和阻止 RNA 合成药

放线菌素 D

放线菌素 D(dactinomycin,DACT)是多肽抗生素,国产品称更生霉素。

【体内过程】 口服疗效差。静脉注射后 2 min 内迅速分布到组织内。肝、肾中药物浓度较高。24 h 内有 10%～20% 经尿排出,50%～90% 由胆汁排泄。

【药理作用】 放线菌素 D 能嵌入 DNA 双螺旋链中相邻的鸟嘌呤和胞嘧啶(G-C)碱基对之间,与 DNA 结合成复合体,阻碍 RNA 多聚酶的功能,阻止 RNA 特别是 mRNA 的合成,从而妨碍蛋白质合成而抑制肿瘤细胞的生长。属周期非特异性药物,但对 G_1 期作用较强,且可阻止 G_1 期向 S 期的转变。

【临床应用】 抗瘤谱较窄。对恶性葡萄胎、绒毛膜上皮癌、淋巴瘤、肾母细胞瘤、横纹肌肉瘤及神经母细胞瘤等的疗效较好。

【不良反应及注意事项】 恶心、呕吐、口腔炎常见。骨髓抑制先呈血小板减少,后即出现全血细胞减少。有局部刺激作用,可致疼痛和脉管炎。还可致脱发、皮炎、畸胎等。

阿 霉 素

阿霉素(doxorubicin,adriamycin,ADM)能嵌入 DNA 碱基对之间,阻止转录过程,抑制 RNA 合

成,也阻止 DNA 复制。属周期非特异性药物。临床抗瘤谱广,疗效高,可用于多种联合化疗,如用于非霍奇金淋巴瘤、乳癌、卵巢癌、小细胞肺癌、胃癌、肝癌、膀胱癌及肉瘤类的治疗。不良反应有骨髓抑制及口腔炎,尤应注意其心脏毒性,早期可出现各种心律失常,积累量大时可致心肌损害或心力衰竭。应将总量限制在 $550 \, mg/m^2$ 以下。

五、影响体内激素平衡药

人们早已注意到乳腺癌、前列腺癌、甲状腺癌、宫颈癌、卵巢肿瘤及睾丸肿瘤等均与相应的激素失调有关,因此应用某些激素或其拮抗药,改变失调状态,可以抑制这些肿瘤生长,且无骨髓抑制等不良反应,但激素作用广泛,若使用不当,也有害。

肾上腺皮质激素

肾上腺皮质激素(adrenocortical hormone)能抑制淋巴组织,使淋巴细胞溶解。对急性淋巴细胞白血病及恶性淋巴瘤的疗效较好,发生作用快且短暂,易产生耐药性。对慢性淋巴细胞白血病除减少淋巴细胞数目外,还可缓解伴发的自身免疫性贫血。对其他癌无效,且可能因抑制免疫功能而助癌瘤扩展。仅在癌瘤引起发热不退、毒血症状明显时可少量短期应用以改善症状(应合用抗癌药及抗菌药)。常用的有泼尼松、泼尼松龙、氟美松等。用于前列腺瘤治疗,可抑制下丘脑及垂体,降低促间质细胞激素的分泌,从而减少睾丸间质细胞分泌睾丸酮,减少肾上腺皮质分泌雄激素;还用于绝经 7 年以上的乳癌而有内脏或软组织转移者。对晚期乳癌,尤其是骨转移者疗效较佳,可抑制促卵泡激素的分泌。

他 莫 西 芬

他莫西芬(tamoxifen)为抗雌激素药,它可在靶组织上拮抗雌激素的作用已被证实,某些乳癌细胞的生长有赖于雌激素,且在乳癌组织上已检出雌激素受体,故可用于治疗晚期乳癌。与雄激素的疗效相同,但无后者的男性化副作用。

氨 鲁 米 特

氨鲁米特(氨基导眠能,aminoglutethimide)为催眠药格鲁米特(导眠能)的衍生物,具有抑制肾上腺皮质激素合成及阻止雄激素转变为雌激素的作用。可用于绝经后晚期乳腺癌。

任务三 抗恶性肿瘤药的应用

根据抗肿瘤药物的作用机制和细胞增殖动力学,设计出联合用药方案,可以提高疗效、延缓耐药性的产生,而毒性增加不多。联合用药有先后使用的序贯疗法,也有同时应用的联合疗法。一般原则如下。

1. 根据细胞增殖动力学规律 增长缓慢的实体瘤,其 G_0 期细胞较多,一般先用周期非特异性药物,杀灭增殖期及部分 G_0 期细胞,使瘤体缩小而驱动 G_0 期细胞进入增殖周期,再用周期特异性药物进行杀灭。相反,对生长比率高的肿瘤如急性白血病,则先用杀灭 S 期或 M 期的周期特异性药物,以后再用周期非特异性药物杀灭其他各期细胞。待 G_0 期细胞进入周期时,可重复上述疗程。此外,瘤细胞群中的细胞往往处于不同时期,若将作用于不同时期的药物联合应用,可收到不同药物分别打击各期细胞的效果。

2. 从抗肿瘤药物的作用机制考虑 不同作用机制的抗肿瘤药合用可能增强疗效,如甲氨蝶呤和巯嘌呤的合用。

3. 从药物的毒性考虑 多数抗肿瘤药均可抑制骨髓,而泼尼松、长春新碱、博来霉素的骨髓抑制作用较少,可合用以降低毒性并提高疗效。

4. 从抗瘤谱考虑 胃肠道腺癌宜用氟尿嘧啶、噻替哌、环磷酰胺、丝裂霉素等。鳞癌可用博来霉素、硝卡芥、甲氨蝶呤等。肉瘤可用环磷酰胺、顺铂、阿霉素等。

5. 给药方法 一般均采用机体能耐受的最大剂量,特别是对病期较早、健康状况较好的肿瘤患者应用环磷酰胺、阿霉素、卡氮芥、甲氨蝶呤等时,大剂量间歇用药往往比小剂量连续用药效果好。因为前者杀灭瘤细胞数更多,而且间歇用药也有利于造血系统等正常组织的修复与补充,有利于提高机体的抗瘤能力及减少耐药性。

知识链接

抗恶性肿瘤药研究的方向

1. 以细胞信号转导分子为靶点的抗肿瘤药 细胞的活性受外部信号控制,外部信号转导到细胞内部引起细胞内的一系列反应,这一过程称为信号转导。信号转导包括多种细胞内途径,最经典的为丝裂原活化的蛋白激酶(MAPK)信号转导通路,在肿瘤生长、转移过程中起重要作用的一些生长因子及其受体都是通过 MAPK 信号转导通路起作用的。细胞信号转导异常,可导致恶性肿瘤快速增殖、无限生长。

2. 肿瘤耐药逆转剂(RRA) 临床上化疗失败的重要原因是肿瘤细胞对化疗药物产生耐药性,大多数肿瘤患者的死因与耐药直接或间接相关。因此,寻找耐药逆转剂是抗肿瘤药物研究的重要策略之一。肿瘤耐药多为多药耐药(MDR),也有单药耐药的,产生的可能原因是药物代谢障碍、DNA 修复机制障碍、DNA 多聚酶活性改变等。另外,耐药是凋亡抑制的表现。一些与凋亡抑制相关的癌基因的表达产物可阻断或阻碍多种因素(如化疗药物、辐射、激素等)诱导的肿瘤细胞凋亡,产生耐药性。在多种 MDR 细胞系中 bcl-2 水平显著升高是一个佐证。MDR 逆转战略:以 pgp 及上述耐药相关蛋白为作用靶点,筛选、设计合成耐药相关蛋白逆转剂;寻找对耐药肿瘤有效的凋亡诱导剂。

3. 基因治疗 自 20 世纪 90 年代初开始,生物治疗已发展到基因治疗阶段。针对肿瘤进行基因治疗,为抗肿瘤治疗开辟了广阔的前景,主要方法如下。①细胞因子基因疗法:通过体外/体内法转导细胞因子基因,调节免疫反应。②药物敏感基因疗法,即自杀基因疗法。③多药耐药基因疗法:将多药耐药基因转到骨髓造血干细胞,结合大剂量化疗抗肿瘤。④基因置换或补充:置换突变的癌基因或补充缺失的抑癌基因。⑤反义核苷酸技术:用于抑制癌基因的表达。⑥肿瘤基因工程瘤苗:利用基因重组技术,将目的基因导入受体细胞而制备的瘤苗,可用于肿瘤术后的转移、复发及术中无法清除的残留灶的治疗。

能力检测

能力检测答案

一、A 型题

1. 主要作用于 M 期的抗癌药是( )。
A.环磷酰胺　　　　　　B.氟尿嘧啶　　　　　　C.甲氨蝶呤
D.巯嘌呤　　　　　　　E.长春新碱

2. 属于周期非特异性药物的是( )。
A.环磷酰胺　　　　　　B.甲氨蝶呤　　　　　　C.巯嘌呤
D.氟尿嘧啶　　　　　　E.阿糖胞苷

3. 抗嘌呤代谢的抗恶性肿瘤药是( )。
A.氟尿嘧啶　　　　　　B.甲氨蝶呤　　　　　　C.巯嘌呤
D.阿糖胞苷　　　　　　E.环磷酰胺

4. 博来霉素的毒性作用主要为( )。
A.药物性肝炎　　　　　B.出血性膀胱炎　　　　C.骨髓抑制
D.肺纤维化　　　　　　E.中毒性心肌炎

二、B 型题

(5~6 题共用答案)

A. G_0 期　　　　　B. G_1 期　　　　　C. G_2 期　　　　　D. M 期　　　　　E. S 期

5. 羟基脲选择性作用于肿瘤细胞的(　　)。

6. 长春碱选择性作用于肿瘤细胞的(　　)。

(7~11 题共用答案)

A. 氮芥　　　　　　　　　B. 柔红霉素　　　　　　　　　C. 长春碱

D. 甲氨蝶呤　　　　　　　E. 肾上腺皮质激素

7. 主要通过影响核酸生物合成的药物是(　　)。

8. 直接影响 DNA 结构和功能的药物是(　　)。

9. 主要通过干扰转录过程和阻止 RNA 合成的药物是(　　)。

10. 影响蛋白质合成的药物是(　　)。

11. 影响激素平衡的药物是(　　)。

执考真题　　　执考真题答案

(李海华)

模块八　影响免疫功能的药与其他药

影响免疫功能的药

学习目标

1. 掌握免疫抑制药的临床应用、不良反应及注意事项。
2. 熟悉免疫增强药的临床应用、不良反应及注意事项。
3. 学会观察影响免疫功能的药的疗效及不良反应,能够与患者进行沟通。
4. 具有正确指导患者合理使用影响免疫功能的药的能力。

 情境导入及分析

患者,女,30岁,患有急性淋巴细胞性白血病,进行骨髓移植手术,为避免术后排斥反应的发生,医生给予环孢素进行免疫调节,但术后患者出现肌酐和尿素氮水平增高。

试分析:

1. 该药有哪些药理作用及临床应用?
2. 患者出现肌酐和尿氮素水平增高的原因是什么?

任务一 影响免疫功能的药概述

影响免疫功能的药是通过影响免疫应答反应和免疫病理反应而调节机体免疫功能的,包括免疫抑制药(环孢素、糖皮质激素、抗淋巴细胞球蛋白等)和免疫增强药(白介素、干扰素、转移因子胸腺素、左旋咪唑等)。主要用于某些免疫缺陷疾病的防治、器官和骨髓移植、肿瘤等疾病的辅助治疗。

免疫系统包括参与免疫反应的各种细胞、组织和器官,如胸腺、淋巴结、脾、扁桃体以及分布在全身体液和组织中的淋巴细胞和浆细胞。这些组分及其正常功能是机体免疫功能的基本保证,任何一方面的缺陷都将导致免疫功能障碍,丧失抵抗感染能力或形成免疫缺陷疾病。

机体免疫系统在抗原刺激下所发生的一系列变化称为免疫应答反应,可分为以下三期(图 40-1)。

1. 感应期 这是处理和识别抗原的阶段,由巨噬细胞吞噬和处理抗原,并在胞质内降解、消化,暴露出活性部位(抗原"决定簇"),后者与巨噬细胞 mRNA 结合形成复合物,使 T、B 细胞得以识别。

2. 增殖分化期 这是免疫活性细胞被抗原激活后分化增殖并产生活性物质的阶段。抗原-mRNA 复合物能刺激 B 细胞或 T 细胞,使其转化为免疫母细胞并进行增殖。B 细胞增殖分化为浆细胞,可合成多种免疫球蛋白抗体,如 IgG、IgM、IgA、IgD、IgE 等。T 细胞增殖分化为致敏小淋巴细胞,分别对相应抗原起特异作用。

3. 效应期 致敏小淋巴细胞或抗体再次与抗原结合,产生细胞免疫或体液免疫效应。致敏小淋

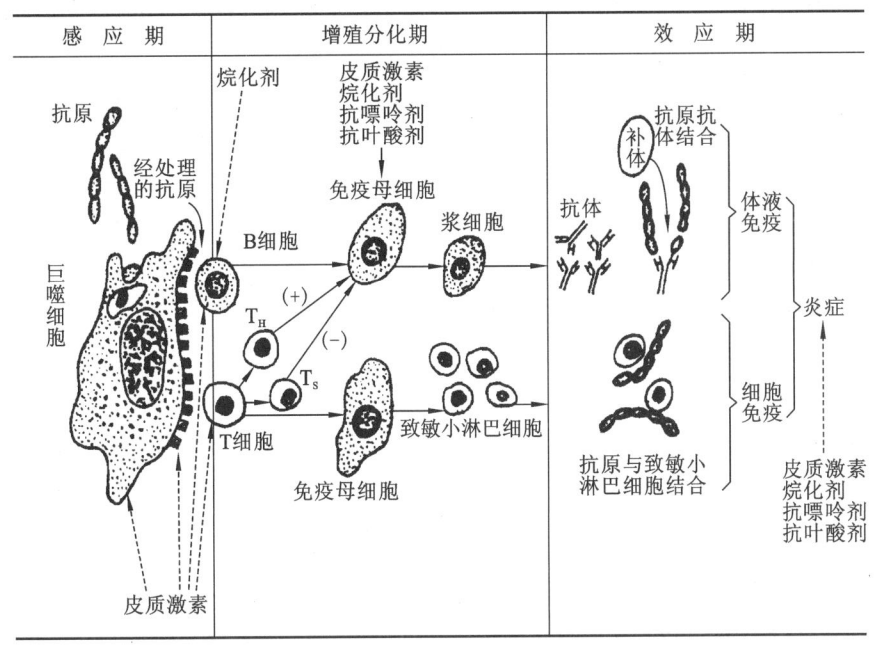

图 40-1　免疫反应的基本过程和药物作用环节
T 细胞主要有两个亚群。①T_H细胞:辅助性 T 细胞,能促进 B 细胞增殖分化。②T_s细胞:抑制性 T 细胞,能抑制 B 细胞分化。

巴细胞在受到抗原刺激时,可产生直接杀伤作用或释放淋巴毒素、炎症因子等免疫活性物质,使抗原所在细胞破坏或发生异体器官移植的排异反应等,称为细胞免疫。抗原与抗体结合,直接或在补体协同下破坏抗原的过程称为体液免疫。不论细胞免疫或体液免疫,其最终结果都是清除抗原,保护机体。

在调节免疫和炎症方面,淋巴因子或单核因子等细胞调节蛋白也起到重要的作用。它们可以由淋巴细胞、单核细胞及巨噬细胞产生,如干扰素、白细胞介素、肿瘤坏死因子、克隆刺激因子等,其中已有多种作为免疫调节剂应用。

现常用的影响免疫功能的药物可分为两类,即免疫抑制药(能抑制免疫活性过强者的免疫反应)和免疫增强药(能使免疫功能低下者的免疫功能增强)。

任务二　免疫抑制药

临床上常用的免疫抑制药有环孢素、肾上腺皮质激素类、烷化剂和抗代谢药等。免疫抑制药有其共同特点,大多数药物缺乏选择性或特异性,对正常和异常的免疫反应均呈抑制作用。故长期应用后,除了各药的特有毒性外,还易出现降低机体抵抗力而诱发感染、肿瘤发生率增加及影响生殖系统功能等不良反应。药物作用与给药时间、抗原刺激时间间隔和先后顺序密切相关。

环　孢　素

环孢素(ciclosporin　cyclosporin A)是由真菌的代谢产物中提取的脂溶性环状十一肽化合物,现已能人工合成。口服吸收慢而不完全,其生物利用度仅为 $20\%\sim50\%$。口服后 $2\sim4$ h 血浆浓度达峰值。半衰期约为 16 h。

【药理作用】　选择性地抑制 T 细胞活化初期,辅助性 T 细胞被活化后可生成细胞因子,如白细胞介素-2(interleukin2,IL-2)等,环孢素可抑制其生成;另一重要作用是抑制淋巴细胞生成干扰素。对网状内皮系统吞噬细胞无影响,因而环孢素不同于细胞毒类药物的作用,仅抑制 T 细胞介导的细胞免疫,而对机体的一般防御功能无明显影响。

【临床应用】　主要用于防治异体器官或骨髓移植时排异等不利的免疫反应,常和糖皮质激素合用。也可用于治疗其他药物无效的难治性自身免疫缺陷疾病如风湿性关节炎、系统性红斑狼疮、银屑病、皮肌炎等。

【不良反应及注意事项】 不良反应的程度、持续时间与剂量及血药浓度相关。最常见为肾毒性，其次为肝毒性，多见于用药早期。故在应用过程中应监测肝、肾功能。与吲哚美辛等非甾体抗炎药合用，可使发生肾功能衰竭的危险性增加，应避免合用。不宜与两性霉素B、氨基糖苷类抗生素等有肾毒性的药物合用。妊娠期、哺乳期妇女和儿童近日接触或发作过水痘、带状疱疹及注射过肝炎病毒疫苗者忌用。

肾上腺皮质激素

常用的有泼尼松(prednisone)、泼尼松龙(prednisolone)、地塞米松(dexamethasone)等，它们对免疫反应的多个环节都有影响。主要是抑制巨噬细胞对抗原的吞噬和处理，抑制白细胞介素-1的合成和分泌，抑制淋巴细胞DNA的合成和有丝分裂，破坏淋巴细胞，使外周血淋巴细胞减少，并损伤浆细胞，抑制抗体生成，从而抑制细胞免疫和体液免疫，缓解异常免疫对人体的损害。临床上主要用于自身免疫缺陷疾病、变态反应性疾病、器官移植及肿瘤的治疗。

烷 化 剂

常用的有环磷酰胺(cyclophosphamide)、白消安(busulfan)、噻替哌(thiotepa)等。它们能选择性地抑制B细胞，大剂量也能抑制T细胞，还可抑制免疫母细胞，并使抗体生成障碍，从而阻断体液免疫和细胞免疫反应。环磷酰胺作用明显，副作用少，且可口服，故常用。临床上常用于糖皮质激素不能缓解的自身免疫缺陷疾病如韦格纳(Wegener)肉芽肿、肾病综合征、系统性红斑狼疮、结节性多动脉炎、全身性坏死性血管炎、难治性类风湿关节炎等，以及器官移植时的排斥反应等。不良反应主要有骨髓抑制引起的白细胞及血小板减少、胃肠反应、生殖系统抑制、出血性膀胱炎及脱发等。采用小剂量、短疗程及小剂量与多种免疫抑制药并用疗法，可避免或减轻不良反应。用药过程中应定期检查血常规及肝、肾功能。孕妇及肝、肾功能不良者应慎用。

抗 代 谢 药

常用甲氨蝶呤、6-巯嘌呤与硫唑嘌呤，硫唑嘌呤的毒性较小，故较常用。主要抑制DNA、RNA和蛋白质合成而发挥抑制T、B两类细胞及NK细胞的效应，同时抑制细胞免疫和体液免疫反应，但不抑制巨噬细胞的吞噬功能。临床上用于肾移植的排斥反应和自身免疫缺陷疾病如类风湿关节炎、系统性红斑狼疮、皮肌炎等。不良反应有骨髓抑制、胃肠反应、口腔食管溃疡、肝损害等。别嘌醇能抑制黄嘌呤氧化酶，减慢巯嘌呤和硫唑嘌呤的代谢，增加其毒性，合用时巯嘌呤和硫唑嘌呤用量应减至常用量的1/4左右。

抗淋巴细胞球蛋白

抗淋巴细胞球蛋白(antilymphocyte globulin，ALG)是直接与T淋巴细胞结合，在血清补体的共同作用下，使淋巴细胞裂解，对T细胞和B细胞均有破坏作用。为强免疫抑制剂，其特点是对骨髓没有毒性作用。能有效抑制各种抗原引起的初次免疫应答，对再次免疫应答反应作用较弱。现已能用单克隆抗体技术生产，特异性高，安全性好。主要用于防治器官移植的排异反应，还用于治疗自身免疫缺陷疾病。常见过敏反应，表现为发热、寒战、皮疹、关节痛、血小板减少、粒细胞减少、低血压及过敏性休克等。过敏体质者禁用，有急性感染者慎用。

他 克 莫 司

他克莫司(tacrolimus，FK-506)口服吸收缓慢，生物利用度为25%，分布于全身，经肝代谢，经尿排出，半衰期约为9 h，属高效免疫抑制药。主要抑制淋巴细胞产生IL-2、IL-3和INF-γ，抑制IL-2受体的表达，对B细胞和巨噬细胞影响较小。主要用于肝、肾移植后的排斥反应和自身免疫缺陷疾病。不良反应主要为肾毒性，也可见头痛、失眠、震颤、肌痛、乏力等神经毒性，以及腹泻、恶心、高血压、高血钾、低血镁、高尿酸血症及高血糖等。用药过程中，应监测血压、心电图、血糖、血钾、血肌酐、尿素氮、血液学参数及肝、肾功能。妊娠及哺乳期妇女禁用。

任务三　免疫增强药

免疫增强药是一类能够激活一种或多种免疫活性细胞,增强或提高机体免疫功能的药物。临床上主要用其免疫增强作用,辅助治疗免疫缺陷疾病、慢性感染性疾病和肿瘤。常用的有左旋咪唑、卡介苗、白细胞介素、干扰素、胸腺素、转移因子等。

卡　介　苗

卡介苗(bacillus calmette-guerin-vaccine,BCG)又名结核菌苗,是牛结核杆菌的减毒活菌苗。除用于预防结核病外,还是非特异性免疫增强药。

【药理作用】　本品可刺激多种免疫细胞如巨噬细胞、T细胞、B细胞和NK细胞活性;能增强与其合用的各种抗原物质的免疫原性,加速诱导免疫应答,提高细胞免疫和体液免疫功能,从而增强机体的非特异性免疫水平。

【临床应用】　最常用于恶性黑色素瘤、白血病及肺癌,也用于乳腺癌、消化道肿瘤,可延长患者的生命。其疗效与肿瘤的抗原性强弱、宿主的免疫状态以及其给药途径有关。

【不良反应及注意事项】　注射时局部可见红斑、硬结和溃疡,也可出现寒战、高热、全身不适等。反复进行瘤内注射时可发生过敏性休克,剂量过大时,可导致免疫功能降低,甚至促进肿瘤生长。

左　旋　咪　唑

左旋咪唑(levamisole,LMS)为口服有效的免疫调节药物。

【药理作用】　具有免疫增强作用,对正常人和动物几乎不影响抗体的产生,但对免疫功能低下者,能促进抗体产生。可使免疫功能低下的患者免疫功能恢复正常。

【临床应用】　主要用于免疫功能低下者,恢复免疫功能后,可增强机体的抗病能力。肺癌手术合用左旋咪唑可降低复发率及死亡率,对鳞癌疗效较好,可减少远处转移。多种自身免疫缺陷疾病如类风湿性关节炎、系统性红斑狼疮等用药后均可得到改善,可能与改善T细胞功能,恢复其调节B细胞的功能有关。

【不良反应及注意事项】　可有胃肠道症状、头痛、出汗、全身不适等。少数患者有白细胞及血小板减少,停药后可恢复。

白细胞介素

1.白细胞介素-2(interleukin-2,IL-2)　又名T细胞生长因子,可促进B细胞、自然杀伤(NK)细胞、抗体依赖性杀伤细胞和淋巴因子激活的杀伤(LAK)细胞等分化增殖。用于恶性肿瘤、免疫缺陷病和自身免疫缺陷疾病的辅助治疗。

2.白细胞介素-3(interleukin-3,IL-3)　由激活的T细胞产生,可刺激某些细胞分化为成熟的T细胞,还能刺激骨髓多能造血干细胞和各系统细胞分化、增殖,可促进自然细胞毒细胞(natural cytotoxic cells)的杀瘤活性。

干　扰　素

干扰素(interferon,IFN)具有抗病毒、抑制细胞增殖、调节免疫及抗肿瘤作用。其免疫调节作用在小剂量时对细胞免疫和体液免疫都有增强作用,大剂量则产生抑制作用。IFN的抗肿瘤作用,在于既可直接抑制肿瘤细胞的生长,又可通过免疫调节发挥作用。在抗病毒方面,为广谱抗病毒药。临床上用于病毒感染性疾病,如疱疹性角膜炎、病毒性眼病、带状疱疹等皮肤疾病、慢性乙型肝炎等。常见的不良反应有发热和白细胞减少等,少数患者快速静注时可出现血压下降。

转　移　因　子

转移因子(transfer factor,TF)是从正常人的淋巴细胞或淋巴组织、脾、扁桃体等制备的一种核酸肽,无抗原性。可将供体细胞免疫信息转移给受者的淋巴细胞,使之转化、增殖、分化为致敏淋巴细胞,从而获得供体的免疫力。由此获得的免疫力较持久,其作用可维持六个月,但不转移体液免疫,不起抗体作用。临床上主要用于原发性或继发性细胞免疫缺陷的补充治疗。不良反应少,注射局部有酸、胀、痛感,个别病例出现风疹性皮疹、皮肤瘙痒,少数人有短暂发热。慢性活动性肝炎用药后可见肝功能损害加重,然后逐渐恢复。

胸 腺 素

胸腺素(thymosin)是从胸腺分离的一组活性多肽,又称胸腺多肽。现已采用基因工程生物合成。可诱导 T 细胞分化成熟,即诱导前 T 细胞(淋巴干细胞)转变为 T 细胞,并进一步分化成熟为具有特殊功能的各亚型 T 细胞,从而调节胸腺依赖性免疫应答反应。临床上主要用于治疗细胞免疫缺陷的疾病(包括艾滋病)、某些自身免疫缺陷疾病和病毒感染。除少数过敏反应外,一般无严重不良反应。

→ 小结

影响免疫功能的药物主要有免疫抑制药和免疫增强药;免疫抑制药常用的有环孢素、肾上腺皮质激素、烷化剂、抗代谢药、抗淋巴细胞球蛋白等,它们能非特异性地抑制机体免疫功能,主要用于器官移植、治疗自身免疫缺陷疾病。免疫增强药常用的有左旋咪唑、卡介苗、白细胞介素、干扰素、胸腺素、转移因子等,它们能促进低下的免疫功能恢复正常,并增强机体免疫反应,主要用于免疫缺陷病、慢性感染及恶性肿瘤的辅助治疗。

情境导入及
分析答案

→ 能力检测

能力检测答案

一、A 型题

1. 以下无免疫抑制作用的药物是(　　　　)。
A. 干扰素　　　　B. 环磷酰胺　　　　C. 硫唑嘌呤　　　　D. 环孢素　　　　E. 糖皮质激素

2. 免疫增强药是(　　　　)。
A. 巯嘌呤　　　　B. 左旋咪唑　　　　C. 环磷酰胺　　　　D. 环孢素　　　　E. 糖皮质激素

3. 环孢素的主要不良反应是(　　　　)。
A. 心律失常　　　　B. 肾毒性　　　　C. 过敏反应　　　　D. 胃肠道反应　　　　E. 中枢症状

4. 环孢素主要抑制(　　　　)。
A. T 细胞　　　　B. B 细胞　　　　C. 巨噬细胞　　　　D. NK 细胞　　　　E. 单核细胞

5. 既有抗病毒作用又有抗肿瘤作用的免疫调节剂是(　　　　)。
A. 硫唑嘌呤　　　　B. 环磷酰胺　　　　C. 干扰素　　　　D. 阿昔洛韦　　　　E. 二脱氧肌苷

二、C 型题

6. 患者,因尿毒症行肾移植手术。为了抑制器官的排斥反应,应选用的药物是(　　　　)。
A. 巯嘌呤　　　　B. 左旋咪唑　　　　C. 环磷酰胺　　　　D. 环孢素　　　　E. 地塞米松

(王　丹)

消毒防腐药

学习目标

1. 掌握每类药物的临床应用及用药护理.
2. 熟悉消毒防腐药的概念、作用机理。
3. 了解影响消毒防腐药作用的因素。
4. 具有正确使用各类消毒防腐药的能力。

情境导入及分析

患者,女,38岁,产后会阴伤口长有肉芽,用中药坐浴不见好,又做摘除肉芽手术,口服阿莫西林,并用0.02%的高锰酸钾溶液坐浴,水温41～43℃,持续20 min,结束后用无菌纱布蘸干外阴部。高锰酸钾冲洗已一周,伤口愈合了,但出现外阴红肿。

试分析:

1. 引起外阴红肿的原因是什么?
2. 应用高锰酸钾溶液应注意什么?

任务一 消毒防腐药概述

消毒药是指能迅速杀灭病原微生物的药物,一般认为消毒药的作用较强,具有杀菌作用,且组织穿透力强,但毒性反应较大,能损伤机体组织;防腐药是指能抑制病原微生物生长繁殖的药物,它抑制细菌生长繁殖的能力较弱,毒性较小,对组织损害较轻。这两类药物之间无严格界限,低浓度的消毒药只呈抑菌作用,而高浓度的防腐药亦能杀菌,因此统称为消毒防腐药。

消毒防腐药对不同种类的病原微生物、微生物和人体组织等没有明显的选择作用,不能用于全身感染。本类药物除了发挥抗菌作用外,也随药物种类和浓度不同,对皮肤、黏膜、创面起收敛、止痛、止痒、刺激甚至腐蚀作用,同时也用于器械、排泄物和周围环境的消毒。

任务二 消毒防腐药及其应用

一、醇类药

本类药物使菌体蛋白质变性或沉淀而抑菌或杀菌,对芽胞、病毒无效。

乙 醇

乙醇(alcohol)又名酒精,为无色透明液体,易燃、易挥发,能与水任意混合。能杀灭常见致病菌,对芽胞、肝炎病毒等无效。对真菌作用不稳定。20%～70%范围内其抗菌作用强度与浓度成正比,70%浓度杀菌力最强,超过75%时可使菌体表层蛋白质迅速沉淀形成保护膜,阻碍其杀菌作用。主要用于皮肤、器械消毒;20%～30%稀释液用于皮肤的涂擦,对高热患者具有一定降温作用;40%～50%稀释液用于长期卧床患者涂擦皮肤可促进局部血液循环,防止压疮。无水乙醇可用于神经干或神经根封闭,暂时缓解三叉神经痛或坐骨神经痛。

偶见过敏反应,误服可引起急性中毒、恶心、呕吐、头痛、中枢兴奋及抑制运动失调、昏迷,严重者可致死。慢性中毒可致胃炎、胃出血、急性胰腺炎、肝硬化等。

二、醛类药

本类药物可与蛋白质中的氨基结合,使蛋白质沉淀、变性而杀菌。能杀死细菌、芽胞及病毒。

甲 醛 溶 液

甲醛溶液(formaldehyde solution)又称福尔马林(formalin)。

本品消毒力强,对细菌、真菌及多种病毒、芽胞均有效。0.5%甲醛溶液可用于环境消毒;2%甲醛溶液可用于器械消毒,需浸泡1～2 h;3%甲醛溶液可用于治疗脚癣及多汗症;10%甲醛溶液用于保存和固定标本。

本品对皮肤黏膜有刺激性,可发生接触性皮炎,其蒸气对眼、呼吸道有很强的刺激性,可引起流泪、咳嗽,甚至结膜炎、鼻炎和气管炎。误服可腐蚀消化道,量大可致死。

戊 二 醛

戊二醛(glutaraldehyde)杀菌作用强,为广谱、高效、快速、刺激性小、低毒安全、水溶液稳定的消毒药。对细菌、真菌、病毒、芽胞均有杀灭作用。碱性条件下作用强,最佳环境中 pH 7.5～8.5。

常用于医疗器械和设备的浸泡消毒;1%溶液治疗体癣,10%溶液治疗脚气,10%～25%溶液外涂可治疗甲癣。

本品毒性与腐蚀性虽较甲醛小,但仍对眼、鼻、呼吸道具有刺激性,严重时可引起肺炎。误服可使消化道黏膜发炎、出现溃疡、坏死,引起呕吐、咯血、便血、尿血、抽搐和循环衰竭。

三、酚类药

酚类能使蛋白质变性、凝固而发挥其抗菌作用,对细菌、真菌有效,对芽胞和病毒无效。

苯 酚

苯酚(phenol)又名石炭酸,本品易吸收,刺激性大,有异臭,供外用。0.2%的苯酚抑菌,1%的苯酚杀菌,1%～3%的苯酚杀真菌,5%的苯酚在 24 h 内杀灭结核杆菌。0.5%～1%的水溶液或 2%软膏用于皮肤杀菌、止痒;苯酚甘油用于滴耳消炎止痒,治疗外耳及中耳炎;苯酚软膏用于神经性皮炎、慢性湿疹等;樟脑酚用于龋齿窝洞消毒。

5%以上苯酚水溶液具有较强腐蚀性,误服苯酚可引起广泛的局部组织腐蚀,严重者可引起中枢先兴奋后抑制、肝肾功能衰竭而致死。

甲 酚

甲酚(cresol)又名煤酚,抗菌作用较苯酚强 3～10 倍,毒性较低,煤酚皂溶液(来苏儿)稀释后为常用的消毒剂。主要用于消毒手、器械、环境及排泄物等,不用于伤口。

不良反应同苯酚。伤口吸收甲酚后可产生血管内溶血及高铁血红蛋白症。

四、酸类药

酸类解离出的氢离子与菌体蛋白中的氨基结合,形成蛋白质盐类化合物,使蛋白质变性而发挥抗菌作用。有些药物则通过影响细菌的新陈代谢而抑菌。

苯 甲 酸

苯甲酸(benzoic acid)又名安息香酸,具有挥发性,酸性越强,抗菌作用越强。临床上常与水杨酸配成复方制剂,用于浅部真菌感染,如体癣、手足癣等。0.05%～0.1%浓度的本品可加入食品或药品中作防腐剂。

本品毒性小,口服可发生过敏反应,外涂可引起接触性皮炎。

硼 酸

硼酸(boric acid)为弱防腐药,刺激性小,对细菌和真菌有弱的抑制作用。毒性也小,临床上常用1%～2%的溶液作为皮肤和黏膜损伤的清洁剂,如急性湿疹、急性皮炎、口腔炎、外耳道真菌病、小腿慢性溃疡及压疮清洗等。5%～10%软膏用于皮肤、黏膜感染。

误服或大面积破损处使用可致大量吸收而产生急性中毒,表现为恶心、呕吐、腹泻,进一步引起中枢神经系统先兴奋后抑制,严重者发生循环衰竭、休克,最后引起死亡。

乳 酸

乳酸(lactic acid)为酸性防腐药,以其酸性改变微生物的生长环境,影响维生素代谢而发挥抑菌作用。临床上常用0.5%～1%溶液进行阴道冲洗或以阴道栓治疗滴虫性阴道炎。本品可与水杨酸、火棉胶配伍治疗寻常疣,可利用本品的挥发性及无毒的特点进行加热蒸发,用于空气消毒,可作食物防腐剂。本品高浓度对皮肤、黏膜有强刺激性、腐蚀性,与氧化剂有配伍禁忌。

水 杨 酸

水杨酸(salicylic acid)又名柳酸,对细菌、真菌有杀灭作用,10%～20%的浓度能溶解皮肤角质,使角化层软化脱落,而杀灭皮肤深层真菌。用于治疗疣、瘊、鸡眼等;3%的醇溶液或5%软膏用于治疗手、足及体癣。

本品有刺激性及腐蚀性,皮肤破损及溃烂处不宜用。成人口服致死量为5～15 g。

五、氧化剂类药

本类药物遇到有机物可释放新生态氧,使菌体内活性基团氧化而产生杀菌作用。

高 锰 酸 钾

高锰酸钾(potassium permanganate)又名灰锰氧,为强氧化剂,有较强的杀菌作用,高锰酸钾还原后形成氧化锰而与蛋白质结合成复合物,故低浓度有收敛作用,高浓度有腐蚀作用。临床上常用0.0125%的溶液冲洗阴道或坐浴,以治疗白带过多或痔疮,0.025%的溶液用于急性皮炎或湿疹伴继发感染,0.01%～0.02%溶液用于洗胃,0.1%溶液洗涤食具,水果,1%溶液治疗腋臭及足部浅部真菌感染、冲洗毒蛇咬伤的伤口。

本品高浓度有腐蚀性,稀释液多次应用亦有一定的腐蚀性。口服可引起急性中毒,致死量为10 g。

过氧化氢溶液

过氧化氢溶液(hydrogen peroxide solution)又名双氧水,本品在过氧化氢酶的作用下迅速分解,释出新生氧而发挥抗菌与除臭作用。对革兰阳性菌和某些螺旋体敏感,厌氧菌更佳。上述反应释放出的氧产生气泡可使脓、血块及坏死组织松动剥脱而利于排出。

1.5%～3%溶液含漱或滴耳,用于治疗扁桃体炎、口腔炎、化脓性外耳道和中耳道炎,3%溶液可清洗创面、溃疡,5%～6%溶液用于清洁伤口及换药时松动痂皮和敷料。本品高浓度可对皮肤、黏膜产生强烈刺激性,形成疼痛性"白痂"。

过 氧 乙 酸

过氧乙酸(peroxyacetic acid)为强氧化消毒药,消毒作用高效、迅速,具有广谱杀菌效果,对细菌、真菌、芽胞及病毒均有效。

0.1%～0.2%溶液用于泡手消毒,0.3%～0.5%溶液用于医疗器械消毒,0.04%溶液用于熏蒸空气、橡胶制品、地面、家具及垃圾废物消毒。本品高浓度有腐蚀性,与还原剂、有机物等属配伍禁忌。

六、卤素类药

本类药物可使菌体原浆蛋白活化基团卤化或氧化而发挥强大的杀菌作用。

含氯石灰

含氯石灰(chlorinated lime)又名漂白粉,具有快而强的杀菌作用。主要用于饮水及排泄物的消毒,0.5%溶液用于非金属用具及无色衣物浸泡消毒。误服本品可引起消化道黏膜刺激、腐蚀反应,重者则可致昏迷。

碘

碘(iodine)对病原微生物(包括细菌、芽胞、真菌、病毒和原虫)具有强大杀灭作用,临床上碘酊用于皮肤消毒,浓碘酊可用于治疗甲癣。碘甘油具有作用缓和、持久、刺激性小、无腐蚀等特点,可局部用于口腔黏膜及牙龈感染。复方碘溶液可作为咽喉涂剂用于治疗咽喉炎和滤泡性扁桃体炎,以及伤口或撕裂伤处的预防感染。

七、表面活性剂类药

表面活性剂类药能降低表面张力,使油水乳化,因而对油污起清洁作用。同时能改变细菌胞质膜通透性,使菌体成分外渗而杀菌。其抗菌谱广,疗效快、刺激性小。

苯扎溴铵

苯扎溴铵(benzalkonium bromide)又名新洁尔灭,对革兰阳性菌作用较强,对绿脓杆菌、抗酸杆菌和芽胞杆菌无效,适用于术前皮肤、黏膜、伤口及手术器械等消毒。0.01%溶液供创面消毒,0.1%溶液供皮肤及黏膜消毒及真菌感染治疗,0.05%～0.1%溶液供术前泡手,0.1%溶液供医疗器械消毒,0.005%以下溶液供膀胱及尿道灌洗。

本品浓溶液具腐蚀性,与皮肤接触可致损伤甚至坏死。冲洗体腔时应注意防止吸收中毒。

八、染料类药

本类药物有酸、碱两性染料,利用其阳离子或阴离子与细菌蛋白质羧基或氨基结合而抑制细菌的生长繁殖。

甲紫

甲紫(methyl lrosaniline chloride)又名龙胆紫,对革兰阳性菌、真菌有较好的杀灭作用,也能和坏死组织结合形成保护膜而起收敛作用。

常用于皮肤和黏膜化脓性感染、白色念珠菌引起的口腔炎、阴道炎、烫伤、烧伤及手足癣等。1%～2%溶液用于皮肤、黏膜、创伤感染和小面积烧伤、烫伤,手足癣,甲癣;甲紫片用于外阴、阴道念珠菌病。

依沙吖啶

依沙吖啶(ethacridine)又名利凡诺或雷佛奴尔,本品具有较强的抗菌作用,毒性小,对组织刺激性小,对革兰阳性菌和某些革兰阴性菌有抑制作用,对表皮深部亦有明显消毒防腐之效,常用于黏膜创伤的消毒、防腐,0.1%～0.3%溶液用于局部化脓性创伤消毒,0.05%～0.1%溶液用于冲洗和湿敷创面或含漱,也可用于引产。

九、重金属盐类药

重金属类如汞、银、锌等的化合物都能与细菌蛋白质结合成金属蛋白质沉淀而杀菌,同时重金属离子能与某些酶的巯基结合,影响细菌的代谢而杀菌。

硝酸银

硝酸银(silver nitrate)在水溶液中可解离出银离子,能与菌体蛋白质结合,起杀菌作用,0.25%～

0.5％溶液用于黏膜收敛,10％～20％溶液用于灼烧、慢性溃疡、小赘疣、过度增生的肉芽组织,10％溶液还原成金属银可用于牙本质脱敏。误服本品可引起重金属中毒。

📥 小结

情境导入及
分析答案

消毒防腐药是一类能抑制和杀灭病原微生物的药物,其抑菌或杀菌效果主要取决于药物的浓度和作用时间。常用消毒防腐药有醇类、醛类、酚类、卤素类、酸类、氧化剂类、表面活性剂类等。这类药大多是利用本身的理化特性,使蛋白质变性或凝固而使酶的活性降低或消失,或使胞质膜通透性改变而发挥作用。对组织、细胞无明显选择性,对人体毒性大,不能作为全身用药,主要用于皮肤黏膜、器械、排泄物和环境的消毒,在预防感染性疾病方面也有着重要作用。

📥 能力检测

能力检测答案

一、A型题

1. 酚类、醛类消毒防腐药的作用机制为( )。
   A. 改变菌体细胞膜的通透性　　　B. 使菌体蛋白质发生变性　　　C. 干扰细菌的酶系统
   D. 干扰细菌的代谢　　　E. 影响细菌蛋白质的合成
2. 表面活性剂类药的杀菌作用是( )。
   A. 增加细菌细胞膜的通透性　　　　　B. 降低细菌细胞膜的通透性
   C. 影响细菌细胞膜的合成　　　　　D. 沉淀菌体蛋白质
   E. 干扰细菌叶酸代谢
3. 下列消毒药中对病毒芽胞无作用的是( )。
   A. 苯酚　　　B. 碘　　　C. 过氧乙酸　　　D. 甲醛溶液　　　E. 戊二醛
4. 杀菌力最强的乙醇浓度为( )。
   A. 10％　　　B. 35％　　　C. 75％　　　D. 95％　　　E. 100％
5. 自来水中加入的可杀菌的消毒防腐药为( )。
   A. 乙醇　　　B. 碘　　　C. 过氧乙酸　　　D. 甲醛溶液　　　E. 含氯石灰

二、C型题

6. 患者,不慎摔倒后皮肤擦伤,宜选用的药物是( )。
   A. 乙醇　　　B. 硼酸　　　C. 过氧乙酸　　　D. 甲醛溶液　　　E. 含氯石灰

执考真题　　执考真题答案

(王晓晨)

药源性疾病和不良反应监测

学习目标

1. 熟悉：药源性疾病产生的原因和常见药源性疾病。
2. 了解：不良反应监测的意义和方法。
3. 具有对患者、家属进行药源性疾病知识宣教的能力。

情境导入及分析

1. 反应停事件：沙利度胺最早由联邦德国格仑南苏制药厂开发，1957年首次被用作处方药。该药能控制妊娠期妇女的精神紧张，防止恶心，并有安眠作用，因此，此药又被称作"反应停"。20世纪60年代前后，欧美许多国家都在使用这种药物治疗妊娠反应，但随即而来的是，许多出生的婴儿都是短肢畸形，形同海豹，被称为"海豹肢畸形"。1961年，这种现象被证实是孕妇服用"反应停"所致，受其影响的婴儿已多达上万名。于是，该药被禁用，从此，药物的致畸作用引起了人们的高度重视。

2. 欣弗事件：我国某某生物药业有限公司生产的克林霉素磷酸酯葡萄糖注射液（即欣弗注射液）注射后，出现胸闷、心悸、心慌、寒战、肾区疼痛、腹痛、腹泻、恶心、呕吐、过敏性休克、肝肾功能损害等临床症状，导致部分人死亡。国家药监局通报后，卫生部发布了紧急停用"欣弗"的通知。

试分析：

药源性疾病产生的原因。

任务一　药源性疾病

药源性疾病是医源性疾病中的一种，是指药物作为致病因素，引起人体功能或组织结构损害，从而出现相应的临床症状或体征的一类疾病。

药源性疾病实际上是药物不良反应在一定条件下所产生的不良后果。目前，药源性疾病呈现逐渐增多的趋势，医护人员对此必须引起高度重视。

一、药源性疾病产生的原因

（一）药物因素

1. 与药物作用相关的因素　药物作用具有两重性，既有有益的治疗作用，也有不利的不良反应。药物在常用剂量时，在发挥治疗作用的同时，常可出现与治疗作用无关的副作用，如阿托品治疗胃肠痉挛时可出现口干、视物模糊等。

2. 与药物剂量相关的因素 药物使用剂量过大,可引起机体组织器官发生器质性改变,常见于两种情况:一是急性中毒,是指短期内使用大量药物,引起呼吸系统、循环系统和中枢神经系统等损害,如一次性大量服用苯二氮䓬类药即可引起昏迷及呼吸、循环抑制;二是慢性中毒,指长期使用药物在体内蓄积产生中毒,能影响一个系统或多个系统如消化、泌尿、血液、皮肤、神经等,如长期使用氨基糖苷类抗生素可引起第八对脑神经受损,使听力下降,严重者可引起永久性耳聋。

3. 与药物不良反应相关因素

(1) 药物的三致作用 药物的三致作用是致癌、致畸、致突变。致癌作用潜伏期长,几年甚至几十年,如抗排异的免疫抑制剂可能致癌。致畸是指药品引起胚胎发育异常,包括畸形、发育迟缓、功能异常等,如妊娠呕吐的孕妇服用止吐药地西泮、巴比妥类、氯丙嗪等均有可能引起致畸作用。致突变作用是指药物引起的遗传物质异常,使遗传结构发生永久性改变(突变),如抗肿瘤药环磷酰胺、白消安等可引起正常细胞的染色体发生变异。

(2) 药物的继发反应 药物发挥治疗作用所引起的不良后果,如长期使用广谱抗生素,导致肠道菌群失调,从而引发二重感染。

(3) 药物的后遗效应 停药后仍残存的生物效应。后遗效应可以是短暂的,也可以是持久的:前者如镇静催眠药巴比妥类在次晨引发的宿醉现象;后者如长期使用肾上腺皮质激素后突然停药出现的肾上腺皮质功能减退症。

(4) 药物的依赖性 长期使用某种药物,一旦停药,患者主观上或客观上出现一系列不适症状,强烈要求继续服药,这种现象称为药物的依赖性,如镇痛药吗啡、镇静催眠药地西泮、中枢兴奋药等可引起依赖性。

4. 药物相互作用所引发的因素 药物相互作用时可使药效加强或毒副作用减轻,但不良的相互作用和有争议性的相互作用也普遍存在,是医护人员应该重点注意的问题。药物相互作用,根据发生原理,可分为药物效应动力学相互作用和药物代谢动力学相互作用两大类,这两类相互作用均可引起药物作用性质或强度的变化,引发药源性疾病,表现在诸多方面。

(1) 药动学相互作用 药物间的相互作用,通过影响吸收、分布、代谢、排泄都可以引起患者不适,从而引起药源性疾病。如氟西汀与洋地黄毒苷同服,氟西汀血浆蛋白结合力强,可使洋地黄毒苷血药浓度升高,引起强心苷中毒;再如近年发生的阿司咪唑、特非那定、西沙必利和红霉素、咪唑类抗真菌药、蛋白酶抑制剂等合用时,可引起室性心律失常或横纹肌溶解症等严重的药源性疾病。

(2) 药效学相互作用 某些药物可改变组织或受体对另一种药物的敏感性。如排钾利尿药可降低血钾浓度,低血钾增加了心脏对强心苷的敏感性,两种药物合用易引发心律失常。

(二)医患因素

1. 医务人员因素 少数医务人员由于业务水平不足或工作责任心欠缺以及经济利益驱动等多种因素为患者开错药、乱开药等,致使患者轻病重治,小病大治造成药物资源浪费,严重者可引发药源性疾病。

2. 患者因素

(1) 年龄因素 婴幼儿肝、肾功能发育不完善,药物代谢、排泄能力不足。老年人由于器官功能衰退,代谢、排泄能力减退。所以药物使用不慎,均易发生药源性疾病。如老年人使用普萘洛尔,可诱发头痛、眩晕、低血压等不良反应。

(2) 性别因素 女性因生理因素与男性不同,月经期、妊娠期、哺乳期若药物使用不良,可引发不同的药源性疾病。妊娠期和哺乳期甚至可波及婴幼儿。如月经期、妊娠期使用泻药可引起月经过多、流产或早产的危险。

(3) 特殊体质人群 有些过敏体质患者使用常用剂量的药品,即可出现剧烈的免疫反应,导致一个系统或多个系统损害,如抗生素、磺胺药、解热镇痛药等都可引起过敏反应。还有少数特异体质患者对药物的反应特别敏感,此与遗传因素有关,如遗传性谷胱甘肽转移酶缺乏的患者,用氟烷可引起肝损害。

二、常见药源性疾病

(一)药源性肝损害

肝脏是药物代谢的主要器官。药物在肝脏代谢时受肝功能影响,药物经肝脏代谢的同时,对肝脏亦有可能造成损害,严重者可发展为药源性肝脏疾病。

引发肝损害的药物可达数百种之多,现列举如下。

1. 抗结核病药 异烟肼可引起血清氨基转移酶升高、黄疸,严重时可出现肝小叶坏死;利福平长期使用可引发黄疸、肝肿大、肝功能减退甚至肝坏死;吡嗪酰胺长期大剂量使用可发生肝炎,肝坏死等严重的肝损害,甚至导致死亡。

2. 他汀类调血脂药 如洛伐他汀、普伐他汀、氟伐他汀等都可导致血清氨基转移酶及肌酸磷酸激酶升高,或引发肝炎。

3. 磺胺类药、非甾体抗炎药(如对乙酰氨基酚)、抗抑郁药、酮康唑等 可引起急性病毒性肝炎;阿司匹林、氟烷、甲氨蝶呤、维生素 A、甲基多巴等可引起慢性肝炎或肝硬化。

4. 三环类抗抑郁药、磺胺类药、苯妥英钠、大环内酯类、奎尼丁等 可引起急性混合型肝炎;性激素及避孕药等可引发肝肿瘤。

(二)药源性肾损害

肾脏是人体的主要排泄器官。药物经肾排泄受肾功能状态的影响,由于肾脏的结构和生理特点,导致肾脏也容易受到药物的影响而发生药源性肾脏疾病。

1. 氨基糖苷类抗生素 以原形从尿中排出,在肾皮质中浓度高,残留时间长,主要损害肾小管上皮细胞,可产生蛋白尿、管型尿、血尿等,严重者可出现无尿、氮质血症和肾功能衰竭。

2. 血管收缩药 去甲肾上腺素可因强烈收缩肾血管导致肾血流量减少而出现少尿或无尿,引发急性肾功能衰竭。

3. 非甾体抗炎药 阿司匹林、布洛芬、羟基保泰松、吲哚美辛等抑制肾脏的环氧化酶,使前列腺素合成障碍,可引起多种肾脏损害。如肾小球滤过率下降、急性肾功能衰竭、尿潴留等。

4. 磺胺类药 在尿中溶解度低,尤其是酸性环境中易析出磺胺结晶而损害肾小管,可出现结晶尿、蛋白尿、血尿甚至尿闭,严重者可导致急性肾功能衰竭。

5. 其他 头孢菌素类、生物制品、造影剂、氯丙嗪、环磷酰胺、抗凝血药等都有可能引发肾损害,出现肾炎综合征或肾病综合征。

(三)药源性消化系统疾病

1. 非甾体抗炎药 阿司匹林、布洛芬、萘普生、吡罗昔康等可引起上腹部不适、疼痛、恶心、呕吐,大剂量使用时可诱发胃溃疡,严重者导致胃出血、胃穿孔。

2. 糖皮质激素 因可刺激胃酸、胃蛋白酶的分泌并抑制胃黏液的分泌,降低胃黏膜抵抗力,故可诱发或加剧胃、十二指肠溃疡,严重者可导致胃出血或穿孔,少数患者可诱发脂肪肝或胰腺炎。

3. 其他 有些药物刺激胃黏膜可引起胃部不适、恶心、呕吐等,如大环内酯类抗生素、硫酸亚铁、丙戊酸钠、氨茶碱等。抗肿瘤药甲氨蝶呤、氟尿嘧啶、氮芥等也可引起恶心、呕吐。

(四)药源性血液系统疾病

药物对血液系统的影响,表现为血液成分中血细胞、血小板数量减少,或者影响骨髓造血功能,严重者可导致不可逆性损害。主要表现如下几个方面。

1. 血小板减少症 吲哚美辛、非那西丁及抗肿瘤药如阿糖胞苷、环磷酰胺、白消安等可引起血小板减少。

2. 粒细胞减少症 导致粒细胞缺乏的常见药物有氯丙嗪、氯氮平、磺胺类、安乃近、复方阿司匹林、异烟肼、吲哚美辛、锑制剂等。

3. 溶血性贫血 常见药物有伯氨喹、磺胺类、保泰松、吲哚美辛、甲芬那酸、异烟肼、利福平、氯磺丙脲、甲苯磺丁脲、奎尼丁、萘啶酸等。

4. 再生障碍性贫血 骨髓造血功能受到抑制,多为不可逆性损害,死亡率高。常见药物有氯霉素,非甾体抗炎药保泰松、安乃近、氨基比林,抗癌药氮芥、环磷酰胺、白消安。磺胺类亦可引起再生障碍性贫血。

(五)药源性神经系统疾病

1. 锥体外系疾病 氯丙嗪等抗精神病药引发锥体外系反应的发生率高,如:氯丙嗪、氟哌啶醇可引起帕金森病;丁酰苯类易引起肌张力障碍。此外利血平、左旋多巴、甲氧氯普胺等也可致锥体外系反应。

2. 听神经障碍(主要为耳鸣、耳聋) 致病药物常见的为氨基糖苷类抗生素、水杨酸类、奎宁、氯喹等。

3. 癫痫 导致癫痫发作的药物很多,如:中枢兴奋药咖啡因、哌甲酯、茶碱等;抗精神病药吩噻嗪类、氯氮平、锂盐等;抗抑郁药丙咪嗪、安非他酮等;抗菌药异烟肼、两性霉素 B 等。此外,糖皮质激素、氯霉素等都可提高中枢兴奋性,诱发癫痫发作。

4. 中毒性脑病及昏迷 中枢神经系统抑制药中毒时均可引起昏迷或中毒性脑病,此外,甲氨蝶呤、乙醇、水杨酸盐、胰岛素等亦可引起。

三、药源性疾病诊断

药源性疾病诊断的确立,主要方法是确定它们和可疑药物之间的因果关系,具体如下。

1. 询问用药史 仔细了解患者的用药史,这是诊断药源性疾病的前提。

2. 确定临床症状与用药时间的关系(时序性) 药源性疾病发生于用药之后,因此用药时间与发病时间的关系对于诊断有重要意义。但临床医生应根据致病药物的药动学和药理作用特点将发病的潜伏期考虑在其中。

3. 排除药物以外的可疑因素 诊断时要考虑药物以外的其他因素可能造成的假象。如原有疾病及其并发症,或者患者的精神、营养状况以及环境因素等的影响。

4. 以前对这种反应是否有过定论 在动物实验或临床研究和应用过程中对此药物所致的疾病有过肯定的结论。

5. 询问用药过敏史和家族史及既往史 对于特异体质的患者,可能对多种药物发生不良反应,家族成员中也曾发生同样反应,或者患者在以前是否在用同一药物或相似药物后有相同的反应,了解这些对诊断药源性疾病有帮助。

6. 必要的辅助检查 包括实验室检查,如致敏药的免疫学检查,是否从血液或其他体液中检测到了引起致病的药物。还包括影像学检查,如心电图、超声波、X 线等,通过辅助检查可帮助药源性疾病诊断的确立。

还可根据排除法,既有意识地停用可疑药物或引起相互作用的药物,根据停药后症状的变化情况,帮助诊断药源性疾病。

四、药源性疾病处理原则

1. 首先停用致病药物 药源性疾病多有自限性特征,一般无需特殊处理,停药后多能自愈或缓解。

2. 加速药物排出 根据药物特性及用药途径,可以采取不同的方式,以加速药物的消除或排出。口服给药者,可采取洗胃、催吐、灌肠等;注射用药者,多采用静脉滴注,加速药物排出。

3. 采取相应措施 有些药源性疾病引起的组织器官质性损伤,停药后不能立即恢复,甚至是不可逆的,对此,应按相应疾病的常规方法处理。

4. 使用拮抗药物 对有明确疗效的拮抗药,应及时使用。如鱼精蛋白可解救肝素引发的出血;苯二氮䓬类中毒,可用氟马西尼解救。

5. 及时上报 对已确诊的药源性疾病,医护人员应根据"国家实行药品不良反应报告制度"的有关规定,按程序将有关材料上报有关部门,并及时通知患者。

任务二　不良反应监测

药物不良反应(简称 ADR)是指药物在正常的用法和用量时出现的对机体有害的反应,这种反应由药物所致,是临床上不期望出现的反应。

不良反应监测是对上市后的药物在临床应用中是否有新的不良反应,特别是严重的药物不良反应和药源性疾病进行的监测,以保障人民合理用药,是衡量一个国家医药管理水平的重要指标,也是药品监督管理体系的重要组成部分。

一、药物不良反应监测背景与发展

1937 年美国田纳西州发现磺胺配制事件,导致 100 多人死亡。药品不良反应的严重性是在 20 世纪 50 年代后期"反应停"事件出现后才受到各国医药工作者的高度重视的。"反应停"是作为镇静催眠药上市的,动物实验很安全,孕妇服用可控制妊娠呕吐,但它产生了严重的不良后果:当时全球 17 个国家先后发现 1 万多名海豹畸形儿。这使世界各国医务工作者震惊,使世界各国药品监督管理部门意识到加强药品安全监督的必要性和重要性。

1962 年继"反应停"事件后,WHO 开始实行国际药品监测合作计划,并在美国成立了 ADR 合作监测的国际组织,随后日本、英国等国家相继建立了 ADR 报告制度,并建立了全国性药品监测系统,对多种药品的安全性进行监测并随时进行更新。

我国药品不良反应监测工作开始于 20 世纪 80 年代。1989 年,原卫生部(现国家卫生和计划生育委员会)药品不良反应监测中心成立。1998 年 3 月,我国正式加入 WHO 国际药品监测合作组织。同年 8 月,国家药品监督管理局成立,1999 年,原卫生部 ADR 监测中心更名为国家 ADR 监测中心。同年 11 月,国家药品监督管理局与原卫生部联合颁布了《药品不良反应监测管理办法(试行)》,试行 5 年后,2004 年 3 月,又颁布实施了《药品不良反应报告和监测管理方法》,此方法对药品生产、经营和医疗卫生机构开展药物不良反应监测和报告提出了明确的要求,这标志着我国药物不良反应监测工作已步入法制化管理的轨道。

二、药物不良反应监测意义

新药上市前的临床试验只能观察到几百例患者药物的疗效和不良反应,时间短暂。一些少见或罕见的不良反应只有在上市后长期的临床应用中才能被发现。由于药品上市前研究的局限性,药物不良反应监测制度的实施具有十分重大的意义。

1. 保证患者用药安全 药物治疗不仅仅是治愈疾病,还必须防止不良反应出现和药源性疾病的发生。开展药物不良反应监测,可以为临床提供及时、准确、广泛的药物信息,从而使药品监督管理部门及时作出判断,必要时及时更新或停止使用,以保证患者的用药安全,这是用药的基本前提。

2. 提高医疗质量 药物不良反应监测制度的实施,使医生和护理人员有责任对药物的不良反应进行分析,并进行研究,特别是联合用药中引起的 ADR,从而指导合理用药,提高医疗质量。

除此之外,药物不良反应监测制度的实施,可最大可能地降低患者不良反应发生率,减轻患者痛苦及经济负担,这是一个国家医疗水平高低的标志,也是人类社会进步的标志,对保障人民身体健康和维护社会稳定起重要作用。

三、药物不良反应监测方法

1. 自愿呈报系统 医务工作者在药物的临床应用中发现可疑不良反应时及时填写报告上交有关监测机构的呈报系统。这是药品上市后进行 ADR 监测最常用的形式,是 ADR 的主要信息源,也是药品上市后最主要的监测方法之一。

2. 集中监测系统 在一定时间(数月或数年)、一定范围内对某医院或某地区所发现的 ADR 情况进行记录,以探讨其发生规律,从而计算相应的 ADR 发生率,并研究其危险概率的监测系统。

3. 流行病学方法 一些潜在的发生率较低的 ADR 难以从小样人群中观察到,必须借助于大型的数据库。所以,对药物与 ADR 的关系可借用流行病学的方法进行评价,包括队列研究、病例对照研究、病例报告法等。

4. 计算机的应用 用计算机来收集、储存、处理与 ADR 有关的患者临床信息、用药情况等,或对 ADR 的因果关系进行监测,但最终需要有经验的医师或药师根据已建立的 ADR 因果关系来进行判断。

知识链接

重大药害事件

1. "反应停"事件 1957—1963 年,在世界各地,如西德、美国、荷兰、日本等国,妊娠妇女服用催眠药"反应停"导致世界上出现一万多例形状如海豹一样的畸形婴儿。

2. 己烯雌酚与少女阴道癌 己烯雌酚是一种治疗流产的药物,1966—1969 年间,美国发现 8 例 10 余岁女性患有阴道癌,调查表明它与患者母亲服用己烯雌酚保胎有关。到 1972 年,相关报道愈来愈多,此案例说明,己烯雌酚的这种不良反应在几年、十几年甚至二十年后在下一代身上显露了出来。

3. "欣弗"事件 我国华源生物药业有限公司生产的克林霉素注射液(商品名"欣弗")注射后导致部分人死亡,数百人出现胸闷、心悸、寒战、腹痛、腹泻、肝肾功能损害等,随后,很多省市报道类似案例,国家药监局通报后,原卫生部发布了紧急停用"欣弗"的通知。

小结

情境导入及
分析答案

药源性疾病是药物不良反应在一定条件下所产生的不良后果,产生的原因有药物本身及相互作用所致,也有药品使用不当所致。可累及肝、肾、血液等脏器系统,引发多种药源性疾病。诊断药源性疾病必须联系用药史、相关症状及辅助检查等,治疗原则为及时停药,做相应疾病的对抗治疗。不良反应的监测应了解其重大意义及自愿呈报系统等主要的监测方法。

能力检测

能力检测答案

一、A 型题

1. 关于药物不良反应发生的原因,不属于机体方面的原因是( )。

A. 性别 B. 个体差异 C. 药物相互作用

D. 营养状态 E. 病理状态

2. 下列药源性疾病的治疗不正确的是( )。

A. 立即送重症病房抢救 B. 停用可疑药物甚至全部药物

C. 及时应用对致病药有拮抗作用的药物 D. 加强排泄,延缓吸收

E. 及时上报

3. 新生儿药物不良反应较成人显著增加的原因是( )。

A. 吸收困难 B. 肝血流量少

C. 药物代谢酶尚未成熟 D. 血药浓度高 E. 药量大

4. 怀疑不良反应是由药物引起的但又不能确定具体药物时,最可靠的方法是( )。

A. 加强排泄　　　　　　　　B. 催吐　　　　　　　　　　C. 及时停用可疑药物甚至全部药物
D. 导泻　　　　　　　　　　E. 洗胃

二、B 型题

(5～6 题共用答案)

A. 毒性反应　　　　　　　　B. 继发反应　　　　　　　　C. 药物变态反应
D. 过度作用　　　　　　　　E. 副作用

5. 氯霉素所致的骨髓抑制属于(　　　　)。

6. 用阿托品解痉时引起的口渴、心悸、视物模糊等属于(　　　　)。

执考真题　　执考真题答案

(李学灵)

实 训 教 程

任务一　动物实验的基本操作技术

一、动物的捉拿和固定

动物的捉拿和固定是进行动物实验的基本操作之一,实验者应熟练掌握。

1. 家兔　家兔性情温顺,除应避免被锐利的脚爪抓伤外,较易捕捉。捉拿时用右手抓其项背部皮毛,轻提动物再以左手托其臀部,使其呈坐位姿势落在左手掌心。切忌以手捉兔耳、拖拉四肢以及直接提腰背部。

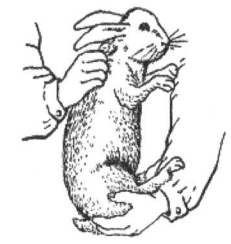

家兔的捉拿方法

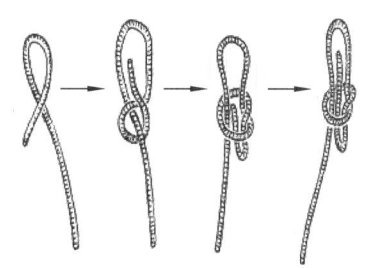

捆绑家兔四肢的布带活套

将家兔仰卧固定于兔台,先以四条布带作为活套,分别套在其四肢的腕及踝关节上方,收紧布带使兔仰卧于兔台上,先后将两后肢和两前肢固定并系于兔台的不锈钢杆上,再用索线缚住其上门齿(或用兔头固定锯)将兔头固定于兔台的竖杆上。

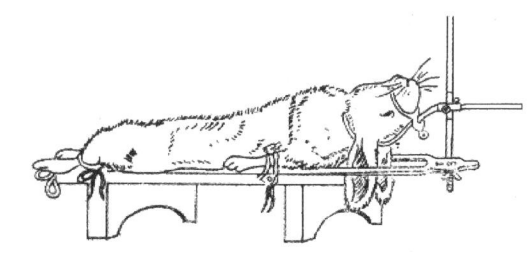

家兔手术台固定法

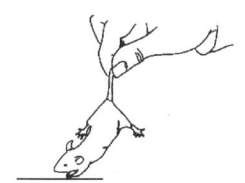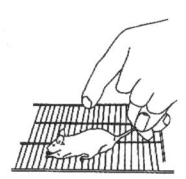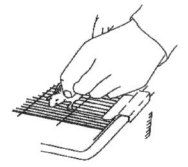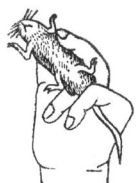

小鼠的抓取方法

2. 小白鼠　小白鼠虽然性情温顺,但也要提防其咬伤手指。捉拿固定时,将小鼠置于鼠笼或实验台上,用左手拇指和食指抓住小鼠两耳后的项背部皮肤,将鼠体置于左手手心中,拉直后以无名指及小指按住鼠尾以固定小鼠,右手进行操作。

3. 大白鼠 大白鼠较小白鼠凶狠,牙齿锋利,要提防被其咬伤,捉拿时最好戴上棉手套。先用右手捉住其尾巴,置于实验台上,以左手拇指和食指、中指抓其两耳后的项背部皮肤,将鼠固定在左手掌中,右手即可进行操作。

4. 青蛙(或蟾蜍) 先用左手将青蛙背部紧贴手掌,以中指、无名指,小指压住其左腹侧和后肢,拇指和食指分别压住左、右前肢,将动物提起,右手进行操作。在捉拿蟾蜍时注意勿挤压其两侧耳部突起的毒腺,以免使毒汁射入眼中。

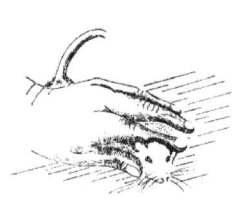

大鼠抓取方法

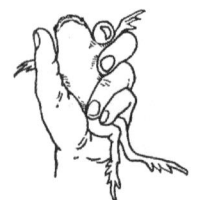

青蛙(或蟾蜍)抓取方法

二、动物的给药途径

常用的给药方法简介如下。

(一)经口给药法

此法有口服与灌胃两种方法,适用于小鼠、大鼠、豚鼠、兔、犬等动物。口服法可将药物放入饲料或溶于饮水中令动物自由摄取。若为保证剂量准确,可应用灌胃法。

1. 小鼠 以左手捉持小鼠,使腹部朝上,右手持灌胃器(以1～2 mL注射器上连接细玻管或把注射针头磨钝),灌胃管长4～5 cm,直径1 mm。先从小鼠口角插入口腔内,然后沿着上腭壁轻轻插入食道,稍感有阻力时(大约灌胃管插入1/2),相当于食道过膈肌的部位。此时,即可推动注射器,进行灌胃。若注射器推动困难,应重插,谨防误入气管。注药后轻轻拔出灌胃管,一次投药为0.1～0.3 mL/10 g体重。

2. 大鼠 用左手以捉持法握住大鼠(两人合作时,助手捉持大鼠用右手抓住后肢和尾巴),灌胃方法与小鼠相类似,仅采用安装在5～10 mL注射器上的金属灌胃管(长6～8 cm,直径1.2 mm,尖端为球状的金属灌胃管)。一次投药量为1～2 mL/100 g体重。

3. 兔 需两人合作,一人坐好,两腿将兔身夹住,一手抓住双耳,固定头部,另一手抓住双前肢。另一人用木或竹制开口器压下舌头,以导尿管经开口器中央小孔慢慢沿上腭壁插入食道15～30 cm长,将导尿管端置于一杯清水中,若无气泡冒出,说明导尿管没有插入气管,这时即可用注射器抽取需要量的药液从导尿管灌入兔胃。然后用3～5 mL清水冲洗导尿管,抽出导尿管,取出开口器。

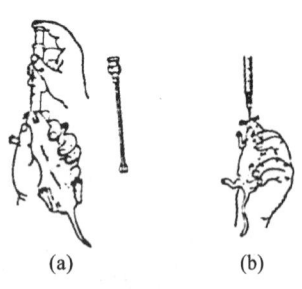

(a)　　　　(b)

小鼠灌胃方法

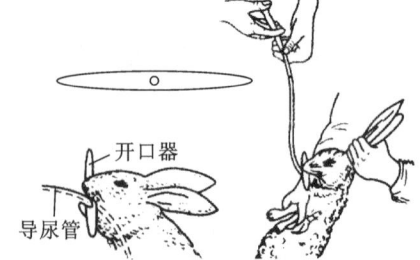

家兔灌胃方法

(二)皮下注射

以左手拇指和食指提起皮肤,将注射器针头刺入皮下注药即可。

(三)腹腔注射

用小白鼠做实验时,以左手固定动物使其腹部向上,右手将注射器针头于左(或右)下腔部刺入皮肤,并以 45°角穿过腹肌,固定针头后缓注药物。为避免损伤内脏,可使动物处于头低位而使内脏移向上腹。家兔的腹腔注射宜在下腹部的腹白线旁开 1 cm 处进针。

（四）静脉注射

1. 家兔 一般采用耳缘静脉注射。兔耳中央为动脉,内、外缘为静脉;内缘静脉深,因不易固定而不用;外缘静脉表浅,因易固定而常用。其注射方法是先拔去注射部位的被毛,用手指弹动或轻柔兔耳使其静脉充盈,左手食指和中指夹住静脉的近端,拇指绷紧静脉的远端,无名指和小指垫在兔耳的下面,右手持注射器将针头(注射器刻度面及针尖斜面向上)从静脉远端刺入,移动左手拇指以固定针头,放开食指和中指,缓慢注入药液。药物注毕拔出针头时宜用手指压迫针眼片刻以止血。

2. 小白鼠和大白鼠 一般采用鼠尾静脉注射,鼠尾静脉有三根,左、右两侧及背侧各一根,其中左、右两侧的尾静脉因较易固定而多采用,注射方法是先将动物固定在鼠筒内,露出鼠尾并涂擦二甲苯使其血管扩张,左手拇指和食指捏住鼠尾两侧,使静脉充盈,中指下面托住尾巴,以无名指和小指夹住鼠尾末梢,右手持注射器使针头与静脉平行(小于 30°角)刺入,缓注药液无阻力时表示针头已进入静脉,继续注完药物。拔出针头后将鼠尾向注射侧弯曲即可止血。

静脉注射时应尽量从兔的耳缘静脉或鼠尾静脉的远端进针注药,以便需要反复静脉注射或穿刺失效时,可以由远而近,渐次前移注射部位,提高该静脉的使用效率。

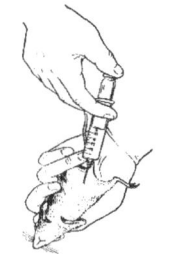

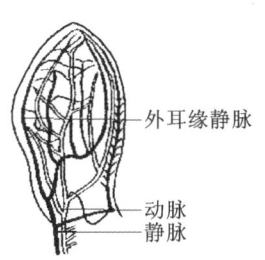

外耳缘静脉
动脉
静脉

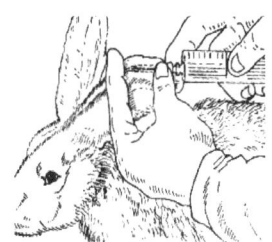

小鼠腹腔注射方法　　　　　　　　兔耳部血管分布　　　　　　　兔耳缘静脉注射方法

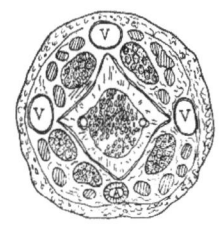

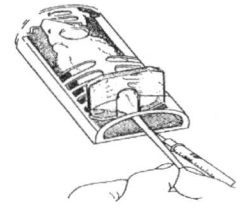

小鼠尾部血管分布(A 为动脉;V 为静脉)　　　　　　小鼠尾静脉注射方法

三、实验动物的取血方法

（一）兔取血法

1. 心脏取血 操作方法似鼠,使家兔仰卧固定,穿刺部位在第 3 肋间隙胸骨左缘 3 mm 处。每次取血不宜超过 20~25 mL。经一周后可重复使用。

2. 股静脉和颈静脉取血 在做股静脉和颈静脉分离手术后进行。

(1) 股静脉取血　注射器平行于血管,从股静脉下端向心方向刺入,然后抽动针栓即可取血,抽血完毕注意止血。

(2) 颈外静脉取血　注射器由近心端向头侧端血管平行方向刺入,使注射针一直延伸到颈静脉分支分叉处,即可取血。此处血管较粗,很容易取血,一次可取血 10 mL 以上。

3. 耳缘静脉取血 以小血管夹夹紧耳根部,并以二甲苯使血管扩张后,用酒精擦净。然后以粗大针头插入耳缘静脉取血。

（二）小鼠、大鼠取血法

1. 颈静脉或颈动脉取血 将麻醉的小鼠或大鼠背位固定,剪去一侧颈部外侧毛,做颈静脉或颈动脉分离手术,当动、静脉暴露清楚后,血管下各穿一根线,作为提拉血管用,这时即可用注射针沿血管平行方向以向心端刺入抽取所需血量。体重 20 g 的小鼠可取血 0.6 mL 左右,体重 300 g 的大鼠可取血 8 mL 左右。

2. 股静脉或股动脉取血 小鼠或大鼠经麻醉后,背位固定,左或右腹股沟处动静脉分离手术,血管下分别穿一根丝线,以提拉血管用,右手持注射器将注射针平行于血管刺入血管内,即行取血。若需连续多次取血,则取血邻位尽量靠离心端。

(三)心脏取血

小鼠或大鼠仰卧于固定板上,剪去心前区毛,酒精消毒,在左胸侧第 3~4 肋间,用左手食指触摸到心搏动处,右手持注射器刺入心脏,血液随心脏跳动的力量自动进入注射器。也可切开胸腔,直接从见到的心脏内抽吸血液。

(四)尾尖取血

小鼠和大鼠麻醉后,将尾巴于 50 ℃ 热水中浸泡数分钟后,擦干剪去尾尖,小鼠 1~2 mm,大鼠 5~10 mm。然后自尾根部向尾尖按摩,血自尾尖流出,若需连续取血,每次将鼠尾剪去很小一段,在取血后可用棉球压迫止血并用 60% 液体火棉胶涂于尾巴伤口处,使其涂一层薄膜,保护伤口,此法每次取血 3 mL。还可用锐利刀片每次切割鼠尾静脉一段,每次取血 0.1~0.5 mL,鼠尾的三根静脉可交替切割,切割后用棉球压迫止血,这种方法适用于大鼠。

(五)眶动脉和眶静脉取血

先将小鼠或大鼠倒持,然后压迫眼球使其突出充血后,以止血镊迅速摘去眼球,这时眶内很快流出血液,流完为止,一般可取动物体重的 4%~5% 的血液量,此法因动物死亡而只宜一次使用。

(六)眼球后静脉丛取血

用玻璃做成 7~10 cm 长的取血管,其一端为内径 1~1.5 mm 的毛细管,另一端渐扩大呈喇叭形,毛细管段长约 1 cm,预先将玻璃浸入肝素溶液中,取后干燥。左手抓住鼠两耳之间的头部皮肤,使头固定,并轻轻向下压迫颈部两侧,引起头部静脉血液回流困难,使眼球充分外突,右手持取血管,将其尖端插入下眼睑与眼球之间以后,轻轻向眼底部方向移动,在该处旋转取血管以切开静脉丛,使取血管保持水平位,稍加吸引,血液即流入取血管中,当取血完毕时,拔出取血管。同时放开左手,即可使出血停止。此法适用于小鼠、大鼠、豚鼠、兔等动物,并可在数分钟后在同一穿刺孔重复取血。

(七)断头取血

用剪刀迅速剪掉鼠头,立即将鼠颈向下,提起动物,血液可流入已准备好的容器中。

四、动物的麻醉方法

(一)麻醉方法

麻醉可分为全身麻醉和局部麻醉两大类,全身麻醉又可分为注射麻醉和吸入麻醉两种。其中注射麻醉应用最多。注射麻醉常选用 3% 戊巴比妥钠和 20% 乌拉坦等药物,多采用静脉注射和腹腔注射的方式给药。局部麻醉常以 1% 盐酸普鲁卡因溶液,在手术部位做皮下浸润麻醉,其药量按所需麻醉的范围而定。

(二)麻醉效果的观察

动物的麻醉效果直接影响实验的进行和实验结果。如果麻醉过浅,动物会因疼痛而挣扎,甚至出现兴奋状态,使呼吸、心跳不规则,影响观察。麻醉过深,可使机体的反应性降低,甚至消失,更为严重的是抑制延髓的心血管活动中枢和呼吸中枢,使呼吸、心跳停止,导致动物死亡。因此,在麻醉过程中必须善于判断麻醉程度,观察麻醉效果。判断麻醉程度的指标如下。

1. 呼吸 动物呼吸加快或不规则,说明麻醉过浅,可再追加一些麻醉药,若呼吸由不规则转变为规则且平稳,说明已达到麻醉深度。若动物呼吸变慢,且以腹式呼吸为主,说明麻醉过深,动物有生命危险。

2. 反射活动 主要观察角膜反射或睫毛反射,若动物的角膜反射灵敏,说明麻醉过浅;若角膜反射迟钝,麻醉程度合适;角膜反射消失,伴瞳孔散大,则麻醉过深。

3. 肌张力 动物肌张力亢进,一般说明麻醉过浅;全身肌肉松弛,则为麻醉合适。

4. 皮肤夹捏反应 麻醉过程中可随时用止血钳或有齿镊夹捏动物皮肤,若反应灵敏,则麻醉过浅;若反应消失,则麻醉程度合适。

总之,观察麻醉效果要仔细,上述四项指标要综合考虑,在静脉注射麻醉时还要边注入药物边观察。只有这样,才能获得理想的麻醉效果。

五、动物的处死方法

不同动物的处死方法有所不同。鼠类常采用脊椎脱臼法,即右手抓住鼠尾用力向后拉的同时,以左手拇指和食指用力向下按住鼠头,使其脊髓与脑断离,鼠即死亡。家兔等大动物常采用空气栓塞的方法处死,即从耳缘静脉注射 20 mL 左右的空气处死,或直接从颈总动脉放血将其处死。

任务二 药理学经典实验

实验一 药物剂量对药物作用的影响

【目的和原理】

观察不同剂量的药物对药物作用的影响。掌握小白鼠的捉拿法和腹腔注射法。

剂量的大小决定血药浓度的高低,血药浓度又决定药理效应。因此,药物剂量决定药理效应的强弱,在一定剂量范围内,剂量越大,效应也随之增强。

【实验对象】

小白鼠。

【实验器材和药品】

1 mL 注射器 2 支,针头 2 个,大烧杯(或钟罩)2 个,电子秤,记号笔,0.2%苯甲酸钠咖啡因,2%苯甲酸钠咖啡因。

【实验步骤与观察项目】

取小白鼠 2 只,称重,编号后分别放入大烧杯中,观察两鼠的正常活动后,再分别腹腔注射。甲鼠:0.2%苯甲酸钠咖啡因 0.2 mL/10 g。乙鼠:2%苯甲酸钠咖啡因 0.2 mL/10 g。给药后置于大烧杯中,观察有无兴奋、竖尾、惊厥,甚至死亡等现象,记录发生的时间,并比较两鼠有何不同?

鼠 号	体重	药物及剂量	用药后反应
甲			
乙			

【思考题】

(1) 两鼠的反应有何不同?为什么?

(2) 了解药物的安全范围有何重要意义?

实验二 不同给药途径对药物作用的影响

一、家兔法

【目的和原理】

观察药物的给药途径不同对作用的影响;练习家兔的捉拿法及耳缘静脉注射法、肌内注射法。

药物从给药部位进入全身血液循环的过程称为药物的吸收。药物吸收的速度与药物吸收的量直接影响药物的起效时间与药物作用强度。给药途径不同,吸收速度有差别,药物反应的潜伏期和程度亦有差别。

硫酸镁可因给药途径不同而产生不同的药理作用。口服给药其硫酸根离子、镁离子在肠道难以被吸收,产生的肠内容物高渗又可抑制肠内水分的吸收,增加肠腔容积,扩张肠道,刺激肠蠕动,有泻下的作用。静脉注射或肌内注射硫酸镁后,体内的镁离子和钙离子相似,镁离子可特异性地竞争钙离子,拮抗钙离子的作用,从而抑制中枢及外周神经系统,使骨骼肌、心肌、血管平滑肌松弛,导致肌松作用和降压作用。硫酸镁注射的安全范围狭窄,浓度过高可导致呼吸抑制、血压骤降和心搏骤停。

【实验对象】

家兔。

【实验器材和药品】

电子秤,注射器(5 mL,10 mL,20 mL),兔固定器,75％酒精,棉签,胃导管,5％硫酸镁,2.5％氯化钙。

【实验步骤与观察项目】

取家兔2只,编号并称其体重,观察两兔正常活动。

(1) 甲兔耳缘静脉注射5％硫酸镁175 mg/kg,观察其肌张力和呼吸变化情况。

(2) 乙兔灌胃5％硫酸镁800 mg/kg(约4.6倍于注射剂量),观察其肌张力和呼吸变化情况。

(3) 当家兔肌肉松弛、不能站立、呼吸抑制时,经耳缘静脉注射2.5％氯化钙50 mg/kg。

(4) 结果记录,将实验结果记录于下表中。

兔号	体重	药物及剂量	给 药 前			给 药 后		
			肌张力	呼吸	给药途径	肌张力	呼吸	氯化钙解救效果
甲								
乙								

【注意事项】

硫酸镁需要静脉缓慢注射,注射时要注意观察。一旦出现异常,立即停止注射,并用氯化钙解救。

【思考题】

不同给药途径为什么会影响药物效应?

二、小白鼠法

【目的和原理】

观察不同给药途径对药物作用的影响。掌握小白鼠的灌胃和肌内注射法。

【实验对象】 小白鼠2只。

【实验器材与药品】

1 mL注射器1支,针头1个,小白鼠灌胃器1个,大烧杯,电子秤,记号笔,10％硫酸镁溶液。

【实验步骤与观察项目】

取小白鼠2只,称体重后标记,观察其正常活动,以10％硫酸镁0.2 mL/10 g的剂量,分别对甲鼠肌内注射和乙鼠灌胃后,各置于一烧杯内,观察两鼠的反应有无不同?

鼠 号	体 重	药物及剂量	给药途径	给药前情况	给药后反应
甲					
乙					

【思考题】

(1) 两鼠反应不同的原因是什么?

(2) 临床上硫酸镁口服和注射时的用途有何不同? 为什么?

实验三　普鲁卡因与丁卡因表面麻醉作用比较及毒性比较

【目的和原理】

比较普鲁卡因与丁卡因的表面麻醉强度和临床应用;比较普鲁卡因与丁卡因的毒性大小,并联系其临床应用。

普鲁卡因与丁卡因是常用的局麻药,丁卡因与普鲁卡因比较具有麻醉效力强、毒性大、穿透力强、作用快、持续时间长的特点。

【实验对象】

家兔,小白鼠。

【实验器材和药品】

兔固定器 1 个,剪刀 1 把,电子秤,1 mL 注射器 2 支,大烧杯(或钟罩)2 个,1%盐酸普鲁卡因溶液,1%盐酸丁卡因溶液。

【实验步骤与观察项目】

1. 表面麻醉作用比较

取家兔 1 只,放入固定器内,剪去双眼睫毛,用兔须触及角膜上、中、下、左、右五处不同点,试验正常眨眼反射,然后用拇指和食指将左眼下眼睑拉成杯形,并用中指压住鼻泪管,滴入 1%盐酸丁卡因 3 滴,轻轻揉动下眼睑,使药液与角膜充分接触,并使药液存留 1 min,然后任其溢流。同样方法于右眼滴入 1%普鲁卡因溶液 3 滴。滴药后按表中时间,测试眨眼反射 1 次,比较两药麻醉效果有何不同。

动　物	眼	药　　物	用药前眨眼反射	用药后眨眼反射/min						麻醉效果
				5	10	15	20	25	30	
家兔	左	1%丁卡因								
	右	1%普鲁卡因								

2. 毒性比较

取大小相近的小白鼠 2 只,称重,观察其正常活动后,甲鼠腹腔注射 1%盐酸普鲁卡因溶液 0.1 mL/20 g,乙鼠腹腔注射 1%盐酸丁卡因溶液 0.1 mL/20 g,观察两鼠活动变化,发生惊厥的时间,惊厥性质及程度,比较两药的毒性。

鼠　号	药物及剂量	用药后反应		毒性大小
		发生惊厥时间/min	惊厥程度	
甲	1%盐酸普鲁卡因 0.1 mL/20 g			
乙	1%盐酸丁卡因 0.1 mL/20 g			

【注意事项】

(1)滴药时应压住鼻泪管,以防药液流入鼻泪管而被吸收中毒。

(2)刺激角膜的兔须前、后应用同一根,刺激强度力求一致。

(3)刺激角膜时兔须不可触及眼睑,以免影响实验结果。

【思考题】

(1)结合实验结果比较丁卡因和普鲁卡因的作用特点及用途。

(2)为什么丁卡因在临床上不能作浸润麻醉?

实验四　药物的基本作用

【目的和原理】

观察和了解药物的兴奋作用、抑制作用、局部作用、吸收作用。

药物作用是指药物与机体组织间的初始作用,由此引起的机体器官原有功能水平的改变,药物作用称为药理效应。药物作用和药理效应二者意义接近,实际上互为通用。具有兴奋作用的药物称为兴奋药,具有抑制作用的药物称为抑制药,但有些药物可作用于不同器官,引起性质完全相反的效应。药物作用的结果包括治疗效果和不良反应两方面。药物的作用还有其选择性。此外,药物还可产生局部作用和吸收作用。

【实验对象】

家兔,体重 2.0～3.0 kg。

【实验器材和药品】

电子秤,注射器(5 mL),5%盐酸普鲁卡因溶液,0.5%地西泮溶液,2%硫喷妥钠溶液。

【实验步骤和观察项目】

(1) 取家兔 1 只称重,先观察其正常活动,如站立和行走姿态,并用针刺其后肢,测试有无痛觉反射。

(2) 由一侧坐骨神经周围(使家兔做自然俯卧式,在尾部坐骨棘与股骨头间摸到一凹陷处)注入 5%盐酸普鲁卡因溶液 1 mL/kg,2～3 min 后观察和测试同侧后肢有无运动和感觉障碍,并与对侧比较。

(3) 待局部作用明显后,肌内注射 5%盐酸普鲁卡因溶液 1 mL/kg,观察中毒症状(惊厥)出现与否。

(4) 待出现明显中毒症状时,立即由耳缘静脉注射 0.5%地西泮溶液 0.5 mL/kg 或 2%硫喷妥钠溶液 0.5～1 mL/kg,直到出现肌肉松弛为止。

【思考题】

(1) 本实验中,药物的兴奋作用、抑制作用、局部作用、吸收作用与选择作用表现在哪些方面?是否观察到药物间的对抗作用?

(2) 本实验中,哪些是普鲁卡因、地西泮的治疗作用?哪些是其不良反应?

实验五　肝脏功能状态对药物作用的影响

【目的和原理】

观察肝脏功能和药酶诱导剂及抑制剂对戊巴比妥钠麻醉作用的影响。肝脏是药物代谢的重要器官,肝功能不全时主要经肝代谢的药物易受影响。四氯化碳是一种对肝细胞有严重毒性作用的化学物质,可导致肝损害,使肝脏代谢能力下降。药酶诱导剂能够增强细胞色素 P450 酶系的作用,而药酶抑制剂能够降低细胞色素 P450 酶系的作用,使经细胞色素 P450 酶系催化代谢的药物作用强度发生改变。

【实验对象】

小鼠,体重 18～22 g。

【实验器材和药品】

5%四氯化碳溶液,0.4%苯巴比妥钠溶液,0.4%戊巴比妥钠溶液,0.8%氯霉素溶液、油溶剂、生理盐水;1 mL 注射器,玻璃钟罩。

【实验步骤和观察项目】

取体重相近的小鼠 5 只,称重,编号。在实验前 48 h,1～4 号鼠分别依次腹腔注射 5%四氯化碳溶液(剂量 0.1 mL/10 g)、0.4%苯巴比妥钠溶液、生理盐水和油溶剂;实验前 1 h,第 5 号鼠腹腔注射 0.8%氯霉素溶液 0.1 mL/10 g 体重。实验时,每鼠分别腹腔注射 0.4%戊巴比妥钠溶液 0.1 mL/10 g 体重。记录各鼠翻正反射消失和恢复时间,由此算出麻醉诱导时间和麻醉维持时间。

不同肝脏功能状态对戊巴比妥钠作用的影响

组　别	麻醉诱导时间/min	麻醉维持时间/min
生理盐水组		
油溶剂组		
四氯化碳组		
苯巴比妥钠组		
氯霉素组		

【注意事项】

(1) 四氯化碳和氯霉素溶液宜用花生油、玉米油或橄榄油配制。

(2) 处于麻醉状态下的小鼠失去对体温调节的能力,易受外界环境温度的影响,当室内温度低于20 ℃时,小鼠体温明显下降、麻醉加深,麻醉时间延长,要注意保温。

(3) 结果分析时宜用全班各组平均值。

【思考题】

(1) 各组小鼠麻醉诱导时间有无差异?为什么?

(2) 根据实验结果,分析药酶有什么特点?

实验六　有机磷酸酯类中毒及解救方法

【目的和原理】

掌握家兔有机磷酸酯类的中毒症状及阿托品和解磷定的解救作用。

有机磷酸酯类通过抑制胆碱酯酶活性,使乙酰胆碱在体内堆积,产生 M 样及 N 样中毒症状。抗胆碱药阿托品能解除有机磷酸酯类中毒的 M 样症状,而解磷定可复活胆碱酯酶,恢复其水解乙酰胆碱的能力,以对抗其 N_M(N_2)样症状。两药合用可提高解毒效果。

【实验对象】

家兔 2 只,体重 2.5～3.0 kg,雌雄不限。

【实验器材和药品】

10%敌百虫溶液,0.1%硫酸阿托品注射液,2.5%解磷定注射液,电子秤,5 mL 注射器 1 支,10 mL 注射器 2 支,测瞳孔尺 1 把,抽纸,75%酒精,棉签。

【实验步骤与观察项目】

(1) 取家兔 2 只,称重、标记,观察并记录活动情况、呼吸(频率,有无呼吸困难,呼吸道有无分泌等)、瞳孔大小、唾液分泌、大小便、肌张力及有无肌震颤等。

(2) 然后两兔分别腹腔注射 10%敌百虫溶液 1.5 mL/kg,密切观察各项指标变化情况,并记录(一般 20～30 min 出现中毒症状,若给药 20 min 后无任何中毒症状,可再追加 0.5～1 mL/kg)。待家兔瞳孔明显缩小,呼吸浅而快,唾液大量分泌(流出口外或不断吞咽),骨骼肌震颤和大、小便失禁等中毒症状明显时,甲兔立即由耳缘静脉注射 0.1%硫酸阿托品注射液 1 mL/kg,乙兔耳缘静脉注射 2.5%解磷定注射液 2 mL/kg。随即观察甲、乙两兔上述各项指标的变化情况,然后再给乙兔耳缘静脉注射 0.1%硫酸阿托品注射液 1 mL/kg,分别将观察结果记录于表内。比较药物对各兔的解救效果,分析各药解毒特点和两药合用于解毒的重要性(给阿托品的甲兔最后再注射 2.5%解磷定注射液 2 mL/kg,以防死亡)。

有机磷农药中毒症状及解救观察指标

兔号	给药前后	瞳孔直径/mm	呼吸频率/(次/min)	唾液分泌	有无排大小便	活动情况	有无肌震颤
甲	给药前 给10%敌百虫溶液后 给0.1%硫酸阿托品注射液后 给2.5%解磷定注射液后						
乙	给药前 给10%敌百虫溶液后 给2.5%解磷定注射液后 给0.1%硫酸阿托品注射液后						

【注意事项】

(1)测量家兔瞳孔大小时,注意光线射入的方向。因为眼睛对光线敏感,在不同的光强度下,瞳孔会发生相应的收缩舒张变化。

(2)在注射敌百虫溶液的同时应准备好相应剂量解救药物,家兔出现瞳孔极度缩小或后肢震颤时应积极解救。如给予敌百虫溶液20 min后家兔症状不明显,可酌情补充剂量。

(3)给阿托品注射液的甲兔在实验即将结束时,再给2.5%解磷定注射液2 mL/kg,以防死亡。中毒深的乙兔在实验结束时,再给0.1%硫酸阿托品注射液1 mL/kg,以减轻中毒症状。

【思考题】

(1)有机磷酸酯类中毒时常用抢救药品有哪些?

(2)在本实验中,如何判断家兔有机磷酸酯类中度中毒?

实验七　地西泮的抗惊厥作用

【目的和原理】

观察中枢神经系统兴奋药尼可刹米中毒发生惊厥的特点及地西泮的抗惊厥作用。

惊厥是由疾病或药物等多种原因引起的中枢神经过度兴奋,脑组织部分神经元突然发生不同程度异常放电而导致的全身骨骼肌不自主的强直性收缩。

【实验对象】

家兔。

【实验器材和药品】

磅秤,5 mL注射器,25%尼可刹米溶液,0.5%地西泮溶液。

【实验步骤与观察项目】

取健康家兔2只,称重编号,然后两兔均由耳静脉注射25%尼可刹米溶液0.5 mL/kg,待家兔出现惊厥后(躁动、角弓反张等),甲兔立即由耳静脉注射0.5%地西泮溶液0.5 mL/kg,乙兔由耳静脉注射等量生理盐水,观察两兔惊厥有何不同。

兔　号	体　重	药　物	结　果
甲		尼可刹米＋地西泮	
乙		尼可刹米＋生理盐水	

【思考题】

(1)在本实验中,你观察到尼可刹米引起中枢兴奋的作用有哪些?

(2)给予地西泮后,家兔有何变化?

实验八　氯丙嗪的镇静和降温作用

【目的和原理】

观察氯丙嗪的镇静和降温作用并掌握其降温作用的特点。

氯丙嗪是吩噻嗪类抗精神病药物的代表,为中枢多巴胺受体的阻断剂。大剂量时可抑制体温调节中枢,使体温降低,基础代谢降低,器官功能活动减少,耗氧量降低而呈"人工冬眠"状态。氯丙嗪与解热镇痛药物不同,不但能降低发热状态下的体温,也能降低正常状态下的体温。氯丙嗪的降温作用与环境温度明显相关,环境温度越低其降温作用越明显。因此,如与物理降温同时应用,其作用更明显。

【实验对象】

家兔。

【实验器材和药品】

电子秤,肛表,兔固定器,冰袋,2 mL 注射器,2.5% 盐酸氯丙嗪溶液,生理盐水,液体石蜡,棉球,家兔。

【实验步骤与观察项目】

(1) 取健康家兔放入兔固定器内,固定住家兔头部,使下肢及尾部暴露出来,以便探测体温。

(2) 左手提起兔尾,右手将涂有液体石蜡的肛表插入兔肛门内深 4~5 cm,3 min 后取出读数,每隔 2 min 测一次,共两次,取平均数为正常体温。

(3) 选取体温在 38.5~39.5 ℃ 的家兔 3 只,称重编号,观察全身活动情况后,甲兔静注 2.5% 盐酸氯丙嗪溶液 0.3 mL/kg,并在腹部放置冰袋降温;乙兔静注等量的 2.5% 盐酸氯丙嗪溶液,但不用冰袋降温;丙兔静注等量的生理盐水作为对照。

(4) 给药后每 20 min 测量体温一次,观察各兔体温变化及活动情况有何不同。

室温　　℃

兔号	体重	药物及剂量	条件	给药前体温	给药后体温/℃			温差/℃
					20 min	40 min	60 min	
甲		2.5%盐酸氯丙嗪溶液	冰袋					
乙		2.5%盐酸氯丙嗪溶液	室温					
丙		生理盐水	室温					

【注意事项】

(1) 测体温时,不宜使家兔过度骚动。

(2) 测量时间和深度要一致,每兔固定使用一支肛表。

(3) 最好选择体重近似的家兔。

【思考题】

在物理降温配合下使用盐酸氯丙嗪溶液,家兔体温会发生什么变化? 为什么?

实验九　普萘洛尔的抗缺氧作用

【目的和原理】

观察普萘洛尔提高动物对缺氧的耐受力的作用,分析其抗缺氧的作用机制、联系其临床应用。学会用小白鼠进行耐缺氧的实验方法。普萘洛尔是 β 受体阻断药,降低交感神经张力,心率减慢,心肌耗氧量降低,增强耐缺氧作用。

【实验对象】

小白鼠。

【实验器材和药品】

250 mL 广口瓶、注射器、秒表、电子秤、大烧杯、生理盐水、0.1%盐酸普萘洛尔、钠石灰。

【实验步骤与观察项目】

取 250 mL 广口瓶一个,放入钠石灰 15 g,以吸收二氧化碳和水分。再取小白鼠(体重为 18~22 g 为宜)2 只,称重标记。一只腹腔注射 0.1%盐酸普萘洛尔 0.2 mL/10 g,另一只腹腔注射生理盐水 0.2 mL/10 g 作对照。给药 15 min 后,将两鼠同时放入广口瓶中,盖严瓶口(瓶盖可涂凡士林),立即 记录时间。观察两鼠直至死亡,记录各鼠死亡时间,求得各鼠的存活时间。

【结果】

综合全班各组实验结果,分别计算给药鼠和对照鼠的平均存活时间,再用下式求得存活延长百 分率。

$$存活延长百分率(\%)=\frac{给药鼠平均存活时间-对照鼠平均存活时间}{对照鼠平均存活时间}\times100\%$$

【思考题】

普萘洛尔的不良反应有哪些?

实验十 糖皮质激素稳定红细胞膜的作用

【目的和原理】

学习红细胞悬液的制备方法;观察氢化可的松稳定红细胞膜的作用。

皂苷是广泛存在于植物界的一类结构复杂的化合物。其乳化力强,对黏膜有刺激性,易导致细胞 膜去稳定而溶解。红细胞遭受皂苷刺激,产生膜溶解而溶血,是一些含皂苷药物的毒副反应之一。糖 皮质激素的细胞膜稳定作用可对红细胞膜起保护作用,从而对抗溶血。

【实验对象】

家兔,2 kg 左右。

【实验器材和药品】

0.5%氢化可的松溶液、0.5%皂苷溶液、生理盐水、碘酒棉球、75%酒精棉签、弯头剪刀、手术镊、 兔笼、电子秤、粗天平、兔手术台、注射器(20 mL)、注射针头(7 号)、量筒(10 mL、100 mL)、吸管 (1 mL、2 mL、5 mL)、试管(5 mL)、离心管(10 mL)、离心机、试管架、吸管架、竹签或套有橡皮管的玻 璃棒、洗耳球、记号笔。

【实验步骤与观察项目】

1. 制备 2%红细胞悬液

(1)心脏采血 取家兔 1 只,称重后使取仰卧固定于兔手术台上。剪去心前区被毛,用碘酒棉球 和 75%酒精棉球消毒,然后用已高压灭菌过的并装有 7 号针头的注射器于胸骨左缘第 3 肋间或心跳 搏动最显著部位心脏采血约 10 mL,注入 10 mL 量筒中。

(2)去纤维蛋白 用竹签或套有橡皮管的玻璃棒缓慢搅拌血液 15~20 min,直至纤维蛋白黏附 到竹签或玻璃棒上为止,使其成去纤维蛋白血液。

(3)洗涤红细胞 将去纤维蛋白血液移入离心管中,加入适量生理盐水,摇匀后置入离心套管中, 在粗天平上两两配平后,对位放入离心机中,2000~2500 r/min 离心 10 min。弃去上清液,如此反复 洗涤 3~4 次,直至上清液无色透明为止。吸取 2 mL 红细胞加入盛有适量生理盐水的量筒中,再用生 理盐水稀释至 100 mL,即成 2%红细胞悬液。

2. 加样与观察

(1)取试管 3 支,按甲、乙、丙编号,排列于试管架中。

(2)各管加入 2%红细胞悬液 3 mL;甲管加入生理盐水 1 mL,乙管加入生理盐水 0.5 mL,丙管加 入 0.5%氢化可的松溶液 0.5 mL;轻轻摇匀,静止 10 min 后,乙管、丙管各加入 0.5%皂苷溶液 0.5 mL,轻轻摇匀。此后每 2~3 min 观察一次,注意溶血开始的时间及程度,三管结果有何不同。

氢化可的松对红细胞膜保护作用结果记录表

管 号	2%红细胞悬液	生理盐水	0.5%氢化可的松溶液	0.5%皂苷溶液	溶血现象
甲	3 mL	1 mL			
乙	3 mL	0.5 mL		0.5 mL	
丙	3 mL		0.5 mL	0.5 mL	

【注意事项】

（1）试验前所有玻璃器械都要洗净烘干。

（2）取红细胞悬液时，应边搅拌边吸取。

（3）当室温低于 25～27 ℃时，加完所有试液后应将试管置于 38 ℃±2 ℃的恒温水浴箱中孵育，每 2～3 min 取出观察一次。

（4）0.5%氢化可的松溶液和 0.5%皂苷溶液都用生理盐水配制。

【思考题】

（1）根据实验结果，分析氢化可的松对红细胞膜保护作用的机制？

（2）氢化可的松稳定红细胞膜的作用和临床意义。

实验十一　链霉素毒性反应及钙剂的对抗作用

一、小白鼠实验法

【目的和原理】

观察链霉素阻断神经肌肉接头的毒性及钙离子的对抗作用。

氨基糖苷类抗生素大剂量腹膜内、胸膜内给药或静脉滴注速度过快，可阻滞神经肌肉的传导，产生肌肉麻痹作用，表现为四肢无力、呼吸困难甚至呼吸停止，可用钙剂抢救。

【实验对象】

小白鼠。

【实验器材和药品】

电子秤，大烧杯，注射器（10 mL、5 mL），4%硫酸链霉素溶液，1%氯化钙溶液，生理盐水，75%酒精，棉签，家兔。

【实验步骤与观察项目】

取大小相近的小白鼠 2 只，称体重并编号，观察正常活动情况、呼吸及肌张力后，甲鼠腹腔注射 1%氯化钙溶液 0.1 mL/10 g，乙鼠腹腔注射生理盐水 0.1 mL/10 g，6～7 min 后两鼠分别腹腔注射 4%硫酸链霉素溶液 0.1 mL/10 g，观察两鼠有何变化。

鼠 号	体 重	药物及剂量	用链霉素后的反应
甲			
乙			

二、家兔实验法

【实验对象】

家兔。

【实验器材和药品】

电子秤，剪刀，注射器（10 mL、5 mL），25%硫酸链霉素溶液，5%氯化钙溶液，生理盐水，酒精棉球。

【实验步骤与观察项目】

取家兔 2 只，称体重并编号，分别将两后肢外侧毛剪去备用，观察两兔正常活动情况及肌张力，每只家兔均由两侧后肢肌内注射 25％硫酸链霉素溶液 600 mg/kg,给药后 20 min 观察两兔有何反应。待其中一只症状明显,立即耳静脉注射 5％氯化钙溶液 1.6 mL/kg。进行救治,注意观察以上症状有何变化,另一只不解救作为对照。

兔 号	体重	25％硫酸链霉素溶液	5％氯化钙溶液	给药后的反应
甲				
乙				

记录给药先后动物的呼吸和肌张力变化。

【思考题】

链霉素的不良反应有哪些?

任务三　综合类自主设计实验

实验十二　利尿药对家兔尿量的影响

【目的和原理】

学习从输尿管和膀胱引流尿液的方法,观察影响尿生成的若干因素。

尿的生成是持续不断的。尿的生成包括肾小球的滤过、肾小管和集合管的重吸收、分泌和排泄三个过程。肾小球的滤过作用受滤过膜的通透性、肾小球有效滤过压和肾小球血浆流量等因素的影响。肾小管和集合管重吸收受小管液溶质浓度和血液中抗利尿激素及肾素-血管紧张素-醛固酮系统等因素的影响。凡能影响上述过程的因素都可影响尿的生成,从而引起尿量的改变。

【实验对象】

家兔。

【实验器材与药品】

生物医学信号采集处理系统,兔手术台,哺乳动物手术器械,纱布,丝线,棉绳,烧杯(×5),细塑料管(或膀胱插管),注射器(20 mL×2、10 mL×2、5 mL×1、1 mL×3),静脉留置针,计滴器,20％乌拉坦溶液,50％葡萄糖溶液,0.01％去甲肾上腺素,0.1％呋塞米(速尿),班氏试剂,生理盐水等。

【实验步骤与观察项目】

(1)麻醉　耳缘静脉注射 20％氨基甲酸乙酯(5 mL/kg)进行麻醉,使其仰卧固定于兔手术台上。

(2)做颈部正中垂直切口,分离左侧颈总动脉,插入动脉插管,启动生物医学信号采集处理系统,描计动脉血压。

(3)分离一侧迷走神经。

(4)腹部手术　腹部剪毛,于耻骨联合上方正中做 3～5 cm 长的切口,沿腹白线切开腹壁,将膀胱向尾侧移出体外,暴露膀胱三角,确认输尿管后,将靠近膀胱处的输尿管用玻璃分针或眼科镊做钝性分离,穿线备用。将近膀胱端的输尿管穿线结扎,在靠近结扎线处剪一斜向肾脏的小口,将充满生理盐水的细塑料管向肾脏方向插入输尿管,备用线结扎固定。此后,可看到尿液从细塑料管中慢慢逐滴流出。也可从膀胱引流尿液。同样切开腹壁后,将膀胱向尾侧移至腹外。先辨认清楚膀胱和输尿管的解剖部位,用线结扎膀胱颈部,以阻断它同尿道的通路。然后,在膀胱顶部选择血管较少处,剪一纵行小切口,插入膀胱插管(可用一弯头滴管代替),插管口最好正对着输尿管在膀胱的入口处,但不要紧贴膀胱后壁而堵塞输尿管。用线沿切口结扎两次,将切口边缘固定在管壁上。手术结束后,用浸有 38 ℃生理盐水的纱布覆盖创面。

(5)在一侧耳缘静脉安置好静脉留置针,用胶布固定并由专人负责缓慢推入少量生理盐水,其速度以针头不被堵塞为宜,为下面各项实验注射备用。

（6）实验装置的连接与使用。

（7）观察项目。

① 记录正常尿量。

② 由耳缘静脉注射 37 ℃生理盐水 20～40 mL(1 min 内注射完)，观察并记录血压和尿量的变化，取 1 mL 中断尿液置于试管中备用。

③ 取尿液 2 滴进行尿糖定性实验，然后自耳缘静脉注射 50％葡萄糖溶液(2 mL/kg)，观察血压和尿量的变化。于尿量明显增多时再取尿液 2 滴做尿糖定性实验，另取 1 mL 尿液置于试管中备用。

④ 由耳缘静脉注射 1∶10000 去甲肾上腺素 0.3～0.5 mL，观察血压和尿量的变化。

⑤ 自耳缘静脉注射 0.1％呋塞米(2 mg/kg)，观察血压和尿量的变化(5 min 后开始观察尿量的变化)，待尿量增多时，取 1 mL 尿液置于试管中备用。

⑥ 剪断分离出的一侧迷走神经，用保护电极以中等强度电刺激迷走神经外周端 0.5～1 min，观察血压和尿量的变化。

⑦ 放血　转开三通，从颈总动脉放血入储血瓶中，当动脉血压降至 40 mmHg 时，记录失血量，使动脉血压在 40 mmHg 维持 30 min。记录尿量变化。

⑧ 输血　将储血瓶内血液从颈外静脉快速点滴回血，观察输血效果 20 min，记录输血前后动脉血压和尿量变化。

【附】尿糖定性实验　试管内加班氏试剂 1 mL，再加尿液 2 滴，在酒精灯上加热煮沸。冷却后观察尿液和沉淀的颜色。如溶液的颜色由绿色变成黄色或砖红色，表示尿糖试验阳性。

班氏试剂配制方法如下。

甲液：将硫酸铜($CuSO_4 \cdot 5H_2O$)17.3 g 溶于 100 mL 蒸馏水中(可加热助溶)。

乙液：将枸橼酸钠($Na_3C_6H_5O_7 \cdot 2H_2O$)85 g 和无水碳酸钠 50 g 溶于 700 mL 蒸馏水中(可加热助溶)。

冷却后将甲液缓缓倾入乙液中并不断搅拌，加蒸馏水至 1 L，溶液若不清晰透明需进行过滤处理，然后小瓶分装保存备用。

【结果与分析】

（1）静脉注射生理盐水，血压升高，尿量增多。机制：血液稀释，血浆胶体渗透压下降，肾小球有效滤过压升高，尿量增加；血容量增多，心输出量增加，血压升高，通过颈动脉窦和主动脉弓压力感受器反射，使 ADH 分泌和释放减少，尿量增加。

（2）注射葡萄糖，血压无明显变化，尿量却明显增加。机制：血糖浓度大大超过了肾糖阈，产生渗透性利尿。

（3）注射去甲肾上腺素，血压升高，尿量减少。由于较大剂量去甲肾上腺素一方面可以使血管收缩，外周阻力增加，血压升高；另一方面也可以与入球和出球小动脉平滑肌中 α 受体结合使之收缩，入球小动脉收缩程度大于出球小动脉，这样肾小球毛细血管血压和血流量降低，结果使尿量减少。

（4）刺激右侧迷走神经外周端，血压下降，尿量减少。当血压下降时，肾小球毛细血管压降低，有效滤过压减少，尿生成减少。

（5）注射呋塞米后，尿量增多。呋塞米是一种临床上常用、快速的强利尿剂，可选择性地作用于髓袢升支粗段，可能通过抑制 Na^+-K^+-$2Cl^-$ 同向转运体，使 Na^+ 及 Cl^- 的转运受到抑制。当 NaCl 重吸收减少时，髓质高渗状态遭到破坏，尿液浓缩减弱，从而减少了水分的重吸收，使尿量增多。

【注意事项】

（1）为保证动物在实验时有充分的尿液排出，实验前给兔用水灌胃或给兔多食菜叶。

（2）手术操作应尽量轻柔。腹部切口不可过大，避免损伤性闭尿。剪开腹膜时，注意勿伤及内脏。

（3）实验中需多次静脉注射，故需保护好兔耳缘静脉。应尽量从静脉远端开始注射，逐步移向根部。

（4）输尿管插管时，应仔细辨认输尿管，要插入输尿管腔内，勿插在管壁与周围结缔组织间，插管应妥善固定,防止滑脱。同时,注意输尿管切勿扭曲,否则将会阻碍尿液排出。

(5)每项实验必须在上一项实验作用消失、尿量基本恢复到正常水平时再进行。每一项实验都要观察全过程,这样可以了解药物作用的潜伏期、最大作用期及恢复期等相关情况。

(6)刺激迷走神经时,注意刺激的强度不要过强,时间不要过长,以免血压急剧下降,心脏停跳。

(7)分析结果时要注意血压和尿量之间的关系。

(8)非预期结果及可能原因　开始实验尚未给药时,尿量很少或无尿。

① 实验前给兔饲喂菜叶少,兔体缺水。

② 兔本身机能状况欠佳。

③ 输尿管插管时,未插入输尿管内而插入管壁与周围结缔组织之间。

④ 输尿管或插管内有血凝块堵塞。

⑤ 输尿管扭曲或插管顶端抵住输尿管内壁,使尿液难以排出。

⑥ 腹部切口暴露太大或手术创伤等致使血压下降,并反射性地引起 ADH 分泌,尿量减少。

⑦ 气温太低,动物未注意保温,血管收缩,尿量减少。

【思考题】

大量饮水和大量出汗分别对尿量有何影响? 为什么?

实验十三　胰岛素降糖作用、低血糖休克及抢救

【目的和原理】

熟悉胰岛素调节血糖水平的机制;学会腹腔和皮下注射给药的方法;了解用葡萄糖抢救低血糖休克的机制。

胰岛素是调节机体血糖的重要激素,可促使细胞外液中的葡萄糖进入组织细胞,促进糖原合成,加速糖的氧化,也可抑制糖异生和分解,从而使血糖降低。当体内胰岛素含量增高时血糖下降,动物会出现活动减少、动作吃力不协调等现象,然后出现颤抖甚至惊厥等低血糖症状,此症状可以通过补充葡萄糖得到缓解。

【实验对象】

小鼠 4 只,体重接近,雌雄不限。

【实验用品】

1 mL 注射器,鼠笼,胰岛素溶液(2 U/mL),50%葡萄糖溶液,酸性生理盐水等。

【操作步骤】

(1)取 4 只正常小鼠随机分成 A 和 B 两组,每组 2 只,观察记录其活动情况。

(2)给 B 组小鼠腹腔注射等量生理盐水。给 A 组小鼠腹腔注射胰岛素溶液(0.1 mL/10 g 体重)。腹腔注射方法:左手提起并固定小鼠,使小鼠腹部朝上,鼠头略低于尾部,右手持注射器将针头在下腹部靠近腹白线的两侧进行穿刺,针头刺入皮肤后进针 3 mm 左右,接着使注射针头与皮肤成45°角刺入腹肌,穿过腹肌进入腹膜腔,当针尖穿过腹肌进入腹膜腔后抵抗感消失。固定针头,保持针尖不动,回抽针栓,当无回血、肠液和尿液时即可注射药液。

(3)将两组小鼠都放在 30~37 ℃的环境中,并记下时间,注意观察并比较两组小鼠的神态、姿势及活动情况。

(4)当小鼠出现抽搐、翻滚等惊厥反应时,记录时间,并将其中一只立即皮下注射 10%葡萄糖溶液。皮下注射方法:选项背或大腿内侧的皮肤。操作时,常规消毒注射部位的皮肤,然后将皮肤提起,注射针头取一钝角刺入皮下,把针头轻轻向左右摆动,易摆动则表示已刺入皮下,再轻轻抽吸,如无回血,可缓慢地将药物注入皮下。拔针时左手拇、食指捏住进针部位片刻,以防止药物外漏。

(5)比较 A 组小鼠中注射葡萄糖溶液的小鼠和出现惊厥而未经注射葡萄糖溶液的小鼠的活动情况,分析所得结果。

【注意事项】

（1）动物在实验前必须禁食18～24 h。

（2）需用pH 2.5～3.5的酸性生理盐水配制胰岛素溶液。因为胰岛素在酸性环境中才能产生作用效应。

（3）酸性生理盐水的配制：将0.1 mol/L盐酸溶液10 mL加入300 mL生理盐水中，调整其pH值为2.5～3.5，如果偏碱，可加入同样浓度的盐酸调整。

（4）注射胰岛素的动物最好放在30～37 ℃环境中保温，夏天可为室温，冬天则应高些，可达到36～37 ℃。因温度过低，反应出现较慢。

（5）如动物于注射1 h不出现抽搐，可轻轻敲打促使其抽搐。

（6）小鼠出现休克体征后，应立即给药，以免发生死亡影响实验结果。

【实验结果及结论】

项目 实验对象		重量	胰岛素剂量	小鼠神态、姿势及活动情况（1）	惊厥出现时间	是否注射了葡萄糖溶液	小鼠神态、姿势及活动情况（2）
A组	号					是	
	号					否	
B组	号				—	是	
	号				—	否	
结论							

【思考题】

（1）分析胰岛素调节机体血糖机制，回答注射胰岛素为什么会引起低血糖休克。

（2）为什么注射胰岛素后小鼠会发生精神不安、抽搐？而皮下注射葡萄糖溶液后，小鼠为什么又能很快恢复正常？

（王志亮　邱丽丽）

参 考 文 献

［1］ 国家药典委员会.中华人民共和国药典(二部).北京:中国医药科技出版社,2020.

［2］ 陈新谦,金有豫,汤光.新编药物学［M］.18 版.北京:人民卫生出版社,2018.

［3］ 杨宝峰.药理学［M］.8 版.北京:人民卫生出版社,2018.

［4］ 王志亮.药理学［M］.武汉:华中科技大学出版社,2018.

［5］ 王开贞,李卫平.药理学［M］.8 版.北京:人民卫生出版社,2019.

［6］ 朱依谆,殷明.药理学［M］.7 版.北京:人民卫生出版社,2012.

［7］ 符秀华,王志亮.药物基础与应用［M］.3 版.北京:高等教育出版社,2021.

［8］ 秦红兵.药理学［M］.北京:高等教育出版社,2019.

［9］ 秦红兵.药理学［M］.4 版.北京:人民卫生出版社,2018.